高等学校"十四五"医学规划新形态教材

器官－系统整合系列

免疫系统

主　审　顾越英

主　编　沈　南　栗占国

副主编　陈　盛　陈广洁

编　委（以姓氏拼音为序）

鲍春德　上海交通大学医学院附属仁济医院　　　陈广洁　上海交通大学医学院

陈　盛　上海交通大学医学院附属仁济医院　　　陈晓翔　上海交通大学医学院附属仁济医院

戴　岷　上海交通大学医学院附属仁济医院　　　戴生明　上海交通大学医学院附属第六人民医院

范　维　上海交通大学医学院附属仁济医院　　　冯　威　复旦大学附属肿瘤医院

扶　琼　上海交通大学医学院附属仁济医院　　　管剑龙　复旦大学附属华东医院

郭　强　上海交通大学医学院附属仁济医院　　　胡大伟　上海交通大学医学院附属仁济医院

姜林娣　复旦大学附属中山医院　　　　　　　　蒋黎华　上海交通大学医学院

李　挺　上海交通大学医学院附属仁济医院　　　栗占国　北京大学人民医院

陆敏华　上海交通大学医学院附属仁济医院　　　陆　瑜　上海交通大学医学院附属仁济医院

吕良敬　上海交通大学医学院附属仁济医院　　　穆　荣　北京大学第三医院

钮晓音　上海交通大学医学院　　　　　　　　　曲环汝　上海中医药大学附属龙华医院

沈　南　上海交通大学医学院附属仁济医院　　　汤建平　同济大学附属同济医院

王国春　中日友好医院　　　　　　　　　　　　王　迁　北京协和医院

徐沪济　海军军医大学附属长征医院　　　　　　徐　亮　皖南医学院弋矶山医院

许建荣　上海交通大学医学院附属仁济医院　　　杨娉婷　中国医科大学附属第一医院

张　巍　上海交通大学医学院附属仁济医院　　　张　文　北京协和医院

张　勇　上海交通大学医学院　　　　　　　　　张志毅　哈尔滨医科大学附属第一医院

赵东宝　海军军医大学附属长海医院　　　　　　赵　毅　四川大学华西医院

周利军　复旦大学附属儿科医院　　　　　　　　周　纬　上海交通大学医学院附属上海儿童医学中心

编写秘书　王　娟　上海交通大学医学院附属仁济医院

高等教育出版社·北京　　上海交通大学出版社·上海

内容简介

　　本教材共分为九章，涵盖了风湿病学的历史沿革及发展、基础免疫学、风湿病总论、弥漫性结缔组织病、脊柱关节病、晶体诱导的和炎性复合物介导的炎症、骨与软骨疾病、儿童风湿病和中医治疗风湿病。本教材主要包括基础免疫学和风湿免疫性疾病两大部分，知识覆盖从基础免疫到临床免疫，从单个系统到多器官累及，有助于学生完善知识构架，培养学生整体和系统化思维能力。为更好地服务临床，每章首设关键词、诊疗路径。本教材纸质内容与数字化资源紧密结合，数字化资源包含自测题、典型病例、教学 PPT、视频等内容。本教材从内容整合、学科整合及案例教学整合等多个方面力求各学科知识得到充分融合，做到"医学理论与临床实践相结合、临床能力与人文精神相结合、职业素质与医德素养相结合"，提升医学生处理临床实际问题的能力。

　　本教材适用于临床、基础、预防、护理、口腔、检验、药学等专业本科学生，也是参加国家执业医师资格考试和住院医师规范化培训的重要用书，还可作为研究生、临床医务人员和科研人员的参考书。

图书在版编目（ C I P ）数据

　　免疫系统 / 沈南，栗占国主编 . -- 北京：高等教育出版社；上海：上海交通大学出版社，2022.12
　　　ISBN 978-7-04-058134-8

　　Ⅰ . ①免… Ⅱ . ①沈… ②栗… Ⅲ . ①医学－免疫学－医学院校－教材　Ⅳ . ① R392

　　中国版本图书馆 CIP 数据核字（ 2022 ）第 025467 号

Mianyi Xitong

项目策划　林金安　吴雪梅　杨　兵

策划编辑　杨　兵　王华祖　　责任编辑　瞿德弦　周珠凤　　封面设计　张　楠　　责任印制　存　怡

出版发行	高等教育出版社　上海交通大学出版社	网　　址	http://www.hep.edu.cn
社　　址	北京市西城区德外大街4号		http://www.hep.com.cn
邮政编码	100120	网上订购	http://www.hepmall.com.cn
印　　刷	三河市潮河印业有限公司		http://www.hepmall.com
开　　本	889mm×1194mm　1/16		http://www.hepmall.cn
印　　张	21.5		
字　　数	540千字	版　　次	2022 年 12 月第 1 版
购书热线	010-58581118	印　　次	2022 年 12 月第 1 次印刷
咨询电话	400-810-0598	定　　价	56.00 元

数字课程（基础版）

免疫系统

主编 沈 南 栗占国

Abook

免疫系统
Immune System

主审 顾越英

主编 沈 南 栗占国

免疫系统

免疫系统数字课程与纸质教材一体化设计，紧密配合。数字课程内容主要为视频、拓展阅读、拓展图片、典型病例、教学PPT、自测题等，在提升课程教学效果的同时，为学生学习提供思维与探索的空间。

用户名：	密码：	验证码：	5360	忘记密码？	登录	注册

http://abook.hep.com.cn/58134

扫描二维码，下载Abook应用

《免疫系统》数字课程编委会

（以姓氏拼音为序）

器官－系统整合系列教材专家指导委员会

主任委员　陈国强（上海交通大学）

副主任委员　胡翊群（上海交通大学）

委　　员（以姓氏拼音为序）

陈赛娟（上海交通大学）　　　　陈香美（中国人民解放军总医院）

戴尅戎（上海交通大学）　　　　樊代明（空军军医大学）

葛均波（复旦大学）　　　　　　顾越英（上海交通大学）

郎景和（北京协和医学院）　　　宁　光（上海交通大学）

杨雄里（复旦大学）　　　　　　钟南山（广州医科大学）

出版说明

　　教育教学改革的核心是课程建设，课程建设水平对于教学质量和人才培养质量具有重要影响。现代信息技术与高校教育教学的融合不断加深，教学模式的改革与变化正在促进高校教学从以"教"为中心向以"学"为中心持续转变。教材是课程内容的重要载体，是课程实施的重要支撑，是课程改革的成果体现。

　　为落实国务院办公厅《关于加快医学创新发展的指导意见》（国办发〔2020〕34号）"加快基于器官系统的基础与临床整合式教学改革，研究建立医学生临床实践保障政策机制，强化临床实习过程管理，加快以能力为导向的学生考试评价改革"的文件精神，积极推进"新医科"建设，推进信息技术与医学教育教学深度融合，推进课程与教材建设及应用，提升高校医学教学质量，由高等教育出版社、上海交通大学出版社联合启动"高等学校'十四五'医学规划新形态教材：器官－系统整合系列"建设项目，本系列教材以上海交通大学医学院为牵头单位，成立了系列教材专家指导委员会，主任委员由中国科学院院士、教育部高等学校基础医学类教学指导委员会主任委员、上海交通大学原副校长陈国强教授担任。项目自2017年底启动以来，陆续召开了编写会议和定稿会议，2022年底，项目成果"器官－系统整合系列教材"陆续出版。

　　本系列教材包括《神经系统》《呼吸系统》《循环系统》《消化系统》《泌尿系统》《生殖系统》《血液系统》《免疫系统》《内分泌系统》《运动系统》。系列教材特点如下：

　　1. 创新内容编排：以器官、疾病为主线，通过神经系统、呼吸系统、循环系统、消化系统、泌尿系统、生殖系统、内分泌系统、免疫系统、血液系统、运动系统，将基础医学与临床课程完全整合。从人的整体出发，将医学领域最先进的知识理论和各临床专科实践经验有机整合，形成更加适合人体健康管理和疾病诊疗的新医学体系。

　　2. 创新教学方法：创新教学理念，引导学生个性化自主学习。纸质内容精当，突出"三基""五性"，并以新颖的版式设计，方便学生学习和使用。通过适当的教学设计，鼓励学生拓展知识面及针对某些重要问题进行深入探讨，增强其独立获取知识的意识和能力，为满足学生自主学习和教师创新教学方法提供支持。

　　3. 创新出版形式：采用"纸质教材＋数字课程"的出版形式，将纸质教材与数字资源一体化设计。数字资源包括："典型病案（附分析）"选取了有代表性的病例加以解析，"微视频"呈现了重难点知识讲解或技能操作，以强化临床实践教学，培养学生临床思维能力；在介绍临床实践的同时，注重引入基础医学知识和医学史上重要事件及人物等作为延伸，并通过"基础链接""人文视角"等栏目有机衔接，以促进医学基础理论与临床实践的真正整合，并注重医学生的人文精神培养。本系列教材是上海交通大学医学院整合教学改革研究成果的集成和升华，通过参与院校共建共享课程资源，更可支持各校在线课程的建设。

本系列教材还邀请了各学科院士、知名专家担任主审，分别由陈赛娟院士、陈香美院士、戴尅戎院士、樊代明院士、葛均波院士、郎景和院士、宁光院士、杨雄里院士、钟南山院士、顾越英教授担任各教材主审。他们对教材认真审阅及严格把关，进一步保障了教材的科学性和严谨性。

尽管我们在出版本系列教材的工作中力求尽善尽美，但难免存在不足和遗憾，恳请广大专家、教师和学生提出宝贵意见与建议。

高等教育出版社

上海交通大学出版社

2022 年 11 月

序

风湿免疫性疾病的显著特征是多系统脏器受累，其临床表现复杂多样。基础免疫学是深入理解与探究风湿免疫性疾病的重要前提。然而，既往各学科的壁垒及基础与临床教学时间安排间隔太久，造成基础知识和临床教学的知识裂痕，临床知识无法找到各疾病的基础发病机制部分，而造成对疾病的认识上的偏差。

为培养医学生整体思维能力和系统化思维能力，迫切需要将基础免疫与风湿性疾病进行整合。整合基础免疫学知识，建立器官整体和系统化思维能力，对培养临床医生尤为重要。然而，目前国内缺乏免疫系统整合教材。为进一步"推动基础与临床融合，鼓励探索开展基于器官、系统的整合式教学"，在国内 20 余家医院著名风湿病专家的努力下，《免疫系统》教材即将出版。

本教材总共包括九个章节，其中第一章为风湿病学的历史沿革及发展，为广大读者详细介绍了风湿病的起源、风湿病学进展、风湿病治疗的古今演变、现代风湿病治疗的里程碑及风湿病学会的发展，内容形象且生动；风湿病总论部分分别对风湿病常见临床表现、风湿病疾病谱、影像学特征、自身抗体检测及风湿病的常用药物、康复锻炼和身心健康做了详细介绍；各论章节的设计非常新颖，如每节前的诊疗路径包括了主诉、病史、实验室检查、诊断标准及治疗方案推荐，思路清晰，有助于广大医学生临床思维能力的培养。

本教材的另一大特点是配有大量的临床病例图片，提供了丰富的阅读资料、典型病例、教学PPT 等内容，同时邀请全国著名风湿病专家联合录制了 20 个重点章节的教学视频，方便读者进一步学习。

值得指出的是，随着科学技术的进步，我们对各种风湿免疫性疾病的发病机制有了新的认识和发现，本教材的各章节均进行了相应的更新，这是区别于其他教科书的一个重要特点。

衷心感谢沈南教授和栗占国教授组织全国著名风湿病领域的专家，付出了巨大的努力、大量的精力和时间，共同撰写了《免疫系统》教材，为我国整合教材建设迈出了坚实一步。

2022 年 3 月

前　言

为落实国务院办公厅《关于加快医学教育创新发展的指导意见》（国办发〔2020〕34 号）"加快基于器官系统的基础与临床整合式教学改革，研究建立医学生临床实践保障政策机制，强化临床实习过程管理，加快以能力为导向的学生考试评价改革"的文件精神，由上海交通大学医学院牵头，高等教育出版社与上海交通大学出版社联合出版高等学校"十四五"医学规划新形态教材：器官－系统整合系列，包括《神经系统》《呼吸系统》《循环系统》《消化系统》《泌尿系统》《生殖系统》《血液系统》《内分泌系统》《免疫系统》《运动系统》共 10 种。

风湿免疫性疾病是由多种病因所致，以多器官、系统受累为突出表现的一大类疾病，具有临床表现复杂多样、个体异质性大、病程漫长、复发率高、预后较差、严重影响患者的生活质量等特征，主要包括系统性红斑狼疮、类风湿关节炎、强直性脊柱炎、骨关节炎、痛风、原发性干燥综合征等。风湿免疫性疾病的病因及发病机制仍未完全阐明，已知有遗传、内分泌激素、环境、免疫等多种因素参与，与免疫耐受异常、自身抗原呈递及识别异常、自身免疫性炎症调节紊乱等致病机制密切相关。在学科门类日益细化的今天，构建免疫系统整合教材和免疫系统整合课程显得尤为重要。

《免疫系统》的作者队伍阵容强大，有来自全国高等医学院校及知名医院、长期从事风湿病临床及教学的资深专家，具有扎实的医学理论基础和丰富的临床实践经验。本教材邀请上海交通大学顾越英教授任主审，她对全书进行了精心审阅和指导把关。

尽管我们竭尽全力，但由于编写整合教材的经验有限，难免存在不足之处，恳请读者指正。

沈　南　栗占国

2022 年 3 月

目　录

第一章

风湿病学的历史沿革及发展

关键词

风湿病学　　风湿病　　风湿病学会

一、风湿病的起源

风湿病的起源可以追溯到古代。痛风、骨关节炎等疾病在古人中也不少见，许多考古发现的人类骨骼标本都显示出痛风和骨关节炎的迹象。例如，在英格兰西部 7 处考古发掘的 400 具撒克逊人、罗马－不列颠人和中世纪的骨骼标本中，都存在着关节炎、骨关节炎的相关改变。3 000 年前的埃及拉美斯二世的木乃伊中也被发现存在强直性脊柱炎的特征。此外，两具公元前 1500 年左右的古埃及人骨骼也显示出强直性脊柱炎的放射学征象。埃及人最早在公元前 2640 年发现痛风，并将其命名为 podagra。公元 123 年，印度杰出的阿育吠陀医生 Charaka 在医学古籍《查拉卡·萨姆希塔》中生动地描述了类风湿关节炎，并称之为"Vishkantha"，意思是疼痛的关节。

风湿病一词起源于"rheuma"，意思是流动，在希波克拉底的语录中有所提及，反映了人们最初对风湿病病因的假想，即"体液学说"。希波克拉底对痛风也做了不少观察，有一些关于痛风的论述，俗称"痛风格言"。当时的"痛风格言"在现在看来还是很准确的，例如"女性除非停经，否则不会得痛风。痛风发作，炎症会在 40 天内消退。"希波克拉底将痛风称为"无法治愈的疾病"。希波克拉底观察到 podagra（当时痛风的名称）与富裕的生活方式有关，遂将其称为"富人的关节炎"。

痛风石（tophi）一词最早是由盖伦（Galen）提出的，用于描述痛风中结晶的沉积物。他把放纵的生活和遗传列为痛风的病因。在公元 2 世纪，希腊医生 Soranus 在其关于急慢性疾病的论文中描述了痛风和其他类型关节炎的区别。而第一个使用 gout 这个词描述痛风的，是多米尼加僧侣 Randolphus。Gout 一词来源于拉丁语单词 gutta（或 drop），因为当时人们认为痛风是由四种"体液"中的一种过量而"滴落"或流入关节，引起疼痛和炎症，这是中世纪盛行的一种观点。

中世纪的许多名画都描绘了关节疾病。佛兰德学派的绘画中发现了类似类风湿关节炎的手部病变。简·范艾克的画作 *The virgin with canon van der paele* 显示了太阳穴处动脉增厚，暗示此处的关节炎病变。由乔斯·范金特绘制的费德里戈·德·蒙特费尔特肖像，可以看到人物左手食指近端的指间关节炎征象。

被称为风湿病学之父的法国内科医生 Guillaume de Baillou 用"rheumatism"一词描述关节疾病，并把这个词直接用在了他的著作《风湿病与背痛》中。他认为应该把痛风和其他风湿性疾病区别开来。

被称为"英国的希波克拉底"的托马斯·西德纳姆，描述了风湿热的临床特征，包括对舞蹈症的经典描述。他称风湿热为"急性发热性多关节炎"。此外，他本人作为痛风患者，对痛风也做了详细观察。他把痛风的症状描述为"患者原本安静地睡觉，直到凌晨两点左右，被大脚趾处的疼痛唤醒，就像被什么东西揪住一样，但有时是在脚跟、小腿或脚踝。疼痛类似于骨头脱臼的痛，紧接着是一阵伴随发冷、颤抖的轻微发烧，这种疼痛随着时间会变得越来越剧烈，让人非常痛苦，即使是衣服的重量，甚至只是有人迅速在屋里走动造成的房间轻微晃动，都能加重这个疼痛"。

William Heberden 描述了骨关节炎在关节处的结节性膨大，这种膨大后来被命名的 Heberden 结节。此外，他也有关于痛风和骨关节炎之间区别的描述。

阿尔弗雷德·加罗德爵士在其著作《痛风和风湿性痛风》中介绍了 rheumatoid arthritis（RA）这一术语，认为它是一种不同于痛风和风湿热的特殊的慢性关节疾病。他还介绍了一种半定量方法"thread test"来测量血清、尿液中的尿酸。这是有记录的第一次关于关节炎的临床化学检测。

George F Still 爵士描述了一种类风湿关节炎的临床亚型，1897 年以他的名字命名了这种疾病——Still 病。1924 年，Felty 描述了另一种类风湿关节炎的亚型特征，现在这种亚型被称为 Felty 综合征。

Biett 和 Cazenave 在 1833 年把狼疮描述为环形红斑。1851 年，Cazenave 将其改名为红斑狼疮。Kaposi 在 1872 年将狼疮区分为盘状红斑狼疮和系统性红斑狼疮两种。1895 年，William Osler 爵士详细描绘了狼疮的系统性表现。

二、20 世纪风湿病学的进展

风湿病学在 20 世纪才发展为一个独立的、明确的医学专业。美国医生 Bernard Comroe 和 Joseph Lee Hollander 在 1940 年第一次使用 rheumatologist 这个词来代表风湿病学家。

1948 年是风湿病学中具有里程碑意义的一年，同年有 3 项重要发现：①梅奥诊所的 Hargraves 医生和他的同事发现了狼疮细胞（lupus erythematosus cell，LE 细胞）现象。他们观察到当白细胞与系统性红斑狼疮（systemic lupus erythematosus，SLE）患者的血清共同孵育时，细胞会吞噬一些细胞核残余物而使得原来的细胞核形态发生变化。他们把这种吞噬了核残余物的白细胞称为 LE 细胞。他们证明，LE 细胞现象与 SLE 患者血清中存在的能与核物质发生反应的一种因子有关，这种因子后来被命名为抗核因子。而类风湿因子的首次发现最初并不是来源于类风湿关节炎患者的血清。② Kurt Meyer 在一次试验中，把敏化的绵羊红细胞与两名肝硬化和支气管炎患者的血清相混合，发现绵羊红细胞凝集了起来。他就此断定患者血清里存在某种因子导致绵羊红细胞凝集。不过在当时，该因子还不叫类风湿因子。③ Harry M Rose 和 Erik Waaler 发现大多数疑似风湿热却抗 O 阴性的慢性关节炎患者的血清也可以让敏化的绵羊红细胞凝集起来。Waaler 深入研究后确定该因子是一种抗 γ 球蛋白的抗体。而这一类疑似风湿热却抗 O 阴性的慢性关节炎患者的临床特征也被逐渐认识和独立区分出来，被归结为类风湿关节炎。于是，因这类患者的血清对敏化绵羊红细胞的凝集作用而确定的因子就被命名为类风湿因子（rheumatoid factor，RF）。之后，诊断类风湿关节炎的血清学试验也得到了发展。此外，

在 1948 年，Phillip Hench 和他的同事采用了糖皮质激素治疗类风湿关节炎。

20 世纪 50 年代，自身抗体的发现和认识，包括狼疮抗凝物（Conley，1952 年）、抗核抗体（Frou，1958 年），改变了人们对风湿病可能病因的思考，从原来认为是感染性的到后来认为可能是自身免疫的转变。

1970 年，Schlosstein 及其同事报道了 HLA-B27 抗原与强直性脊柱炎之间的显著相关性。这是了解风湿性疾病病因的重要进展。

在过去的 50 年里，风湿病学迅速发展，免疫学、分子生物学、遗传学和影像学的发展也使风湿病的诊断有了显著进展，大多数风湿病都有了专门的标准。在过去的 25 年中，各种评估量表如健康评估问卷（HAQ）、DAS-28（RA）和 SLEDAI（SLE）得到了发展。这有助于临床医生客观地评估疾病严重度及治疗反应，并帮助其适时地调整治疗方案。1978 年，James F Fries 博士及其斯坦福大学的同事一起开发了 HAQ，并于 1980 年发表。这是第一批以患者为中心的评估 RA 严重程度的工具之一。在之后连续 20 多年的实际应用中，HAQ 已然成为一种有价值、有效和敏感的评估健康状况的工具。

美国风湿病学会制定了 ACR 标准，即 ACR 20/50/70，该标准结合患者自我评估、医生总体评价、实验室急性期反应物指标水平，可用于评估 RA 患者在疼痛、疾病活动和体力活动等方面的改善情况。

分子生物学的进展，不仅使风湿病学家能更好地理解风湿病的疾病过程，也有助于炎症介质等新的治疗靶点的发现。

三、风湿病治疗的古今演变

古代风湿病的治疗方法多种多样。自从希波克拉底开始，痛风的饮食疗法就很流行。希波克拉底、西登厄姆和盖伦建议只吃面包和水来治疗痛风。公元 10 年，安东尼乌斯·穆萨成功地用饮食

疗法治疗了奥古斯都皇帝的风湿病。AB Garrod 建议通过减少富含嘌呤食物的摄入来控制高尿酸血症。依据这种提法，黑格在 1894—1897 年对自己进行试验，从而也证实了这种提法。希波克拉底还建议用泻药治疗痛风，尤其是慢性顽固性痛风。

还有各种形式的水疗，如热水浴和冷水疗法，都曾被用来治疗风湿病。而治疗关节炎的方法还包括放血疗法和对抗刺激疗法。

在公元 6 世纪，拜占庭基督教内科医生亚历山大成功地使用一种从秋番红花（秋水仙）中提取的生物碱即秋水仙碱来治疗痛风。秋水仙碱的胃肠道不良反应在古代就已被认识。当时的观念认为所有的泻药都是有毒的，正是秋水仙碱易导致腹泻的这个不良反应妨碍了它用于痛风治疗的推广。直到 1763 年，维也纳的冯·斯托尔克教授重新发现了秋水仙碱在痛风治疗方面的作用。促尿酸排泄药物用于治疗痛风则是始于 19 世纪的最后 25 年。

古埃及人和亚述人已经发现使用柳树提取物可以用来减轻关节发炎所致的红肿和疼痛。而在现代，消炎药的使用是始于 16 世纪。Edward Stone 成功地用柳树皮治疗了 50 例发热患者。1828 年，Johann Andreas Buchner 从柳树皮中提了水杨苷。1859 年，Hammond Kolbe 合成了水杨酸。Felix Hoffman 发现水杨酸有苦味和口腔刺激性，于是他在 1897 年成功合成了高纯度且稳定的乙酰水杨酸以减少苦味和刺激性。此后，阿司匹林于 1898 年上市，被广泛用于治疗类风湿性关节炎和风湿热。

四、现代风湿病治疗里程碑

1. 糖皮质激素治疗类风湿关节炎　1948 年，美国军医风湿病学家菲利普·肖沃尔特·亨奇成功地用糖皮质激素治疗了一名类风湿关节炎患者。这是风湿病学的一个重要里程碑。亨奇观察到妊娠和黄疸可以改善类风湿关节炎，这使他想到这种情况可能归因于体内皮质类固醇水平的升高，于是他在类风湿关节炎中尝试使用糖皮质激素。他因在糖皮质激素方面的工作而获得 1950 年诺贝尔生理学或医学奖。

2. 别嘌醇治疗痛风　1963 年，别嘌呤醇是第一个被用于治疗痛风的黄嘌呤氧化酶抑制剂。乔治·希钦斯和格特鲁德·埃利昂因在开发别嘌呤醇、硫唑嘌呤和其他五种药物方面的工作而被授予 1988 年诺贝尔生理学或医学奖。

3. 氨甲蝶呤　在风湿病的应用是风湿病学史上的另一个里程碑。1968 年，Malaviya 和同事把氨甲蝶呤用于治疗皮肌炎。氨甲蝶呤是叶酸的一种化学类似物，由印度科学家耶拉帕加达·苏巴拉奥在美国工作时研发。小剂量氨甲蝶呤因其疗效好、毒性小而成为治疗多种风湿性疾病的重要药物。1988 年氨甲蝶呤被美国食品药品监督管理局批准用于治疗类风湿关节炎。

4. 非甾体抗炎药　20 世纪 70 年代，Vane 和他的同事在研究中发现了阿司匹林能够阻止前列腺素 E 的合成，从而确定了阿司匹林的作用机制。这一发现为其他非甾体抗炎药的研发铺设了道路。

5. 抗疟疾药　Page 在 1951 年首次使用抗疟药物奎纳克林治疗狼疮。氯喹则是 1957 年由 Bagnall 用来治疗风湿性疾病。如今广泛应用的是羟氯喹，有相对稳定的疗效和更好的安全性。

6. 生物制剂　生物制剂的使用无疑是风湿性疾病治疗的一个里程碑式的进展。最初，Ravinder Maini 爵士和 Marc Feldmann 在研究工作中报告了 RA 患者血液和组织中存在高水平的肿瘤坏死因子。而且在 1992 年，他们证明了肿瘤坏死因子拮抗剂在类风湿关节炎动物模型中能显示出强大的改善作用。1993 年，Maini 第一次给 12 位类风湿关节炎患者试用了肿瘤坏死因子拮抗剂，并观察到了令人振奋的效果。此后，肿瘤坏死因子拮抗剂在 1999 年开始上市。

五、风湿病学会的发展

风湿病学会的成立极大地促进了各国风湿病学科的发展。1927 年，国际风湿病联盟（International

League of Associations for Rheumatology，ILAR） 成立，1934 年美国风湿病学会（American College of Rheumatology，ACR）成立，1947 年欧洲抗风湿病联盟（The European League Against Rheumatism，EULAR）成立，1963 年亚太风湿病协会联盟（Asia Pacific League of Association for Rheumatology，APLAR）成立。风湿病学在我国的发展起步较晚。1982 年中英风湿病学学术研讨会在北京召开，1985 年中华医学会风湿病学分会在南宁成立，1988 年中国加入 APLAR 和 ILAR。近 30 年，我国风湿病学也在随着整个风湿病学的发展，从起步一直保持迅速向前发展的态势，我国风湿病学者也在越来越多地为学科贡献具有开拓性的研究成果。

（沈　南）

第二章

基础免疫学

关键词

免疫系统　　　　免疫防御　　　　免疫监视　　免疫自稳

中枢免疫器官　　外周免疫器官　　免疫细胞　　免疫分子

固有免疫应答　　适应性免疫应答　T 细胞应答　B 细胞应答

抗原加工与呈递　自身免疫病

思维导图：

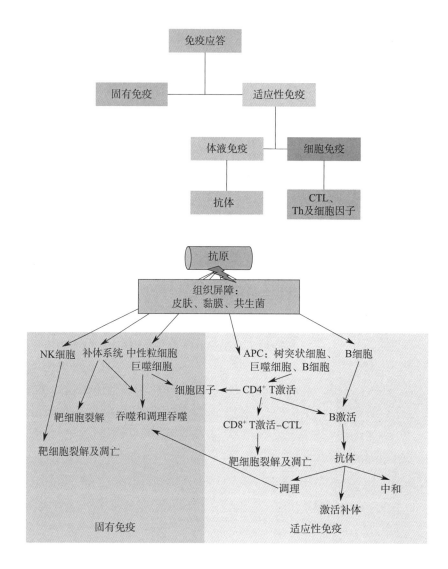

第一节 免疫系统的组成和功能

免疫系统（immune system）是机体执行和行使免疫功能的机构，由免疫器官（immune organ）、免疫细胞（immune cell 或 immunocyte）和免疫分子（immune molecule）组成（表 2-1）。

免疫器官分为中枢免疫器官和外周免疫器官。免疫细胞包括介导固有免疫应答的固有免疫细胞和参与适应性免疫应答的适应性免疫细胞。免疫分子将从参与抗原识别和发挥效应的两方面介绍免疫识别分子和免疫效应分子。机体的免疫应答分为固有免疫（innate immunity）和适应性免疫（adaptive immunity）两大类。

表 2-1 免疫系统的组成

免疫器官		免疫细胞	免疫分子	
中枢	外周		膜型分子	分泌型分子
胸腺	脾	固有免疫的组成细胞	TCR	免疫球蛋白
骨髓	淋巴结	吞噬细胞	BCR	补体
法氏囊（禽类）	黏膜相关淋巴组织	树突状细胞	CD 分子	细胞因子
	皮肤相关淋巴组织	NK 细胞	黏附分子	
		NKT 细胞	MHC 分子	
		其他（嗜酸粒细胞和嗜碱粒细胞）	细胞因子受体	
		适应性免疫应答细胞		
		T 细胞		
		B 细胞		

从临床医学角度，免疫有三大基本功能：①免疫防御（immune defense）：抵御病原体的入侵及清除已入侵的病原体和其他有害的生物分子；②免疫监视（immune surveillance）：监视并及时清除突变细胞；③免疫自稳（immune homeostasis）：通过识别自我、区分"异己"或"有害"成分，自我调节维持自身稳定。

一、免疫器官

免疫器官也称淋巴器官与组织（lymphoid organ and tissue）。免疫器官根据功能不同，分为中枢免疫器官和外周免疫器官（图 2-1）。

（一）中枢免疫器官

中枢免疫器官（central immune organ）也称一级淋巴器官（primary lymphoid organ），是免疫细胞

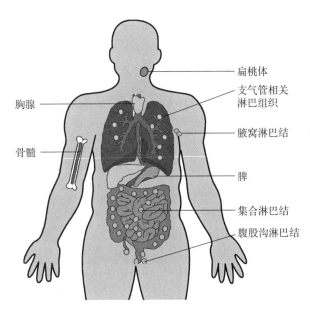

扁桃体
支气管相关淋巴组织
腋窝淋巴结
脾
集合淋巴结
腹股沟淋巴结
胸腺
骨髓

图 2-1 人体免疫器官和组织

发生、分化、成熟的场所。人类或哺乳类动物的中枢免疫器官包括胸腺和骨髓。禽类动物的腔上囊（法氏囊）相当于哺乳类的骨髓。

1. 骨髓（bone marrow）　位于骨髓腔中，分为红骨髓和黄骨髓。红骨髓有活跃的造血功能，由造血组织和血窦构成。造血组织主要由造血细胞和基质细胞组成。基质细胞包括网状细胞、成纤维细胞、血窦内皮细胞和巨噬细胞（Mφ）等。由基质细胞及其分泌的多种造血生长因子（如 IL-3、IL-4、IL-6、IL-7、SCF、GM-CSF 等）与细胞外基质共同构成了造血细胞赖以生长发育和成熟的环境。

骨髓是各类血细胞（包括免疫细胞）的发源地，骨髓中的造血干细胞（hematopoietic stem cell，HSC）具有高度自我更新的能力和多能分化的潜能，血细胞均由其分化而来（图 2-2）。同时，骨髓也是人类和哺乳动物 B 细胞分化、成熟的场所。来源于骨髓的 B 细胞前体，在骨髓特定的微环境中逐步分化为成熟的 B 细胞。B 细胞在骨髓分化、成熟后离开骨髓，随血流到达外周免疫器官定植。

2. 胸腺（thymus）　由胸腺细胞和胸腺基质细胞（thymus stromal cell，TSC）组成。胸腺细胞是处于不同分化阶段的 T 细胞。TSC 包括胸腺上皮细胞（thymus epithelial cell，TEC）、Mφ、树突状细胞（DC）和成纤维细胞等。胸腺上皮细胞相互连接成网状，间隙中充满胸腺细胞和少量 Mφ 等（图 2-3）。

胸腺分为皮质和髓质，皮质又分为浅皮质区（outer cortex）和深皮质区（inter cortex）。图 2-3 显示胸腺皮质内含有大量未成熟胸腺细胞，少量胸腺上皮细胞、Mφ 和 DC；髓质内含有大量 TEC、一些松散分布的较成熟的胸腺细胞和 Mφ；髓质内可见哈索尔小体。胸腺微环境主要由胸腺基质细胞、细胞外基质及局部活性因子组成，是决定 T 细胞分化、增殖和选择性发育的重要条件。TEC 是胸腺微环境最重要的组分，其以两种方式影响胸腺细胞的

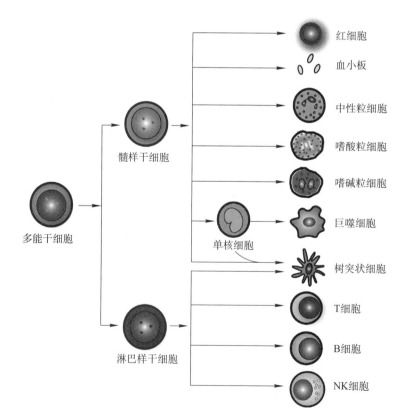

图 2-2　骨髓造血干细胞的分化

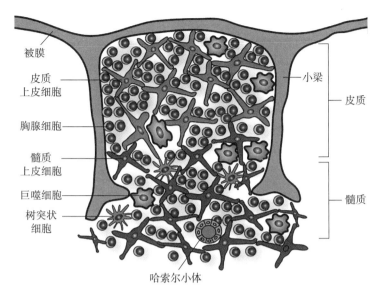

图 2-3 胸腺的结构

分化、发育。

TSC 表达 MHC Ⅰ 类分子和 MHC Ⅱ 类分子，分泌高水平集落刺激因子（colony stimulating factor，CSF）、IL-1、IL-2、IL-7、粒细胞单核细胞集落刺激因子（granulocyte-macrophage CSF，GM-CSF）等，还产生一些胸腺激素，构成了胸腺特定的微环境。来自骨髓的 T 细胞前体，在胸腺内逐步分化为成熟的 T 细胞。T 细胞在胸腺内分化、成熟后，就离开胸腺随血流到达外周免疫器官定植。

（二）外周免疫器官

外周免疫器官（peripheral immune organ）也称二级淋巴器官（secondary lymphoid organ），包括淋巴结、脾和黏膜相关淋巴组织等。外周免疫器官是成熟 T 细胞和 B 细胞定植的场所，也是介导适应性免疫应答的场所。

1. 淋巴结（lymph node） 广泛存在于全身各处的淋巴通道上，有 500～600 个之多。入侵机体的病原微生物及其他抗原物质，可经淋巴管引流进入淋巴结。

淋巴结的实质分为皮质区和髓质区两个部分（图 2-4）。淋巴结表面覆盖有结缔组织被膜，浅皮质区属于主要由 B 细胞组成的初级淋巴滤泡，受抗原刺激后可形成生发中心（次级淋巴滤泡）；副

皮质区可见高内皮微静脉，淋巴细胞由此从血液循环进入淋巴结，也是 T 细胞主要定植的部位。髓质由髓索和髓窦组成。髓索由致密聚集的淋巴细胞组成，主要为 B 细胞和浆细胞，也含部分 T 细胞及 Mφ，有较强的捕捉、清除病原体的作用。

在淋巴结中，B 细胞定居的场所称为非胸腺依赖区（thymus-independent area），T 细胞定居的场所称为胸腺依赖区（thymus-dependent area）。淋巴结的主要功能是作为成熟 T 细胞和 B 细胞定居的场所，同时也是免疫应答发生的场所。此外，淋巴结还是淋巴细胞再循环的场所，并且具有过滤和清除病原微生物及有害物质等作用。

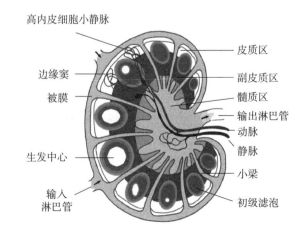

图 2-4 淋巴结的结构

2. 脾（spleen） 是人体最大的免疫器官。脾外层为结缔组织被膜，被膜向脾内伸展形成若干小梁，后者在脾内反复分支，形成纤维网状结构，对其内的淋巴组织（白髓）和充满血液的红髓起支持作用。脾实质分为白髓和红髓（图 2-5）。白髓由动脉周围淋巴鞘（periarterial lymphatic sheath，PALS）、淋巴小结和边缘区构成。PALS 沿中央动脉排列，由 T 细胞组成；PALS 的一侧有淋巴小结（即淋巴滤泡），内含大量 B 细胞、少量 Mφ 和滤泡树突状细胞（follicular dendritic cells，FDC），受抗原刺激后中央部位出现生发中心，称为次级淋巴小结（即次级淋巴滤泡）。边缘区内含 T 细胞、B 细胞和较多 Mφ，是血液内淋巴细胞进入白髓的通道。

脾的主要功能是成熟 T 细胞、B 细胞定居的场所，同时亦是免疫应答发生的场所。此外，脾可合成某些生物活性物质并具有过滤和净化血液等功能。

3. 黏膜相关淋巴组织（mucosal associated lymphoid tissue，MALT） 包括呼吸道、消化道及泌尿生殖道黏膜散在的无被膜的淋巴组织，也包括器官化的淋巴组织，如扁桃体、阑尾和肠道集合淋巴结，亦称派尔集合淋巴结（Peyer's patch，PP）等。人体黏膜表面积至少为 400 m²，80% 以上的病原体是通过黏膜入侵机体的，所以 MALT 是人体重要的生理防御屏障，同时也是免疫应答的主要防线。

MALT 主要由肠道相关淋巴组织（gut-associated lymphoid tissue，GALT）、鼻相关淋巴组织和支气管相关淋巴组织组成。GALT 包括肠集合淋巴结、淋巴小结（淋巴滤泡）、上皮细胞间淋巴细胞和固有层淋巴细胞等；鼻相关淋巴组织（nasal-associated lymphoid tissue，NALT）包括扁桃体、腭扁桃体、舌扁桃体及鼻后淋巴组织，他们共同组

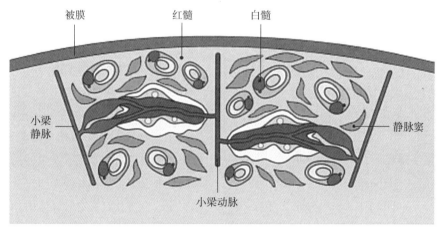

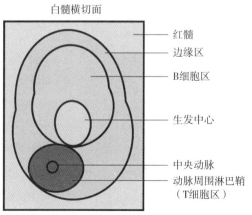

图 2-5　脾的结构

成韦氏环（Waldeyer's ring）。支气管相关淋巴组织（bronchial associated lymphoid tissue，BALT）主要指分布于各支气管上皮下的淋巴组织。

MALT 的主要功能是参与黏膜局部免疫防御和免疫应答，同时构成机体固有免疫和适应性免疫的生理性保护屏障，产生分泌型 IgA（SIgA）。SIgA 也称局部抗体，在黏膜部位抵抗病原微生物感染中起重要作用。

二、固有免疫细胞

固有免疫是生物体在长期种系进化过程中形成的一系列防御机制，对异己的识别没有特异性，其清除异己的效应能力是机体所固有的，在抗感染免疫中作为第一道防线首先发挥作用。固有免疫系统成分包括固有免疫细胞和固有免疫分子。

一旦病原体突破组织屏障进入体内，多种固有免疫细胞和分子将分别被激活，并发挥效应以清除病原体。参与固有免疫应答的细胞包括：吞噬细胞（如中性粒细胞和单核–巨噬细胞）、DC、肥大细胞、NK 细胞、固有样淋巴细胞等。

（一）巨噬细胞

巨噬细胞（macrophage，Mφ）广泛存在于体内各组织中，在细胞表面表达多种受体，具有很强的吞噬杀伤、清除病原体等异物的能力。

1. Mφ 表达的受体　Mφ 表达的模式识别受体（pattern recognition receptor，PRR）和调理性受体与病原体识别有关，表达的细胞因子受体与其趋化和活化有关。

（1）模式识别受体：主要包括甘露糖受体、清道夫受体、Toll 样受体等，介导对病原体的吞噬作用。

（2）调理性受体：包括 IgG Fc 受体（FcgR）和补体受体（complement receptor，CR），介导免疫调理作用。

（3）细胞因子受体：包括趋化因子受体 MCP-1R、MIP-1a/bR 等，在相应趋化因子作用下可募集至感染和炎症部位；IFN-g 等细胞因子受体促进巨噬细胞活化。

2. Mφ 的主要生物学功能

（1）杀伤清除病原体：Mφ 借助 PRR 和调理性受体摄入病原体，通过氧依赖和氧非依赖杀菌途径杀伤病原体。

1）氧依赖性途径：包括反应性氧中间物，如超氧阴离子（O_2^-）、游离羟基（OH^-）、过氧化氢（H_2O_2）和单态氧（$^1O_2$）等活性氧物质，通过氧化作用和细胞毒作用杀灭病原体（图 2-6）。反应性氮中间物胍氨酸和一氧化氮（NO）对细菌和肿瘤细胞有杀伤作用。

2）氧非依赖性途径：包括酸性环境、溶菌酶和抑菌肽等杀灭细菌。病原体被杀伤或破坏后，在各种水解酶的作用下进一步消化降解。

（2）杀伤病毒感染细胞和肿瘤细胞：Mφ 细胞活化后，能有效杀伤肿瘤细胞和病毒感染细胞；也可在抗体介导下，发挥 ADCC 效应。

（3）参与炎症反应：Mφ 经相应细胞因子作用被募集、活化，分泌炎性介质，介导炎症反应；又可通过分泌趋化因子和促炎细胞因子参与和促进炎症反应。

（4）加工呈递抗原启动适应性免疫应答：Mφ 为专职抗原呈递细胞，能将摄入的病原体加工成肽段并通过 MHC 分子呈递，激活特异性 T 细胞。

（5）免疫调节作用：Mφ 可分泌多种细胞因子发挥免疫调节作用。

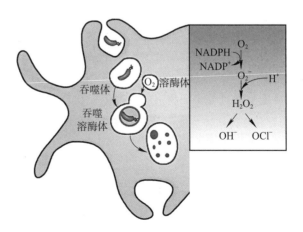

图 2-6　巨噬细胞通过氧依赖途径杀伤靶细胞

（二）树突状细胞

树突状细胞（dendritic cell，DC）表面有许多树状突起，是功能最强的专职抗原呈递细胞，为适应性免疫应答的启动者。

1. DC 的类型　根据来源，DC 主要分为两大类：一类从骨髓共同髓样前体细胞分化而来，称为髓样 DC（myeloid DC，MDC），又称为经典 DC（conventional DC，cDC）；另一类从共同淋巴样前体细胞（CLP）分化而来，称为淋巴 DC（lymophoid DC，LDC）或浆细胞样 DC（plasmacytoid DC，pDC）。pDC 低表达 TLR、调理受体和趋化因子受体及 MHC 分子和共刺激分子，但其胞质器室膜上高表达 TLR7 和 TLR9，可识别病毒核酸产生大量 I 型干扰素，在抗病毒应答中发挥重要作用。

根据所处的组织部位或分化程度不同，cDC 又可分为两类：

（1）未成熟 DC（immature DC，iDC）：位于外周组织，高表达 TLR、调理受体和趋化因子受体，低表达 MHC II 类分子和共刺激分子。其摄取加工抗原能力强，呈递抗原、启动适应性免疫应答能力弱。

（2）成熟 DC（mature DC，mDC）：未成熟 DC 摄取抗原后，受局部环境和因子的作用，开始从组织局部向外周淋巴器官迁移，并逐渐发育成熟。成熟 DC 高表达 MHC II 类分子和共刺激分子，可有效呈递抗原、激活初始 T 细胞启动适应性免疫应答。

2. DC 的功能　DC 最重要的功能是摄取、加工和呈递抗原，诱导机体产生免疫应答。其次，DC 还可通过分泌细胞因子发挥免疫调节功能，在诱导和维持机体免疫耐受中也发挥重要作用。

（三）自然杀伤细胞

自然杀伤细胞（natural killer cell，NK 细胞）在骨髓中分化成熟，不表达抗原受体，但表达 CD56、CD16 分子。NK 细胞无须抗原预先致敏，可直接杀伤某些肿瘤细胞和病毒感染细胞，在肿瘤免疫和抗病毒或胞内寄生菌感染免疫中起重要作用。NK 细胞表面具有 IgG Fc 受体，可通过抗体依赖的细胞介导的细胞毒作用杀伤靶细胞。活化的 NK 细胞可分泌 γ 干扰素（interferon-γ，IFN-γ）、肿瘤坏死因子（tumor necrosis factor-α，TNF）等细胞因子，增强机体抗感染效应并参与免疫调节。NK 细胞通过表面活化性受体和抑制性受体识别区分"自身"和"非己"。

1. NK 细胞杀伤活化受体和杀伤抑制受体　杀伤活化受体即一类与靶细胞上相应配体结合后可激活 NK 细胞杀伤活性的受体，反之与配体结合抑制 NK 细胞活性的受体为抑制性受体。活化性受体和抑制性受体根据其所识别的配体的性质可分为以下两类。

（1）识别 MHC I 类分子的活化或抑制性受体：这类受体所识别的配体为经典/非经典的 MHC I 类分子，根据受体的结构不同又可分为两类。

1）杀伤细胞免疫球蛋白样受体（killer immunoglobulin-like receptor，KIR）：KIR 为 IgSF 成员，胞外区分别有 2 个或 3 个 Ig 样结构域，称为 KIR2D 和 KIR3D。胞内段较长的 KIR2DL 和 KIR3DL（L：长型）因含有免疫受体酪氨酸抑制基序（ITIM）而展示抑制活性，是抑制性受体；胞内段较短的 KIR2DS 和 KIR3DS（S：短型）能与胞质区含 ITAM 的 DAP-12 分子结合，从而具有转导活化信号的功能，因此称为活化性受体（图 2-7）。

2）杀伤细胞凝集素样受体（killer lectin-like receptor，KLR）：抑制性受体由 CD94 与 NKG2A（两者均为 C 型凝集素家族成员）组成。NKG2A 含 ITIM，能转导抑制信号。活化性受体由 CD94 与 NKG2C（两者亦均为 C 型凝集素家族成员）组成。NKG2C 胞内段短，缺乏 ITIM 基序，但跨膜区能与胞质区含 ITAM 的 DAP-12 分子结合，从而使这些受体获得转导活化信号的功能（图 2-8）。

（2）识别非 MHC I 类分子配体的杀伤活化受体：识别的配体通常是在某些肿瘤和病毒感染细胞表面异常高表达，而正常细胞表面缺失或表达低下。

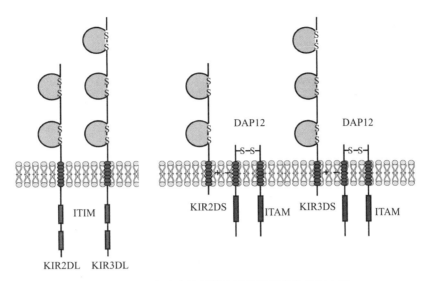

图 2-7 KIR 家族中抑制性和活化性受体结构示意图

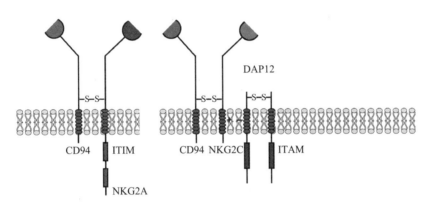

图 2-8 KLR 家族中抑制性和活化性受体结构示意图

1）NKG2D 与胞质含 ITAM 基序的 DAP10 组成活化受体，当与配体 MIC A/B 结合后，ITAM 转导活化信号，从而杀伤某些肿瘤细胞。

2）天然细胞毒性受体（natural cytotoxicity receptor，NCR）包括 NKp46、NKp30 和 NKp44。NKp46 和 NKp30 与含 ITAM 的 CD3ζζ 结合，从而转导活化信号；NKP44 则与含 ITAM 的 DAP12 结合，转导活化信号（图 2-9）。

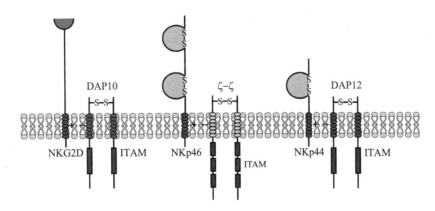

图 2-9 识别非 MHC Ⅰ类分子的活化性受体结构示意图

2. NK 细胞对肿瘤或病毒感染细胞的识别、活化和细胞毒作用 活化受体和抑制受体均表达于 NK 细胞表面。正常组织细胞表达 MHC I 类分子，与 NK 细胞相遇时，后者表面的 KIR 和 KLR 与 MHC I 类分子结合，抑制 NK 细胞的杀伤活性；当肿瘤或病毒感染的细胞缺乏或低表达 MHC I 类分子时，其表面某些可被 NK 细胞识别的非 MHC I 类分子配体异常或上调表达，导致 NK 细胞活化而杀伤靶细胞，并通过释放穿孔素、颗粒酶、TNF-α 和表达 FasL 等作用方式杀伤病毒感染和肿瘤等靶细胞（图 2-10）。

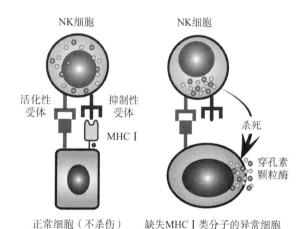

图 2-10 NK 细胞区分正常、肿瘤或病毒感染细胞的机制

（四）中性粒细胞

中性粒细胞占白细胞总数的 60%~70%。胞质颗粒中含有髓过氧化物酶（myeloperoxidase，MPO）、酸性磷酸酶、碱性磷酸酶、溶菌酶和防御素等杀菌物质。主要通过氧依赖和氧非依赖系统杀伤病原体，还有特有的 MPO 杀菌系统，其具有很强的趋化和吞噬能力。

（五）固有样淋巴细胞

自然杀伤 T 细胞、γβT 细胞和 B1 细胞是一类介于适应性免疫细胞和固有免疫细胞之间的固有样淋巴细胞（innate-like lymphocyte，ILL）。

1. 自然杀伤 T 细胞（NKT 细胞） 同时组成性表达 CD56 和 TCRαβ-CD3。NKT 细胞在胸腺或胚肝分化发育。NKT 细胞可直接识别 CD1 呈递的脂类和糖脂类抗原，迅速活化产生应答；也可被 IL-12 和 IFN-γ 等激活。NKT 可通过分泌穿孔素、颗粒酶或 Fas/FasL 杀伤病毒感染和肿瘤等靶细胞，也可分泌 IL-4 或 IFN-γ，分别诱导初始 T 细胞向 Th2 或 Th1 细胞分化，参与体液免疫应答或细胞免疫应答。

2. γδT 细胞 主要分布于肠道、呼吸道及泌尿生殖道等黏膜和皮下组织，是皮肤黏膜局部参与早期抗感染、抗肿瘤免疫的主要效应细胞。活化的 gdT 细胞可通过释放穿孔素、颗粒酶和表达 FasL 等方式杀伤病毒感染细胞和肿瘤细胞，还可分泌 IL-17、IFN-γ 和 TNF-α 等细胞因子介导炎症反应或参与免疫调节。

3. B1 细胞 主要存在于体腔表面，例如肠道黏膜的固有层，其表面表达 CD5、IgM 而不表达 IgD。B1 细胞的多样性贫乏，主要产生 IgM 类抗体。这些抗体特异性差、亲和力低且交叉反应强，但在机体早期抗感染免疫和清除变异性自身抗原中具有重要作用。

（六）肥大细胞

肥大细胞（mast cell）广泛分布于皮肤及内脏黏膜下的微血管周围。和血液中的嗜碱性粒细胞相似，具有强嗜碱性颗粒。肥大细胞受到激发后释放胞质内的嗜碱性颗粒。这类颗粒含有肝素、组胺、5-羟色胺等，可增加血管通透性、引起 I 型超敏反应。

1. 参与 I 型超敏反应 肥大细胞驱动的 I 型超敏反应，主要是抗原诱导肥大细胞表面 FcεR I 受体分子的聚集，引发肥大细胞释放炎症介质的结果。

2. 参与免疫调节 分泌多种细胞因子，参与免疫调节，表达 MHC 分子和 B7 分子。此外，嗜酸性粒细胞和嗜碱性粒细胞等也参与固有免疫应答。

三、适应性免疫细胞

适应性免疫细胞主要包括 T 细胞和 B 细胞。

（一）T 细胞的分化发育

T 淋巴细胞（T lymphocyte）简称 T 细胞，来源于骨髓中的淋巴样祖细胞，在胸腺中发育成熟。先发生抗原识别受体 TCR 的基因重排，表达多样性的 TCR，然后经过阳性选择和阴性选择，最终发育成熟而进入外周 T 细胞库，基本过程见图 2-11。

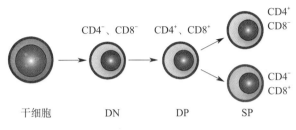

图 2-11　T 细胞在胸腺发育的基本过程

1. 阳性选择（positive selection）　在胸腺皮质中，CD4+CD8+ 双阳性 T 细胞（double positive T cells，DP）的 TCR 能与胸腺上皮细胞表面的自身抗原肽 – 自身 MHC I/II 类分子复合物结合，具有适当亲和力的 DP 细胞分化成为 SP T 细胞。其中与 I 类分子结合的 DP 细胞 CD8 表达水平升高；与 II 类分子结合的 DP 细胞 CD4 表达水平升高；而不

能与 MHC– 抗原肽结合或亲和力过高的 DP 细胞则发生凋亡遭克隆清除。此过程也称为胸腺的阳性选择。其生物学意义在于获得自身 MHC 限制性，DP 细胞分化为 SP 细胞。

2. 阴性选择（negative selection）　经历阳性选择的 SP 细胞在胸腺的皮髓质交界处及髓质区与胸腺树突状细胞、巨噬细胞等表面的自身抗原肽 –MHC I/II 类分子复合物相互作用。高亲和力结合的 SP 细胞发生凋亡，少部分分化为调节性 T 细胞；不能结合的 SP 细胞存活成为成熟 T 细胞进入外周免疫器官，该过程即阴性选择。其生物学意义在于清除自身反应性 T 细胞，保留多样性的抗原反应性 T 细胞，以维持中枢耐受。

T 细胞经三个发育阶段及胸腺选择（图 2-12）后成为成熟 T 细胞，迁出胸腺进入外周 T 细胞库。

初始 T 细胞定居于外周免疫器官的胸腺依赖区，其定居与归巢受体（如 L– 选择素、CCR7 等分子）有关。在外周接触抗原后，最终分化为不同功能的 T 细胞亚群。

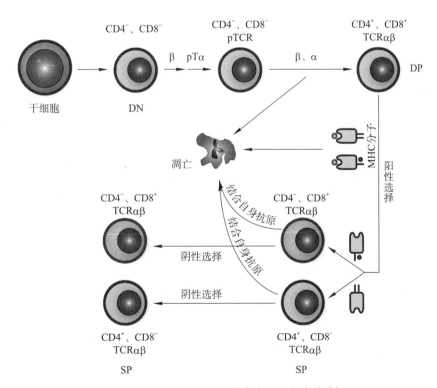

图 2-12　T 细胞在胸腺中的发育阶段及胸腺选择

（二）T 细胞表面分子及其作用

1. T 细胞抗原受体（T cell receptor, TCR）分子　为 T 细胞特征性表面标志，为异二聚体结构。根据其组成不同，分为 TCRαβ 和 TCRγδ 两种。构成 TCR 的两条肽链均是跨膜蛋白，由二硫键相连。每条肽链的胞膜外区各含 1 个可变区（V 区）和 1 个恒定区（C 区）。V 区识别 pMHC。胞内区很短，不能转导信号。TCR 识别 pMHC 时具有双重特异性，既要识别抗原肽，也要识别自身 MHC 分子的多态性部分，称为 MHC 限制性（MHC restriction）。

2. CD3 分子　具有 5 种肽链，即 γ、δ、ε、ζ 和 η 链，均为跨膜蛋白。CD3 分子由 6 条肽链组成，即 εγ、εδ 和 ζζ（少数为 εγ、εδ 和 ζη），与 TCR 经非共价键形成 TCR-CD3 复合物。CD3 分子的胞内区较长，含有免疫受体酪氨酸活化基序（ITAM）。ITAM 含 2 个 YxxL/V 保守序列，其 Y 磷酸化后可与带有 SH2 结构域的酪氨酸蛋白激酶（如 ZAP-70）结合，通过一系列信号转导过程激活 T 细胞。CD3 分子的功能是转导 TCR 识别抗原所产生的活化信号。

TCR 与 CD3 组成 TCR-CD3 复合物（图 2-13），共同表达于成熟 T 细胞表面。TCR 识别 MHC-抗原肽，CD3 分子转导 TCR 接受的抗原刺激信号。

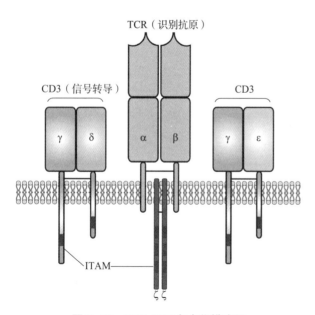

图 2-13　TCR CD3 复合物模式图

3. 共受体　包括 CD4 和 CD8 分子，主要功能是辅助 TCR 识别抗原和参与 T 细胞活化信号的转导。

CD4 是单链跨膜蛋白，胞外区有 4 个 Ig 样结构域。远端 2 个结构域能与 MHC Ⅱ 类分子 β2 结构域结合。CD4 分子还是 HIV 外壳蛋白 gp120 受体，是 HIV 感染 CD4⁺T 细胞或 CD4⁺ 巨噬细胞的重要机制。

CD8 由 α 和 β 肽链组成异二聚体，其胞外区各含有 1 个 Ig 样结构域，能与 MHC Ⅰ 类分子重链的 α3 结构域结合。

CD4 和 CD8 的胞质区可结合酪氨酸蛋白激酶 p56lck，p56lck 激活后可催化 CD3 胞质区 ITAM 中酪氨酸残基磷酸化，参与 TCR 识别抗原所产生的活化信号的转导过程。

4. 共刺激分子　T、B 细胞的活化还需要第二信号，又称共刺激信号或协同刺激信号（costimulatory signal）。参与共刺激信号产生的分子包括刺激性的第二信号分子即狭义的共刺激分子、抑制性的第二信号分子以及一些黏附分子。

CD28 为同源二聚体，与 APC 表面的 B7-1（CD80）或 B7-2（CD86）结合。CD28 产生的共刺激信号在 T 细胞活化中发挥重要作用。B7 与 CD28 的相互作用为 T 细胞提供第二活化信号，延长和增强 IL-2 和其他细胞因子的产生，阻止耐受的发生，并促进 CD40L 的表达。

CTLA-4（CD152）表达于活化的 T 细胞表面，配体也是 CD80 和 CD86，但亲和力高于 CD28。其胞质区含有免疫受体酪氨酸抑制基序（ITIM）。通常 T 细胞活化并发挥效应后才表达 CTLA-4，B7 与 CTLA-4 的结合抑制 IL-2 受体 α 链的表达，抑制 IL-2 的分泌和 IL-2 mRNA 的积累，抑制细胞分裂，其结果是下调或终止 T 细胞活化。

CD28 家族其他成员还有 ICOS、PD-1、BTLA。ICOS 可与 ICOSL 结合，调节 T 细胞的活化、增殖以及细胞因子的分泌。PD-1 是一种重要的免疫抑制分子，其配体为 PD-L1。PD-1 和 PD-L1 结合启动 T 细胞的程序性死亡，使肿瘤细胞获得免疫逃逸。以 PD-1 为靶点的免疫调节对抗肿瘤、抗感染、抗自身免疫性疾病及器官移植存活等均有重要的意义。

CD40L（CD154）表达于活化的 CD4+ T 细胞表面，与 APC 和 B 细胞表面的 CD40 结合后，一方面促进 APC 活化，另一方面促进 T 细胞活化。活化 Th 细胞表达的 CD40L 与 B 细胞表面的 CD40 结合，可促进 B 细胞的增殖、分化、抗体生成和抗体类别转换，诱导记忆性 B 细胞的产生。

CD2 又称淋巴细胞功能相关抗原 2（LFA-2），配体为 LFA-3（CD58）或 CD48。95% 的成熟 T 细胞表达 CD2 分子。介导 T 细胞与 APC 或靶细胞之间的黏附，以及为 T 细胞提供活化信号。T 细胞表面的 LFA-1 与 APC 表面的细胞间黏附分子 -1（intercelluar adhesion molecule，ICAM）相互结合，介导 T 细胞与 APC 或靶细胞的黏附。T 细胞也可表达 ICAM-1，与 APC、靶细胞或其他 T 细胞表面的 LFA-1 结合。

（三）T 细胞分类

1. 根据活化阶段分类　可分为初始 T 细胞（naïve T cell）、效应 T 细胞（effector T cell）和记忆 T 细胞（memory T cell，Tm）。

2. 根据 TCR 类型分类　可分为 αβT 细胞和 γδT 细胞。

αβT 细胞占 T 细胞总数 95% 以上，识别由 MHC 分子呈递的蛋白质抗原，具有 MHC 限制性，是介导细胞免疫及免疫调节的主要细胞。γδT 细胞占 T 细胞总数的 5% 以下，多为 CD4−CD8−，主要分布于皮肤和黏膜组织，其抗原受体缺乏多样性，具有抗感染和抗肿瘤作用，还可以发挥免疫调节作用和介导炎症反应。

3. 根据表面分子分类　可分为 CD4+ T 和 CD8+ T 细胞。

CD4 表达于 60%~65% 的 T 细胞及部分 NKT 细胞。CD4+ T 细胞受自身 MHC Ⅱ 类分子的限制，活化后分化为 Th 细胞。CD8 表达于 30%~35% 的 T 细胞。CD8+ T 细胞受自身 MHC Ⅰ 类分子的限制，活化后分化为细胞毒性 T 细胞。

4. 根据功能特征分类　分为辅助 T 细胞、调节性 T 细胞和细胞毒性 T 细胞。

（1）辅助 T 细胞（helper T cell，Th）：Th 均表达 CD4 分子，通常所称的 CD4+ T 细胞即指 Th。未受抗原刺激的初始 CD4+ T 细胞为 Th0。Th0 向不同谱系分化，受抗原和细胞因子等因素的调控，又分为 Th1、Th2、Th17 和 Tfh（图 2-14）。

1）Th1：主要分泌 Th1 型细胞因子，包括 IFN-γ、TNF 和 IL-2 等，促进 Th1 进一步增殖并抑制 Th2 增殖。主要作用是通过分泌的细胞因子增强细胞介导的抗感染免疫，特别是抗胞内病原体感染。Th1 细胞介导细胞免疫，可辅助 CTL 的激活。Th1 也是迟发型超敏反应中的效应 T 细胞。

2）Th2：主要分泌 Th2 型细胞因子，包括 IL-4、IL-5、IL-10 及 IL-13 等，促进 Th2 细胞增殖，辅助 B 细胞活化，同时抑制 Th1 增殖。

3）Th17：通过分泌 IL-17、IL-21、IL-22、IL-26、TNF 等多种细胞因子参与固有免疫和某些炎症的发生，特别是在自身免疫病中起重要作用。

4）Tfh：存在于外周免疫器官淋巴滤泡，其产生的 IL-21 在 B 细胞分化为浆细胞、产生抗体和 Ig 类别转换中发挥重要作用，是辅助 B 细胞应答的关键细胞。

（2）调节性 T 细胞（regulatory T cell，Treg）：主要通过两种方式负调控免疫应答：直接接触抑制靶细胞活化；分泌 TGF-β、IL-10 等细胞因子抑制免疫应答。根据来源可分为两类。

1）自然调节性 T 细胞（natural Treg，nTreg）：直接从胸腺中分化而来。占外周血 CD4+ T 细胞的 5%~10%。nTreg 的表型为 CD4+CD25+Foxp3+，通过细胞接触和分泌细胞因子，从而抑制自身反应性 T 细胞介导的病理性应答。

2）诱导性调节性 T 细胞（inducible Treg，iTreg）：又称适应性调节性 T 细胞，由初始 T 细胞在外周诱导分化而来，包括多种亚群。Th3 以分

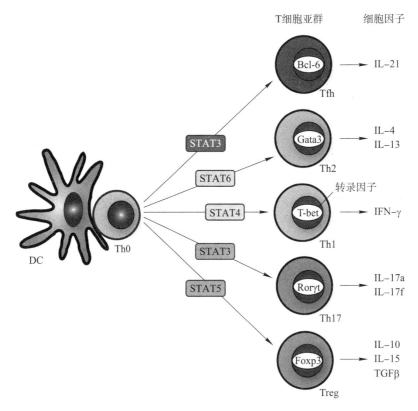

图 2-14　CD4$^+$ T 细胞的分化亚群

泌大量 IL-4、IL-10 和 TGF-β 为特征，起免疫抑制作用，通常在口服耐受和黏膜免疫中发挥作用。Tr1 在体外由高浓度的 IL-10 诱导而来，Tr1 细胞主要分泌 TGF-β，可抑制炎症性滋生免疫反应。Foxp3$^+$ 诱导性 Treg，由 TGF-β 和 IL-2 诱导分化而来，在肠道相关淋巴组织中发挥重要作用。

（3）细胞毒性 T 细胞（cytotoxic T lymphocyte，CTL）：表达 CD8 分子。通常所称的 CD8$^+$ T 细胞即指 CTL。CTL 的主要功能是特异性地识别内源性抗原肽 -MHC Ⅰ类分子复合物，进而杀伤靶细胞。其杀伤机制为：分泌穿孔素（perforin）、颗粒酶（granzyme）和颗粒溶素（granulysin）及淋巴毒素（LTα）等物质杀伤靶细胞。穿孔素能在靶细胞膜上形成跨膜通道，引起靶细胞因渗透压改变导致溶解性死亡；颗粒酶和 LTα 则介导靶细胞凋亡。活化的 CTL 能表达 FasL，介导表达 Fas 的靶细胞凋亡。CTL 在杀伤靶细胞的过程中自身不受伤害，可连续杀伤多个靶细胞。

（四）B 细胞的分化发育

B 淋巴细胞（B lymphocyte）来源于骨髓中的淋巴样祖细胞，在骨髓中发育成熟。在骨髓微环境的作用下，按既定遗传顺序，从祖 B 细胞、前 B 细胞、未成熟 B 细胞，最终分化为成熟 B 细胞，其细胞膜表面出现特有的表面标志即 B 细胞抗原受体（B cell receptor，BCR）。

未成熟 B 细胞的表面表达 mIgM，此时能识别自身抗原的 B 细胞克隆，以其 BCR（mIgM）与骨髓中的自身抗原结合，产生负向调节信号，诱导该未成熟 B 细胞克隆发生凋亡，称为 B 细胞的阴性选择。其生物学意义在于清除自身反应性 B 细胞克隆，产生自身耐受，并发生受体编辑（receptor editing）。受体编辑是指部分完成重链可变区（variable region of heavy chain，VH）和轻链可变区（variable region of light chain，VL）基因重排的未成熟的自身反应性 B 细胞在识别自身抗原后，未被克隆清除，却引起 VH 或 VL 基因再次重排，从而改变原来的 BCR 特异性，进一步增加了 BCR 的多样性。若受体编辑不成功，则 B 细胞发生凋亡。

（五）B 细胞的表面分子

1. 膜表面免疫球蛋白　B 细胞抗原受体也称膜表面免疫球蛋白（membrane immunoglobulin，mIg），是 B 细胞特异性表面标志。在同一个体内，BCR 的多样性高达 $10^9 \sim 10^{10}$，赋予机体识别各种抗原、产生特异性抗体的巨大潜能。在成熟 B 细胞表面，BCR 总是和 Igα、Igβ 共同表达，形成 BCR-Igα/Igβ 复合体，前者识别、结合抗原，后者传导抗原刺激信号。BCR 主要包括 mIgM 和 mIgD，均由两条重链和两条轻链连接而成。每条链可以分为可变区（V 区）、恒定区（C 区）、跨膜区和胞质区四个部分。BCR 的可变区由 VL 和 VH 两个结构域组成，每个可变区又包括三个高变区 CDR，三个高变区均参与抗原的识别和结合，共同决定 BCR 的抗原特异性。B 细胞可识别完整的、天然的蛋白质抗原以及多糖或脂类抗原。

2. Igα/Igβ（CD79a/CD79b）　以二聚体形式存在（一条 Igα 链和一条 Igβ 链组成一个二聚体），每两个二聚体和一个 BCR 组成一个 BCR-Igα/Igβ 复合体。IgαIgβ 链的特点是胞质区特别长，各含有一个 ITAM，为转导信号所必需（图 2-15）。

3. B 细胞共受体　包括 CD19、CD21（CR2）和 CD81（TAPA-1）3 种膜分子。BCR 辅助受体能够促进通过 BCR-Igα/Igβ 产生的活化信号。BCR 辅助受体的参与可使 BCR 复合体介导的信号提高 1 000～10 000 倍。

4. 共刺激分子　包括 CD40 和 CD80。

CD40 是 B 细胞膜上表达的一种糖蛋白，它与 CD40L 结合后向细胞发出第二信号，导致 B 细胞激活、增殖并分化。CD40 与 CD40L 还在抗体类别转换中起重要作用。

CD80（B7-1）和 CD86（B7-2）以同源二聚体形式表达在 B 细胞表面，是 APC 表面最重要的协同刺激分子。静止 B 细胞不表达 B7，B 细胞在摄入抗原后才诱导性表达 B7。Th 细胞表面 CD40L 与 B 细胞表面 CD40 相互作用可使 B7 的表达上调。

5. 其他表面分子　许多免疫细胞表面都有 Fc 受体（FcR），它是结合免疫球蛋白 Fc 段的分子结构。大多数 B 细胞表面具有 IgGFc 受体 II（FcγR II），能与 IgGFc 段结合；并可以同红细胞（E）与抗体（A）的复合物结合形成 EA 花环。

大多数 B 细胞表面有能与 C3b 和 C3d 结合的受体，分别称为 CR1 和 CR2（即 CD35 和 CD21）。CR 可与抗原和抗体及补体形成的免疫复合物结合，促进 B 细胞的活化，CR2 也是 EB 病毒的受体。

活化 B 细胞可表达多种细胞因子受体（CKR），如 IL-1、IL-2、IL-4、IL-5 以及 IFN-γ 等受体，与相应因子结合可促进 B 细胞的增殖和分化。

B 细胞表面的丝裂原受体与 T 细胞不同，因此刺激 B 细胞转化的丝裂原也不同。如用美洲商陆丝裂原（pokeweed mitogen，PWM）或脂多糖与外周血淋巴组织共同培养时，B 细胞相应受体可与之结合而被激活，并增殖分化为淋巴母细胞，此现象可用于对 B 细胞的功能检测。

B 细胞发育未成熟时已表达 MHC II 类分子，活化后的 B 细胞 MHC II 类分子表达明显增多。MHC II 类分子能增强 B 和 T 细胞间的黏附作用，同时也是呈递抗原的分子。MHC II 类分子交联与

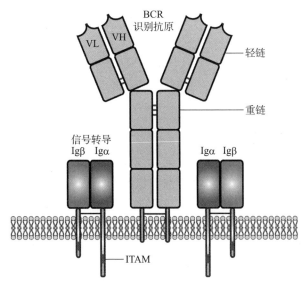

图 2-15　BCR 复合体模式图

信号转导有关，可促进 B 细胞的活化。

（六）B 细胞分类

根据发育早晚、存在部位、表面标志和功能的不同，可以把 B 细胞分成 B1 和 B2 两个亚群。

1. B1 细胞　组成性表达 CD5。B1 细胞主要存在于体腔表面，例如肠道黏膜的固有层，其表面表达 IgM 而不表达 IgD，主要产生 IgM 类抗体。B1 细胞的多样性贫乏，只产生胚系抗体基因编码的抗体。这些抗体的特异性差，交叉反应强，而且亲和力低，因此 B1 细胞可归入固有免疫细胞。B1 细胞主要识别微生物的多糖和脂类抗原，这种抗体应答不依赖 T 细胞的辅助。

B1 细胞主要有以下两方面功能：第一，在体腔表面发挥抗微生物作用；第二，通过产生自身抗体发挥免疫自稳作用。B1 细胞产生的自身抗体清除衰老细胞，维持免疫耐受。

2. B2 细胞　B2 细胞为 CD5⁻ B 细胞，即通常所指的 B 细胞，主要识别蛋白质抗原。在 Th 细胞的辅助下，B2 细胞才能完全被激活并介导对胸腺依赖抗原的免疫应答，产生特异性抗体。B2 细胞介导的免疫应答的特点是可发生体细胞突变，有亲和力成熟，产生高亲和力抗体，可产生免疫记忆细胞。

四、免疫识别分子

固有免疫应答和适应性免疫应答的发生都依赖于对免疫原的识别。这两类免疫应答通过不同的识别分子来识别免疫原，其识别方式和特点也有明显差异。有许多分子参与了免疫识别过程。

（一）固有免疫识别分子——模式识别受体

模式识别受体（pattern recognition receptor, PRR）是指能识别多种病原体共有的某些特定分子结构——病原相关分子模式（PAMP）和损伤相关分子模式（DAMP）的受体，多样性较少。PRR 有三种存在形式：膜型 PRR、分泌型 PRR 和胞质型 PRR。

1. 膜型 PRR　分布于吞噬细胞和 DC 细胞等

固有免疫细胞表面或胞内细胞器膜上，包括：

（1）甘露糖受体（mannose receptor, MR）：与病原体表面甘露糖或岩藻糖残基结合，介导吞噬或胞吞。

（2）清道夫受体（scavenger receptor, SR）：识别 G⁻ 菌 LPS、G⁺ 菌磷壁酸和衰老损伤细胞表面的磷脂酰丝氨酸，清除病原体和凋亡细胞。

（3）Toll 样受体（Toll-like receptor, TLR）：已发现 11 个成员（TLR1～11），包括分布于细胞膜上的 TLR 1、2、4、5、6、11 和表达于细胞器如内体/溶酶体膜上的 TLR 3、7、8、9、10 两大类，可识别多种配体，如 G⁺ 细菌的肽聚糖和磷壁酸、G⁻ 细菌的鞭毛蛋白、病毒的双链 RNA、细菌的非甲基化 CpG DNA 等。

2. 分泌型 PRR　存在于血清中，包括甘露糖结合凝集素（mannanbinding lectin, MBL）、脂多糖结合蛋白（lipopolysaccharide binding protein, LBP）和 C 反应蛋白（C-reactive protein, CRP）等。

3. 胞质型 PRR　分布于固有免疫细胞胞质溶胶中，包括 NOD 样受体（NLR）和 RIG 样受体（RLR）等。

其中，TLR、NLR 和 RLR 识别相应 PAMP 后，可通过启动特定信号转导通路诱导不同基因的表达，从而调控针对不同类型 PAMP 的固有免疫应答和炎症反应。因此，它们又称为信号转导型 PRR。

表 2-2 列举了常见的模式识别受体及其所识别的配体。

PRR 与参加适应性免疫的淋巴细胞抗原受体相比，具有以下特点：由胚系基因编码，表现为较少的多样性，因此其种类和多样性十分有限；来自不同组织的同类固有免疫细胞均表达相同的受体；识别作用具有泛特异性；PRR 识别的是病原体表面的某些共同结构，可区分"自身"和"非己"；能够介导快速的生物性反应，无须细胞增殖。

（二）适应性免疫识别分子——淋巴细胞抗原受体

B 细胞抗原受体（B cell receptor, BCR）和 T

表 2-2　模式识别受体及其识别的相应配体

PRR	PAMP/DAMP	生物学功能
分泌型 PRR		
MBL	病原体表面甘露糖、岩藻糖	经 MBL 途径激活补体、调理吞噬
LBP	G$^-$ 菌 LPS	连接 LPS 与 CD14
CRP	细菌表面磷脂酰胆碱	激活补体、调理吞噬
胞质型 PRR		
NLR	肽聚糖	激活 NF-κB 信号转导通路
RLR	病毒 RNA	启动 NF-κB 和 AP-1 相关信号转导
胞膜型 PRR		
MR	病原体表面甘露糖、岩藻糖	吞噬作用
SR	G$^+$ 菌磷壁酸、G$^-$ 菌 LPS、磷脂酰丝氨酸	吞噬作用
TLR1-TLR2 TLR2-TLR6	G$^+$ 菌肽聚糖和磷壁酸、脂蛋白（二酰和三酰脂肽）、酵母多糖	启动 NF-κB 和 AP-1 相关信号转导，诱导炎性细胞因子表达
TLR4-CD14	G$^-$ 菌 LPS、热休克蛋白、纤维蛋白原	同上
TLR5	G$^-$ 菌的鞭毛蛋白	同上
TLR11	尿路病原菌成分、弓形虫组分	同上
胞内细胞器膜型 PRR		
TLR3	病毒双链 RNA、合成 poly（I：C）	同上
TLR7/TLR8	病毒单链 RNA	同上
TLR9	细菌或病毒非甲基化 CpG DNA	同上

细胞抗原受体（TCR）对抗原的识别具有特异性。

1. BCR　属于免疫球蛋白（immunoglobulin，Ig）。Ig 是具有抗体活性或化学结构与抗体相似的球蛋白，可分为分泌型和膜型两种，前者主要存在于血清等体液中，如抗体，为免疫效应分子；后者称膜型免疫球蛋白，即 BCR。

BCR 基因即免疫球蛋白基因（Ig 基因），包括 H 链基因、κ 链基因和 λ 链基因，分别位于人的第 14 对、第 2 对和第 22 对染色体。BCR 会发生基因重排，是产生多样性的基础。

BCR 重链（H 链）和轻链（L 链）均分为可变区（V 区）和恒定区（C 区），分别由 V 区基因和 C 区基因编码。V 区基因须经历基因重排，才能转录、表达 BCR。BCR 基因重排时，VH 基因首先重排，而后进行 VL 基因重排。重排决定了 BCR（包括以后产生的抗体）的特异性。

BCR 多样性产生的机制包括：①组合的多样性，其指 BCR 的胚系基因片段在基因重排时的随机组合、轻链和重链的组合使不同克隆的 B 细胞表达不同特异性 BCR，这是 BCR 多样性产生的基本和重要的机制；②连接（重排）多样性，通过随机重排，发生不同片段的连接，产生特定的 VH（VDJ）基因和 VL（VD）基因，包括密码子错位、框架移位、N 序列插入；③体细胞高频突变（somatic hypermutation）指在抗原刺激下，成熟的 B 细胞中已重排的 BCR 基因可发生突变（突变率高于正常细胞），导致 VH 和（或）VL 基因编码子的改变，这是 B 细胞多样性产生的一个特有机制。

2. TCR 识别 pMHC 时具有双重特异性，既要识别抗原肽，也要识别自身 MHC 分子的多态性部分，称为 MHC 限制性（MHC restriction）。

TCR 基因群与 BCR 基因群的结构相似，其重排的过程也相似。TCRβ 基因群包括 Vβ、Dβ 和 Jβ 三类基因片段。重排时先从 Dβ 和 Jβ 中各选 1 个片段，重排成 D-J，然后与 Vβ 中的 1 个片段重排成 V-D-J，再与 Cβ 重排成完整的 β 链。最后与 pTα 组装成前 TCR，表达于 pre-T 表面。TCRα 基因群包括 Vα 和 Jα 两类基因片段。重排时从 Vα 和 Jα 中各选 1 个片段，重排成 V-J，再与 Cα 重排成完整的 α 链，最后与 β 链组装成前 TCR，表达于未成熟的 T 细胞表面。TCR 的多样性形成机制主要是组合多样性和连接多样性，但其 N 序列插入的概率远高于 BCR 和 Ig，故 TCR 的多样性可达 10^{16} 种，而此阶段的 BCR 多样性只有 10^{11} 种。

（三）MHC 分子

主要组织相容性复合体（major histocompatibility complex，MHC）是一组决定移植是否相容、与免疫应答密切相关、紧密连锁的基因群，其编码的分子为 MHC 分子。小鼠的 MHC 称为 H-2 基因复合体；人的 MHC 称为人类白细胞抗原（human leukocyte antigen，HLA）基因复合体，其编码产物称为 HLA 分子或 HLA 抗原。

1. HLA 复合体的基因结构 HLA 复合体位于人的第 6 号染色体（6p21.3），长约 4 000 kb，其组成具有明显的多基因特征，由 200 多个基因座位组成，是迄今为止发现的人类最复杂的基因群。

HLA 复合体由 HLA Ⅰ 类、Ⅱ 类和 Ⅲ 类基因组成，每一类基因又含若干基因座位或亚区（图 2-16）。

经典的 HLA Ⅰ 类基因（classical HLA class Ⅰ gene，HLA Ⅰa）包括 HLA-A、HLA-B 和 HLA-C 三个基因座位，编码经典的 HLA Ⅰ 类分子抗原——HLA-A 分子、HLA-B 分子和 HLA-C 分子的 α 链，主要功能是参与内源性抗原的呈递和免疫应答的遗传调控。

经典的 HLA Ⅱ 类基因（classical HLA class Ⅱ genes）包括 HLA-DP、HLA-DQ 和 HLA-DR 三个亚区，每个亚区又含 A、B 两个基因座位或若干个 A、B 基因座位，分别编码经典的 HLA Ⅱ 类分子（抗原）——HLA-DP 分子、HLA-DQ 分子和 HLA-DR 分子，主要功能是参与外源性抗原的呈递和免疫应答的遗传调控。

免疫功能相关基因包括血清补体成分的编码基因、抗原加工相关基因、非经典的 HLA Ⅰ 类基因、炎症相关基因等。

2. HLA 复合体的遗传特点 HLA 复合体通过其特定的遗传特点，将这一基因代代相传，不断进化，发展成一个具有重要功能的复杂基因

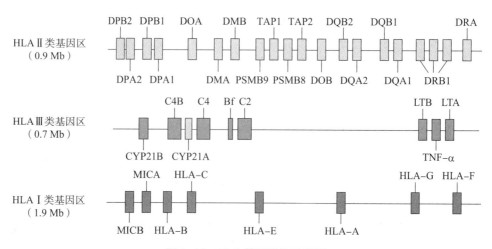

图 2-16 HLA 基因结构示意图

表 2-3 HLA 基因多态性

项目	经典 I 类基因			经典 II 类基因						免疫功能相关基因				其他	合计
	A	B	C	DRA	DRB1	DQA1	DQB1	DPA1	DPB1	E	G	MICA	TAP		
基因数	3 399	4 242	2 950	7	2 018	69	911	43	644	21	53	105	12	177	10 730

群，从遗传水平调控机体的免疫应答功能。多态性（polymorphism）是 HLA 最显著的遗传特点，HLA 复合体是人类最具多态性的基因（表 2-3）。

HLA 多态性具有重要的生物学意义，使人类（群体水平）能适应险恶的生存环境，调控免疫系统针对不同形式的病原体如细菌、病毒等产生相应的免疫应答功能，保护人类适应环境、生存和进化。HLA 赋予人类群体生存优势。

MHC 的单体型（haplotype）是指同一染色体上紧密连锁的 MHC 等位基因的组合。每个个体都带有两个 HLA 单体型。HLA 以单体型作为一个遗传单位，将遗传信息完整地复制到下一代。根据单体型遗传规律，子女的一条单体型与父亲完全相同，一条则与母亲完全相同；而在同胞之间 HLA 单体型完全相同的可能性只有 25%。

连锁不平衡（linkage disequilibrium）是指在某一群体中，某两个等位基因出现在同一条染色体上的频率高于预期的随机频率的现象。研究发现，连锁不平衡可能与人类在进化过程中的选择压力有关，但其生物学意义不明，可能和人类某些疾病的发生有关。

（四）HLA 分子的结构、分布及功能

1. 经典的 HLA I 类分子 包括 HLA-A、HLA-B 和 HLA-C 分子。HLA I 类分子的 α 链由 α1、α2 和 α3 三个结构域组成，β 链仅含一个结构域（β2m）；每个结构域含 90 个氨基酸残基。α 链的 α1 和 α2 两个结构域组成 HLA I 类分子的肽结合区；α3 和 β2m 结构域组成 HLA I 类分子的免疫球蛋白样区，α3 的延伸成为跨膜区和胞质区（图 2-17）。

肽结合区，也称为抗原结合槽，是 HLA I 类分子行使功能的重要分子基础，能结合、呈递内源性抗原肽供 CD8⁺ T 细胞识别、启动细胞免疫应答。

HLA I 类分子广泛表达在有核细胞表面，亦以可溶性形式（soluble HLA I，sHLA I）分布于血清和体液中。sHLA 具有免疫调节作用，并和多种疾病的病理机制有关。

2. 经典的 HLA II 类分子 包括 HLA-DP、

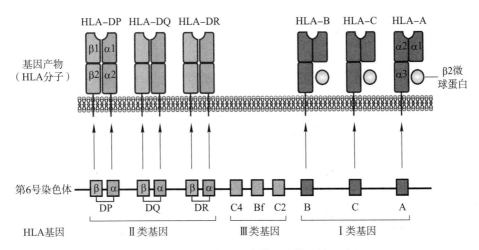

图 2-17 HLA I 类和 II 类基因结构及编码分子

HLA-DQ 和 HLA-DR 分子。HLA Ⅱ 类分子也是一个异二聚体（糖蛋白）：α 链（相对分子质量为 32 000 ~ 34 000）也称重链，含 α1 和 α2 两个结构域；β 链（相对分子质量为 29 000 ~ 32 000）也称轻链，含 β1 和 β2 两个结构域。两者通过非共价键连接。HLA Ⅱ 类分子结构域含有 90 个氨基酸残基，其中 α1 和 β1 组成 HLA Ⅱ 类分子的肽结合区；α2 和 β2 组成免疫球蛋白样区，并延伸成为 HLA Ⅱ 类分子的跨膜区和胞质区（图 2-17）。

HLA Ⅱ 类分子的分布与 Ⅰ 类分子相反，在体内呈有限分布，主要分布在抗原呈递细胞（DC、Mφ 和 B 细胞）、活化的 T 细胞及胸腺上皮细胞表面。HLA Ⅱ 类分子亦以可溶性形式分布在体液中，具有一定的病理生理意义。

3. HLA 分子与抗原肽的相互作用　氨基酸序列不同的抗原肽，只要它们具有相同的锚定位和相似的锚定残基，就能与同一 HLA 分子结合，这是 HLA 分子选择性结合抗原肽的分子基础。这种不同抗原肽的锚定位上存在的相同或相似的锚定残基称为共同基序（consensus motifs）。共同基序是 HLA 分子能选择性结合不同抗原肽的分子基础。HLA 分子与抗原肽的相互作用（结合）虽有选择性，却是低特异性的或所谓相对特异性的（relative specificity）。HLA 分子与抗原肽相互作用的这一特点——相对特异性是人类在长期进化中形成的。其生物学意义在于它保证了人类每一个体内有限数目的 HLA 分子可结合、呈递自然界中不同的抗原（微生物），赋予人类每一个体呈递抗原、识别抗原和免疫应答的极大的多样性，以满足和适应环境、生存及进化所需。

（五）HLA 分子的功能

HLA 分子的主要功能是作为抗原呈递分子参与适应性免疫应答。

1. T 细胞只能识别由 MHC 分子呈递的抗原肽，才能介导免疫应答。功能上，MHC 分子作为抗原呈递分子，呈递抗原供 T 细胞识别，从而启动免疫应答。

由于多态性的存在，不同个体 HLA 分子型别的差异，决定了不同个体 T 细胞库（多样性）、抗原呈递能力的差异，最终决定了不同个体对同一抗原免疫应答能力的差异，这正是 MHC 调控不同个体免疫应答能力的遗传学基础或分子基础。

HLA 与疾病关联的确切机制尚不清楚，很可能和特定型别的 HLA 分子呈递自身抗原有关。表 2-4 显示了 HLA 与疾病的关联性。

2. 诱导 T 细胞成熟——介导 T 细胞库的形成　T 细胞是在胸腺内分化、成熟的，在胸腺特定内环境作用下受遗传控制最终形成功能性 T 细胞。MHC 分子作为胸腺内重要的介质，介导 T 细胞经历阳性选择和阴性选择，最终分化并产生具有 MHC 限制性、自身耐受和多样性的 T 细胞库。

（六）白细胞分化抗原 CD 分子和黏附分子

不同 CD 分子和黏附分子的分类和功能也不尽相同，但都参与了细胞与细胞之间的相互识别和结合。

1. 白细胞分化抗原（leukocyte differentiation antigens，LDA）　是指细胞分化为不同谱系（lineage）、分化的不同阶段以及活化过程中，出现或消失的细胞膜分子，因最初在白细胞上发现而得名。现在发现，除白细胞外，白细胞分化抗原也广泛分布于血管内皮细胞、成纤维细胞等多种细胞表面。LDA 大都是跨膜蛋白或糖蛋白，含胞外区、穿膜区和胞质区。少数非跨膜分子则通过与糖基磷脂酰肌醇（glycosyl-phosphatidylinositol，GPI）连接而"锚"定在细胞膜上。

细胞表面的 LDA 都可以用相应的单克隆抗体进行识别。人类细胞分化分子（HCDM）委员会从 1982 年开始利用分化群（cluster of differentiation，CD）系统对已发现和鉴定的 LDA 分子进行命名，目前已命名的分子包括 CD1 ~ CD364，根据其所表达的细胞谱系分为 14 组。

2. 白细胞分化抗原的功能　非常复杂，下面主要介绍与免疫功能有关的 LDA。

（1）参与免疫识别：某些 LDA（包括无 CD 命

表 2-4　HLA 与疾病的关联

疾病	HLA 型别	频率（%）		
		患者	对照	相对危险率
强直性脊柱炎	B27	>95	9	>150
莱特尔综合征	B27	>80	9	>40
急性前葡萄膜炎	B27	68	9	>20
亚急性甲状腺炎	B35	70	14	14
寻常型牛皮癣	Cw5	87	33	7
发作性睡眠病	DQ6	>95	33	>38
突眼性甲状腺肿	DR3	65	27	4
重症肌无力	DR3	50	27	2
艾迪生病	DR3	69	27	5
类风湿关节炎	DR4	81	33	9
青年性类风湿关节炎	DR8	38	7	8
乳糜泻	DQ2	99	28	>250
多发性硬化症	DR2，Q6	86	33	12
1 型糖尿病（IDDM）	DQ8	81	23	14
	DQ6	<1	33	0.02

名的 LDA）或作为抗原呈递分子，或作为识别受体参与免疫识别（表 2-5）。

（2）参与免疫细胞的黏附、活化和效应：T、B 细胞的活化及免疫细胞的效应依赖于 T 细胞 -APC、B 细胞 -T 细胞以及效靶细胞的直接接触，涉及众多膜表面分子的黏附和相互作用，它们通常以受体 - 配体对的形式存在。表 2-6 列举了几种重要的具有该功能的 LDA 分子对。

（3）作为受体与基质中可溶性介质结合：主要包括细胞表面的补体受体和细胞因子受体等。

表 2-5　参与免疫识别的白细胞分化抗原

LDA	表达细胞	功能
CD1	分布广泛	呈递脂类抗原
MHC I 类分子	分布广泛	呈递内源性抗原，激活 CD8$^+$T 细胞
MHC II 类分子	APC	呈递外源性抗原，激活 CD4$^+$T 细胞
TCR	T 细胞	识别 MHC- 抗原肽
CD3	T 细胞	传递 TCR 识别信号
BCR	B 细胞	识别 B 细胞表位
CD79a/CD79b	B 细胞	传递 BCR 识别信号
TLR（CD281 ~ CD291）	DC、Mf 等	识别 PAMP，参与固有免疫

表2-6　参与免疫细胞活化和效应的白细胞分化抗原

LDA 分子对	作用细胞	功能
CD4/CD8-MHC II /MHC I	T-APC	增强 T 细胞与 APC 的结合强度，传递识别信号
CD28-B7	T-APC	提供 T 细胞活化的第二信号
CTLA-4-B7	T-APC	抑制 T 细胞活化
CD40-CD40L	B/APC-T	提供 B 细胞活化的第二信号，促进 APC 活化
FasL-Fas	效 - 靶	NK 或 CTL 诱导靶细胞凋亡

3. 黏附分子（adhesion molecules，AM）是一类介导细胞间或细胞与基质间相互接触和结合的分子的总称。黏附分子通常表达于细胞膜上，以配体、受体对的形式发挥作用。它们是 CD 分子中的一组，大多已有 CD 编号，但还有少数尚无 CD 编号。

按结构特点，黏附分子可分为免疫球蛋白超家族、整合素家族、选择素家族等。

4. 黏附分子的功能

（1）参与免疫细胞之间的相互作用和活化：免疫细胞之间的相互作用均有黏附分子的参与，例如 CD3、CD4、CD28、CD40、CD40L、CD80 和 CTLA-4 等黏附分子参与 T 细胞的活化过程（图 2-18）。

（2）参与炎症过程中白细胞与血管内皮细胞黏附：炎症发生初期，中性粒细胞表面的整合素分子 LFA-1（CD11a）和 Mac-1（CD11b）与内皮细胞表面的 ICAM-1（CD54）之间的结合是中性粒细胞穿越血管内皮细胞到达炎症部位所必需的（图 2-19）。

（3）参与淋巴细胞归巢：淋巴细胞在发育成熟后，经血流迁移到外周淋巴器官，并在全身各器官、组织及炎症部位发挥多种生物学功能，其发生的分子基础是淋巴细胞与各组织、器官血管内皮细胞黏附分子的相互作用，淋巴细胞所表达的黏附分子称为淋巴细胞归巢受体，而其对应的血管内皮细胞的黏附分子称为地址素。

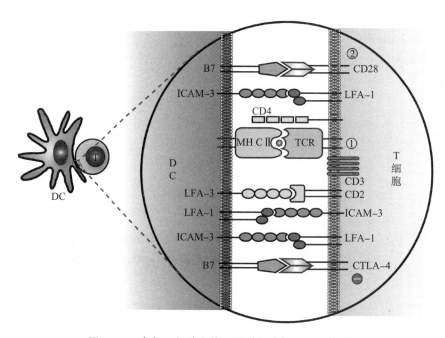

图2-18　参与 T 细胞和抗原呈递细胞相互作用的黏附分子

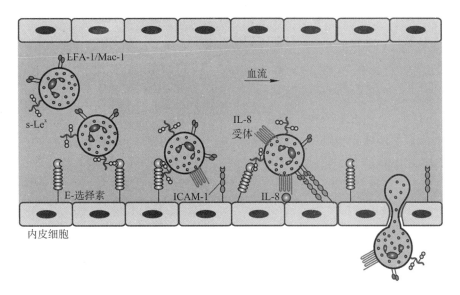

图 2-19　黏附分子参与炎症反应中中性粒细胞的渗出

五、免疫效应分子

发挥免疫效应功能的分子，包括抗体、细胞因子和补体等。

（一）抗体

抗体（antibody，Ab）是免疫系统在抗原刺激下，由 B 淋巴细胞或记忆性 B 细胞增殖分化成的浆细胞所产生的、可与相应抗原发生特异性结合的免疫球蛋白，主要分布在血清中，也分布于组织液、外分泌液及某些细胞膜表面。

1. 抗体的结构　抗体是由两条完全相同的重链（heavy chain，H 链）和两条完全相同的轻链（light chain，L 链）通过二硫键连接的呈 "Y" 形的单体。每条肽链分别由 2～5 个约含 110 个氨基酸、序列相似但功能不同的结构域（又称功能区）组成（图 2-20）。

（1）重链和轻链

1）重链：相对分子质量为 $(5.0 \sim 7.5) \times 10^4$，由 450～550 个氨基酸残基组成。根据重链恒定区的遗传性差异，可将重链分为 μ 链、δ 链、γ 链、α 链和 ε 链五类，也称为重链同种型。不同的重链和轻链组成完整的抗体分子，分别称为 IgM、IgD、IgG、IgA 和 IgE，重链的同种型决定抗体分子的同种型或类别。同一类抗体铰链区的氨基酸组成和重链二硫键的数目及位置也不同，据此又可将同类抗体分为不同的亚类。如人 IgG 可分为 IgG1～IgG4；IgA 可分为 IgA1 和 IgA2。

2）轻链：相对分子质量约为 2.5×10^4，由 214 个氨基酸残基组成。根据轻链恒定区的遗传性差异，将轻链分为 κ（kappa）链和 λ（lambda）链，也称为轻链同种型，据此可将抗体分为两型，即 κ 型和 λ 型。

（2）可变区和恒定区：通过分析不同抗体分子

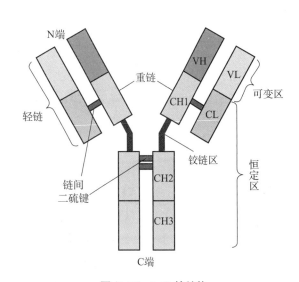

图 2-20　IgG 的结构

重链和轻链的氨基酸序列，发现重链和轻链靠近 N 端的约 110 个氨基酸的序列变化很大，其他部分氨基酸序列则相对恒定。抗体分子中轻链和重链中靠近 N 端氨基酸序列变化较大的区域称为可变区（variable region，V 区），分别占重链和轻链的 1/4 和 1/2；而靠近 C 端氨基酸序列相对稳定的区域，称为恒定区（constant region，C 区），分别占重链和轻链的 3/4 和 1/2。

1）V 区：重链和轻链的 V 区分别称为 VH 和 VL。VH 和 VL 各有 3 个区域的氨基酸组成和排列顺序高度可变，称为高变区（hypervariable region，HVR）或互补决定区（complementarity determining region，CDR），分别用 HVR1（CDR1）、HVR2（CDR2）和 HVR3（CDR3）表示，一般 CDR3 变化程度更高，图 2-20 中标示为 H1、H2、H3 和 L1、L2、L3。VH 的 3 个高变区分别位于 29～31、49～58 和 95～102 位氨基酸，VL 的 3 个高变区分别位于 28～35、49～56 和 91～98 位氨基酸。VH 和 VL 的 3 个 CDR 共同组成 Ig 的抗原结合部位（antigen-binding site，ABS），决定着抗体的特异性、识别及结合抗原，从而介导免疫效应。在 V 区中，CDR 之外的区域氨基酸组成和排列顺序相对不易变化，称为骨架区（framework region，FR）。VH 或 VL 各有 FR1、FR2、FR3 和 FR4 四个骨架区。

2）C 区：重链和轻链的 C 区分别称为 CH 和 CL。不同型 Ig 的 CH 长度不一，有的包括 CH1、CH2 和 CH3；有的更长，包括 CH1、CH2、CH3 和 CH4。同一种属的个体产生针对不同抗原的同一类别 Ig，其 C 区氨基酸组成和排列顺序比较恒定，其免疫原性相同，但 V 区各异。

（3）结构域（domain）：Ig 分子的两条重链和两条轻链都可折叠为数个球形结构域，每个结构域具有其相应的功能。轻链有 VL 和 CL 两个结构域；IgG、IgA 和 IgD 重链有 VH、CH1、CH2 和 CH3 四个结构域；IgM 和 IgE 重链有五个结构域。

（4）铰链区（hinge region）：铰链区位于 Ig 的 CH1 与 CH2 之间，含有丰富的脯氨酸，因此易伸展弯曲，能改变两个结合抗原的 Y 形臂之间的距离，有利于两臂同时结合两个不同的抗原表位。

2. 抗体的辅助成分　某些类别的 Ig 除上述轻链和重链结构外，还含有其他辅助成分，包括 J 链和分泌片。

（1）J 链（joining chain）：J 链是一富含半胱氨酸的多肽链，由浆细胞合成，主要功能是将单体 Ig 分子连接为多聚体。2 个 IgA 单体由 J 链相互连接形成二聚体，5 个 IgM 单体由二硫键相互连接，并通过二硫键与 J 链连接形成五聚体。

（2）分泌片（secretory piece，SP）：为一种含糖的肽，由黏膜上皮细胞合成和分泌，以非共价形式结合于 IgA 二聚体上，使其成为分泌型 IgA（sIgA），并一起被分泌到黏膜表面。

3. 抗体分子的水解片段　在一定条件下，抗体分子肽链的某些部分易被蛋白酶水解为不同片段。

（1）木瓜蛋白酶水解片段：木瓜蛋白酶水解 IgG 的部位是在铰链区二硫键连接的两条重链的近 N 端，可将 Ig 裂解为两个完全相同的 Fab 段和一个 Fc（图 2-21）。

（2）胃蛋白酶水解片段：胃蛋白酶作用于铰链区二硫键所连接的两条重链的近 C 端，水解 Ig 后可获得一个 F（ab'）₂ 片段和一些小片段 pFc'（图 2-21）。

4. 抗体的多样性和免疫原性

（1）抗体分子可变区的多样性：外源性抗原包括蛋白质、多糖、脂类等，均具有十分复杂的分子结构，可含多种不同抗原表位。针对不同抗原表位的抗体，其结构差异主要取决于 Fab 段高变区的高度异质性，此即抗体的多样性。

（2）抗体分子恒定区的多样性：决定 Ig 抗原特异性的某些表位位于 Ig 恒定区，由此造成抗体恒定区的异质性。根据 Ig 恒定区免疫原性的不同，可将 Ig 分为不同类、亚类、型、亚型。

1）类（class）：在同一种属的所有个体内，Ig 重链 C 区所含抗原表位不同，据此可将重链分为

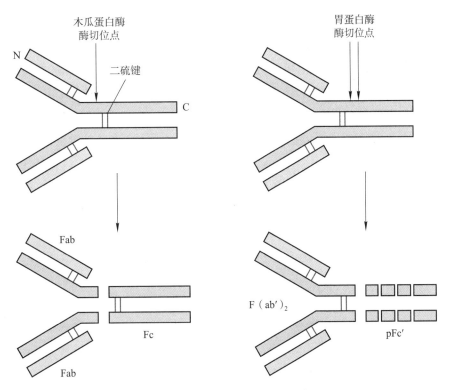

图 2-21　木瓜蛋白酶和胃蛋白酶水解 IgG

γ 链、α 链、μ 链、δ 链和 ε 链五种。与此对应的 Ig 分为五类，即 IgG、IgA、IgM、IgD 和 IgE。

2）亚类（subclass）：同一类抗体其重链的抗原性及二硫键数目和位置不同，据此可将 Ig 又可分为亚类。IgG 有 IgG1～IgG4 四个亚类；IgA 有 IgA1 和 IgA2 两个亚类。

3）型（type）：在同一种属的所有个体内，根据 Ig 轻链 C 区所含抗原表位的不同，可将 Ig 轻链分为 κ 和 λ 两种，与此对应的免疫球蛋白分为 κ 和 λ 两型。

4）亚型（subtype）：同一型抗体中，根据其轻链 C 区 N 端氨基酸排列的差异，又可分为亚型。例如：λ 链 190 位氨基酸为亮氨酸时，称 OZ（+）；为精氨酸时，称 OZ（-）。

上述 Ig 类、亚类、型、亚型的免疫原性差异，均由 Ig 恒定区所具有的抗原表位所决定，后者是同一种属所有个体的 Ig 分子共有的抗原特异性标志，称为同种型（isotype）。

另外，同一种属但不同个体中 Ig 的免疫原性不同，也可刺激机体产生特异性免疫应答。这种存在于同种但不同个体中的免疫原性，称为同种异型（allotype），是同一种属不同个体间 Ig 分子所具有的不同抗原特异性标志，为个体型标志，存在于 Ig C 区和 V 区。

（3）抗体的独特型：即使是同一种属、同一个体来源的抗体分子，主要由于其 CDR 区的氨基酸序列的不同，可显示不同的免疫原性，称为独特型（idiotype，Id）。

5. 抗体的主要生物学功能　V 区和 C 区的作用，构成了抗体的生物学功能。

（1）抗体 V 区的功能：特异性识别并结合抗原是抗体分子的主要功能，执行该功能的结构是抗体 V 区，其中 CDR 部位在识别和结合特异性抗原中起决定性作用。此外，V 区本身有中和毒素、阻断病原入侵的作用。

（2）抗体 C 区的功能

1）激活补体：抗体（IgG1-G3、IgM）与相应抗原结合后，发生变构，暴露了其 CH2/CH3 结构域内的补体结合点，从而通过经典途径激活补体系统，产生多种效应功能。

2）结合 Fc 受体（FcR）：IgG 和 IgE 可通过其 Fc 段与表面具有相应受体的细胞结合，产生不同的生物学作用。分别是调理作用、抗体依赖细胞介导的细胞毒作用、介导Ⅰ型超敏反应和穿过胎盘和黏膜发挥作用。

抗体如 IgG（特别是 IgG1 和 IgG3）的 Fc 段与中性粒细胞、巨噬细胞上的 IgG Fc 受体结合，从而增强吞噬细胞的吞噬作用，此为调理作用（opsonization）。例如，细菌特异性的 IgG 抗体可通过 Fab 段与相应的细菌抗原结合后，以其 Fc 段与吞噬细胞或中性粒细胞表面相应的 IgGFc 受体结合，通过 IgG 的 Fab 段和 Fc 段的"桥联"作用，促进吞噬细胞对细菌的吞噬（图 2-22）。

具有杀伤活性的细胞如 NK 细胞，通过其表面表达的 Fc 受体识别结合于靶抗原（如病毒感染细胞或肿瘤细胞）上的抗体 Fc 段，直接杀伤靶抗原，此称为抗体依赖细胞介导的细胞毒作用（antibody-dependent cell-mediated cytotoxicity，ADCC）（图 2-22）。

IgE 为亲细胞抗体，可通过其 Fc 段与肥大细胞和嗜碱性细胞表面的高亲和力 IgE Fc 受体（FcεR）结合，并使其致敏。若相同变应原再次进入机体与致敏靶细胞表面的特异性 IgE 结合，即可促使这些细胞合成和释放生物活性物质，介导Ⅰ型超敏反应。

在人类，IgG 是唯一可以通过胎盘的抗体。胎盘母体一侧的滋养层细胞表达一种特异性 IgG 输送蛋白，称为 FcRn。IgG 可选择性地与 FcRn 结合，从而转移到滋养层细胞内，并主动进入胎儿血循环中。另外，分泌型 IgA 可通过呼吸道和消化道的黏膜，是黏膜局部免疫的最主要因素。

6. 人工制备抗体　以特异性抗原免疫动物制备相应的抗血清，是早年人工制备抗体的主要方法。1975 年，Kohler 和 Milstein 建立的单克隆抗体（monoclonal antibody，mAb）技术，使规模化制备高特异性、均质性抗体成为可能。近年，随着分子生物学的发展，人们已经有可能通过抗体工程技术制备人 - 鼠嵌合抗体、人源化抗体或人抗体。

（1）多克隆抗体：天然抗原分子中常含有多种不同抗原特异性的抗原表位，以抗原物质刺激机体免疫系统，体内多个 B 细胞克隆被激活，产生的抗体中实际上含有针对多种不同抗原表位的抗体，称为多克隆抗体（polyclonal antibody，pAb）。获得多克隆抗体的优势是：作用全面，具有中和抗原、免疫调理、激活补体介导的细胞毒作用（complement dependentcytotoxicity，CDC）、抗体依赖的细胞介导的细胞毒作用（antibody-dependent cell-mediated cytotoxicity，ADCC）等重要作用，来源广泛，制备容易。其缺点是：特异性不高易发生交叉反应，从而应用受限。

（2）单克隆抗体：Kohler 和 Milstein 将可产生特异性抗体但短寿的 B 细胞与骨髓瘤细胞融合，建

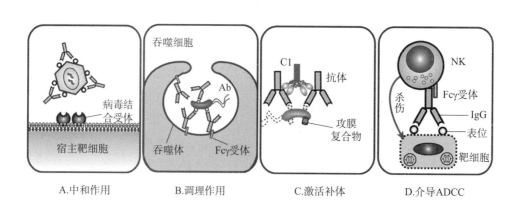

图 2-22　抗体介导的生物学作用

立了可产生单克隆抗体的杂交瘤细胞，既具有骨髓瘤细胞大量扩增和永生的特性，又具有免疫 B 细胞合成和分泌特异性抗体的能力。每个杂交瘤细胞由一个 B 细胞融合而成，而每个 B 细胞克隆仅识别一种抗原表位，故经筛选和克隆化的杂交瘤细胞仅能合成及分泌抗单一抗原表位的特异性抗体，称为单克隆抗体。其优点是结构均一、纯度高、特异性强、效价高、血清交叉反应少或无、制备成本低；缺点是其鼠源性对人具有较强的免疫原性，使用后可诱导产生人抗鼠的免疫应答，从而削弱其作用，甚至导致机体组织细胞的免疫病理损伤。

（3）基因工程抗体：DNA 重组技术发展，可制备人 - 鼠嵌合抗体（chimeric antibody）、人源抗体、双特异性抗体（bispecific antibody）等。其优点是均一性强，可工业化生产；不足是其亲和力弱，效价不高。

（二）细胞因子

细胞因子（cytokine，CK）是由免疫细胞及组织细胞分泌的在细胞间发挥相互调控作用的一类小分子可溶性蛋白或多肽，通过结合相应受体调节细胞生长分化和效应，调控免疫应答。在一定条件下也参与炎症等多种疾病。

1. 细胞因子的特性　同一细胞可分泌多种细胞因子，而同一种细胞因子也可由多种不同类型的细胞产生。细胞因子种类众多，但有一些共同特性。

（1）低相对分子质量：都是可溶性小分子蛋白质（相对分子质量为 8 000 ~ 30 000）。

（2）半衰期短：细胞因子一旦合成即很快分泌出来，刺激停止后，合成亦停止，并迅速被降解。

（3）通过结合受体发挥作用：各种细胞因子必须通过与靶细胞表面相应受体结合才能发挥其生物学效应。两者亲和力极高，因此只需极低浓度（通常为 pmol/L 水平）即能激发明显的生物学效应，即具有高效性。

（4）作用范围小：细胞因子通常以自分泌（autocrine）或旁分泌（paracrine）的形式作用于自身或邻近细胞，在局部发挥作用。少数细胞因子可通过内分泌的形式作用于远处细胞。

（5）细胞因子发挥功能时具有多效性、重叠性、协同性、拮抗性和网络性等特点。

2. 细胞因子的分类　细胞因子根据其结构和功能分为六大类。

（1）白细胞介素（interleukin，IL）：早期发现的一类主要是由白细胞分泌并在白细胞之间传递免疫调节信息的生物分子，故命名白细胞介素，简称白介素。目前已发现至少 38 种白细胞介素（IL-1 ~ IL-38），具有调节免疫应答、刺激造血和介导炎症反应等功能。

（2）集落刺激因子（CSF）：是一组在体内外均可选择性刺激多能造血干细胞增殖、分化并形成某一谱系细胞集落的细胞因子。主要包括 G-CSF（粒细胞）、M-CSF（巨噬细胞）和 GM-CSF（粒细胞和巨噬细胞）、IL-3、干细胞因子（stem cell factor，SCF）、红细胞生成素（erythropoietin，EPO）、血小板生成素（thrombopoietin，TPO）和 IL-7 等。

（3）干扰素（IFN）：因能干扰病毒在宿主细胞内复制而得名；分为 I 型和 II 型两类，I 型 IFN 包括 IFN-α 和 IFN-β，主要由白细胞、成纤维细胞和病毒感染细胞产生；II 型 IFN 又称 IFN-γ，主要由活化的 T 细胞和 NK 细胞产生。I 型和 II 型 IFN 功能相似，有广泛的抗病毒、抗肿瘤和免疫调节作用。

（4）肿瘤坏死因子（TNF）：能造成肿瘤组织坏死的一类细胞因子。其中由巨噬细胞产生的称为 TNF-α，由淋巴细胞产生的称为 TNF-β。两者生物活性相似，具有免疫调节、抗感染、抗肿瘤及介导炎症反应等作用，TNF-α 还参与内毒素性休克等病理过程。

（5）生长因子（growth factor，GF）：是一类可刺激不同类型细胞生长和分化的细胞因子。根据作用的靶细胞不同，又分为转化生长因子（transforming growth factor-β，TGF-β）、血管内皮细胞生长因子（vascular endothelial growth factor，VEGF）、神经生长因子（nerve growth factor，NGF）、表皮生长因子（epidermal growth factor，EGF）、成纤维细胞生长因子（fibroblast growth factor，FGF）和血小板衍生生长因子（platelet derived growth factor，PDGF）等。

（6）趋化因子（chemokine）：是一类分子质量低、具有趋化效应的细胞因子。现已发现 50 余个成员，其结构高度同源。根据肽链 N 端半胱氨酸（C）的数目及间隔，可分为 C、CC、CXC 和 CX3C 四个亚家族。主要功能是招募并激活血液中的中性粒细胞、单核细胞和淋巴细胞等进入炎症或肿瘤部位。

3. 细胞因子的生物学功能

（1）刺激造血：生理和病理过程中，红细胞、白细胞和血小板等血细胞不断被消耗，因此必须不断从造血干细胞中补充。多种细胞因子具有促进造血的功能。

（2）介导和调节固有免疫：趋化因子可招募单核细胞、中性粒细胞和淋巴细胞等进入感染发生的部位，在急性和慢性炎症中起主要作用；IFN 能抑制病毒复制、提高 NK 细胞的杀伤活性并上调病毒感染细胞表面 MHC 分子的表达；TNF 能增强中性粒细胞和单核巨噬细胞吞噬和杀灭细菌的能力，以及促进单核巨噬细胞分泌 IL-1 和 IL-6 等细胞因子；IL-6 诱导肝细胞产生急性期蛋白参与固有免疫，并激活 B 细胞促进抗体的产生；IL-1 激活血管内皮细胞，促进效应细胞进入感染部位，并诱导单核巨噬细胞和内皮细胞分泌趋化因子；IL-1、TNF-a 和 IL-6 还能引起发热反应。

（3）介导和调节适应性免疫：IL-2、IL-4、IL-5 和 IL-6 等可促进 T、B 细胞活化、增殖和分化；IL-4 和 IL-12 等可调控 T 细胞亚群的分化；IL-4、IL-5、IFN-γ 和 TGF-β 等参与 B 细胞抗体转类；IL-10 和 TGF-β 具有免疫抑制功能，可抑制 T、B 细胞的活性。

（三）补体

补体（complement，C）是由 30 多种组分组成的，广泛存在于人或脊椎动物血清、组织液和细胞膜表面的一个具有精密调控机制的蛋白质反应系统，因此又称为补体系统。抗原 - 抗体复合物以及病原微生物的多种结构成分可与补体识别分子结合，通过三条独立而又相互联系的途径（经典途径、凝集素途径和旁路途径）激活补体系统从而发挥一系列生物学效应（图 2-23）。其中凝集素途径和旁路途径在病原体感染早期即可发挥作用，是机体固有免疫的重要组成部分。

1. 凝集素途径（MBL pathway）　由模式识别分子甘露糖结合凝集素（mannose-binding lectin，MBL）和纤维胶原素（ficolin，FCN）所启动，又称 MBL 途径。该途径参与成分包括 MBL、FCN、MASP 和 C2 ~ C9。

血浆中 MBL 或 FCN 识别并结合病原体表面相应的糖结构。MBL 和 FCN 均是由肝合成和分泌的急性期蛋白（acute phase protein），人血浆中的 MBL 通常为 2 ~ 6 个亚单位聚合而成的寡聚体。MBL 活化补体是通过其球形头部与病原体表面的寡糖（如甘露糖或岩藻糖）结合而实现的。

病原体感染早期，血清中 MBL/FCN 浓度迅速升高，并与病原体表面的相应糖结构结合。MBL 的配体主要是病原体表面的 D 甘露糖和 L 岩藻糖等，FCN 能特异地识别 N- 乙酰葡萄糖胺（GlcNAc）和革兰阳性菌胞壁成分脂磷壁酸，继而活化与之相连的 MBL 相关丝氨酸蛋白酶（MBL-associated serine protease，MASP）。MASP 包括 MASP-1 和 MASP-2 两种分子，活化的 MASP-2 具有丝氨酸蛋白酶活性，可作用于 C4 和 C2 分子，将 C4 裂解成大片段的 C4b 和游离的小片段 C4a。大片段 C4b 迅速黏附在抗原（如病原体）表面，在 Mg^{2+} 存在时 C4b 与 C2 结合，后者被 MASP-2 裂解成大片段 C2a 和游离的小片段 C2b。C2a 与 C4b 结合形成的复合物 C4b2a 即 MBL 途径的 C3 转化酶。它能将 C3 裂解成大片段 C3b 和游离的小片段 C3a。C3b 结合至 C4b2a 附着的邻近细胞膜上，形成 C4b2a3b 复合物，即 C5 转化酶。C5 转化酶将 C5 裂解为 C5b 和游离的小分子 C5a，C5b 与细胞膜结合，继而结合

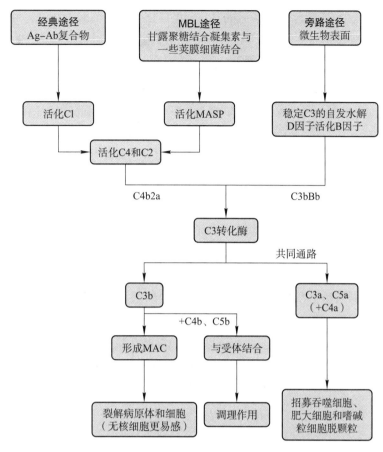

图 2-23 补体激活的三条途径

C6 和 C7 形成 C5b67 三分子复合物，并插入细胞膜中。C5b67 吸附 C8 形成的 C5b678 复合物已有很弱的溶细胞能力，C5b678 可促进多个 C9 分子聚合，在细胞膜上形成一个孔径为 10 nm 的攻膜复合物（membrane attack complex，MAC）。MAC 是一种离子通透性孔道，它能允许水和电解质自由通过细胞膜；电解质从细胞内逸出，水大量内流，细胞因此膨胀而迅速溶解、死亡。从 C5 转化酶裂解 C5 至 MAC 形成在补体激活的三条途径中是完全相同的，因此这一阶段称为补体激活的末端共同通路。

2. 旁路途径（alternative pathway） 病原体感染早期，补体还能经旁路途径激活。该途径与 MBL 途径一样是感染早期机体固有免疫的重要效应机制之一。参与的成分包括 C3、C5～C9、B 因子、D 因子和 P 因子等。

旁路途径始于补体成分 C3 的自发性水解。正常情况下，血浆中有少量 C3 自行水解生成 C3b。游离的 C3b 极不稳定，如果在 60 μs 内不能与一个固相载体表面结合就将被灭活。C3b 结合在不同载体表面其结局完全不同：结合在宿主正常细胞表面的 C3b 可与补体调节蛋白 H 因子结合而迅速被另一种补体调节蛋白 I 因子降解而灭活；某些细菌及凝集的 IgA 和 IgG 等因不含 H 因子和 I 因子，故可稳定黏附于其上的 C3b，使其半衰期延长，足以与 B 因子结合形成 C3bB 复合物。因此，旁路途径具有识别"自身"和"非己"的特点。

在 Mg^{2+} 存在的情况下，"激活物"表面 C3bB 复合物中的 B 因子在血浆中 D 因子的作用下裂解为 Ba 和 Bb，Ba 释放入液相，Bb 则与 C3b 结合，形成旁路途径的 C3 转化酶 C3bBb。C3bBb 也不稳定，需与血浆中的 P 因子结合，才可使 C3 大量裂解，并与其裂解产物 C3b 结合形成多分子复合物

C3bBb3b，此即旁路途径的 C5 转化酶。其后的共同末端通路与 MBL 途径完全相同。

在旁路途径中，C3b 既是 C3 转化酶分解 C3 之后出现的产物，又是旁路途径 C3 转化酶的组成部分，由此形成了旁路途径和其他两条途径相互影响的一种反馈性放大机制。

3. 经典途径（classical pathway）　是最早发现的补体激活途径，但却是在感染后期机体产生针对病原体的抗体后才发挥作用。参与成分包括 C1～C9，其中 C1 分子由一分子 C1q 以及各两分子的 C1r 和 C1s 组成，其结构和功能与 MBL 分子结构相似。经典途径的激活依赖于特异性抗体与相应抗原的结合，是适应性免疫应答的主要效应方式之一。

抗体（IgG 和 IgM）与抗原特异性结合形成复合物后，其 Fc 段的补体结合位点暴露，与 C1q 结合。IgG1、IgG2 和 IgG3 的补体结合位点在 g 链的 CH2 功能区，IgG4 不能结合补体，而 IgM 补体结合位点在 m 链的 CH3 功能区。C1q 为六聚体，电镜下观察发现，C1q 分子中至少两个球形头部与抗体 Fc 段结合后其构象即发生改变，进一步激活 C1r 和 C1s。C1s 功能与 MASP-2 相似，专一性裂解和活化 C4 和 C2 分子，产生与 MBL 激活途径相同的 C3 转化酶，并进而激活补体的后续成分（同 MBL 途径）。

IgM 为五聚体，可同时与五个 C1q 单体结合，故一个 IgM 分子与抗原结合即可有效地启动经典途径。IgG 为单体，只有两个或两个以上的相邻的 IgG 分子共同与 C1q 桥联，才能使 C1 活化，故单分子 IgM 比 IgG 激活补体的能力大。

三条补体激活途径过程和比较见表 2-7。

4. 补体的生物学作用　补体激活后产生的 MAC 具有直接杀伤靶细胞的作用。同时补体激活过程中产生的一些生物片段，可以通过与相应细胞膜表面的补体受体结合，在抗感染固有免疫和适应性免疫以及维持机体内环境稳定中发挥重要作用。具体包括：

（1）直接杀伤作用：细菌、寄生虫以及病毒感染早期，补体系统可经旁路途径和 MBL 途径激活，从而在细菌、寄生虫以及病毒感染的靶细胞表面形成 MAC，发挥溶菌和溶细胞作用。这是机体早期抵御微生物感染的重要防御机制，补体缺陷时，机体易受病原体侵袭。

（2）调理作用（opsonization）：补体激活后产生的 C3b、C4b 和 iC3b 可直接黏附于病原体细胞表面，再与中性粒细胞或巨噬细胞表面相应的补体受体结合，促进吞噬细胞对病原体的吞噬和杀伤。

（3）炎症介质作用：补体是机体重要的炎症介质之一。补体激活产生的小分子片段，如 C5a 能吸引各种吞噬细胞到达炎症反应部位以吞噬清除病原体，这种作用称为趋化作用。另外，C3a、C4a 和 C5a 片段还能通过与肥大细胞和嗜碱粒细胞等表面的相应受体结合，诱导它们脱颗粒，释放组胺之类的炎症介质，产生类似于过敏性休克等反应。

表 2-7　三条补体激活途径的主要不同点比较

项目	经典激活途径	MBL 激活途径	旁路激活途径
激活物质	抗原抗体（IgM 或 IgG）复合物	病原体表面糖结构	细菌脂多糖、凝聚的 IgG4、IgA 等
参与的补体成分	C1～C9	C2～C9，MBL，FCN，MASP	C3，C5～C9，B 因子，D 因子，P 因子等
C3 转化酶	C4b2a	C4b2a	C3bBb
C5 转化酶	C4b2a3b	C4b2a3b	C3bBb3b
功能	参与适应性体液免疫的效应阶段	参与固有性免疫，感染早期即发挥作用	参与固有性免疫，感染早期即发挥作用

（4）参与适应性免疫的启动：补体激活产生的 C3dg 可与 B 细胞共受体 CD21（CR2）结合，形成 BCR- 抗原 -C3dg-CD21 复合物，促进 BCR 对抗原的识别及 B 细胞的活化。

（5）维持机体内环境稳定：生理情况下，机体持续产生循环免疫复合物（IC）和凋亡细胞，若不能及时清除这些物质，可能引发自身免疫病。补体可参与对它们的清除。补体激活过程中产生的 C3b 片段沉积在 IC 和凋亡细胞表面，再与红细胞表面 C3b 受体（CR1）结合而黏附于其上，随血循环到达肝脏和脾被吞噬细胞吞噬清除。临床上用血浆置换法治疗 Ⅲ 型超敏反应性疾病的一个重要机制就是通过置换新的血浆补充补体成分。

第二节　免疫应答及其调节

免疫系统对抗原等异己物质进行识别和排斥的过程称为免疫应答（immune response），包括固有免疫应答和适应性免疫应答两大类，后者分别由 T、B 淋巴细胞介导。B 细胞免疫应答的效应主要由抗体介导，故又称体液免疫，T 细胞免疫应答的效应主要由效应 T 细胞介导，故又称细胞免疫。适应性免疫应答还可分为初次应答和再次应答（或称二次应答），初次应答从接触抗原到产生效应所需的潜伏期较长，应答强度低；再次应答则潜伏期短，应答强度大。二者的差异主要是由于初次应答后形成了记忆细胞，在再次接触相同抗原时可以迅速高效地产生应答。

一、固有免疫应答

固有免疫又称天然免疫（natural immunity）或非特异性免疫（nonspecific immunity），是生物体在长期种系进化过程中形成的一系列防御机制。固有免疫虽然没有特异性也不形成免疫记忆，但可以及早且迅速地发生反应，所以是机体免疫的第一道防线。固有免疫在适应性免疫应答的启动、调节及效应等方面都起着非常重要的作用，在组织的损伤与修复中也发挥重要作用，故近年来备受重视。

（一）固有免疫的参与成分

1. 屏障结构　包括皮肤、黏膜构成的物理屏障可以阻挡病原体的入侵；分泌抑菌、杀菌化学物质构成的化学屏障可以抑制和杀伤病原体；局部正常菌群构成的生物屏障在维持黏膜腔的内环境稳定、抑制有害微生物的繁殖等方面都有重要作用；血 - 脑屏障等体内屏障可以保护某些重要器官免受侵害。

2. 非特异性免疫细胞　包括中性粒细胞、单核巨噬细胞系统、NK 细胞、DC、嗜酸性粒细胞、肥大细胞、嗜碱性粒细胞、NKT 细胞、γδT 细胞、B1 细胞以及黏膜上皮中的微皱褶细胞（简称 M 细胞）等。

3. 体液成分　包括补体、细胞因子、溶菌酶、防御素、乙型溶素、CRP、凝血因子等。

（二）固有免疫系统的识别特点

固有免疫的模式识别受体由胚系基因所编码，其多样性有限，因而只能通过识别某一大类病原生物共有的分子结构这样的方式完成对病原体的识别，也就是说对不同病原体的识别没有特异性。识别的配体有病毒的双链 RNA、革兰阴性菌的 LPS、革兰阳性菌的磷壁酸、富含甘露糖的微生物多聚糖等。这些分子一般来说是一大类病原体共有的而且是进化上相对保守的分子，在正常的宿主细胞不表达，因而成为固有免疫系统识别的靶位，即病原体相关分子模式。不同类型的微生物可表达不同的病原体相关分子模式，被不同的模式受体所识别。自身凋亡细胞表面的磷脂酰丝氨酸、尿酸结晶、热休克蛋白等自身异常成分也是 PRR 识别的对象，即损伤相关分子模式。

NK 细胞对"丧失自我"（missing self）的细胞进行识别和杀伤则是另一类非特异性识别模式。NK 细胞可通过抑制性受体与活化性受体之间的平衡，识别自身 MHC I 类分子表达减少或缺失的肿瘤和病毒感染细胞。

固有免疫细胞也可通过 Fc 受体和补体受体

间接识别被抗体和补体包被的靶细胞或抗原，即ADCC和调理作用。

（三）固有免疫抗感染应答的作用时相

根据作用时间及参与成分可分为三个时相（图2-24）。

1. 即刻固有免疫应答阶段　发生在感染后0~4 h内。参与成分主要包括屏障、补体活化产物、局部巨噬细胞活化并产生的趋化因子等促炎细胞因子。

2. 早期诱导的固有免疫应答阶段　发生在感染后4~96 h。

（1）Mφ的募集：细菌脂多糖、趋化因子可招募Mφ到感染部位；炎症介质使局部血管扩张、通透性增强；募集的Mφ又产生大量促炎细胞因子和炎性介质，进一步扩大固有免疫应答能力和炎症反应；促炎细胞因子刺激发热，引起急性期反应。

（2）杀伤：NK细胞、NK T细胞和γδT细胞杀伤病原体及其感染的组织细胞或肿瘤细胞。

（3）B1细胞：B1细胞对细菌多糖抗原产生IgM抗体，及时杀伤清除病原体。

3. 适应性免疫应答启动阶段　发生在感染96 h后，活化的DC加工呈递病原体抗原，启动适应性细胞免疫应答。

（四）固有免疫与适应性免疫的关系

固有免疫是机体最根本的免疫机制，在各种生物中都普遍存在。适应性免疫只在高等动物才开始出现，其意义在于使免疫应答具有特异性和受到精确调控，减少免疫过程对机体自身的损伤，从而适应高等动物对于保持机体内环境稳定的需要。固有免疫与适应性免疫是相互控制、相互调节、紧密联系、不可分割的一个整体。

1. 固有免疫应答启动和调节适应性免疫应答　DC和Mφ在吞噬病原体的同时，将抗原进行加工呈递，以MHC-抗原肽的形式供T细胞识别。同时，在病原体危险信号的刺激下，它们还高表达B7等黏附分子，与T细胞表面的CD28等结合，提供T细胞活化的第二信号。因此，固有免疫细胞的抗原呈递作用是T细胞活化从而启动适应性应答的先决条件。同时，固有免疫还通过抗原呈递的类型、细胞因子的分泌格局等因素，控制和调节适应性免疫应答的类型和过程。

2. 适应性免疫应答启动和控制固有免疫应答的效应作用　B淋巴细胞免疫应答产生的抗体，与抗原特异性结合后通过激活补体、介导ADCC和调理作用，产生炎症反应，启动固有免疫系统杀伤和吞噬病原体。T淋巴细胞免疫应答产生的效应T细胞和细胞因子，通过激活Mφ和介导炎症反应，起到杀灭细胞内感染病原体的作用。

二、T细胞介导的免疫应答

出现在局部组织或血液的异己抗原，以游离抗

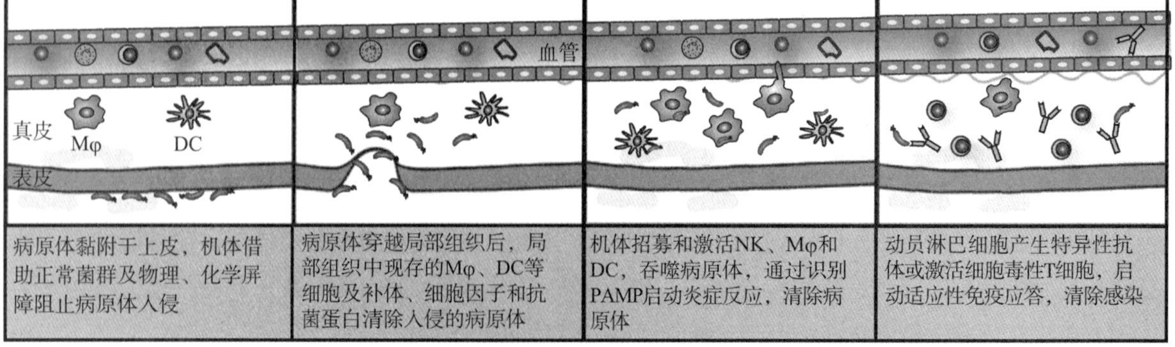

保护性屏障	即刻固有免疫应答（0~4 h）	早期诱导的固有免疫应答（4~96 h）	适应性免疫应答启动（>96 h）
病原体黏附于上皮，机体借助正常菌群及物理、化学屏障阻止病原体入侵	病原体穿越局部组织后，局部组织中现存的Mφ、DC等细胞及补体、细胞因子和抗菌蛋白清除入侵的病原体	机体招募和激活NK、Mφ和DC，吞噬病原体，通过识别PAMP启动炎症反应，清除病原体	动员淋巴细胞产生特异性抗体或激活细胞毒性T细胞，启动适应性免疫应答，清除感染

图2-24　固有免疫作用时相

原、抗原抗体复合物以及被 APC 摄取等形式进入外周淋巴器官组织。在外周淋巴器官组织中，DC 等抗原呈递细胞加工呈递抗原，刺激特异性 T 细胞应答。活化的 T 细胞进一步辅助 B 细胞应答。免疫应答形成的效应 T 细胞和抗体分子则通过血流进入抗原所在部位发挥效应。

（一）抗原的加工与呈递

T 细胞识别抗原的方式与 B 细胞有所不同，B 细胞通过抗原受体 BCR 可直接识别抗原分子表面的抗原表位，但 T 细胞抗原受体 TCR 识别的必须是经 MHC 分子呈递的抗原表位。也就是说，蛋白抗原需要先在细胞内被降解成短肽，然后与 MHC Ⅰ 类或 Ⅱ 类分子结合形成复合物，并表达于细胞表面才能被 T 细胞所识别，这一过程即抗原的加工与呈递（antigen processing and presentation）。具有抗原呈递作用的细胞即广义抗原呈递细胞（antigen-presenting cell，APC），包括专职抗原呈递细胞、非专职抗原呈递细胞和靶细胞。

1. 抗原呈递细胞的基本概念　人体绝大部分有核细胞都能通过 MHC Ⅰ 类分子呈递细胞内产生的蛋白抗原，即内源性抗原（endogenons antigen），包括自身正常代谢的蛋白质、病毒等胞内寄生病原体抗原以及细胞突变后产生的肿瘤抗原等。这一机制可以将细胞内的抗原信息，以 MHC Ⅰ 类分子 - 抗原肽复合物的形式呈现在细胞表面供 T 细胞识别，使得 $CD8^+$ CTL 可以监视机体细胞内出现的异己抗原，从而识别与杀伤病毒感染或突变的细胞。由于这些细胞呈递异己抗原的结果是被 CTL 所杀伤，故一般把这类呈递异己抗原的机体细胞称为靶细胞。

DC、单核细胞 /Mφ 和 B 细胞为专职抗原呈递细胞，能摄取其细胞外的抗原，即外源性抗原（exogenous antigen），包括机体的自身蛋白和外来的病原体蛋白等，经加工处理后呈递给 T 细胞识别。通过这一机制，固有免疫应答可以启动适应性免疫应答，并有利于对免疫应答过程的调控。

在某些特定条件下，如慢性炎症时，受到炎症因子和细胞因子作用的血管内皮细胞、皮肤成纤维细胞、各种上皮细胞和间皮细胞等，也可表达 MHC Ⅱ 类分子和协同刺激分子等，成为 APC。由于这类细胞在通常情况下执行的是各自的专有功能，并不发挥抗原呈递作用，故被称为非专职 APC。非专职 APC 可能参与炎症反应并与某些自身免疫病的发生有关。例如甲状腺滤泡上皮细胞可被诱导表达 MHC Ⅱ 类分子和呈递甲状腺球蛋白，引起自身免疫性甲状腺炎。

2. 三类专职 APC 的抗原呈递特点　DC 是体内抗原呈递功能最强大的 APC，其特点是能够刺激初始 T 细胞的活化和增殖分化，而 B 细胞和 Mφ 仅能激活效应 T 细胞或记忆 T 细胞，因此 DC 是启动特异性免疫应答的重要细胞（图 2-25）。

Mφ 是 APC 中具有强大吞噬功能的细胞，也是一种重要的 APC，尤其能有效地加工呈递胞外病原体和颗粒性抗原。静止的 Mφ 表达少量 MHC Ⅱ 类分子，几乎不表达协同刺激分子。吞噬了病原体后，在 IFN-γ 等炎症性细胞因子作用下被激活，可诱导性高表达 MHC Ⅱ 类分子和协同刺激分子，成为有效的 APC。因此，Mφ 激活初始 T 细胞的能力很差，主要是激活效应 T 细胞，同时也受 T 细胞的激活，更有效地杀伤摄入的病原体和介导炎症作用。

B 细胞可通过抗原受体 BCR 浓集和摄取抗原，因此能有效加工和呈递低浓度的抗原。B 细胞组成性表达 MHC Ⅱ 类分子，也是需要诱导才能表达 B7 等协同刺激分子。B 细胞主要是向效应 T 细胞呈递抗原，通过与 T 细胞的相互作用，接受 Th 的辅助作用，进入自身的活化、增殖与分化。

3. 内源性抗原的加工呈递　内源性抗原的加工呈递主要通过 MHC Ⅰ 类途径，其过程包括蛋白抗原降解、抗原肽转运、MHC Ⅰ 类分子装配与荷肽、pMHC 表达于细胞表面（图 2-26）。

（1）蛋白酶体与抗原降解：细胞质中的蛋白，包括由内质网转移至胞质的部分膜蛋白和分泌性蛋白，可在泛素（ubiquitin）的帮助下，通过蛋白酶

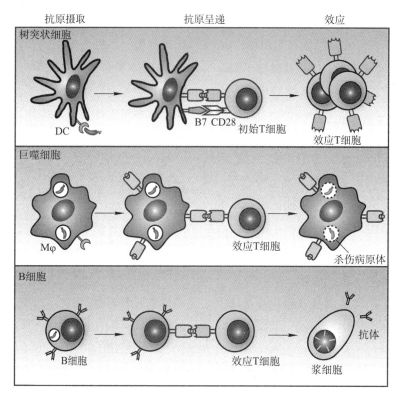

图 2-25　三类专职 APC 呈递抗原所起的作用

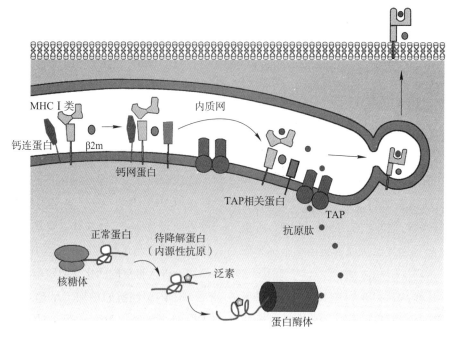

图 2-26　MHC Ⅰ类分子装配和内源性抗原加工呈递过程

体（proteasome）降解成短肽，这个过程是细胞内分子不断进行新陈代谢的一部分。蛋白酶体是存在于胞质中的一种大相对分子质量（7.0×10^5）的蛋白质水解酶复合体，由 28 个亚单位所构成，像一个中空的圆柱体。处于未折叠状态的蛋白，包括变性的蛋白和经泛素化修饰后打开立体结构的线状蛋白，可以进入蛋白酶体的中空核心被其中的内肽酶水解成短肽。蛋白酶体有两种形式：组成型蛋白酶体（constitutive proteasome）和免疫蛋白酶体（immunoproteasome）。组成型蛋白酶体表达于所有细胞，细胞经 IFN-γ 诱导后可转而表达免疫蛋白酶体，能更有效地降解抗原，形成适合 MHC 结合的短肽。病毒感染后可以诱导 IFN-γ 产生，因而可以使细胞更有效地呈递抗原。

（2）TAP 与抗原肽转运：由蛋白酶体降解形成的抗原肽需要被转运至内质网中才能与此处的 MHC I 类分子发生结合，这个转运过程是由内质网膜上的跨膜蛋白 TAP 所完成。TAP 即抗原加工相关转运体（transport associated with antigen processing），由两个亚单位 TAP1 和 TAP2 组成，每个亚单位的多肽链均反复穿越内质网膜 6 次，共同围成一个跨膜孔道，在 ATP 作用下对抗原肽进行主动转运。

（3）MHC I 类分子装配与荷肽：MHC 分子与抗原肽结合的过程简称荷肽（peptide loading）。MHC I 类分子的装配和荷肽均需要一些蛋白的辅助，这些辅助蛋白被称为伴随蛋白（chaperone），包括钙联蛋白（calnexin）、钙网蛋白（calreticulin）、TAP1 相关蛋白（TAP-1 associated protein，tapasin）和 Erp57 等。

粗面内质网中新合成的 MHC I 类分子 α 链进入光面内质网，在伴随蛋白的帮助下部分折叠成立体结构的状态并与 β2m 结合，其中 TAH 相关蛋白联接 MHC I 类分子与 TAP。当抗原肽通过 TAP 进入内质网时，合适的肽就与 MHC I 类分子结合。MHC I 类分子在未与肽结合之前立体结构不稳定，需要伴随蛋白帮助维持其结构的稳定，而且不易被转运出内质网。与肽结合形成 pMHC 后立体结构变稳定，遂与伴随蛋白分离并稳定地附着于内质网膜上，通过高尔基体胞吐空泡（exocytic vesicles）运送到细胞表面，小泡的膜与细胞膜融合，pMHC 较稳定地表达于细胞膜表面。

（4）MHC I 类分子荷肽与其稳定表达：MHC I 类分子必须与抗原肽结合才能在细胞表面稳定地表达，并将抗原呈递给 CD8+ T 细胞识别。在 TAP 基因突变的大鼠细胞株 RMA-S 和人细胞株 721 中，由于 TAP 不能有效地帮助 MHC I 类分子获得合适的抗原肽，细胞表面的 MHC I 类分子表达很少或不表达。人类的某些肿瘤细胞株中，也发现 TAP2 表达缺陷而导致 MHC I 类分子表达减少，肿瘤抗原呈递的缺陷是肿瘤逃逸免疫监视的原因之一。

MHC I 类分子对病毒抗原的呈递，是 CTL 细胞识别和杀伤病毒感染细胞的前提，许多病毒通过进化也会产生一些机制来阻碍抗原呈递，从而逃避免疫杀伤。肝炎病毒可产生一种蛋白结合和抑制 TAP 的作用，阻断病毒抗原肽转运至内质网的过程；腺病毒则编码一种与 MHC I 类分子结合的蛋白，从而使 MHC 分子滞留在内质网中，不能转运至细胞表面；其他一些病毒还有干扰伴随蛋白与 MHC I 类分子的相互作用等。

4. 外源性抗原的加工呈递　通过 MHC II 类途径实现，其过程包括抗原摄取、抗原降解、MHC II 类分子装配与转运、MHC II 类分子荷肽和表达于细胞表面等几个阶段（图 2-27）。

（1）抗原摄取与降解：APC 摄取外源性抗原的方式有吞噬（phagocytosis）、胞饮（pinocytosis）、内化（internalization）以及受体介导的内吞等。其中吞噬指细胞吞入较大的颗粒性物质如细菌、细胞碎片等；胞饮是指细胞吞入液态物质或极微细的颗粒；内化是指细胞通过伸出伪足包围抗原形成小泡并将之内吞入细胞的过程。DC 和 Mφ 均可通过细胞表面的模式识别受体和 Fc 受体等识别和介导对抗原的摄取，B 细胞则可以通过抗原受体有效地介导低浓度抗原的摄取。

被摄入 APC 的抗原在一种称为内体（endosome）的结构中，被降解成短肽并与 MHC II 类分子形成复合物。晚期内体为酸性（低 pH）环境，含有多种酶、MHC II 类分子、HLA-DM、外源性抗原和抗原肽，是外源性抗原加工处理并与 MHC II 类分子

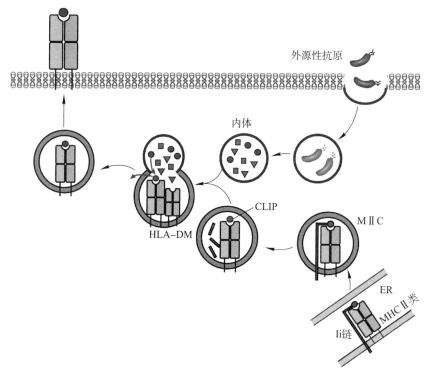

图 2-27　MHC Ⅱ类分子装配和外源性抗原加工呈递过程

结合的主要场所。

（2）MHC Ⅱ类分子装配与转运：MHC Ⅱ类分子的 α 链和 β 链在粗面内质网中合成，在伴随蛋白的帮助下折叠装配形成 α、β 异二聚体。参与 MHC Ⅱ类分子装配的伴随蛋白主要有钙联蛋白和 Ii 链。Ii 链即 Ia 分子相关的不变链（Ia-associated invariant chain）的简称，它的作用主要有三个方面：①帮助 MHC Ⅱ类分子折叠和装配；②与 MHC Ⅱ类分子结合，并通过 Ii 链中第 81～104 位氨基酸这段序列与 MHC Ⅱ类分子的抗原肽结合槽结合，这一个肽段称为Ⅱ类分子相关的不变链肽（class Ⅱ associated invariant peptide，CLIP），可以阻止 MHC Ⅱ类分子与内质网中存在的内源性抗原肽结合；③Ii 链胞质段含有导向序列，可引导 MHC Ⅱ类分子通过高尔基体转运至内体。有研究发现，如果 Ii 链缺如，则 MHC Ⅱ类分子就会滞留在内质网中，并与内质网中未折叠的蛋白肽链形成复合物。

在 Ii 链的帮助下，MHC Ⅱ类分子通过高尔基系统以 MHC Ⅱ类分子储存小泡的形式融入内体系统。在内体中蛋白水解酶作用下 Ii 链被降解，只剩下 CLIP 与 MHC-Ⅱ类分子结合。

研究发现，有些 MHC Ⅱ类分子 /Ii 复合物可以先被直接运送至细胞表面，然后再被内吞进入内体进行加工和荷肽。

（3）MHC Ⅱ类分子荷肽与表达：CLIP 与 MHC Ⅱ类分子的结合占据了它的抗原结合槽，必须要让 CLIP 与 MHC Ⅱ类分子解离，内体中的外源性抗原肽才能与 MHC Ⅱ类分子结合完成荷肽的过程，这一任务是由 HLA-DM 分子来完成的。HLA-DM 是一种非经典的 MHC Ⅱ类分子，也是由结构相类似的 α 链和 β 链构成的异二聚体。但与经典的 MHC Ⅱ类分子不同，HLA-DM 不表达在细胞表面，主要出现在内体中，其抗原结合槽处于封闭状态，因而并不结合抗原肽。

在内体的酸性条件下，HLA-DM 与 MHC Ⅱ类分子发生物理结合。这一结合引起 MHC Ⅱ类分子构象发生改变，使抗原结合槽的两条 α 螺旋略微开放，与 CLIP 之间的结合被破坏，CLIP 从 MHC Ⅱ 类分子中解离出来。HLA-DM 则继续与 MHC Ⅱ 类分子保持结合状态，以维持"空"的 MHC Ⅱ 类分子的立体结构稳定，直到合适的抗原肽进入抗原结合槽。HLA-DM 才与 MHC Ⅱ 类分子解离，此时 MHC Ⅱ 类分子的抗原结合槽又恢复紧密状态。一个 HLA-DM 分子每分钟可转换 10 ~ 12 个 MHC Ⅱ 类分子。

载有 MHC Ⅱ 类分子 / 抗原肽复合物的小泡通过胞吐空泡的形式与细胞膜融合，pMHC Ⅱ 表达于 APC 表面。在细胞表面的中性环境中，pMHC Ⅱ 的分子结构变得更为稳定。

5. 非经典的抗原加工呈递途径

（1）抗原的交叉呈递：除了 MHC Ⅰ 类分子呈递内源性抗原和 MHC Ⅱ 类分子呈递外源性抗原这两条经典的抗原加工呈递途径之外，近年来也发现存在 MHC Ⅰ 类分子呈递外源性抗原与 MHC Ⅱ 类分子呈递内源性抗原的形式。而且这些交叉的呈递形式在免疫耐受、抗胞内感染和抗肿瘤免疫中具有重要的作用。

（2）CD1 分子的抗原呈递作用：CD1 分子在结构上与 MHC Ⅰ 类分子相类似，也是一条跨膜链，该链与 β2m 以非共价结合形成复合体，构成的立体结构也有抗原结合槽。CD1 基因位于 1 号染色体，无多态性，人类有五个紧密连锁的 CD1 基因，四个表达，编码的蛋白分为两组。第一组包括 CD1a、CD1b、CD1c，表达于专职 APC 表面；第二组为 CD1d，主要表达于肠上皮细胞和造血干细胞等。

CD1 分子的抗原结合槽主要呈递脂类抗原，包括糖脂和磷脂等，如分枝杆菌的细胞壁成分，CD1 分子也能呈递疏水性的抗原肽。识别 CD1 或 CD1 呈递脂类和糖脂抗原的细胞称为 CD1 限制性 T 细胞，有 CD4⁻CD8⁻ 的 T 细胞和 NK T 细胞等。

（二）T 细胞对抗原的识别

T 细胞对抗原的识别就是 APC 向 T 细胞呈递抗原的过程，T 细胞通过 TCR 识别 APC 或靶细胞表面 MHC 分子所呈递的抗原肽表位。$CD4^+$ T 细胞识别 MHC Ⅱ 类分子呈递的外源性抗原，$CD8^+$ T 细胞识别 MHC Ⅰ 类分子呈递的内源性抗原肽，MHC Ⅰ 类和 Ⅱ 类分子呈递的抗原肽在某些情况下可有交叉。

1. TCR 识别抗原的特点　TCR 不识别天然状态的抗原分子，只能识别经 MHC 分子呈递的抗原肽表位，即 MHC 与抗原肽形成的复合物 pMHC，p 即肽（peptide）。TCR 的 α 和 β 链通过其可变区（V 区）识别 pMHC，其中 CDR1 和 CDR2 的结合部分主要为 MHC 分子的抗原结合槽两侧 α 螺旋及抗原肽的两端，CDR3 主要结合抗原肽中央决定其特异性的氨基酸残基（图 2-28）。

20 世纪 70 年代，Rolf Zinkemagel 和 Peter Doherty 分别采用两种不同 MHC 基因品系（H-2k 和 H-2b）的小鼠进行研究，发现从巨细胞病毒（cytomegalovirus，CMV）感染的 H-2k 小鼠体内分离获得的 CMV 特异性杀伤细胞（即 CTL），可以杀伤 H-2k 小鼠的 CMV 感染细胞，但不能杀伤 H-2b 小鼠的 CMV 感染细胞，由此发现了 T 细胞对抗原的识别受 MHC 限制（MHC restriction）这一现象，开创了 MHC 功能和 T 细胞抗原识别研究的新领域，因而荣获 1996 年诺贝尔生理学或医学奖。现在从 TCR 与 MHC- 抗原肽相互识别的分子基础来看，MHC 限制包含两方面的内涵：一是 TCR 只能识别 MHC 分子所呈递的抗原；二是 TCR 对 MHC 和抗原肽进行的是双重识别，识别某一种 MHC 分子所呈递抗原肽表位的 TCR，并不一定识别另一种 MHC 分子所呈递的同一抗原乃至同一抗原肽表

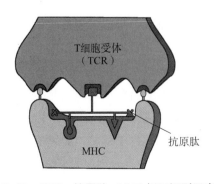

图 2-28　TCR- 抗原肽 -MHC 相互识别示意图

位。这一点在 T 细胞表位疫苗的设计时具有重要的指导意义。某一个体的成熟 T 细胞都能识别自身的 MHC 分子，这一自身 MHC 限制性是 T 细胞在胸腺发育过程中经历的阳性选择所决定的。但在同种异体移植排斥中发现，TCR 也可交叉识别非己的 MHC 分子。

T 细胞表面的 CD4 或 CD8 在 TCR 对 MHC- 抗原肽的识别中起重要的辅助作用。CD4 与 MHC Ⅱ类分子的非多态性区域结合，CD8 则与 MHC Ⅰ类分子的非多态性区域结合，一可增强 TCR 与MHC- 抗原肽复合物的亲和力，二可参与 TCR 抗原识别信号的转导。同时也限制了不同 T 细胞亚群的应答格局：$CD4^+$ T 细胞识别 MHC Ⅱ类分子呈递的外源性抗原，主要发挥辅助其他免疫细胞的作用；$CD8^+$ T 细胞识别 MHC Ⅰ类分子呈递的内源性抗原肽，主要发挥杀伤靶细胞的细胞毒作用。

2. T 细胞与 APC 的相互作用　T 细胞对 APC 或靶细胞所呈递抗原的识别过程需要黏附分子的参与，一方面是细胞之间黏附的需要，另一方面也参与抗原信号的转导。APC 表面可表达大约 10^5 个MHC 分子来呈递抗原，但每个细胞内可出现多达 10^7 种不同的抗原肽，因此每种抗原肽被呈递的机会并不是很大。一般来说 APC 表面只要有 10 ~ 100个同样的 pMHC 被特异性 T 细胞表面的 TCR 识别，即可达到激活该 T 细胞的目的。而 TCR 与 pMHC的亲和力却只相当于抗体与抗原亲和力的 1/1 000左右。因此，仅靠 TCR 与 pMHC 之间的识别和结合是无法介导 T 细胞与 APC 之间稳定的黏附和相互作用的。

进入外周淋巴组织的 T 细胞与 APC 之间，首先通过黏附分子的配对结合而发生非特异性短暂黏附，使细胞得以互相靠拢，以便 TCR 对 APC 表面的各种 pMHC 进行筛选、识别与结合。参与的黏附分子主要包括 T 细胞表面的 LFA-1、CD2 与APC 表面的 ICAM-1、LFA-3。如果 TCR 不能识别pMHC，则两个细胞就分离；如果能与 pMHC 发生特异性识别而结合，则通过信号转导诱导 LFA-1

的构象发生变化，使之与 ICAM-1 之间的亲和力大大增强，从而使细胞之间的结合变得稳固、持续时间延长，有利于 T 细胞充分接受抗原和 APC 的作用完成活化、增殖、分化的过程。

T 细胞与 APC 相互作用的过程中，细胞与细胞密切接触的部位需要形成一种被称为免疫突触（immunological synapse）的短暂的特殊结构。免疫突触为多对分子聚合而成的圆柱状结构，中央为成簇的 TCR- 肽 -MHC 以及 CD4 或 CD8，周围为LFA-1-ICAM-1 等黏附分子。免疫突触的形成涉及细胞骨架和细胞器的组织，使细胞表面的抗原受体和各种黏附分子聚集在一起形成一定的空间结构，有利于分子间的相互作用和抗原信号的转导。

（三）T 细胞活化及信号转导

1. T 细胞活化的双信号要求　初始 T 细胞特异性识别抗原后活化、增殖的过程，需要来自细胞外的两个信号刺激（图 2-29）和细胞因子的作用。

TCR-CD3 复合受体识别 pMHC 后，通过 CD3分子的胞内段传入抗原特异性信号，被称为第一信号。CD4 和 CD8 在第一信号的产生过程中起相当重要的作用，它们通过与 MHC 分子的结合增强TCR 与 pMHC 的相互作用，还通过其胞内段参与第一信号的形成与转导。

第二信号由共刺激分子提供，T 细胞最主要的共刺激分子是 APC 表面 B7 与 T 细胞表面的 CD28之间的相互作用。其他分子对如 ICOS 与 ICOSL、CTLA-4 与 B7、PD-1 与 PD-L1 等，也参与第二信号的产生或抑制。

如果用抗 B7 的单克隆抗体封闭 B7 分子，使 T细胞只接受第 1 信号而无法接受第 2 信号，则发现T 细胞不能被激活，而且还可被诱导凋亡或进入失能状态（anergy）。失能状态的 T 细胞在再次接受抗原刺激时，即使有第 2 信号也不能再被激活。这一特性具有重要的生物学意义，正常组织细胞一般不表达协同刺激分子，专职 APC 在静止时也不表达或很少表达共刺激分子，因此可以阻止自身应答性 T 细胞克隆对组织细胞的损伤。感染时，在微

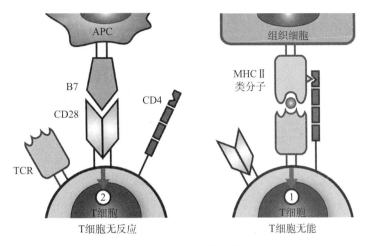

图 2-29 T 细胞活化的双信号学说

生物产物和细胞因子刺激下，可诱导 APC 表达共刺激分子，进而确保局部微生物抗原刺激 T 细胞活化，使 T 细胞应答在准确的时间、地点发生。

2. T 细胞活化的信号转导 T 细胞识别抗原后的活化增殖，是许多相关基因转录表达的结果。T 细胞抗原受体及其辅助受体接受细胞外抗原刺激信号后，通过一系列信号转导（signal transduction）过程，将细胞外的抗原信号逐级传入细胞核内，最

终启动有关基因的表达。与 T 淋巴细胞活化增殖有关的信号转导还有第二信号的转导、细胞因子受体的信号转导等，本节主要简介抗原信号的转导过程（图 2-30）。

（1）受体交联激活受体相关性蛋白酪氨酸激酶（protein-tyrosine kinase，PTK）：抗原与抗原受体结合，使有关受体的位置和构象发生改变而交联在一起。受体胞内段所附着的 PTK Lck 和 Fyn 借助多聚

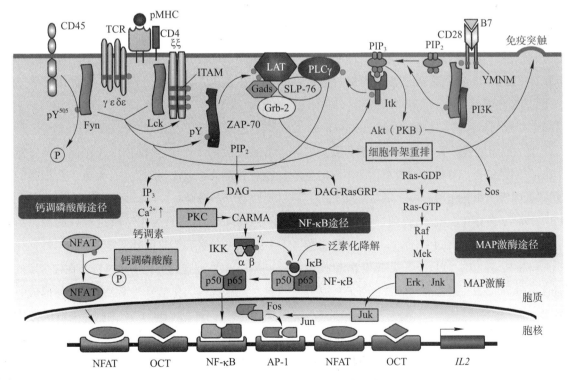

图 2-30 T 细胞抗原活化信号转导过程

化彼此靠拢而互相活化。PTK 的作用是催化靶蛋白上的酪氨酸发生磷酸化。PTK 本身也有两种状态：活化状态和静止状态。两者的区别是其酪氨酸的磷酸化与否。与 PTK 作用相反的酶是蛋白酪氨酸磷酸酶（protein-tyrosine phosphatase, PTP），可使靶蛋白的酪氨酸发生脱磷酸化。PTK 的种类很多，可分为多个家族，与 T、B 淋巴细胞活化有关的主要有 Src 家族的 Lck、Fyn、Lyn、Blk 与 Syk 家族的 ZAP-70、Syk 等。根据它们所处的位置不同，可分为附着于受体胞内段的受体相关性 PTK 和以游离状态存在于细胞质中的胞质游离性 PTK。CD45 胞内段所带的 PTP 在受体相关性 PTK 的活化过程中也发挥作用。

受体相关性 PTK 活化后催化 CD3 分子胞内段的 ITAM 发生磷酸化。

（2）ITAM 招募胞质游离性 PTK：免疫受体酪氨酸活化基序（immune receptor tyrosine-based activation motifs, ITAM）是一种以四个氨基酸残基为基本结构的序列，存在于 T、B 细胞的 CD3、IgαIgβ 等激活性受体的胞内段，其中 CD3 的 ITAM 序列特征为 YXXL/VX7 ~ 8YXXL/V，IgαIgβ 为 YXXLX6 ~ 8YXXL。CD3 分子的 ITAM 酪氨酸残基发生磷酸化后，就能够结合胞质游离性 PTK 即 ZAP-70，使 ZAP-70 被招募至细胞膜内侧并被受体相关性 PTK 所激活。

ZAP-70 激活后，进一步使转接蛋白（adapter protein）上的酪氨酸残基发生磷酸化而被激活。转接蛋白的作用是结合与募集各种蛋白，使不同的蛋白彼此靠近而发生相互作用。

（3）PLC-γ 和 GEF 的活化启动三条胞内信号转导通路：在转接蛋白和 PTK 的作用下，磷脂酶 C-γ（phospholipase C-γ, PLC-γ）和鸟苷酸置换因子（guanine nucleotide exchange factor, GEF）被募集和活化。

活化的 PLC-γ 进一步裂解细胞膜上的磷脂酰肌醇二磷酸（phosphatidylinositol bisphosphate, PIP2），产生三磷酸肌醇（IP3）和甘油二酯（DAG），从而开通两条胞内信号转导通路，分别激活转录因子 NF-AT 和 NF-κB 活化。

GEF 则启动 MAPK 级联反应。丝裂原激活的蛋白激酶（mitogen activated protein kinage, MAPK）的成员有 Raf、Mek、Erk、Elk、Mekk、Jnkk、Jnk 和 Juk 等，可彼此形成级联的激活反应而使信号得到放大（如下式所示）。

$$MAPKKK \longrightarrow MAPKK \longrightarrow MAPK$$

MAPKKK 即 MAP 激酶的激酶的激酶，MAPKK 即 MAP 激酶的激酶。

MAPK 最终催化转录因子 AP-1 的产生。

（4）转录因子与基因启动：上述三条通路形成的转录因子从胞质转位进入细胞核内，与有关基因启动子结合而启动基因的转录，包括细胞因子基因、细胞因子受体基因、黏附分子基因、MHC 基因以及与细胞周期有关的原癌基因等。不同的基因表达产物相互作用相互协调，最终导致 T 细胞的彻底活化和分裂增殖。

（四）T 细胞克隆性增殖和分化

1. T 细胞的克隆性增殖　T 细胞接受双活化信号刺激后，通过信号转导启动有关基因转录，表达和分泌多种细胞因子及其受体，其中最主要的代表是 IL-2 与高亲和力 IL-2 受体。第一信号诱导 IL-2R 表达，第二信号则主要帮助 IL-2 表达。通过自分泌和旁分泌的形式，T 细胞分泌的细胞因子与自身细胞因子受体结合，通过信号转导，使 T 细胞彻底活化而开始分裂增殖。T 细胞每天分裂 2 ~ 3 次，持续 4 ~ 5 天，形成具有大量子代细胞的克隆并逐渐开始分化。

CD4$^+$ T 细胞的活化增殖过程较明确，由 APC 提供第一信号和第二信号。

CD8$^+$ T 细胞的活化增殖过程存在较多疑问：由何种细胞提供活化信号？第二信号如何形成？CD4$^+$ Th 细胞如何辅助 CD8$^+$ CTL 细胞？一般认为 CD8$^+$ T 细胞也由专职 APC 提供两种活化信号，DC 可经抗原交叉呈递途径通过 MHC I 类分子呈递外源性抗原；或者是内皮细胞等一些靶细胞在病原体和细胞因子等诱导下表达 MHC Ⅱ 类分子和 B7 分子，成为非专职 APC，同时发挥靶细胞和 APC 的双重功效。另一方面，CD8⁺ T 细胞比 CD4⁺ T 细胞需要更多的协同刺激信号才能活化，故 CD4⁺ Th 细胞可能通过两种方式辅助 CD8⁺ T 细胞：CD4⁺ T 细胞先接受较弱一些的第二信号后被激活，激活的 CD4⁺ T 细胞反过来诱导 APC 上调协同刺激分子的表达，为 CD8⁺ T 细胞提供足够的第二信号；或者 CD8⁺ T 细胞接受第一信号和不充分的第二信号后表达 IL-2R，直接接受来自 CD4⁺ T 细胞分泌的 IL-2 而进入活化增殖状态。

2. T 细胞的分化　初始 T 细胞被双信号激活后增殖至一定数量即开始向功能各异的效应细胞分化，部分则分化成记忆细胞。分化方向受局部微环境中细胞因子等各种因素的影响，分化过程涉及一些基因的转录和表达。

（1）CD4⁺ T 细胞的分化：初始 CD4⁺ T 在接受抗原刺激后先分化成 Th0 细胞，在微环境中各种因素的影响下，Th0 进一步向各类效应细胞分化。影响 Th 分化方向的最直接因素是细胞因子，抗原呈递细胞、MHC 分子及抗原肽、抗原呈递的部位、协同刺激分子以及内分泌激素等因素亦可影响 Th 细胞的分化。IL-12 和 IFN-γ 可诱导向 Th1 分化，IL-4 可诱导向 Th2 分化，TGF-β 和 IL-6（小鼠）或 IL-1β 和 IL-6 可诱导向 Th17 分化，IL-21 和 IL-6 诱导向 Tfh 分化，TGF-β 和 IL-2 诱导向 Treg 分化。

（2）CD8⁺ T 细胞的分化：CD8⁺ T 细胞在 Th1 细胞的辅助下分化为细胞毒性 T 细胞（cytotoxic lymphocyte，CTL 或 Tc），表达颗粒酶（granzyme）、穿孔素（perforin）、FasL 及细胞因子 IFN-γ、TNF-α、TNF-β 等基因，形成富含穿孔素和颗粒酶的膜结合型细胞质颗粒。

（3）记忆 T 细胞的形成：记忆 T 细胞主要从效应 T 细胞转化而来，也可从初始 T 细胞激活后直接分化形成。其表面标志是 CD45RA⁻ CD45RO⁺CD127⁺，是对特异性抗原具有记忆能力的长寿 T 细胞，在再次遇到相同抗原时能做出更为迅速而有效的反应。

（五）效应 T 细胞的应答效应

局部炎症反应上调炎症部位血管内皮细胞表达黏附分子 VCAM-1 和 ICAM-1 等，可以与效应 T 细胞表达的 VLA-4 和 LFA-1 等相互作用，加上趋化因子的作用，使得从外周淋巴组织迁出进入血液循环的效应 T 细胞附着于炎症部位血管壁，并穿过血管内皮细胞之间的间隙，浸润至靶细胞所在位置。

在细胞免疫应答效应阶段发挥作用的主要是 Th1、Th17 和 CTL 细胞。Th2 和 Tfh 细胞则主要辅助 B 细胞而参与体液免疫应答，有关作用见后述。

1. Th1 细胞的作用　Th1 细胞在炎症局部与呈递抗原的 Mφ 接触后被进一步激活，主要以两种方式发挥作用：

（1）募集以 Mφ 为主的吞噬细胞：Th1 通过分泌各种细胞因子发挥作用。IL-3 和 GM-CSF 诱导骨髓产生和释放单核细胞与中性粒细胞；IFN-γ、TNF 和 MCP-1、MIF 等能诱导局部血管内皮细胞高表达黏附分子和发挥趋化作用，有利于血管内的单核细胞和中性粒细胞外渗（extravasate）穿过血管壁并游走至炎症部位。

（2）激活 Mφ：Th1 细胞通过表达 CD40L 与 Mφ 表面 CD40 相互作用，以及通过分泌 IFN-γ 和 TNF-β 等，激活单核巨噬细胞（图 2-31）。激活的 Mφ 吞噬能力、杀伤活性、MHC Ⅱ 类分子和协同刺激分子表达以及细胞因子分泌等各方面的活性均大大提高，可以有效地吞噬和杀伤病原体和介导炎症反应，并更有效地向新的 T 细胞呈递抗原，增强和放大 T 细胞免疫应答。

Th1 细胞活化巨噬细胞这一功能对于胞内感染病原体的清除有非常重要的意义。如果 Th1 功能不足，则 Mφ 吞噬病原体后其胞内杀菌系统不能被有效激活，导致病原体在胞内寄生而逃避免疫攻击。对于胞内慢性感染而失去活化能力的 Mφ，活化的 Th1 细胞也可表达 FasL 诱导 Mφ 凋亡。

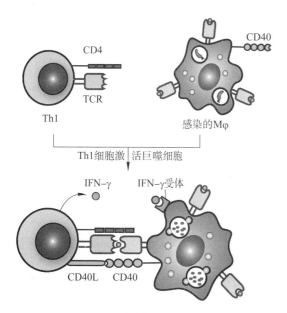

图 2-31　Th1 对单核巨噬细胞活化过程

（3）对淋巴细胞和中性粒细胞的作用：Th1 细胞产生 IL-2 等细胞因子，可促进 Th 细胞和 CTL 细胞的活化与增殖，辅助细胞免疫的应答。Th1 细胞对 B 细胞的活化和分化也有辅助作用，可促进其产生具有强调理作用的 IgG2 等抗体。Th1 细胞产生的 LT-α 和 TNF-α，可活化中性粒细胞，促进其杀伤病原体。

2. Th17 细胞的作用　Th17 分泌 IL-17、IL-22、IL-21 等，刺激上皮细胞、内皮细胞、成纤维细胞和巨噬细胞等分泌多种炎症因子，其中 G-CSF 和 GM-CSF 等集落刺激因子可刺激中性粒细胞和单核细胞产生；IL-8 和 MCP-1 等趋化因子可募集中性粒细胞和单核细胞；IL-1β、IL-6、TNF-α 和 PGE2 等可诱导局部炎症反应。因此，Th17 在炎症反应、感染性疾病和自身免疫病的发生中起重要作用。

3. CTL 的效应　CTL 细胞到达抗原所在部位，通过 TCR 特异性识别靶细胞表面 MHC I 类分子呈递的抗原肽后，诱导 CTL 细胞表达的黏附分子（LFA-1 等）从低亲和力转向高亲和力状态，与靶细胞表面黏附分子相互作用形成两个细胞之间的紧密接触。同时，CTL 膜表面分子和胞内分泌性的细胞器，包括细胞骨架、高尔基体、胞质颗粒等，向效 – 靶细胞紧密接触的部位重新排列和分布，即 CTL 极化。通过紧密接触和极化的方式，使 CTL 表达的效应物质在局部集中，可以有效地发动致死性攻击杀伤靶细胞，避免影响临近细胞。5～10 min 后，CTL 细胞表达的黏附分子又从高亲和力状态回复到低亲和力状态，使 CTL 与靶细胞分开，再作用于下一个靶细胞。一个 CTL 可连续杀伤数十个靶细胞而自身不受损伤（图 2-32）。

CTL 效应的机制包括：

（1）胞吐颗粒：T 细胞在与靶细胞紧密接触的连接处通过胞吐（exocytosis）作用释放胞质中的颗粒，颗粒中含有穿孔素和颗粒酶等。与补体 C9 的作用方式相类似，多个穿孔素可插入靶细胞膜上聚合形成贯通细胞膜的孔道。颗粒酶等细胞毒素则通过穿孔素形成的通道进入靶细胞内，诱导靶细胞凋亡（apoptosis）。

（2）表达 FasL：活化的 CTL 膜上表达 FasL，与靶细胞膜上的 Fas 结合，也导致靶细胞凋亡。Fas 和颗粒酶诱导的细胞凋亡，都是通过胱天蛋白酶（caspase）级联反应转导死亡信号，最终激活内源性 DNA 内切酶，使靶细胞 DNA 和病毒 DNA 同时被降解。Fas 是通过胞内段激活 caspase 8 而开始级联反应，颗粒酶则是通过激活 caspase 10 而引发级联反应。

（3）分泌细胞因子：CTL 通过分泌 TNF 等细胞因子与靶细胞上的 TNF 受体结合，也可导致靶细胞凋亡。

（六）T 细胞活化后诱导的自身凋亡

T 细胞应答受多种机制的调节，以达到控制应答强度、适时终止免疫应答和维持免疫耐受等目的。活化 T 细胞的自我凋亡是重要的调节机制，可以维持免疫细胞克隆之间的平衡。

1. 活化诱导的细胞死亡　活化的 T 细胞高表达 FasL。FasL 存在膜型与分泌型两种类型，不仅诱导靶细胞凋亡，也可与自身及周围淋巴细胞表面的 Fas 结合，诱导淋巴细胞的凋亡。这一机制

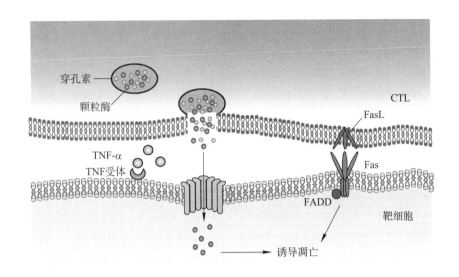

图 2-32 CTL 杀伤靶细胞的机制

被称为活化诱导的细胞死亡（activation induced cell death，AICD），可以控制特异性 T 细胞克隆的过度扩增，维持免疫平衡，可能也是外周免疫耐受建立过程中克隆清除的重要机制。研究发现，小鼠的 Fas/FasL 基因缺陷使其不能发挥 AICD 作用，可以导致自身免疫疾病的发生。

2. 被动性细胞死亡 活化的淋巴细胞高表达各种受体，需要细胞因子、抗原刺激和协同刺激分子的刺激才能维持生存。当免疫应答导致感染被消除后，由于这些刺激因素的减少导致"受体饥饿"，通过线粒体途径诱导细胞凋亡，这种凋亡又称程序性细胞死亡（programmed cell death，PCD），可以使免疫细胞在完成清除病原体的任务后得以自我限制。

三、B 细胞介导的免疫应答

B 细胞对抗原的免疫应答有两种情况。一种是非胸腺依赖抗原（TI 抗原），大多为多糖类和脂类抗原，可不需要 T 细胞的辅助，直接激活 B 细胞产生 IgM 类抗体，主要由 B1 细胞介导，其抗原受体多样性有限，特异性较差。另一种是胸腺依赖抗原（TD 抗原），为蛋白类抗原，激活 B 细胞发生免疫应答需要 T 细胞的辅助，其间经历 Ig 亲和力成

熟、类别转换和记忆 B 细胞形成等过程，是本节叙述的重点。

（一）B 细胞对 TD 抗原的免疫应答

1. 应答的基本过程 血流中的 B 细胞，是通过高内皮细胞小静脉（high endothelial venule，HEV）进入淋巴结的 T 细胞区，然后进入淋巴滤泡（B 细胞区）。如果没有接触特异性抗原的话，约停留一天后经输出淋巴管又回到血流进入淋巴细胞再循环。

抗原进入外周淋巴组织后，通过与抗原受体的结合而捕捉从此处经过的特异性 B 细胞。B 细胞通过 BCR 识别抗原后，一方面通过受体交联转导 B 细胞活化的特异性抗原信号；另一方面通过内吞抗原和加工呈递，以 MHC Ⅱ类分子 - 抗原肽的形式表达在细胞表面，激活特异性的 Th 细胞，再由 Th 细胞提供 B 细胞活化的第二信号。在 Th 辅助下活化、增殖和分化的 B 细胞一部分在 T 细胞区和 B 细胞区的交界处增殖分化为浆细胞，可以快速地产生 IgM 型抗体；另一部分与一些 Th 细胞一起迁移至 B 细胞区的初级淋巴滤泡，继续增殖而形成生发中心（germinal center）。在生发中心的微环境中，B 细胞进行克隆扩增，并经过体细胞高频突变与亲和力成熟、Ig 类别转换、抗原受体修正等过程，最

终分化为浆细胞及记忆 B 细胞。浆细胞离开生发中心后,一部分分布在脾脏红髓的脾索及淋巴结的髓索;一部分迁移至骨髓,可不断从骨髓基质细胞获得生存信号成为长寿的浆细胞。浆细胞不再分裂,属于终末细胞,可大量合成分泌抗体。

2. B 细胞对抗原的识别与信号转导　B 细胞通过 BCR 识别特异性抗原,但其胞内区极短,无法独自完成抗原信号的转导。与 T 细胞中的 TCR 相类似,BCR 与 Igα 和 Igβ 非共价结合构成 BCR 复合受体。Igα 和 Igβ 均为单链,胞内区有一个免疫受体酪氨酸激活模体(immunoreceotor tyrosine-based activation motif, ITAM)。ITAM 被受体相关性 PTK 催化发生磷酸化后,可招募胞质中的 PTK 和转接蛋白,启动细胞内信号转导。

CD19/CD21/CD81 通过非共价结合组成 B 细胞活化的辅助受体复合物。其中 CD21 负责与抗原表面的补体片段 C3d 等结合,CD19 则负责将信号转导入细胞内,CD81 的功能尚不清楚。它们所起的作用类似于 T 细胞表面的 CD4/CD8,可以增强 B 细胞与抗原的结合并参与抗原信号的转导。

B 细胞识别抗原后启动的信号转导过程与 T 细胞很相似,都是通过受体交联启动信号的跨膜传导,经过相类似的胞内传递和级联放大途径,最终改变细胞核内基因的表达,使 B 细胞活化和增殖。

B 细胞与 T 细胞抗原激活信号转导的主要差异在于具体的细节和参与成分有所不同(表 2-8)。

3. B 细胞的活化、增殖与分化

(1) Th 细胞在 B 细胞免疫应答中的作用

1) B 细胞活化的双信号要求:对 TD 抗原应答的 B 细胞活化也需要双信号刺激。第一信号即抗原刺激信号,能诱导 CD40 分子和细胞因子受体的表达增加。但仅仅获得第一信号的 B 细胞将进入失能状态,因而与 T 细胞一样,此时 B 细胞的活化也需要第二信号。B 细胞激活的第二信号由 Th 细胞提供,主要是 Th2 和 Tfh 细胞,Th1 也发挥部分作用。B 细胞表面的 CD40 与活化 Th 表面的 CD40L 结合,为 B 细胞的活化提供第一信号。B 细胞及 Th 表面的其他一些黏附分子也参与第二信号的产生。Th 细胞分泌的细胞因子参与 B 细胞的活化、增殖与分化。

2) Th 细胞与 B 细胞的相互作用:B 细胞激活需要 T、B 细胞间发生相互作用,其中 B 细胞既是 Th 细胞辅助的对象,又是 Th 细胞活化的抗原呈递细胞。图 2-33 表明,这一相互合作包括一系列过程。

初始 B 细胞不表达 B7 分子,故在初次免疫应答时,主要由 DC 摄取加工抗原后激活初始 CD4⁺ T 细胞的活化、增殖和分化成为 Th 细胞。另一方面,B 细胞通过 BCR 结合抗原后可以介导抗原的内吞,

表 2-8　T、B 淋巴细胞激活信号转导中主要成分的比较

项目	主要成分	T 细胞	B 细胞
跨膜分子	抗原受体	TCR	BCR
	带有 ITAM 的分子	CD3	Igα, Igβ
	辅助受体	CD4/CD8	CD21, CD19, CD81
PTK	受体相关性(Src 家族)	Lck, Fyn	Lyn, Fyn, Blk, Lck
	胞质游离性(Syk 家族)	ZAP-70	Syk
衔接蛋白		LAT、SLP-76	BLNK(SLP-65)
MAP 激酶途径	GEF	Sos、Vav	Vav、Sos
第二信号	受体	CD28	CD40
	配体	B7	CD40L

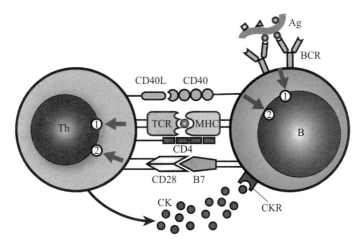

图 2-33 B 细胞与 Th 细胞相互作用

并通过抗原加工呈递以抗原肽 -MHC Ⅱ类复合物的形式表达在 B 细胞表面供 T 细胞识别。对于某一胸腺依赖性抗原（thymus dependent antigen, TD 抗原）而言，Th 细胞和 B 细胞识别的是不同的表位，即半抗原表位和载体表位。

B 细胞作为 APC 呈递抗原肽给 Th 细胞，使 T、B 细胞相互作用，有助于 B 细胞获得特异性 T 细胞的辅助。Th 特异性识别 B 细胞表面的 pMHC Ⅱ后，介导 Th 细胞与 B 细胞相互作用。一方面，Th 细胞表面的 CD40L 与 B 细胞表面的 CD40 结合，为 B 细胞活化提供第二信号，使 B 细胞活化；另一方面，B 细胞活化后诱导性地表达 B7 等协同刺激分子，反过来又进一步地促进 Th 细胞的活化、增殖和分化，使 T 细胞更多表达 CD40L 和分泌细胞因子，促使 B 细胞进一步活化并开始增殖分化。T、B 细胞的相互作用还诱导 Tfh 亚群的分化，并一起迁移进入 B 细胞区。

（2）B 细胞增殖分化有关的细胞因子：B 细胞接受足够强度的双信号后，从 G_0 期进入 G_1 期。此时，B 细胞发生体积变大、胞质 Ca^{2+} 离子浓度增高、蛋白磷酸化增强、蛋白质和 RNA 合成活跃、新的分子（如 CD69）和细胞因子受体（如 CD25）表达、细胞因子分泌增加等一系列变化。B 细胞从 G_1 期→S 期→G_2 期→M 期，每一阶段均需要细胞因子的作用。

与 TD 抗原活化 B 细胞有关的细胞因子，主要是 IL-1、IL-7 和 IL-4；与增殖有关的因子，主要是 IL-2、IL-4、IL-5、IL-7；与分化有关的细胞因子，主要是 IL-4、IL-5、IL-6、IL-10 和 IFN-γ。上述因子主要由 Th 细胞分泌，其次由 APC 分泌。

（3）B 细胞在生发中心的增殖与分化：生发中心主要由 B 细胞组成；另外大约 10% 是抗原特异性 T 细胞，为 B 细胞提供必不可少的辅助；还有 DC 和 Mφ 等。生发中心提供 B 细胞增殖、分化和成熟的微环境，包括 Th 细胞和 FDC 与 B 细胞的相互作用。在此微环境中，B 细胞完成体细胞高频突变、亲和力成熟、类别转换，分化成为浆细胞和记忆 B 细胞。

1）抗体的类别转换及其影响因素：通常，对 TI 抗原免疫时 B 细胞仅产生 IgM 抗体。TD 抗原激活 B 细胞后，在 T 细胞区与 B 细胞区交界处分泌抗体的那部分短寿的 B 细胞产生的也是 IgM 抗体；而进入淋巴滤泡增殖形成生发中心的另一部分 B 细胞，其重链 C 区基因由 Cμ 转换为 Cγ、Cα 或 Cε，因而使得 Ig 基因的类别发生了改变，B 细胞产生的抗体从 IgM 转变成 IgG、IgA 或 IgE，称为 Ig 类别转换（class switch）或称同种型转换（isotype switch）。不同类别的抗体有利于发挥不同的免疫功能，但类别转换时 VDJ 区和轻链并不变化，故识别抗原的特异性保持不变。

类别转换的发生与抗原性质、免疫途径及免疫佐剂有关。Th 细胞的参与包括 CD40L 和分泌细胞因子对类别转换发生起决定性作用，X 性连锁高 IgM 综合征患者因 CD40L 突变造成 IgG、IgA、IgE 含量低下；敲除 CD40/CD40L 基因的小鼠，也显示类别转换严重受阻。细胞因子则对类别转换的类型有直接的调控作用。研究揭示，特定的细胞因子往往促进某些类型的类别转换而抑制其他类型的类别转换。表 2-9 所列为在小鼠研究中的分析结果。一般来说，小鼠 IgG1 相当于人的 IgG4，均受 IL-4 的调节，参与 I 型变态反应；小鼠 IgG2a 相当于人的 IgG1，均受 IFN-γ 的调控；小鼠 IgG3 相当于人的 IgG2。

类别转换的异常可导致 I 型超敏反应等病理状态。

表 2-9 细胞因子对抗体类别转换的影响

细胞因子	IgM	IgG3	IgG1	IgG2b	IgG2a	IgE	IgA
IL-4	↓	↓	↑			↓	↑
IL-5							↑
IFN-γ	↓	↑	↓		↑	↓	
TGF-β	↓	↓		↑			↑

注：↑促进转换；↓抑制转换

2）体细胞高频突变与 Ig 亲和力成熟：B 细胞在生发中心增殖分裂时，其免疫球蛋白重链和轻链的 V 区基因可发生高频率的点突变，大约每 1 000 bp 就有 1 bp 发生突变（一般体细胞分裂时 DNA 分子的突变率约为 10^{-10} bp），被称为体细胞高频突变（somatic hypermutation）。这种突变结果使 B 细胞增殖成一群其 BCR 与抗原亲和力高低不同的异质性细胞。经过 FDC 上携带的抗原进行选择，与抗原高亲和力相结合的 B 细胞才能免于死亡，继续发育成为为记忆 B 细胞或浆细胞；而与抗原不结合或低亲和力结合的 B 细胞则发生凋亡。选择的确切机制还不清楚，可能是不同亲和力 BCR 的 B 细胞竞争与抗原结合，高亲和力的 B 细胞有机会与抗原交联，同时也更有机会呈递抗原给 T 细胞从而获得 T 细胞的辅助，并产生高亲和力的抗体，有利于免疫应答。研究显示，当高浓度抗原刺激时最终形成的 B 细胞，其与抗原的亲和力，比低抗原浓度时形成的 B 细胞要低。说明抗原浓度高时，B 细胞之间的竞争减弱，使得较低亲和力的 B 细胞也得以存活。

从现象上，经过增殖、分化后最终形成的后代 B 细胞，其 Ig 与抗原的平均亲和力得到了提升，称为 Ig 亲和力成熟（affinity maturation）（图 2-34），其结果是再次应答时产生的抗体亲和力比初次应答

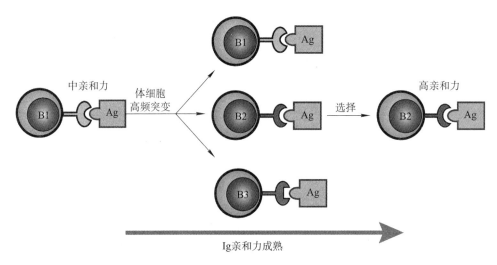

图 2-34 Ig 亲和力成熟过程示意图

时要高得多，可更有效地保护机体免受外来抗原的再次侵袭。这一过程依赖 Th 细胞的存在。

3）记忆性 B 细胞形成：经 Ig 类别转换、体细胞高频突变和抗原选择后的 B 细胞，最终分化成浆细胞，部分则分化成记忆性 B 细胞（memory B cell，Bm）。记忆 B 细胞部分留在淋巴滤泡，大部分进入血液参与再循环，可再进入骨髓、黏膜淋巴组织、脾脏和淋巴结。Bm 的表型和功能与初始 B 细胞有明显的区别。Bm 长寿，不分裂或分裂非常慢，高表达 IgM，几乎不分泌抗体。Bm 不易诱导耐受，遇到很低浓度的抗原即可被迅速激活，发生再次免疫应答，产生抗体的速度、性质、数量、亲和力、维持时间等都与初始 B 细胞介导的初次应答有很大的不同。

（二）B 细胞对 TI 抗原的免疫应答

1. 对 TI-1 抗原的应答　TI-1 抗原主要是细菌细胞壁成分，如脂多糖（lipopolysaccharide，LPS），可通过两种不同的机制激活 B 细胞（图 2-35）。

（1）高浓度时非特异性激活多克隆 B 细胞：高浓度时，LPS 可与血清中 LPS 结合蛋白和 CD14 结合，其复合物再与 B 细胞表面的 TLR-4 结合，使多克隆 B 细胞均能被激活，此时 TI-1 抗原即 B 细胞丝裂原。

（2）低浓度时特异性激活特定 B 细胞克隆：当浓度比多克隆激活低 $10^3 \sim 10^5$ 倍时，LPS 的抗原表位与特异性 BCR 结合可使其在 B 细胞表面富集，有助于其与 TLR 结合，因而只能使特异性 B 细胞克隆被激活，产生的抗体为低亲和力的 IgM。

2. 对 TI-2 抗原的应答　TI-2 抗原主要是带有高度重复抗原表位的多糖大分子，如细菌细胞壁与荚膜多糖、多聚的细菌鞭毛素和脊髓灰质炎病毒等。TI-2 抗原是通过其重复决定基使 B 细胞表面的 mIg 发生适度的交联而激活 B 细胞。交联过高或过低均不能激活 B 细胞，其中表位密度过低使受体交联不足，自然不能有效激活 B 细胞；表位密度过高则使受体过度交联，也可致 B 细胞无应答或失能。针对 TI-2 抗原的应答一般只产生 IgM 抗体，不发生 Ig 类别转换，也没有记忆 B 细胞生成（图 2-36）。

有证据显示，T 细胞的辅助可以增强对 TI-2 抗原的应答，并诱导抗体类别转换。

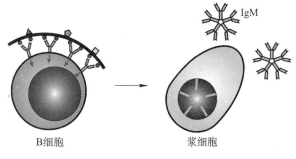

图 2-36　TI-2 抗原激活 B 细胞的机制

3. 对 TI 抗原应答的特点及意义　对 TI 抗原的初次抗体应答一般比 TD 抗原稍弱一些。而且 TI 抗原通常不会像 TD 抗原那样导致 Ig 类别转换和亲和力成熟，记忆能力也很弱。因此，对 TI 抗原的再次应答与初次应答差别不大。

由于对 TI 抗原的应答不依赖于复杂的细胞间相互作用，所以能迅速发生，可在 TD 抗原诱导的应答之前发挥作用。TI-2 抗原的应答在抗具有荚膜多糖的细菌感染中具有重要意义。荚膜多糖能使

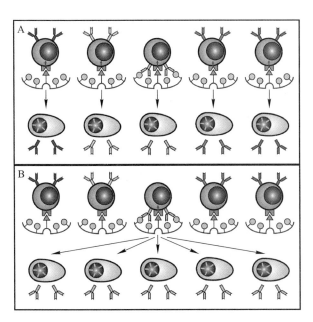

图 2-35　TI-1 抗原诱导 B 细胞活化

细菌抵抗吞噬细胞的吞噬消化，从而也阻止了吞噬细胞对抗原的加工呈递，进而躲避 T 细胞免疫和 B2 细胞的免疫应答。在不需要 Th 辅助下，迅速产生的抗荚膜多糖抗体，可包被这些细菌，使之易被吞噬消化。

（三）体液免疫应答的一般规律

机体初次接触抗原发生的免疫应答称为初次应答（primary response），以后再接触同样抗原发生的应答称为再次应答（secondary response），两者抗体产生的特点有所不同（表 2-10 与图 2-37）。

1. 初次应答　当抗原第一次进入体内，特异性初始 B 细胞经过抗原识别、活化、增殖和分化过程成为浆细胞和记忆 B 细胞，浆细胞合成抗体，释放入血流，记忆细胞则负责再次应答。从抗原进入体内到抗体出现于血液中所需的时间为潜伏期，其时间长短与抗原性质、进入途径、佐剂使用以及机体的免疫状态有关，一般为 5~10 天。以后抗体逐渐增多，至 2~3 周抗体水平达高峰，然后缓慢下降。首先产生 IgM，滴度不高，消失也快。IgG 出现稍晚于 IgM，当 IgM 接近消失时，IgG 达高峰。许多因素均能影响初次免疫应答，如抗原的性质、剂量、性状、抗原进入的途径等。

2. 再次应答　机体再次受同一抗原刺激后引起的抗体产生动态和抗体特性与初次应答有所不同，抗体产生快，产量高，亲和力强，且较均一，维持时间长。IgM 产生的数量和在体内存留的时间与初次免疫应答相似，而 IgG 类抗体产量较初次应答高出数倍至几十倍，且抗体在体内维持时间长（图 2-37）。再次应答的这些特点与记忆 B 细胞和记忆 Th 细胞的存在，以及 FDC 结合免疫复合物有关。

表 2-10　B 细胞对 TD 抗原初次应答与再次应答的区别

指标	初次应答	再次应答
抗体生成潜伏期	5~10 天	1~3 天
抗体峰值（生成量）	低	高
持续时间	短	长
抗体类别	IgM>IgG	IgG ↑、IgE ↑、IgA ↑
抗体亲和力	低	高
免疫剂量	高	低
浆细胞寿命	短	长

四、免疫调节

免疫应答是机体重要的防御功能，但免疫应答过程不可避免会造成对自身组织细胞的损伤。因此，免疫应答的强弱、类型、启动及终止等均受到严密而有效的调节，以保证产生最适宜的效应，既能有效清除异己抗原，又能使损伤减少到最低程

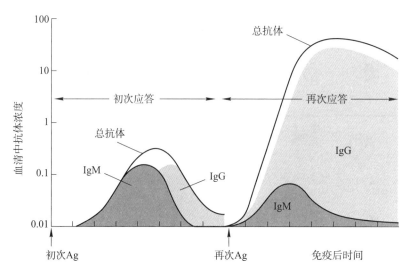

图 2-37　抗体产生的一般规律示意图

度，从而保持机体内循环的稳定。免疫应答的调节与免疫应答是同步发生的，包括正负反馈两个方面，是由多因素参与的十分复杂的免疫生物学过程，涉及分子、细胞、整体及群体等不同水平。免疫调节过程的任一环节发生失误，均可引起全身或局部免疫应答的异常，最终导致自身免疫病、超敏反应、持续感染和肿瘤等疾病发生。

（一）抗原特性影响免疫应答类型

抗原对免疫应答具有直接的调节作用，抗原的性质（组分、结构、相对分子质量、在体内的代谢速度等）、数量及进入体内的途径等在起始的不同环节，都会直接调节特异性免疫应答。例如荚膜多糖抗原通常产生 IgM；蛋白质抗原能引起细胞和体液免疫应答；细胞内感染的微生物引起细胞免疫应答；而可溶抗原则引起体液免疫应答。改变抗原进入途径，可引起免疫偏移，使 CD4$^+$T 细胞应答从一种类型转向另外一种。

（二）抗体的反馈调节

产生的大量特异性抗体（Ab1）能诱发出抗独特型抗体（Ab2）。这些 Ab2 分子的抗原结合部位，能识别并结合 B 细胞抗原受体（BCR）分子的 V 区，其 Fc 段则和 B 细胞表面的 Fc 受体（FcγR Ⅱ–B）结合，由后者引发抑制性信号，终止 B 细胞的应答分化和进一步分泌抗体。与独特型抗体相同，抗原抗体复合物也可以交联 BCR 和 FcγR Ⅱ–B 而抑制 B 细胞的应答（图 2-38）。

（三）抑制性受体、ITAM 和 PTP 抑制激活信号的转导

免疫细胞活化信号转导过程，涉及一些蛋白的磷酸化与脱磷酸化。磷酸化与脱磷酸化是一个可以相互转化的过程，导致信号蛋白的活化与失活。能催化蛋白质上酪氨酸残基发生磷酸化的激酶称蛋白酪氨酸激酶（protein tyrosine kinase，PTK），而催化脱磷酸化的称为蛋白酪氨酸磷酸酶（protein tyrosine phosphatase，PTP）。因此，对于免疫细胞的激活而言，PTK 和 PTP 的作用相反，分别发挥正、负调节作用。

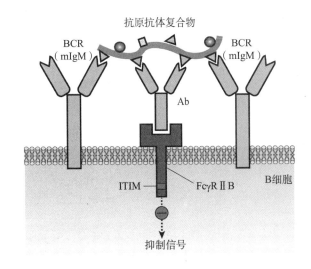

图 2-38 抑制性受体 FcγRII–B 对抗体产生的反馈性调节

如前所述，激活受体的胞内段带 ITAM，可以招募 PTK 而传递活化信号。抑制性受体的胞内段则带有一种相似的基序，免疫受体酪氨酸抑制性基序（immune receptor tyrosine-based inhibitory motif，ITIM），可以招募 PTP 而导致免疫激活信号的中止。免疫细胞的有关受体见表 2-11。不同抑制性受体的 ITIM 的基本结构为：FcγR Ⅱ B（I/VxYxxL）、CTLA-4（GxYxxM）、KIR（YxxLx26YxxL）、CD94/NKG2A（YxxLx28YxxL）。

B 细胞的 FcγR Ⅱ –B 与 BCR 的交联作用见前述。

CTLA-4 与 CD28 分子均能与 B7 结合，但作用相反，而且 CTLA-4 与 B7 的亲和力比 CD28 要高。T 细胞活化后开始表达 CTLA-4，一方面与 CD28 竞争 B7，另一方面通过胞内段的 ITIM 传递抑制信号（图 2-39）。

表 2-11 免疫细胞的激活性受体和抑制性受体

免疫细胞	激活性受体	抑制性受体
B 细胞	BCR	FcγR Ⅱ B、CD22、CD72
T 细胞	TCR、CD28	CTLA-4、PD-1、KIR
NK 细胞	CD16、NCR	KIR、CD94/NKG2A
肥大细胞	FcεRI	FcγR Ⅱ B、gp49B1
γδT 细胞	Vγ9Vδ2TCR	CD94/NKG2A

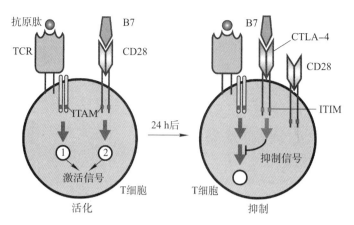

图 2-39　共刺激分子 CTLA-4 的诱导性表达及其对 T 细胞活化的反馈性调节

NK 细胞和某些 CTL 的抑制性受体 KIR 和 CD94/NKG2 等，识别的配体是非经典和经典的 HLA Ⅰ 类分子。通过胞内段的 ITIM 传递抑制信号，可终止激活受体转导的激活信号。

肥大细胞的抑制受体 FCγR Ⅱ B 结构同 B 细胞抑制性受体，通过与活化受体 FCγR Ⅰ 交联而发挥负向调节作用。

（四）凋亡对免疫应答的负反馈调节

1. 活化诱导的细胞死亡　Fas 又称 CD95，是由 325 个氨基酸残基组成的受体分子。Fas 作为一种普遍表达的受体分子，可以出现在多种细胞表面，包括淋巴细胞。活化的淋巴细胞可大量表达 Fas。FasL 与 Fas 结合导致的靶细胞凋亡是 Tc 和 NK 细胞效应的主要机制。但表达 FasL 的效应杀伤细胞也会与自身表达的 Fas 结合，诱导自身的凋

亡过程，这种 Fas 启动的效应细胞凋亡称活化诱导的细胞死亡（activation induced cell death，AICD）（图 2-40）。

人的 FasL 常可以三聚体的形式作为可溶性 FasL 进入细胞周围环境，既可杀伤自己（自杀），也可杀伤其他 T 细胞（自相残杀），还可杀伤周围的活化 B 细胞（他杀），导致效应细胞数量减少，结果使抗原诱导的细胞免疫和体液免疫都受到抑制。因此，AICD 是机体控制特异性免疫应答强度，避免应答过度造成损伤的一种重要反馈机制。

2. 被动性细胞死亡　活化的淋巴细胞在缺乏细胞因子、抗原刺激信号、协同刺激信号等各种细胞赖以生存的基本刺激时，可通过线粒体途径诱导细胞凋亡，这种凋亡又称程序性死亡（programmed cell death，PCD）。这种机制使得免疫细胞在感染被

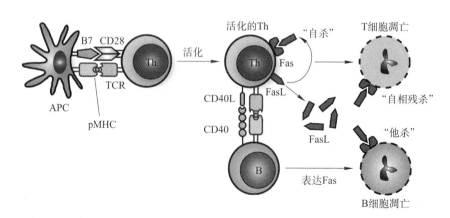

图 2-40　AICD 对效应功能的免疫调节

清除后能得到自限。

（五）Th1/Th2 极化及相关细胞因子对免疫应答的调节

1. Th1/Th2 极化调节免疫应答的类型　初始的 CD4$^+$ T 细胞被 APC 激活后先分化成 Th0 细胞，在微环境中多种因素的影响下 Th0 可进一步分化成 Th1 或 Th2 细胞，这一过程称为 Th1/Th2 极化（polarization）。Th 细胞极化的方向决定了机体免疫应答的类型。Th1 细胞分泌 IL-2、IFN-γ、TNF 等细胞因子，主要介导细胞免疫，涉及炎症反应、抗病毒、抗胞内寄生虫感染和移植物排斥等。Th2 细胞分泌 IL-4、IL-5、IL-10、IL-13 等细胞因子，主要介导体液免疫，涉及 B 细胞活化、增殖与分化，与 Ig 类别转换和 I 型超敏反应的发生有关。

值得注意的是，Th1/Th2 分泌的细胞因子可以调控彼此的形成。Th1 细胞分泌的 IFN-γ 等细胞因子可促进 Th1 细胞的形成，同时抑制 Th2 细胞的形成；Th2 细胞分泌的 IL-4 等细胞因子则可促进 Th2 细胞的形成和抑制 Th1 细胞形成。在正常的免疫应答中，Th1 与 Th2 处于恰当的平衡状态。许多疾病的发生和结局则与 Th1/Th2 细胞的失衡有直接关系。例如，类风湿关节炎和多发性硬化症与 Th1 细胞因子产生过多有关；特应性皮炎和支气管哮喘与 Th2 细胞因子产生过多有关；麻风病毒和结核病毒等在胞内感染时 Th2 水平升高而 Th1 水平抑制，则使 Mφ 的杀菌能力下降，感染迁延不愈（图 2-41）。

2. 影响 Th1/Th2 极化的因素　Th0 细胞的极化方向受多种因素的影响，其中局部环境中细胞因子的格局起了最重要的作用。APC、NK 细胞、NKT 细胞、CD8$^+$ T 细胞、肥大细胞等，则可通过分泌细胞因子、诱导细胞因子表达、诱导细胞因子受体表达等机制而影响 Th 细胞的极化。通常 Mφ 呈递抗原时易诱导 CD4$^+$ T 细胞向 Th1 细胞分化；B 细胞易诱导向 Th2 细胞分化；DC 则可分为 DC1 和 DC2 两个亚群，分别促进 Th1 和 Th2 的分化。NK、NKT、Tc 细胞除了作为杀伤细胞发挥免疫效应之外，也可通过分泌细胞因子发挥免疫调节作用。根据其分泌的细胞因子不同，这三种细胞均被一些观点分为两类细胞亚群：NK1、CD4$^-$ NKT、Tc1 细胞分泌 Th1 型细胞因子，促进 Th1 细胞分化；NK2、CD4$^+$ NKT、Tc2 细胞分泌 Th2 型细胞因子，促进 Th2 细胞分化。

由于 Th1/Th2 细胞没有特定的表面标志，以前都是通过测定体液中的细胞因子来反映 Th1/Th2 比例。因为测得的细胞因子不仅仅是由 Th 细胞所分泌，故曾有 Th1 样（Th1 like）和 Th2 样（Th2 like）细胞因子的说法。近年来建立的荧光抗体染色检测单细胞内细胞因子的技术，虽然已能直接测定 Th1/Th2 细胞的数量，但仍无法完全排除其他分泌相同细胞因子的细胞。这点在分析有关文献时应予注意。

总之，Th1/Th2 极化是多细胞共同作用的结果，受抗原的性质及进入的部位、MHC 分子及其与抗原肽的亲和力、协同刺激分子以及内分泌激素等因素的调控。一般认为，在 T 细胞刚开始分化时，Mφ 分泌的 IL-12 是促进 Th1 细胞分化的主要因素，NKT 细胞和肥大细胞产生的 IL-4 则是促进 Th2 细胞分化的主要因素。

（六）调节性 T 细胞的作用

1. 从 Ts 到 Tr 的概念　Ts 细胞（suppressor T

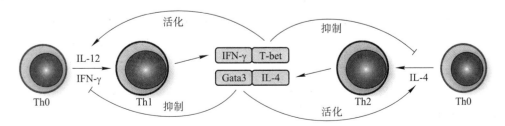

图 2-41　Th1 和 Th2 亚群的互相调节作用

lymphocyte）对免疫应答具有抑制作用作为一种现象，早在 20 世纪 70 年代即已被实验证实，但具体涉及的细胞亚群和分子机制则一直不是很清楚。因为 CD8⁺ T 细胞可表现免疫抑制作用，故曾经将 Ts 细胞列为 CD8⁺ T 细胞中的一个功能性亚群，把 CD4⁺/CD8⁺ T 细胞比例作为评估免疫功能增强或降低的指标。近年来的研究进展认识到，T 细胞对免疫应答的调节是一个非常复杂的过程，多种细胞群体尤其是 CD4⁺ T 细胞均可发挥作用。因此，调节性 T 细胞（Treg）的概念已取代 Ts 细胞的说法。

除了前述的 Th1 和 Th2 的免疫调节作用之外，已发现 CD4⁺CD25⁺ Tr、Tr1、Th3 三个细胞亚群在免疫调节中发挥重要作用，其他一些细胞包括 CD4⁺Vβ14⁺ Tr、CD8⁺ Tr、CD8⁺CD28⁻ Tr、CD4⁻CD8⁻ TCRαβ⁺（DN）Tr、γδTr 及 NKT 细胞等亦可归入 Tr 细胞的范畴。

2. CD4⁺CD25⁺ Tr 细胞　目前发现具有抑制免疫应答作用的 T 细胞至少有两大类：即自然调节 T 细胞和适应性调节 T 细胞，自然调节性 T 细胞主要通过细胞间的接触发挥抑制功能；适应性调节性 T 细胞主要通过分泌细胞因子，如 IL-10、TGF-β 和 IL-35 发挥抑制作用。在治疗自身免疫病和肿瘤以及防止器官移植排斥中具有应用前景。

Treg 具有免疫失能性（anergic）和免疫抑制性（suppressive）两大功能，其免疫机制主要体现在五个方面，见图 2-42。

（七）独特型网络的调节

免疫球蛋白的 V 区所具有的抗原特异性与 C 区不同，是该 Ig 所特有的，被称为独特型（idiotype）。每一 Fab 段存在 5～6 个独特型抗原表位，称为独特位（idiotope），分别位于抗原结合部位和骨架区。在未接触抗原的初始状态时，每种 Ig 的数量很少，其独特型不足以诱导免疫耐受。当某一抗原进入体内后，选择性激活表达相应 BCR 的 B 细胞克隆发生扩增，产生大量的抗体（Ab1）。此时数量较大的 Ab1 通过其独特型，可以诱导抗独特型的抗体（Ab2）产生。Ab2 可以有两种类型，

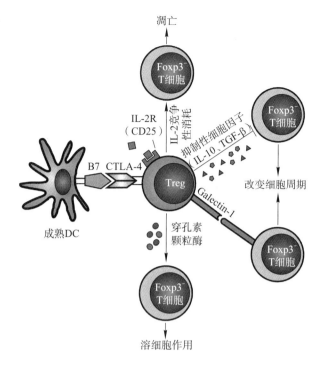

图 2-42　两类调节性 T 细胞

分别是针对骨架区的独特位（α 型）和抗原结合部位的独特位（β 型）。Ab2β 与 Ab1 的抗原结合部位呈结构互补，其结构和抗原表位相似，并能与抗原竞争结合 Ab1 或诱导 Ab1 的产生，故称为体内的抗原内影像（internal image）（图 2-43）。

Ab2α 和 Ab2β 都可作为负反馈因素，抑制 Ab1 的产生。Ab2 本身又可诱导抗抗独特型抗体（Ab3）的产生，Ab3 则可抑制 Ab2。Ab3 又可刺激 Ab4……如此反复刺激、反复制约，构成一个独特型网络，使机体具有恢复平衡的趋向。

TCR 和 T 细胞克隆之间也有相应的独特型网络存在。

（八）神经、内分泌免疫网络的调节

作为机体中三个主要的调节系统，神经、内分泌和免疫系统可以互相影响、互相调节，构成神经、内分泌免疫网络，共同维持机体内环境的稳定。一方面，神经内分泌系统可通过神经末梢、神经递质、激素、细胞因子等影响免疫系统。如皮质类固醇、雄激素可下调免疫反应，雌激素、生长激素、甲状腺激素、胰岛素则可增强免疫应答。除了

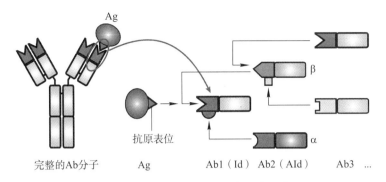

图 2-43 独特型网络及抗原内影像示意图

各种激素受体，免疫细胞也表达儿茶酚胺、脑啡肽、内啡肽、P物质、血管活性肠肽（vasoactive intestinal peptide，VIP）等神经调节递质受体。不同的细胞亚群可表达不同的受体和显示不同反应性。因此，不同的介质在不同环境中具有不同的效应。

另一方面，免疫系统也可通过抗体、细胞因子、炎症介质等作用于神经内分泌系统。如 IL-1、IL-6 和 TNFα 可通过下丘脑－垂体－肾上腺轴线刺激皮质激素的合成。

第三节 自身免疫病

自身免疫（autoimmunity）是机体免疫系统对自身成分发生免疫应答的能力，在免疫耐受状态下，一定量的自身反应性 T 细胞和自身抗体普遍存在于所有个体的外周免疫系统中，有利于协助清除衰老变性的自身成分，对维持免疫系统的自身免疫稳定具有重要的生理学意义。但在某些内因和外因诱发下，自身免疫耐受状态被打破，持续迁延的自身免疫对自身抗原产生异常的免疫应答，造成自身细胞破坏、组织损伤或功能异常，从而导致自身免疫病（autoimmune disease，AID）。已经发现的人类自身免疫病有近百种，几乎涉及人体所有的组织和器官。自身免疫应答形成的机制及如何人为控制自身免疫反应以治疗自身免疫病是免疫学研究的主要内容之一。

一、自身免疫病的分类和特征

（一）分类

自身免疫病分为器官特异性和全身性自身免疫病（图 2-44）。

1. 器官特异性自身免疫性疾病 病变局限于某一特定器官，由针对器官特异性抗原的免疫应答引起，如桥本甲状腺炎（Hashimoto's thyroiditis，HT）。

2. 全身性自身免疫病 又称为系统性自身免疫病。病变见于多种器官和组织，分布广泛，以系统性红斑狼疮（systemic lupus erythematosus，SLE）为典型代表，可出现皮肤、肾和关节等部位病变。

（二）特征

自身免疫病具有以下基本特征：患者体内可检

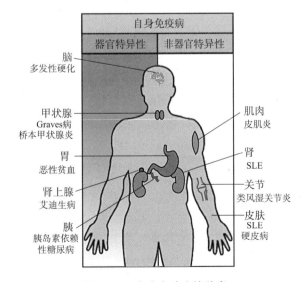

图 2-44 自身免疫病的种类

测到自身抗体和（或）自身反应性 T 淋巴细胞；自身抗体和（或）自身反应性 T 淋巴细胞造成组织损伤或功能障碍；病情的转归与自身免疫应答的强度密切相关；反复发作，慢性迁延。

二、自身免疫病发生的相关因素

（一）抗原因素

1. 免疫隔离部位抗原的释放　机体内某些被称为免疫豁免部位（immunologically privileged site）的器官，如脑、睾丸、眼球、心肌和子宫等。由于

其中的某些自身抗原成分和免疫系统相对隔离，在免疫系统的发育过程中，针对这些抗原的淋巴细胞克隆未被诱导免疫耐受，而存在于外周免疫器官中。存在于免疫隔离部位的自身抗原成分称为隐蔽抗原或隔离抗原。手术、外伤和感染等因素使这些抗原释放，与免疫系统接触，诱发自身免疫应答，导致自身免疫病。如由于眼的外伤，使眼晶状体蛋白进入血液和淋巴液，刺激免疫系统产生特异性 CTL，并对健侧眼组织发动攻击，引发自身免疫性交感性眼炎（图 2-45）。

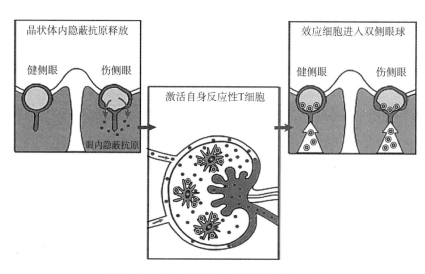

图 2-45　自身免疫性交感性眼炎发生机制

2. 自身抗原发生改变　生物、物理或化学因素使自身抗原发生改变，刺激自身免疫应答，引起自身免疫病。一些小分子药物，如青霉素、头孢菌素等，可吸附到红细胞表面，使其获得免疫原性，刺激机体产生抗体，引起药物相关的溶血性贫血。抗原发生变化的自身 IgG，可刺激机体产生针对此 IgG 的 IgM 类自身抗体，成为类风湿因子（rheumatoid factor，RF）。RF 和变性的自身 IgG 形成的免疫复合物可引发包括类风湿关节炎等多种自身免疫病。

3. 分子模拟　有些微生物与人体细胞或细胞外成分有相同或相似的抗原表位，在感染人体后激发针对微生物抗原的免疫应答，其产物也能攻击具

有相同或相似表位的人体细胞或细胞外成分，这种现象称为分子模拟（molecular mimicry）。通过分子模拟可引发多种自身免疫性疾病（图 2-46）。如 A 型溶血性链球菌细胞壁 M 蛋白抗原与人的肾小球基底膜、心肌内膜有相似表位，该细菌感染刺激产生的特异性抗体，可与肾、心脏部位的相似表位发

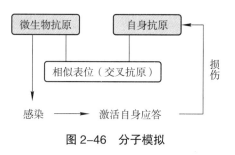

图 2-46　分子模拟

生交叉反应，从而引发急性肾小球肾炎和风湿性心脏病。

4. 表位扩展 免疫系统首先针对抗原的优势表位发生免疫应答，如果未能及时清除抗原，可相继对隐藏在抗原内部或密度较低的隐蔽表位发生免疫应答，这种现象被称为表位扩展

（图 2-47）。这是由于在淋巴细胞的发育过程中，针对自身抗原隐蔽表位的免疫细胞克隆可能未经历阴性选择，成为逃逸到外周的自身反应性淋巴细胞克隆。在类风湿关节炎、多发性硬化症患者中都观察到表位扩展的现象，是自身免疫病迁延并不断加重的原因。

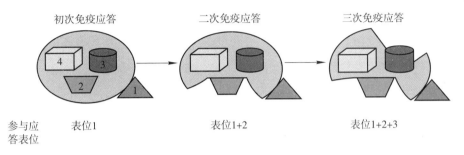

图 2-47 表位扩展

（二）免疫系统因素

1. 免疫忽视打破 免疫忽视（immunological ignorance）是指对低水平自身抗原不发生自身免疫应答的现象。多种因素可打破这些淋巴细胞克隆对自身抗原的免疫忽视，如多克隆激活剂、表达异常增高的共刺激分子以及细胞因子等使处于免疫忽视状态的自身反应性 T 细胞激活，辅助 B 细胞产生自身免疫应答，从而引起自身免疫病。

2. MHC II 类分子表达异常 非专职抗原呈递细胞表达较高水平的 MHC II 类分子，将自身抗原呈递给自身反应性 T 细胞，使之活化产生异常免疫应答，导致自身免疫病。

3. 自身反应性淋巴细胞清除异常 若胸腺或骨髓微环境基质细胞缺陷，阴性选择发生障碍，引起自身反应性 T、B 细胞克隆清除异常，则可能产生对自身抗原的免疫应答，导致自身免疫病。

4. 淋巴细胞多克隆激活 一些微生物成分或超抗原可多克隆激活淋巴细胞。如 EB 病毒可刺激免疫系统产生多种自身抗体（如抗 T 细胞抗体、抗 B 细胞抗体、抗核抗体、类风湿因子等）；获得性免疫缺陷综合征（acquired immunodeficiency syndrome，AIDS）患者体内可出现高水平的抗红细

胞抗体和抗血小板抗体。

5. 调节性 T 细胞异常 具有抑制功能的 Treg 功能异常是自身免疫病发生的原因之一。Treg 功能缺陷或 Treg 的转录因子 Foxp3 基因敲除小鼠均易发生自身免疫病。

6. 活化诱导的细胞死亡障碍 激活的效应淋巴细胞在行使功能后死亡的现象称为活化诱导的细胞死亡（activation induced cell death，AICD），主要是通过 T 细胞 –B 细胞或 T 细胞 –T 细胞之间的 FasL（CD95L）和 Fas（CD95）的结合，启动 AICD，使自身反应性 T 细胞或 B 细胞被消除。AICD 相关基因缺陷（如 Fas 基因突变）时，细胞凋亡不足或缺陷，效应淋巴细胞不能被有效清除而长期存在，易患自身免疫病。

（三）遗传因素

1. HLA 等位基因 人类自身免疫病的易感性与 HLA 相关，产生关联的可能原因有：某些特定 HLA 分子的抗原肽结合槽不能有效结合自身抗原肽，导致相应自身反应性 T 细胞在胸腺不能被有效清除，这些自身反应性 T 细胞的异常活化，将引起自身免疫病；某些特定 HLA 分子能与类似自身抗原的病原体抗原肽有效地结合，以分子模拟的方式

引发自身免疫病。

2. 其他相关基因　补体成分 C1q 和（或）C4 基因缺陷的个体清除免疫复合物的能力明显减弱，体内免疫复合物的含量增加，易发生系统性红斑狼疮。DNA 酶基因缺陷，体内清除凋亡颗粒的功能发生障碍，可能通过表位扩展等机制引发系统性红斑狼疮。

（四）其他因素

1. 性别　一些自身免疫病的易感性与性激素有关，如女性患多发性硬化和 SLE 的可能性比男性大 10～20 倍，男性强直性脊柱炎患者约为女性的 3 倍。SLE 患者的雌激素水平普遍升高，给 SLE 小鼠应用雌激素可加重其病情。在妊娠时类风湿关节炎患者的病情通常减轻；分娩后有的个体会出现疾病加重的情况。

2. 年龄　自身免疫病多发生于老年人，儿童发病非常少见。其原因可能是：老年人胸腺功能低下或衰老导致免疫系统功能紊乱，从而有利于自身免疫病发生。

3. 环境　自身免疫病的发生可能与寒冷、潮湿和日晒等环境因素有关。如在系统性红斑狼疮中，若皮肤暴露于紫外线，则可使其胸腺嘧啶二聚体增加。使自身 DNA 成为自身免疫应答的靶抗原；紫外线还可促进角质细胞产生 IL-1、TNF-α 等细胞因子，诱发自身免疫应答。

三、自身免疫病的免疫损伤类型

自身免疫病实际上是由自身抗体和（或）自身反应性 T 淋巴细胞引起针对自身抗原的免疫应答，主要通过以下一种或几种方式导致组织损伤或功能障碍。

（一）自身抗体介导的自身免疫病

1. 细胞膜或膜吸附成分的抗体　自身抗体与细胞膜表面抗原结合后，通过补体依赖的细胞毒作用（CDC）、补体片段招募中性粒细胞至局部释放酶和介质引起细胞损伤、补体的调节作用和 NK 细胞介导的抗体依赖的细胞介导的细胞毒作用（ADCC）引起自身细胞的破坏。常见疾病有自身免疫性血细胞减少症（图 2-48）、自身免疫性贫血、自身免疫性血小板减少性紫癜等。

2. 细胞表面受体的抗体

（1）抗体与细胞表面受体结合，过度刺激器官功能：如毒性弥漫性甲状腺肿（Graves' disease，又称 Graves 病）。该病是由血清中针对促甲状腺激素受体（thyroid stimulating hormone receptor，TSHR）的 IgG 抗体引起的、以甲状腺功能亢进为特征的自身免疫性疾病。该自身抗体可以高亲和力持续结合甲状腺上皮细胞膜上的 TSHR，模拟 TSH 效应，导致甲状腺上皮细胞长期分泌过量的甲状腺激素，引起甲状腺功能亢进症（简称甲亢）（图 2-49）。

（2）阻断受体与配体结合，抑制器官功能：如重症肌无力（myasthenia gravis，MG）。该病是由乙酰胆碱受体（acetylcholine receptor，AChR）的自身抗体引起，以骨骼肌进行性无力为特征的自身免疫病。该自身抗体与神经肌肉接头处 AChR 结合，可

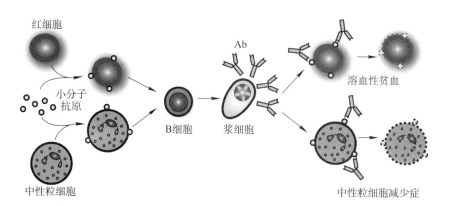

图 2-48　自身免疫性血细胞减少症发生机制

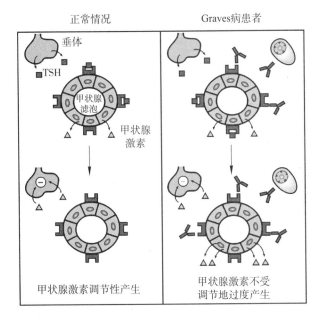

图 2-49 Graves 病发生机制示意图

竞争性抑制乙酰胆碱与其受体结合,阻断其生物学效应;抗体与 AChR 结合后,可加速 AChR 的内化和降解,使 AChR 数量减少,致使肌肉细胞对运动神经元释放的乙酰胆碱的反应性进行性降低,出现肌肉收缩无力等症状(图 2-50)。

(3)细胞外成分的抗体:细胞外抗原的自身抗体也可以引起自身免疫病,如肺出血肾炎综合征是由抗基底膜 IV 型胶原(存在于肾、肺、内耳等)自身抗体引起的自身免疫性疾病,常见表现为肾炎、肺出血。

(4)自身抗体抗原复合物:自身抗体和相应抗原结合形成的免疫复合物可引起自身免疫性疾病。如 SLE 患者体内存在多种抗 DNA 和组蛋白的自身抗体,或抗红细胞、血小板等自身抗体。自身抗体和自身抗原形成大量的免疫复合物沉积在皮肤、肾小球、关节、小血管壁,激活补体,造成组织细胞损伤。

(二)自身反应性 T 细胞介导的自身免疫病

1. 自身反应性 CD4$^+$T 细胞 实验性变态反应性脑脊髓炎(experimental allergic encephalomyelitis, EAE)是由 CD4$^+$ Th1 和 Th17 介导的自身免疫病。活化的 Th1 和 Th17 释放多种细胞因子引起以淋巴细胞、单核细胞/Mφ 浸润为主的炎症反应,人类的多发性硬化症的发病机制和 EAE 相似(图 2-51)。

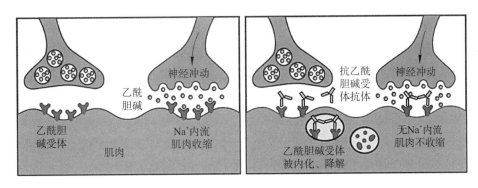

图 2-50 重症肌无力发生机制示意图

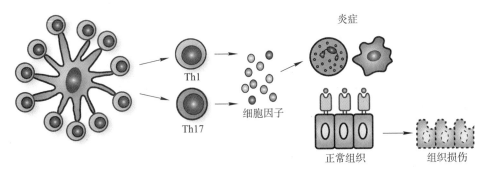

图 2-51 CD4$^+$T 细胞介导的自身免疫病

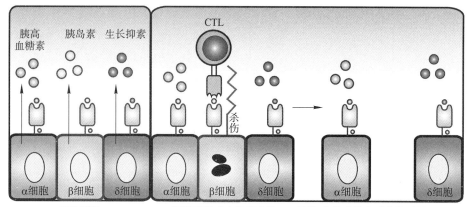

胰高血糖素　胰岛素　生长抑素　　　　　　　CTL

杀伤

α细胞　　β细胞　　δ细胞　　　α细胞　　β细胞　　δ细胞　　　α细胞　　　　δ细胞

正常情况　　　　　　胰岛素患者自身反应性CTL杀伤β细胞致胰岛素分泌不足

图 2-52　CD8+ T 细胞介导的自身免疫疾病

2. 自身反应性 CD8+ T 细胞　胰岛素依赖型糖尿病由自身反应性 CD8+ T 细胞介导，后者可持续杀伤胰岛中的 β 细胞，导致胰岛素分泌严重不足（图 2-52）。

四、自身免疫病的治疗

自身免疫病的治疗尚缺乏理想的方法。主要通过针对疾病的病理变化和组织损伤所致的后果进行治疗，也可通过调节免疫应答的各个环节以阻断自身免疫病的发生或减缓疾病的进程，以期达到防治的目的，主要包括以下几个原则。

（一）去除诱因

控制发病的诱因，如抗感染、避免日照、避免劳累等。多种微生物可诱发自身免疫病，所以采用疫苗和抗生素控制微生物的感染，可降低某些自身免疫病的发生率。对一些能诱发自身免疫病的药物，要谨慎使用。

（二）抑制自身免疫应答

1. 使用免疫抑制剂　免疫抑制剂是目前治疗自身免疫病的有效药物，可通过抑制细胞及体液免疫反应，使组织损伤得以减轻。抗有丝分裂的非特异性免疫抑制剂如硫唑嘌呤、环磷酰胺、氨甲蝶呤，常与皮质激素联合应用作为常规免疫抑制剂治疗一些自身免疫病。这些免疫抑制剂的机制各不相同，环磷酰胺是主要作用于 S 期的细胞周期特异性

烷化剂，通过影响 DNA 合成发挥细胞毒作用。硫唑嘌呤为嘌呤类似物，可通过抑制 DNA 合成发挥抗淋巴细胞的细胞毒作用。氨甲蝶呤是二氢叶酸还原酶拮抗剂，通过抑制核酸的合成发挥细胞毒作用。环孢素可特异性抑制淋巴细胞 IL-2 的产生，发挥选择性的细胞免疫抑制作用。霉酚酸酯为次黄嘌呤核苷磷酸脱氢酶抑制剂，可抑制嘌呤从头合成途径，从而抑制淋巴细胞活化。

此外，糖皮质激素可以通过抑制炎症反应减轻自身免疫病的症状，其可抑制磷酸脂酶，减少花生四烯酸的生成，抑制环氧合酶 -2（cyclooxygenase-2，COX-2）基因的表达，从而减少前列腺素、白三烯和血栓烷素的生成。它还能抑制 TNF、IL 等因子的产生，保护溶酶体膜。糖皮质激素可作用于多个环节，具有强大的抗炎作用和免疫抑制作用。大剂量皮质激素的应用可有效抑制一些重症自身免疫病所致的炎症反应。非甾体抗炎药（nonsteroidal anti-inflammatory drug，NSAID）的共同作用是抑制 COX，使花生四烯酸不能转化为前列腺素，从而发挥抗炎作用。

2. 应用细胞因子或其受体的抗体或阻断剂　针对细胞因子的治疗，主要包括两类：一是利用单克隆抗体或重组的细胞因子受体抑制炎性细胞因子（如 IL-1、TNF-α、IL-2）的活性；二是利用具有抗炎作用的细胞因子（如 IL-4、IL-10）

治疗自身免疫病。最具代表性的是针对 IL-1 和 TNF-α 的治疗：TNF-α 单克隆抗体英夫利昔单抗（infliximab）、重组人 II 型 TNFR- 抗体融合蛋白依那西普（etanercept）对类风湿关节炎及强直性脊柱炎等有明确的疗效；IL-1R 拮抗剂（IL-1Rα）和可溶性 IL-1R（sIL-1R）对类风湿关节炎亦有明确的疗效。

3. 应用免疫细胞表面分子抗体　用抗体阻断相应免疫细胞的活化，或清除自身反应性 T、B 细胞克隆，可抑制自身免疫应答。抗自身反应性 T 细胞的 TCR 和自身反应性 B 细胞的 BCR 独特型抗体可清除这些细胞。针对 B 细胞的靶向治疗包括抗 CD20 单抗利妥昔单抗（rituximab）、抗 CD22 单抗依帕珠单抗（epratuzumab）、B 细胞耐受原（LJP-934）等可抑制活化 B 细胞，使 SLE 的治疗策略进入一个新时代，但其安全性、有效性仍有待于进一步观察。针对 T 细胞的靶向治疗，如抗 CD3 和抗 CD4 的单克隆抗体可抑制自身反应性 T 细胞活化，抗 CD40L 单抗鲁利单抗（ruplizumab）、CTLA-4Ig 可延缓 SLE 和类风湿关节炎等疾病的发展。

（三）重建自身免疫耐受

治疗自身免疫病的理想方法是重建对引起自身免疫病的自身抗原的特异性免疫耐受。如口服自身抗原诱导全身免疫耐受，抑制自身免疫病的发生；通过模拟胸腺阴性选择，清除自身反应性 T 细胞，从而诱导免疫耐受。

（四）其他治疗方法

1. 造血干细胞移植（hematopoietic stem cell transplantation，HSCT）　将供者的造血干细胞取出体外作为移植物，回输移植给预处理的受者，重建其造血及免疫系统，对部分难治性自身免疫病不失为可能的一种治疗选择，值得探讨。

2. 血浆置换　可降低自身免疫病患者血浆中免疫复合物的含量，减轻免疫复合物在组织中沉积。对于有生命威胁的免疫复合物所致的血管炎、SLE、肺肾出血性综合征等疾病有一定的治疗效果。

3. 免疫吸附　对于经药物治疗无效、高球蛋白血症、高滴度抗体的难治性 SLE 等患者可能取得较好的疗效。

（陈广洁　蒋黎华　钮晓音　张　勇）

数字课程学习

⬇ 教学PPT　　　✎ 自测题

第三章

风湿病总论

关键词

风湿病　　症状　　疾病谱　　影像学诊断　　自身抗体谱

心理　　精神　　健康

第一节　风湿病的常见症状

风湿性疾病是一组病因复杂、疾病表现各异的自身免疫或自身炎症性疾病，可以累及全身多个脏器，表现为非特异性或系统受累的特征性临床表现。

一、发热

正常成人体温一般在 36～37℃。腋窝温度稍低，口腔温度稍高，可以受机体内外因素影响而波动，但波动范围多不超过 1℃。下午体温较早晨高，青壮年体温较老年人高，妇女在月经前及妊娠期体温稍高于正常；幼儿体温调节能力差，因此波动较大。其中风湿病引起的发热为非感染性发热，由于外源性致热源或内源性致热源作用于体温调节中枢，从而造成体温升高。

发热的热型包括稽留热、弛张热、间歇热、波状热、回归热和不规则热等。发热可见于多种风湿病。发热的伴随症状和诊治对风湿病的鉴别诊断有重要意义。

系统性红斑狼疮（SLE）的发热与疾病活动相关，可伴有红细胞沉降率增快、dsDNA 升高和补体降低等。类风湿关节炎多表现为低热，成人斯蒂尔病多为弛张热，亦可以表现为稽留热或不规则热。炎症性肌病、系统性血管炎和脂膜炎等也常表现为发热。

二、骨关节表现

骨和关节是风湿性疾病累及的主要器官，可以表现为关节炎、关节痛以及肌腱、韧带和附着点的损伤。关节病变的数目、部位、起病缓急和关节外表现是鉴别累及关节的风湿病的主要依据之一。

关节症状包括关节肿痛和活动受限，影像学上可表现为骨髓水肿、滑膜炎、附着点炎、骨质侵蚀、骨质疏松、骨质增生和关节间隙狭窄等。

类风湿关节炎常见对称性的多关节滑膜炎，主要累及关节为掌指关节、近端指间关节、腕关节和肘关节等，也可以累及颞下颌关节和颈椎。关节表现为关节肿痛和压痛，晨僵，晚期出现关节畸形（天鹅颈畸形：手指掌指关节屈曲挛缩，近端指间关节过度伸展；纽扣花畸形：近端指间关节屈曲挛缩伴远端指间关节过度伸展）。

骨关节炎是一种退行性疾病，主要累及部位为手指的远端指间关节、第一腕掌关节、髋关节、膝关节、第一跖趾关节、颈椎和腰椎。手指远端指间关节背侧出现骨性膨大称为赫伯登结节（Heberden node），近端指间关节出现的骨性膨大称为布夏尔结节（Bouchard node）。第一腕掌关节受累可以出现"方形手"。髋关节骨关节炎患者常伴有跛行。膝关节骨关节炎患者可表现为活动时疼痛明显，常有骨擦音。

脊柱关节病多累及中轴关节如脊柱和骶髂关节，同时可以影响外周关节，最容易受累的外周关节是髋关节和膝关节，可累及小关节，表现为腊肠指趾（整个指趾的腱鞘炎引起弥漫性肿胀）；出现炎症性腰背痛和非对称性少关节炎，也常常出现足跟痛等附着点炎。

关节痛也是 SLE 的常见表现，可以为对称性多关节肿痛。部分患者因关节周围肌腱受损出现非侵蚀性关节半脱位，X 线片检查多无关节的骨质破坏，称为 Jaccoud 关节病。

痛风和焦磷酸盐性关节炎患者的症状十分类似，都可以表现为急性发作的单关节炎和多关节炎，超声检查和关节滑液镜检有助于鉴别。

风湿病的患者由于疾病本身的影响或者使用糖皮质激素，可以出现无菌性骨坏死，可累及多部位的骨和关节，髋关节多见。

三、皮肤黏膜病变

皮肤是风湿病的重要靶器官，风湿病皮疹表现多种多样。

1. 黏膜溃疡　皮肤黏膜破损，呈圆形或不规则形破溃，边缘清，深浅不一；一般 10～14 天愈合，不留瘢痕；也可迁延不愈，深而留痕。可见于唇黏膜、舌、颊黏膜、上腭、牙龈和扁桃体，发生于 SLE 及贝赫切特综合征；也可见于会阴部、生殖器周围、尿道口和肛门口，发生于贝赫切特综合征。

2. 皮肤红斑　可以发生于皮肤型红斑狼疮和 SLE。通常根据临床表现将皮肤狼疮分为急性、亚急性和慢性三种。

（1）急性皮肤型红斑狼疮：多表现为面部蝶形红斑，是 SLE 的特征性皮损，红斑形如蝴蝶，跨越鼻梁及分布于面颊，可融合成片，轻度水肿，略凸出于皮面，光照后加重，可伴有糜烂、渗出、脱屑和结痂，消退后可有色素沉着。病理显示表皮萎缩，真皮水肿，血管及附属器周围炎症细胞浸润。患者可同时出现面、头皮、颈、上胸、肩臂伸面、手背红斑和甲周红斑，也可以发生大疱性或中毒性表皮松解样损害。

（2）亚急性皮肤型红斑狼疮（subacute cutaneous lupus erythematosus，SCLE）：约占红斑狼疮的 10%，皮损包括丘疹鳞屑型和环形红斑两种。好发于皮肤暴露部位如面部、颈前、躯干上部和上肢伸侧。丘疹鳞屑型红斑表现为红色丘疹或斑疹，表面覆有鳞屑，外观可呈银屑病样。环形红斑呈环状，边缘水肿及红色浸润斑，红斑中央皮肤接近正常，可有色素沉着。患者可伴有全身症状。SCLE 多与抗 SSA（抗 Ro）抗体相关。病理检查显示表皮萎缩，棘细胞轻度水肿，基底细胞液化变性，真皮毛囊和血管周围淋巴细胞浸润。

（3）慢性皮肤型红斑狼疮：包括盘状红斑狼疮（discoid lupus erythematosus，DLE）和红斑狼疮脂膜炎。盘状红斑狼疮主要累及皮肤，皮损好发于面颊、耳郭和头皮等部位，表现为边界清楚的鲜红色或者暗红色斑块，可有鳞屑和角栓，陈旧性皮损中心有萎缩和毛细血管扩张。亦可以累及黏膜，下唇多见。经久不愈者可以继发鳞状细胞上皮癌。皮损局限于颈部以上皮肤，称为局限性 DLE，皮疹累及躯干和四肢者称为播散性 DLE，其中 20% 具有系统累及。损害肥厚或疣状的称为肥厚性或疣状 DLE。组织病理学表现为角化过度，毛囊内角化栓塞，萎缩，固有层损害，基底膜增厚，炎症细胞浸润。

红斑狼疮脂膜炎又称深在性红斑狼疮（lupus erythematosus profunda，LEP），主要累及真皮深层和皮下组织，其损害为结节或斑块。面部、上臂、腹部和臀部较常见，结节数目不定、大小不等、质硬、不移动，皮肤色泽可正常或呈暗红色，可单独发生或者发生于 LEP 皮损的深层。

3. 结节红斑　散在分布的蚕豆大小或更大的皮下结节，隆起于皮面，伴压痛，数目不定，不融合，不破溃，颜色初为鲜红，后转为暗红，2~3 周消退，不留瘢痕，多见于小腿和踝部，也可见于四肢伸侧，发生于贝赫切特综合征、结节性脂膜炎、结节病、系统性红斑狼疮、溃疡性结肠炎等。尤其须鉴别诊断结核菌感染。

4. 紫癜　血液溢于皮肤、黏膜之下，压之不褪色。一般不高出皮面，2 周左右变黄消退。发生于各种风湿性疾病所致血小板减少及高丙种球蛋白血症、冷球蛋白血症。

5. 雷诺征　肢端末梢因寒冷或情绪波动依次出现皮肤苍白、发绀和潮红，可伴有疼痛和感觉异常，温暖或情绪稳定后可消失。雷诺征是由于细小动脉发生痉挛，进而缺血、缺氧和再灌注，发生于系统性硬化症、混合性结缔组织病、系统性红斑狼疮、类风湿关节炎、干燥综合征等。

6. 网状青斑　皮肤呈斑条状略带青紫红色的网状分布，压之褪色，多对称分布于双下肢近端；冬天或受冷时出现，夏天或温暖时消失；发生于 SLE、抗磷脂抗体综合征、皮肌炎、类风湿关节炎、结节性多动脉炎、显微镜下多血管炎等。

7. 皮肤硬化　是硬皮病的特征性表现。硬皮病包括局限性硬皮病和系统性硬皮病。局限性硬皮病包括点滴型、斑块型、线状型、节段型、皮下组织型和泛发型。斑块型最常见，皮损初期为紫红色或淡红色斑片，轻度水肿，后期变成白色或淡褐色萎缩性斑片。点滴型硬皮病多发于颈胸肩背等处，深部硬皮病少见，可累及真皮下和深筋膜。线状（带状）硬皮病多见于儿童，皮损沿肋间或肢体成带状分布，额颞部的皮损可以向头皮延伸呈刀劈状。组织病理基本相同，病损早期表现为明显的炎症细胞浸润，血管内皮细胞肿胀，管壁水肿；晚期常无明显炎症浸润，表皮正常，真皮乳头层胶原纤维呈均质化，小汗腺萎缩，血管极少，管壁纤维化，管腔狭窄。

进行性系统性硬化症患者的皮损一般经历水肿、硬化、萎缩三个时期，早期皮肤肿胀伴有红斑，随后逐渐硬化、绷紧、呈蜡样光泽。组织病理与硬皮病相似，但是早期真皮胶原纤维素肿胀，炎细胞浸润较轻；晚期真皮和皮下组织的血管内膜明显增厚，管腔变窄甚至闭塞。皮肤色素异常多见，可表现为色素沉着或色素脱失，有时呈皮肤异色症表现。

8. 皮肌炎特异性皮疹　皮肌炎的皮肤损害多样，主要为向阳疹和 Gottron 征（或 Gottron 疹）。向阳疹即上睑暗紫红色水肿型斑疹，很常见，可累及内眦、颊部、头皮、耳后和颈部，一般没有渗出、鳞屑和结痂。皮肌炎手部掌指关节、指间关节以及大关节伸面和骨隆凸出可出现红斑和丘疹，称为 Gottron 征或 Gottron 疹。

部分患者可以表现为恶性红斑，颜色鲜红或棕红，面部呈醉酒貌，全身皮疹广泛，伴发肿瘤的概率较高。

水肿型红斑的病理无特异性，可表现为表皮角化、棘层萎缩、钉突消失，基底细胞液化变性，真皮全层黏液性水肿，血管扩张，周围淋巴细胞浸润，间有少量组织细胞，伴色素缺失。

9. 其他皮肤表现　风湿病患者还可以出现毛囊炎、痤疮样皮疹、脓疱等。结节型多动脉炎患者的下肢可以出现网状青斑、紫癜和溃疡。肉芽肿性多血管炎患者的四肢和臀部可以出现结节，质硬，可以坏死形成溃疡；也可以出现红斑、丘疹、紫癜和坏疽性脓皮病等。

四、肌痛和肌无力

肌痛和肌无力是炎症性肌病患者的常见症状，多累及四肢近端肌群、颈前屈肌，可伴有吞咽困难或呼吸肌无力；实验室检查有肌酸激酶升高，肌电图提示肌源性改变，肌肉活检可以出现横纹肌变性坏死和炎症细胞浸润等。肌炎抗体谱的检测有助于疾病的诊断和预后判断。

SLE 患者常有肌痛和压痛，很少出现严重的肌无力和肌炎表现，肌酸激酶可正常或轻度异常。结节性多动脉炎患者可表现为弥漫性肌痛或下肢肌肉触痛。风湿性多肌痛多发生于 50 岁以上女性，多累及肩胛带肌群和骨盆带肌群，可有肌肉压痛，肌酶和肌电图正常，肌肉活检无特征性改变。MRI 可表现为肩峰下 / 三角肌下滑囊炎。纤维肌痛综合征患者可以出现全身广泛分布的骨骼肌肉疼痛、僵硬感，可伴有疲劳和睡眠障碍，一般无实验室检查异常。

五、眼部表现

眼睛及周围附属器官是风湿病的受累器官之一。SLE、SS、RA、脊柱关节病、系统性血管炎等的眼部表现很常见，

脊柱关节炎和葡萄膜炎密切相关，前葡萄膜炎更为常见。患者病情发作时可以表现为红眼、疼痛和畏光，50% 的前葡萄膜炎为 HLA-B27 阳性，通常表现为单眼的反复发作，也可以累及双眼，有时可见前房积脓。白塞病患者可以发生视网膜血管炎，表现为双侧复发性眼炎，两次发作之间通常不能完全缓解，需要及时的积极治疗，否则可造成视力丧失。

类风湿关节炎多累及巩膜，严重时可造成巩膜软化或穿孔，合并干燥综合征时可出现干燥性角结膜炎，严重者可引起角膜溃疡或穿孔，眼底血管炎可引起视力障碍甚至失明。SLE 和干燥综合征也常常出现干燥性角结膜炎和视网膜血管炎。干燥综合征可合并视神经脊髓炎谱系病。肉芽肿性多

血管炎患者的眼眶累及很常见，也可以发生巩膜炎。Cogan 综合征患者可以发生角膜病变，间质性角膜炎多见。白塞病患者的眼部病变为非肉芽肿性炎症，累及前后葡萄膜，可伴有视网膜血管炎，还可以表现为结膜炎、角膜溃疡、脉络膜炎、视神经炎等。

六、肺部表现

肺是风湿病最容易累及的脏器之一。肺的实质、间质、血管、气道、胸膜和胸壁等均可受累，其中弥漫性肺纤维化最为常见。不同类型的风湿病具有一些共同的表现。根据病理学特征，风湿病的肺间质改变可以表现为普通型间质性肺炎（UIP）、非特异性间质性肺炎（NSIP）、隐源性机化性肺炎（COP）、弥漫性肺泡损伤（DAD）、呼吸性细支气管炎（RB）、脱屑性间质性肺炎（DIP）和淋巴细胞性间质性肺炎（LIP）等。

类风湿关节炎患者的肺部改变可表现为胸膜病变、类风湿结节和间质性肺病。病理多为 UIP 和 NSIP，UIP 的组织病理学特征是肺泡壁中的炎症细胞浸润和纤维化，NSIP 特征为弥漫性淋巴细胞和浆细胞浸润，纤维化相对较轻。

干燥综合征患者多见肺气囊和肺间质纤维化，还可以出现小气道受累，病理主要表现为 UIP 和 LIP。

SLE 患者的肺部可出现急性狼疮性肺炎、胸膜炎、慢性弥漫性间质性肺炎、弥漫性肺泡出血和肺动脉高压等表现。

MCTD 和系统性硬化症最常见的肺部病变是间质性肺病和肺动脉高压。肺动脉高压与肺纤维化程度无关。炎症性肌病可以表现为急性或者慢性的间质性肺炎。肉芽肿性多血管炎最常见的表现是肺结节影，50% 可以出现多发结节并常伴空洞。

此外，风湿病可以出现肺水肿、急性呼吸窘迫综合征、肺部感染、药物性肺病及淋巴瘤等肺部病变，需要认真鉴别。

七、多系统累及的表现

风湿病可以出现发热、疲劳、消瘦、多浆膜腔积液等非特异性表现，同时可出现全身多个系统累及。比如 SLE 可以引起血液系统表现、狼疮肾炎、Libman-Sacks 心内膜炎、胃肠道血管炎、神经精神狼疮等表现；大动脉炎可以出现动脉瘤；白塞病和抗磷脂抗体综合征易出现动静脉血栓；干燥综合征可能合并自身免疫性肝炎和桥本甲状腺炎等。有相关症状时需要和感染及肿瘤等疾病相鉴别。

（李　佳　戴　岷）

第二节　风湿病的疾病谱分类

风湿病曾经是指一组围绕骨骼肌肉系统的综合性症状，其核心症状是疼痛。在漫长的历史过程中，人们始终没有对单个的疾病进行命名和深入研究。19 世纪初至 20 世纪，风湿病开始出现具体疾病的命名和描述，包括痛风、风湿热、类风湿关节炎、幼年慢性多关节炎、强直性脊柱炎、骨关节炎、红斑狼疮、系统性硬化、皮肌炎、多肌炎、多动脉炎和赖特综合征等。

现代风湿病学已经成为内科学的一个独立分支。其内涵包括弥漫性结缔组织病（connective tissue diseases，CTD）、脊柱关节病（spondyloarthropathies，SPA）、晶体关节病（crystal-associated arthropathies）、骨与软骨疾病及一些不能归属以上各类的个别疾病或与其他学科有交叉的疾病。

1. CTD　是一组累及肌肉、骨骼及血管的自身免疫性和炎症性疾病。临床上常表现有系统性症状和多个脏器受累，导致相应脏器功能受损甚至衰竭，病变呈现慢性过程，患者的个体差异大，异质性强。多数患者存在自身抗体为代表的血清生物标志物。传统治疗药物包括激素和免疫抑制剂，近年来，靶向性生物制剂对某些 CTD 的治疗效果振奋人心。具体分类如下：

（1）SLE 和抗磷脂抗体综合征。

（2）类风湿关节炎和干燥综合征、成人斯蒂尔病。

（3）硬皮病、混合性结缔组织病、未分化结缔组织病。

（4）炎症性肌病（皮肌炎、多肌炎、包涵体肌炎、恶性肿瘤相关多发性肌炎或皮肌炎等）。

（5）各类血管炎，包含白塞病和风湿性多肌痛。SLE 被称为自身免疫病的原型，是 CTD 中最具代表性的疾病。

2. SPA　包含了一组相互关联的疾病，其代表性疾病是强直性脊柱炎，其他疾病包括赖特综合征、反应性关节炎、炎性肠病关节病、银屑病关节炎、未分化脊柱关节病和幼年慢性关节炎等。

这些疾病表现为以下特征：家族聚集倾向、炎性腰背痛、非对称性下肢关节炎、前葡萄膜炎、肠道溃疡、肌腱端周围附着点炎症、银屑病样皮疹、类风湿因子阴性、与 HLA-B27 有关联、放射学有骶髂关节炎改变。

3. 晶体关节病　是由某种晶体物质沉积于关节或关节周围组织导致局部非特异性炎症的一类疾病。临床最常见的晶体沉积是尿酸盐结晶、焦磷酸钙结晶和碱性磷酸钙结晶，其中以尿酸钠结晶导致的痛风性关节炎最为普遍，业界的关注度最高。而焦磷酸关节病又被称作"假性痛风"。需要指出的是，晶体沉积可以继发于某些内分泌代谢性疾病，关节炎症有时仅仅是疾病全身症状的一部分。比如糖原累积症引起的痛风性关节炎。晶体沉积引起局部炎症的机制可能是它们激活关节液或组织液中的炎症介质或趋化因子，抑或中性粒细胞吞噬晶体后释放各类溶解酶、细胞因子等。不同晶体的致炎能力不同，炎症的剧烈程度也有很大差别。

4. 骨与软骨疾病　常见的疾病有骨关节炎、骨质疏松症，少见的疾病有复发性多软骨炎、畸形性骨炎、骨坏死、弥漫特发性骨肥厚和遗传性结构蛋白病，较具地方性特色的疾病包括大骨关节病和慢性氟中毒。

其他难以归类的风湿性疾病往往涵盖了多学科范围，如淀粉样变（血液科）、自身免疫性肝病（消化科）、结节病（呼吸科）和纤维肌痛症（精神科）。

（张　巍）

第三节　风湿病的影像学检查

一、概述

风湿病的早期诊断、鉴别诊断、疾病进展、疗效随访和介入治疗等，都离不开医学影像学。医学影像学是一门迅速发展的学科，DSA、CT 和 MRI 的应用大大改进了医学影像学对风湿性疾病的诊断能力。例如，对因疼痛而行影像学检查的患者，了解是否为早期强直性脊柱炎，过去唯一的方法就是骶髂关节和附近脊柱小关节的 X 线摄影，漏诊者不少；20 世纪 70 年代 CT 问世后，同一部位的 CT 检查大大提高了诊断的准确率；80 年代 MRI 问世，90 年代随着 MRI 骨髓、软骨成像设备和程序的开发，显示了 CT 难于发现的骨髓水肿和软骨较细微的改变，又进一步提高了诊断的准确率。

（一）数字 X 线成像

传统 X 线检查方法的进展就是使用了数字影像。在过去的 20 年里，由于电子和计算机技术方面的飞速发展致使 X 线摄影系统进入全新的发展阶段，传统方法使用 X 线胶片，目前使用感光板和电子板技术，即 CR 和 DR 技术，X 线图像由过去的模拟量化显示，转变为数字化输出，这样图像后处理方法更加丰富和多彩。

数字化 X 线成像对骨结构、关节软骨及软组织的显示优于传统的 X 线成像，还可行矿物盐含量的定量分析，因此对风湿性骨关节疾病的分析和评估更具价值；易于显示纵隔结构（如人血管和气管）；在观察肠管积气、气腹和结石等含钙病变方面也优于传统 X 线图像。

（二）X 线计算机体层摄影成像

X 线 计 算 机 体 层 摄 影 成 像（computed tomography，CT）不同于 X 线成像，它是用 X 线束对人体层面进行扫描，取得信息，经计算机处理而获得的重建图像。所显示的是断面解剖图像，其密度分辨率明显优于 X 线图像。从而显著扩大了影像检查的应用范围，提高了病变的检出率和诊断的准确率。

CT 与 X 线图像相比，CT 图像的空间分辨率不如 X 线图像高，但是 CT 的密度分辨率（density resolution）很高，对不同组织密度的差异有一个量的概念。20 世纪 80 年代中后期高分辨率 CT（high resolution computed tomography，HRCT）技术的发展使 CT 的优越性更为明显，在肺部疾病的临床应用上也越来越广泛。尤其在显示弥漫性肺病变方面，CT 明显优于 X 线胸片，而 HRCT 又优于普通 CT。HRCT 目前已成为常规 CT 不可缺少的重要补充手段。现代 CT 机具备了更为强大的后处理技术，如多层面重建术、曲面重建术、最大密度重建、表面遮盖法重建技术、多角度投影等，能够直观、全面地显示病变的范围和形态，并提供更多与病灶相关的信息。

（三）磁共振成像

磁共振成像（magnetic resonance imaging，MRI）是利用原子核在磁场内共振所产生信号经重建成像的一种成像技术。核磁共振是一种核物理现象，它不仅能用于物理学和化学的检测和研究，也应用于临床医学领域。Lauterbur 于 1973 年首次发表了利用核磁共振的现象通过计算机形成图像的技术，并将其命名为核磁共振成像。为了准确反映其成像基础，避免与核素成像混淆，改称为磁共振成像（MRI）。近年来，MRI 技术发展十分迅速，已日臻成熟完善，其已在单纯的结构影像基础上，拓展出功能 MRI、分析 MRI 和分子 MRI 成像等先进技术。

MRI 是利用原子核单数质子自旋产生的磁场与附加的射频场发生共振之原理进行成像的一种影像医学检查方法。MRI 拥有很高的组织分辨率，尤其在分辨软组织病灶的敏感性方面明显高于 CT。在风湿病关节改变中，它在显示早期软骨和骨的破坏性病变、滑膜炎及血管翳、骶髂关节炎等方面有很大的优势。

二、风湿病影像学诊断方法及要点

风湿病属于全身多结构、多器官或多系统的病变，就风湿病本身即表现得错综复杂，似乎与众多疾病之间存在艰难的鉴别诊断问题；同时在疾病反复和治疗的过程中，经常发生继发病变、并发症、医源性病变和药物不良反应等各种问题，这都需要及时和正确地做出诊断和评估。

随着医学影像学的发展，目前在各类结缔组织疾病中除常规 X 线检查外，CT、MR 及 DSA 等检查方法的应用越来越多，与风湿病的诊断、治疗和随访的关系也越来越密切，已成为风湿病诊断和治疗中不可缺少的一部分。各种不同的检查方法有其不同的成像特点，在风湿病的诊断中也有其不同的适应证。为此，确立合理的检查技术路线和诊断方法则显得至关重要。

（一）检查工具的选择

1. 普通 X 线检查　X 线摄片是一种价廉、快捷和方便的方法，是风湿病影像检查最为常用的方法。在风湿病的临床应用方面，X 线摄片对骨骼、关节破坏程度、软组织钙化、结石等病变显示较好，是许多关节疾病如类风湿关节炎、骨关节炎、强直性脊柱炎等的诊断标准之一。尽管 X 线摄片的组织分辨率偏低，显示软组织器官或结构不理想，影响了其对风湿性疾病早期诊断的价值，但因临床医师已对 X 线摄片具备读片能力、几乎所有医院均配置 X 线机、比较适合危重病例检查及摄片过程的便捷特点，目前仍为风湿病首选的也是基础的检查方法。尤其在风湿性骨关节病方面，X 线片表现是疾病诊断的主要依据，也是诊断标准中的一项十分重要的指标。

2. 胃肠道钡剂检查　有助于发现和评估硬皮

病、皮肌炎和多肌炎等所致的食管、胃和小肠的相关问题，或发现系统性疾病的肠道是否累及和累及程度。胃肠道钡剂检查反映消化道功能改变非常敏感，若单纯了解风湿病、药物性或其他继发性因素导致的胃肠道功能异常，应首选钡剂检查。

3. 静脉肾盂造影（intravenous pyelography，IVP）　对反映一侧肾功能改变较好，但若双侧同时病变且相对轻微则难以判断。IVP 也不能确实地反映肾实质的功能和器质的变化，因此 IVP 通常不作为风湿病的首选检查方法。

4. CT　由于近年来 CT 技术的迅速发展，已经从常规 CT、单排螺旋 CT 发展至多层螺旋 CT，目前临床应用的多层螺旋 CT 已达 320 层。这一发展不仅仅使扫描速度大大提高和图像质量提高，更主要是能轻易地获取大范围的容积扫描，加上强大的后处理技术，如多层面重建术、曲面重建术、最大密度重建、最小密度投射、表面遮盖法、容积再现、虚拟内镜等重建技术，能够直观、全面地显示病变的范围和形态，并能轻易地形成血管、支气管、肠道、胆道、泌尿道和骨结构的 2D 和 3D 影像。CT 检查在诊断风湿性骨关节病上的优势主要体现在它对骶髂关节和脊柱关节突关节的骨质侵蚀破坏更为敏感，能较 X 线更早发现病变。同时，随着后处理软件的发展，它还可用于病变的定量评估。

单纯的常规 CT 平扫只适合风湿病继发卒中、危重病例原因探讨和急腹症病例，不属常规检查方法。HIRCT 显示风湿病直接累及肺部不仅敏感度高而且很少受到各种因素的干扰，对发现肺部病变以及评估病情、疗效、继发和并发症均很有价值。在拥有高质量 CT 机的单位，就风湿病性肺检查应同时完成 X 线胸片和 HRCT 扫描。

就人体软组织密度组织、结构和器官的风湿性病变的 CT 检查必须施加静脉增强扫描。胃肠道 CT 造影（CT-E）是一种发现和评估风湿病消化道器质性病变安全、有效的方法。CT-E 较光学内镜检查更为安全、少痛苦和少限制，较超声检查更为全面和直观，较胃肠道钡剂检查更为敏感、简便和可靠。因此，针对临床高度怀疑消化道器质性病变者应首选 CT-E。CT 血管造影术（CTA）显示血管腔的表现基本与 MIRA 和 DSA 相同，但 CTA 显示小分支尚有欠缺，而且缺少血管的动态影像资料；CT 血管壁影像（特别是大动脉炎）明显优于 MRA 和 DSA，也很少像超声那样受到部位和结构的干扰。鉴于这个特点，大血管炎病例应首选 CTA 和 CT 血管壁成像。CT 灌注扫描有助于进一步了解血流动力学变化。

5. MRI　拥有很高的组织分辨率，尤其在分辨软组织病灶的敏感性方面明显高于 CT。在风湿病关节改变中，它在显示早期软骨和骨的破坏性病变、滑膜炎及血管翳、骶髂关节炎等方面有很大的优势，但仍应联合 X 线摄片和 MRI 检查两种方法同时使用。就风湿性中枢神经系统病变和肌肉组织病变通常首选 MRI 检查，其他部位病变的 MRI 检查只是补充、追加或辅助性质，不作为首选方法。

自旋回波序列（SE）属风湿病 MRI 检查最为基本、不可缺少的序列。颅脑 MRI 检查必须追加 FLAIR 序列，以提高病灶检出的敏感性。体部 MRI 断面成像通常需要追加脂肪抑制序列，特别是诊断肌炎时必须追加脂肪抑制成像。梯度回波序列并追加脂肪抑制经常用于骨结构、软骨和肌腱的显像。Gd-DTPA 增强很有应用价值，特别是在重点观察脑膜和滑膜病变时必须追加增强 MR 成像。

随着 MR 设备和检查技术的不断改进，MRI 胃肠道造影（MR-E）显示消化道结构已呈现出广阔的发展空间，尽管目前仍作为一种补充或后备检查手段，但相信以后一定会成为风湿病胃肠道病变非常有效的检查方法。国内外已有不少文献报道 MR 血管造影和血管壁成像优于 CTA 和 CT 血管壁扫描，但目前尚不成熟，还需进一步改进技术和累积经验。MRS、BOLD、灌注成像和弥散成像也逐渐应用风湿病的诊断，其价值有待进一步研究。

6. DSA　被认为是诊断血管性病变的金标准，但这一观点目前正受到各方面的挑战和质疑。DSA 判断血管腔改变和血流状态的准确率很高，但无法显示管壁的形态和密度/信号变化，也不能直接显像血管周围或供血组织的影像变化，加之 DSA 操作复杂、属有创检查及费用昂贵等问题，因而难以常规应用，也未必能提供全面的影像信息。通常情况下，疑有血管性病变者首选简便、安全和无创的 CT、MR 或超声血管影像和管壁影像检查，发现病变后追加 DSA 检查以进一步确定诊断。以头臂型大血管炎为例，首先行头臂血管动脉期和平衡期CT 扫描，其动脉期重建 CTA 图像，平衡期断面像重在显示血管壁影像，若见管腔狭窄和管壁增厚或周围组织水肿则高度提示大血管炎。但 CTA 经常出现假狭窄或过高评估狭窄度问题，追加 DSA 则有助于排除各种假象、提高诊断准确率，同时对CT 所示的狭窄度做出明确的评判，为以后的 CTA 随访打下基础。

7. 超声成像　是近年来风湿病诊断中日益受到重视的影像方法。它具有无辐射、价廉、可重复进行以及可进行实时和动态观察等优点，并且还有协助引导穿刺活检、抽吸或药物注射治疗等优势。在风湿病方面，超声成像主要用于滑膜、肌腱、软骨、血管等软组织病变及囊性液体积聚、软组织钙化、结石等的判断。但超声检查有其局限性，在一些超声束不能到达的特殊部位，其应用必然受到限制。

各种检查方法中，均有各自的优势及不足之处，应当相互补充。在风湿病的诊断中，应当熟悉各种影像方法的优缺点，权衡利弊，以便选择性地应用。为此，确立合理的检查技术路线和诊断方法则显得至关重要。根据我们在风湿病诊断工作中的经验，总结了风湿病影像诊断的技术路线，如图 3-1 所示。

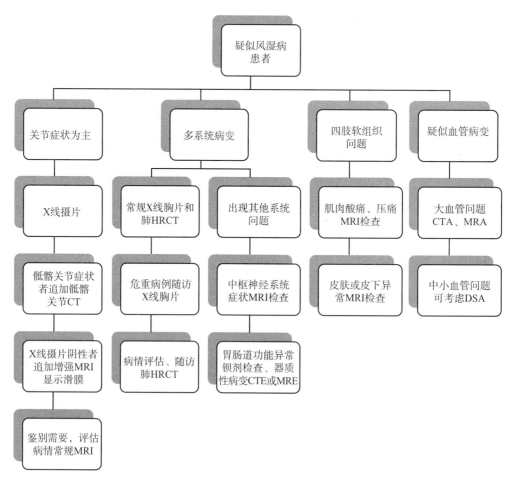

图 3-1　风湿病影像诊断的技术路线图

（二）各部位检查方法的选择及要求

风湿病的特点是多系统、多器官、多结构累及，这就要求影像检查做到全面性和广覆盖；又因风湿病的特殊分布特点，要求影像检查必须包含最好发的部位；再因风湿病特殊的病理特点，需谨慎选择检查方法。

1. 关节影像检查　手的风湿病影像学表现比大关节更具特点，更利于疾病诊断和鉴别诊断。当同时有大小关节病变时，即使小关节的症状不如大关节显著，也需完成小关节的摄片或其他检查。鉴于风湿性关节病多为双侧性和多关节病变，一般要求一次完成双侧关节检查或多部位检查。

强直性脊柱炎影像检查必须包括骶髂关节，这是确定诊断和判断病情最为重要的部位，脊柱和其他关节的检查可视情况而定。应侧重颅颈交界处观察，特别是 $C_1 \sim C_2$ 的图像。早期脊柱可无明显的骨结构改变，此时予以过伸或过屈位摄片可能会发现脊柱不稳定现象。

小关节摄片除观察骨结构影像外，还需了解软组织的变化。一些滑膜炎改变为主的关节病（如类风湿关节炎、银屑病、系统性硬化病等）经常出现关节旁软组织对称肿胀；一些病变（银屑病、系统性硬化病等）可见指尖软组织萎缩，SLE则见肌肉萎缩。为此，X 线摄片须适当地降低摄片条件，以凸显软组织影，必要时追加 MRI 检查。

大关节病变 X 线摄片多为阴性，其敏感度偏低。CT 增强前后扫描能够敏感地发现关节积液、滑膜增生、骨性关节表面毛糙等改变或其他继发病变。因此，对摄片阴性者应追加 CT 增强前后扫描检查。MRI 增强前后成像发现大关节病变较 CT 更为敏感，能非常早期地发现软组织和骨髓水肿（骨髓水肿可能是最早出现的征象），也能早期发现软骨破坏和滑膜轻微增生。通常情况下，应选择 MRI 而非 CT 扫描。

2. 四肢软组织影像检查　X 线摄片、CT 和 MRI 显示软组织的敏感性依次增高，但并非一定要首选 MRI 检查，X 线摄片也能显示肿块、肿胀、萎缩性改变、脂肪病灶及钙化骨化病灶。其中显示钙化骨化（包括静脉石）并非是 MRI 的强项，CT 断面敏感度高但整体观不足，人们更习惯于在 X 摄片上判断钙化骨化病灶的位置、密度、分布以及特点。

CT 扫描显示软组织病灶总体上处于 X 线平片和 MRI 之间，突出优势在于能敏感地显示钙化、骨化和静脉石。CT 判断脂肪水肿或含脂肪病灶似乎较 MRI 更容易和更准确。CT 判断肌组织萎缩程度较 MRI 更为方便和直接。一旦发现软组织内病灶，追加增强扫描有助于提高病灶显像的清晰度，确定病灶范围及确定病变类型。

MRI 诊断软组织病变的优势是毋庸置疑的，但须注意 MRI 的检查方法。首先是检查序列，其中自旋回波（SE）的 T_1WI 和 T_2WI 属最基本的检查序列，不可或缺；梯度回波序列发现病灶的敏感性很高，但易出现假象，需结合 SE 序列分析判断；一次检查至少补充一个脂肪抑制像，这不仅是为了分辨病灶内是否存在脂肪组织，更是为了提高显示病变的敏感度。其次是 MRI 检查的范围和方位，一次检查至少要包括整个解剖结构，如大腿 MRI 检查需包括大腿各组肌肉及膝或髋关节；尽可能发挥 MRI 任意方位成像的优势，除横断面外，应追加沿软组织结构解剖走行的方位成像。最后是局部成像带来的不利影响，如一侧前臂 MRI 成像常出现身体对前臂的干扰及偏中心磁场不均匀问题，此时调整摆位要比改变成像参数更为有效。

3. 中枢神经系统影像检查　国外报道，风湿病并发中枢神经系统病变的发生率在 20% ~ 40%，而国内报道低于 20%，其主要原因有：①出现明显神经系统症状后才引起注意，事实上一些无神经系统症状或因轻微而被忽略的病例同样存在中枢神经系统问题；②选用影像工具不恰当，CT 对风湿性脑病远不如 MRI 敏感；③对风湿病并发中枢神经系统病变影像表现的认识还不充分。为此，除急诊或危重病例外，对疑似神经系统问题的病例应首选 MRI 检查。

风湿病并发中枢神经系统病变 MRI 检查除常规序列外，FLAIR 序列对发现脑和脊髓脱髓鞘、脑炎样改变及血管性水肿非常有价值，应作为风湿性脑病和脊髓病变的常规检查序列。其能提供病灶是否存在血脑屏障破坏和活动状态等信息。至于弥散成像、MRS 和 fMRI 在风湿病并发中枢神经系统方面的应用还处在研究阶段。

4. 肺部影像检查　风湿病累及肺部改变通常使用 X 线摄片和 CT 扫描。由于风湿病肺部累及常以间质性为主，人们习惯应用 HRCT 扫描方法，以此来提高肺间质结构 CT 影像的清晰度和细节。但 HRCT 的密度分辨率尚有欠缺，不能有效地反映病灶的密度变化。为此，HRCT 只能在常规扫描方法的基础上附加扫描，绝不能取消常规扫描。若疑有纵隔问题或肺内密实病灶时，需追加增强扫描。

5. 腹部实质脏器影像检查　风湿病经常累及腹部实质性器官，但影像学检查通常呈现阴性，或呈现可疑的轻微改变，如轻度的血液灌注异常、轻度萎缩或组织变性等改变，而这些疑似或轻微改变无特征性，难以确定是否属风湿病所为。因此，风湿病累及腹部实质器官病变的诊断主要依靠生化和免疫等实验室检查而非影像学检查。若需影像学检查，超声波检查简便易行，并可在超声引导下实施穿刺活检（如肾穿刺活检）。常规的增强前后 CT 扫描未必优于超声检查，从理论上讲 CT 灌注扫描对风湿病血管炎致血液灌注改变应该有价值，但这一技术存在不稳定性和偏差问题，仍处于研究和改进阶段。目前尚无 MRI 在风湿病累及腹部实质脏器病变方面的报道，需累积病例进行临床研究。

6. 消化道影像检查　风湿病（如皮肌炎、硬化症、SLE 等）损害胃肠道平滑肌和肠道神经结构，钡剂造影检查可发现胃肠道张力减退、蠕动减弱和肠内钡剂推进减慢，但钡剂检查尚不能有效地反映肠壁变化和肠外结构变化。超声、CT 和 MRI 均能直接显像肠壁结构和肠外结构，其中 CT 扫描最少受到限制和干扰，其影像相对稳定和可靠，在临床上应用也最多。鉴于风湿病患者体弱和对检查耐受性差等情况，不主张予以复杂或反复多次检查，通常情况下选择 CT 扫描能够做到一次性解决问题。

CT 扫描显像肠壁的关键在于充分的肠道检查前清洁、肠道充盈水剂和肠壁强化。若遇病情危重或有肠梗阻病例，可省去肠道准备和肠腔充盈准备，直接行增强前后扫描。对不适宜使用 CT 造影剂的病例，则考虑 MRI 检查，肠道准备与 CT 检查的方法一致，其成像序列以快速 T_2WI（单次激发）为宜。

7. 血管影像检查　风湿病经常累及各级动脉和静脉，血管的影像检查必不可少。目前可采纳的方法有 DSA、CTA、MRA 和超声检查。其中超声检查仅适宜较浅表的中或大血管，如颈动静脉和股动静脉等，而风湿病血管病变的范围通常较为广泛，单纯使用超声检查显然不合适。MRA 可用于全身各个部位血管成像，其脑血管 MRA 可显示脑动脉 3～5 级分支。但 MRA 易受到运动、血流、邻近结构和血管走行的影响，存在假阳性问题，却很少有假阴性。因此，MRA 可作为首选检查方法，一旦见阳性表现，即追加 DSA 予以确定诊断。CTA 较少受到运动和血管走行的影响，比较适合胸腹部血管造影。但 CTA 易被邻近致密结构干扰，并受到血流和强化效果的影响，其小分支的显示率低于 MRA，既有假阳性，也有假阴性问题。因此，CTA 的诊断结果需要用 DSA 加以证实。微小血管和毛细血管只能依靠 DSA。

对风湿病累及血管病变而言，血管的断面影像非常重要，如大动脉炎 CT 和 MRI 断面像可见血管壁均匀增厚、分层以及壁外脂肪水肿，血栓闭塞性静脉炎可呈现静脉壁增厚和静脉内血栓。CT 血管断面像需予以增强并完成动脉相和平衡相两期扫描。MRI 血管断面像采用心电门控、黑血和抑脂技术，完成 T_1WI、PDWI 和 T_2WI 影像。

三、风湿病各系统病变的基本影像学改变

（一）风湿病关节病变

风湿病关节病变包含一系列疾病，病变表现复杂多样，但仍具有相似的病理学改变，主要表现为关节滑膜炎及由此引起的一系列软骨及软骨下骨结构、周围肌腱和肌肉等组织的异常改变。

1. 滑膜炎 是一种独特的炎症反应。滑膜的组织学改变在发病第一周即可出现。滑膜内面明显充血水肿并增厚，特别是软骨边缘的滑膜，其表面有致密的纤维素渗出，并深入肿胀的滑膜。滑膜表面内皮细胞脱落和组织坏死，关节腔内有渗出液，常为混浊的乳状液体。镜下改变可见滑膜充血水肿、组织疏松。滑膜被覆细胞局部可脱落，有灶性坏死及纤维素渗出，有时可见到少量中性粒细胞渗出，但以淋巴细胞、单核细胞渗出为主。X线摄片表现为关节腔、滑囊积液和关节肿胀。CT扫描直接显示关节囊或滑囊结构，囊内呈水样密度。渗出性积液在 MR 上呈 T_1WI 低信号、T_2WI 高信号。滑膜炎出现关节腔内渗出者都伴有不同程度的滑膜增厚，CT呈现中等密度，MRI 的 T_1WI 和 T_2WI 呈略低信号，增强检查示滑膜中等或明显的强化，且延迟时间较长。

急性炎症消退后，渗出逐渐被吸收。在炎症细胞浸润的部位，有显著的血管、成纤维细胞和内皮细胞增殖，使滑膜呈不规则增厚，并出现许多小绒毛状突起，由此形成血管翳。血管翳在 X 线平片上难以显示，CT 影像上轻微病变大多也难以显示，增生明显者可呈条状或结节样软组织密度影。血管翳在 T_1WI 上多呈低信号，T_2WI 上根据血管翳的组成不同可表现为低、高或高低混杂信号。若血管翳下伴随显著的脂肪增生，其表现形似树脂状，也称树脂状滑膜炎或滑膜增生。血管翳具有一定的侵袭性，可导致关节软骨变性和破坏，进一步发展则破坏肌腱、韧带和关节盘结构，并侵入骨内。

2. 软骨变性、破坏 炎症反复发作并转为慢性时，关节软骨一定会受到损害。血管翳首先侵袭软骨边缘部，继而发生软骨小灶性坏死，表面有纤维素覆盖。病变进一步发展，血管翳逐渐由周围向内爬行覆盖关节软骨表面并与软骨紧密粘连，阻断了软骨从滑液内吸取营养。此外，滑膜炎的渗出物改变了滑膜液的性质，也加重了软骨的破坏。软骨发生变性，细胞坏死，在软骨表面出现糜烂并形成大小不等的溃疡。最明显的软骨破坏区多见于与滑膜的连接处。X 线摄片和 CT 扫描无法直接显示软骨病变，只是间接地显示关节间隙狭窄。MRI 可直接显示关节软骨面毛糙、局部变薄、厚薄不一和范围大小不一的缺损区。MRI 的 3D 软骨重建则更为直观地显示软骨缺损区的大小、部位和程度。

3. 软骨下骨质破坏 软骨破坏后，可通过软骨破坏区进一步累及软骨下骨质，引起相应部位软骨下局灶性骨质缺损、骨坏死或骨髓水肿。风湿病骨质侵蚀最早发生在没有软骨和骨膜覆盖的部位，即裸区。骨质侵蚀形态表现多样，它取决于被侵蚀的部位、时间、速度和邻近组织的干预。X 线摄片和 CT 扫描可较清晰地显示骨质缺损和部分骨质坏死，但无法反映骨髓水肿情况。MRI 能够清晰显示各种软骨下骨质改变，如骨髓水肿、骨内囊样缺损、骨内滑膜和肉芽侵入、骨坏死和骨硬化等。骨质缺损区内主要有增生的滑膜组织或关节液等，依其填充物的成分不同，MRI 信号可有多种表现。骨髓水肿表现为骨髓内不规则片状 T_1WI 低信号、T_2WI 高信号改变。

4. 关节周边的骨质改变 广泛的滑膜增生可引起关节周围普遍性骨质疏松，甚至可以见到小囊样改变，严重时可导致病理性骨折。骨质的吸收破坏可能与破骨细胞、巨噬细胞的作用、病肢废用及长期使用糖皮质激素类药物治疗有关。尽管 X 线摄片、CT 扫描和 MRI 检查都能判断骨质疏松，但还是 X 线平片判断疏松最为方便、可靠和直观。

5. 关节强直 包括纤维性关节强直和骨性关节强直。

（1）纤维性关节强直：滑膜炎反复发作，滑膜表面纤维素性渗出、吸收机化、瘢痕形成，骨膜及

关节囊增厚。软骨破坏后，关节内压力增加，软骨下骨结构暴露。滑膜炎症减轻，纤维组织增生代替了炎症组织，关节面紧密粘连，关节运动发生障碍，产生纤维性关节强直。

（2）骨性关节强直：关节内纤维组织越来越多，出现钙盐沉着和骨化，逐渐形成骨组织，即为骨性关节强直。此时的关节间隙明显狭窄或完全消失，关节囊日趋纤维化，再加上韧带肌腱松弛、肌肉痉挛及其他的机械作用，可导致关节挛缩、半脱位及全脱位，造成关节畸形、关节功能减退或全部消失。

6. 关节周围结构的改变　风湿病除了关节软骨、骨质改变外，可累及关节周围结构，如韧带、关节囊等，导致韧带断裂、纤维化、骨化、滑囊壁增厚等改变。MRI不仅能清晰地显示关节形态学改变，也能很好地显示异常增生的关节囊、滑囊、韧带和肌腱等结构病变。

7. 关节畸形　关节软骨和软骨下骨质破坏导致关节构架异常，关节积液和肌腱韧带破坏导致关节松弛，周围组织的瘢痕牵引及肌肉的挛缩致使关节各结构力和支点失平衡，由此引起关节脱位和关节畸形。

8. 风湿病骨关节病变的鉴别诊断　各种风湿病骨关节病变对影像诊断有着不同的依赖性，其中SLE、系统性硬化病、皮肌炎和银屑病常首发特征性的皮肤改变，在出现骨关节病变之前通常已明确了风湿病的诊断，医师只需提供骨关节是否受累和病变程度等相关信息。而对类风湿关节炎和强直性脊柱炎而言，影像检查则是非常重要的一个诊断指标和环节，其影像诊断需充分考虑临床表现和实验室检查，但不可一味地跟从临床诊断，应首先分析影像表现特点，确定可能的病变类型，而后结合临床和实验室检查予以综合判断。骨关节病和骨关节缺血坏死主要依赖于独立的影像诊断，通常情况下无需临床或实验室检查依据。一些沉积性骨关节病（如痛风）或血友病患者常首发关节症状，由此而首先行骨关节的影像学检查，这需要医师根据可能的病变类型提示临床完成相关的实验室检查，以便获得可靠依据。

（1）风湿病骨关节病变的关节分布特点：影像学诊断和鉴别诊断首先应考虑到关节的分布特点。类风湿关节炎可累及全身各个关节，但最易累及手腕的多个关节，且近节指间关节病变的发生率高于远节指间关节；类风湿关节炎脊柱病变则好发于C_1、C_2处。强直性脊柱炎易累及脊柱、骶髂关节和髋关节，其中骶髂关节病变基本上是双侧对称性改变，须注意无骶髂关节病变就不能考虑强直性脊柱炎的诊断。反应性关节炎好发于下肢关节，如踝关节和膝关节等，也可发生骶髂关节病变，但两侧病变通常不对称。骨关节炎易发关节与劳动、损伤、负重等有关，其中膝关节最为好发。尽管痛风可发生全身各个部位，其中第一跖趾关节必然会发生病变，即使其他关节病变突出或临床上无第一跖趾关节的症状，影像学检查仍可发现第一跖趾关节已有病变。

（2）风湿病骨关节病变累及关节的首发结构特点：各种风湿病骨关节病变就关节的首先累及结构也存在明显的差异。类风湿关节炎、牛皮癣、硬皮病、反应性关节炎及血友病等首先是滑膜病变，并由滑膜病变引起一系列改变，如关节软骨整体变薄或缺损、裸区骨质破坏、肌腱韧带变形等。骨关节病则首发负重或摩擦大的关节软骨缺损，继而发生软骨下骨质改变、关节边缘骨质增生、滑膜增生等变化。强直性脊柱炎首发软骨下骨质吸收和破坏，同时伴随韧带和软骨的钙化。早期痛风的滑膜炎相对轻微，中期痛风结节通常位于关节囊外。关节的缺血坏死多发生于关节组成骨的圆隆部分，如股骨头、股骨髁、距骨圆顶等，很少出现在髋臼和胫骨平台等结构。

（3）风湿病骨关节病变的各结构改变特点：关节各结构影像改变特点视病变类型而异。就滑膜病变而言，骨关节炎的滑膜炎和增生相对局限或呈现不均匀增生改变；而类风湿关节炎的滑膜炎或增生广泛而且相对一致；硬皮病常出现非常显著的滑膜血管翳；强直性脊柱炎的关节病变病例的滑膜改变相对轻微。软骨破坏方面，类风湿关节炎、SSC 和 PA 的软骨破坏广泛而相对一致，骨关节炎的软骨破坏不均匀，或仅为局部缺损，强直性脊柱炎的软骨以变性和钙化为主，而破坏不明显。关节相关结构钙化和骨化部位的特点对疾病诊断极有价值，如关节透明软骨脊状钙化或韧带钙化常见于强直性脊柱炎，纤维软骨模糊线样钙化多见于假性痛风，关节旁结节中碎裂样钙化多见于痛风，皮下斑点状钙化常见于皮肌炎和硬皮病，关节内游离体和关节旁致密钙化或骨化见于骨关节炎。风湿病骨关节病变的邻近骨结构改变呈现多种特征，如类风湿关节炎的关节骨结构裸区骨质吸收以及邻近骨质吸收，骨关节炎的关节非负重面骨质增生和骨赘形成，强直性脊柱炎的骨性关节面吸收和吸收带外骨质增生，硬皮病和 Reiter 病关节组成骨既有吸收又有增生，其骨端呈现"衣架样"表现，痛风骨质破坏区的远关节侧常出现"悬边"征，缺血坏死表现为关节面塌陷、变形、灶周骨质吸收，JIA 病程中干扰了骨骼的生长，使骨解剖结构变形。

（4）关节附近相关结构的改变特点：关节附近相关结构的改变对风湿病骨关节病变的诊断和鉴别诊断很有价值。例如，同样是以滑膜改变为主的类风湿关节炎、牛皮癣、硬皮病等病变，若见指尖皮肤萎缩和骨质吸收，应考虑是牛皮癣和硬皮病关节病；无指尖改变者则可能是类风湿关节炎。手部鱼际萎缩多见于红斑狼疮病例，而大肌群（如大腿肌肉）萎缩或肿胀主要见于多肌炎和皮肌炎。肌腱附着处骨质毛刷样表现有助于赖特综合征（Reiter syndrome）、痛风、类风湿关节炎及强直性脊柱炎的诊断。见皮下脂肪钙化改变提示皮肌炎和石灰盐沉淀等病变。关节邻近骨结构的变化包括骨缺血坏死（包括骨梗死）、骨质吸收或疏松、骨质增生，其中骨质缺血坏死多见于以血管炎为主的病变（如 SLE、SSC 等），骨质疏松在类风湿关节炎病例中表现得比较突出，骨质增生常见于骨关节炎和痛风等病变。

（5）风湿病骨关节病变与众多的非风湿病骨关节病变鉴别：风湿病骨关节病变的影像表现与疾病的时间和程度密切相关，早期轻微骨关节病变的影像学检查缺乏特点，诊断和鉴别诊断相对困难，须充分结合临床和实验室检查结果；中期的影像学表现相对典型，多数病例诊断不困难；严重病例到了后期，各种风湿病骨关节病变殊途同归，均为关节毁损。因此，详细了解病史至关重要。当然，在诊断风湿病骨关节病变的过程中尚需与众多的非风湿病骨关节病变鉴别，如损伤、滑膜囊肿、滑膜软骨瘤病、色素沉着绒毛结节滑膜炎、剥脱性骨软骨炎及各种感染等病变。

（二）风湿病肺病变

风湿病肺病变不仅累及肺间质，还累及肺实质、气道、血管及胸膜等。

1. 磨玻璃影　为一非特异性名词，指 HRCT 上肺的模糊增高阴影，其内血管影清晰可见。磨玻璃影反映了轻度的间隔或肺泡间质的增厚、肺泡壁的增厚及气腔内细胞或液体的部分充盈。磨玻璃影也可见于组织学上轻度或早期的间质炎症或浸润。

磨玻璃影常代表进行的、活动性的和可治疗的疾病过程，此发现很有临床意义。对于有急性症状的患者，磨玻璃影与疾病的活动性有较高的相关性；亚急性或慢性症状的患者出现磨玻璃影可能为纤维化引起，但也常指示疾病活动性的可能。因磨玻璃影的出现与活动性疾病相关，常需根据患者的临床状态进一步诊断评价，包括肺活检等。当磨玻璃影同时有明显的纤维化表现，如牵拉性支气管扩张或蜂窝，极有可能在组织学上以纤维化为主。另一方面，磨玻璃影区无明显牵拉性支气管扩张时，在肺活检中 92% 的患者为活动性炎症。

2. 实变　肺密度增加伴血管影模糊或消失称为实变。有时可见支气管充气征。从定义上来说，实变的特征为肺泡内气体被液体、细胞或其他物质所取代。风湿病肺实变的病理基础是肺泡内渗出、肉芽肿、肺泡腔内出血及肺泡水肿，其中狼疮性肺炎的实变率最高，其次是风湿病侵犯肾脏引起的尿毒症性肺水肿。某些风湿病（最常见于SLE）由于毛细血管炎引起肺泡腔内出血，或因血小板减少和凝血机制障碍引起肺内出血，继而产生肺实变。肺内结节状实变影多属肉芽肿性质，常见于类风湿关节炎、结节病、韦格纳肉芽肿病、干燥综合征、多发性肌炎及其他类似疾病。

3. 小叶间隔增厚　HRCT清晰显示小叶间隔则提示存在肺间质异常，即小叶间隔液体聚集、细胞浸润或纤维化增厚致使小叶间隔增厚为HRCT所显示。肺周边增厚的小叶间隔长达1~2cm，可勾勒出部分或整个肺小叶的轮廓，并且其间隔垂直延伸到胸膜表面。胸膜表面的肺小叶形态多样，其长度大于宽度，类似于圆锥形。肺中央增厚的小叶间隔围绕肺小叶，构成直径1~2cm的多边形或六边形结构，小叶中央有一圆点状或分支状的小叶中央肺动脉。不同病理变化的小叶间隔增厚轮廓可为光滑的、结节状或不规则状。光滑的小叶间隔增厚多见于肺水肿、肺出血和癌性淋巴管播散等。间质性纤维化的患者，HRCT检查显示增厚的小叶间隔表现为不规则状或厚薄不均。结节状增厚见于淋巴转移、结节病和结核。

4. 胸膜下线　为弧线状影，厚约数毫米，距胸膜表面小于1cm且与胸膜平行走向。胸膜下线无特异性，可代表肺不张、纤维化、炎症或其他病变（最早描述于矽肺）。胸膜下线为细支气管旁的间质融合，提示早期纤维化并伴有肺泡萎陷。若胸膜下线位于胸膜增厚或胸膜斑的区域，仅反映了局灶肺不张的病理改变。早期间质性肺病患者在肺外周区域倾向不张并产生胸膜下线，但这种异常仅仅反映了肺萎陷的倾向，予以及时和正确治疗后这种表现可变化或消失。

5. 血管支气管旁间质增厚　中央气道和肺动脉外周被一层坚固的结缔组织结构包绕，从肺门水平延伸至肺的外周，围绕小叶中央动脉和细支气管，直至远端的肺泡管和肺泡。Weibel称血管支气管旁间质为轴间质。许多间质性肺疾病及引起肺纤维化的疾病均可引起血管支气管旁间质增厚，约

65%的非特异性间质性肺炎和19%的慢性过敏性肺炎可见血管支气管旁间质增厚。血管支气管旁间质增厚在HRCT上表现为支气管壁的增厚或肺动脉分支直径的增加，明显的支气管壁增厚与胸片上的支气管袖套征相同。如果患者有间质性肺气肿，常伴有血管支气管旁间质积气，从而勾勒出血管和支气管的轮廓。血管支气管旁间质增厚因疾病不同而表现为光滑、结节状或不规则三种形态特征。边缘光滑的血管支气管旁间质增厚多见于癌性淋巴管播散、淋巴瘤及间质性肺水肿，但也可见于肺纤维化的疾病。结节状增厚常见于结节病和癌性淋巴管播散，不规则血管周围间质增厚多见于肺纤维化。

6. 蜂窝肺　广泛的间质和肺泡纤维化致肺泡结构破坏和细支气管扩张，出现典型的和特征性的蜂窝表现或蜂窝肺。在病理上，蜂窝定义为含气小囊腔，内有细支气管上皮覆盖，外有致密纤维组织的厚壁围绕。蜂窝常代表明显的肺纤维化伴肺组织毁损，多为UIP和其他许多常见疾病，如IPF、胶原血管病（类风湿关节炎和硬皮病）、矽肺、吸烟相关的纤维化等。

在HRCT上，蜂窝表现为特征性的囊样表现，囊腔大小界于数毫米至数厘米之间，平均直径为1cm。囊壁清晰锐利，壁厚1~3mm。囊腔内充满气体，与邻近正常肺实质相比呈透亮区或更低密度区。相邻的蜂窝可相互融合而共用囊壁。蜂窝影通常伴有肺纤维化的其他表现，如组织结构扭曲、小叶内间质增厚、牵拉性支气管扩张、不规则胸膜下间质增厚和不规则线影。在小叶间隔增厚的病例中，如同时伴有蜂窝影，则代表肺纤维化。

7. 结节　定义为圆形致密影，直径<3cm。小结节通常为直径<1cm的圆形致密影，有些学者将直径>3mm或<7mm的结节定义为微结节。许多学者对结节起源于间质还是气腔结节尤为重视。间质结节较小，其边界清楚，HRCT上为直径1~2mm的结节，如粟粒性肺结核、结节病、朗格汉斯组织细胞增生症、矽肺和转移性肺肿瘤。间质结节通常为软组织密度，与邻近的血管或其他结构

的边界不清。气腔结节多为边界不清、均匀的软组织密度影或低于邻近血管的密度（称为磨玻璃影）。小结节影的位置或分布比它们的表现更有鉴别诊断价值。在不同的情况下，小结节可表现为淋巴管分布、随意分布或小叶中央分布。淋巴管旁分布的结节，在组织学上和 HRCT 上结节主要位于肺门旁支气管旁间质、小叶间隔、胸膜下区和小叶中央间质，主要见于结节病、矽肺和癌性淋巴管播散等。结节的淋巴管旁分布也可见于其他疾病，但不常见，如淀粉样变、自身免疫病（如干燥综合征）、AIDS 等。随机分布的小结节常见于粟粒性肺结核、粟粒性真菌感染和血源性转移瘤，在 HRCT 上的典型表现为全肺均匀一致的分布，与肺的解剖结构无关，倾向于两侧对称性分布。小叶中央结节反映了间质或气腔的异常，组织学上因病变不同而有不同表现，HRCT 小叶中央结节出现均匀致密影或磨玻璃影，直径约数毫米至 1 cm，通常边界不清。结核的支气管播散、非结核分枝杆菌感染或其他肉芽肿性疾病可见多发结节影，代表了细支气管旁实变或肉芽肿形成，细支气管内充以炎性物质也可致树芽征。血管和血管周围的炎症反应可导致 HRCT 上小叶中央阴影。急性肺出血可见小叶中央结节影。肺动脉高压患者可见肺小叶中央分布的胆固醇肉芽肿。

8. 肺气肿 为终末细支气管远端持久性的气腔扩大，伴受累气腔壁的破坏。HRCT 使用低窗位技术可以显示局灶的低密度改变。根据 HRCT 上的表现对肺气肿进行分类：小叶中央性肺气肿表现为多发的小透亮区，上肺明显，严重区域可相互融合，多数情况下小叶中央性肺气肿不出现可见的囊壁。全小叶性肺气肿的典型表现为肺密度的普遍减低，其内血管影细小，但没有小叶中央性肺气肿的局灶透亮区，严重的、融合的小叶中央性肺气肿常与全小叶性肺气肿混淆，但部分区域仍可见小叶中央更低密度区；间隔旁肺气肿为胸膜下透亮区，有共同薄的囊壁，也可同时伴有小叶中央性肺气肿。

9. 气管和支气管的弥漫性狭窄 主要由复发性多软骨炎、溃疡性结肠炎、淀粉样变、结节病、韦格纳肉芽肿、气管软骨变形和各种感染引起。影像学上表现为长段的气管支气管狭窄、腔壁增厚和钙化、肺叶萎陷不张。

10. 支气管扩张 为局部不可逆性的支气管扩大，常伴有管壁增厚。通常，若一个支气管的内径大于其伴行的动脉则认为有扩张。风湿病肺纤维化伴肺结构扭曲，常可见牵拉性支气管扩张，通常累及段支气管和亚段支气管，也可影响小支气管和细支气管。牵拉性支气管扩张的支气管壁厚度与邻近肺纤维化相关，通常很不规则。与特发性支气管扩张比较，牵拉性支气管扩张的支气管壁改变相对轻微，而邻近肺组织病变较为明显。

11. 细支气管病变——树芽征 树芽征代表小叶中央细支气管扩张，腔内充满黏液、液体或脓栓，常伴细支气管周围炎症。由于细支气管扩张的分支状结构和细支气管周围炎症的模糊结节形似发芽的树枝或缀满果实的树枝，由此谓之"树芽征"。在 HRCT 上，位于肺的外周树芽征更易于辨认，呈分支状，其最远的分支和结节影与胸膜表面相距数毫米。如果扩张的细支气管内有空气充盈时，可见细支气管扩张和管壁增厚。树芽征可同时伴有小叶中央模糊影，代表炎症区域。树芽征提示小气道病变，在大部分患者中说明存在气道感染，有时也可见于不伴感染的小叶中央细支气管黏液嵌塞和细支气管壁的浸润。树芽征可见于结核的支气管播散、非结核分枝杆菌感染、支气管肺炎、感染性细支气管炎、囊样纤维化、任何原因的细支气管扩张和旁细支气管炎，在风湿病中可见于类风湿关节炎、干燥综合征和风湿病继发感染等。

12. 肺动脉高压 风湿病由于肺小动脉的纤维蛋白样坏死、内膜和中膜的增厚及血管炎等原因，使肺血管阻力增大导致肺动脉压升高。此外，SLE、皮肌炎、结节病、肺肾综合征、韦格纳肉芽肿病等均因肺间质纤维化、肺小动脉阻力升高而产生肺动脉高压。HIRCT 上肺动脉主干扩张通常代表肺动脉高压，测量时应选择左右肺动脉分支水平，且与肺动脉的长轴垂直。正常肺动脉主干的直径不超过 30 mm，平均（24.2±2.2）mm，肺动脉主干的上限为 28.6 mm。简便易行的方法是测量肺动脉主干管径与主动脉管径的比值。正常肺动脉主干小于邻近主动脉。若肺动脉主干管径与主动脉管径的比值 > 1，高度提示肺动脉高压。肺动脉高压时可见肺内动脉分支管径缩小及相应肺野马赛克灌注，有时可见肺动脉阻塞及右心室和右心房扩大。

13. 胸膜病变　在风湿病中非常多见，尤其多见于 SLE、类风湿关节炎和硬皮病等。其中，SLE 胸膜病变的发病率可高达 75%，而出现胸腔积液者为 33%，大部分为双侧性；尸体解剖发现，类风湿关节炎发生胸膜病变高达 50%；胸膜病变也可发生于结节性多动脉炎及韦格纳肉芽肿病。胸膜病变在 CT 影像上表现为胸腔积液、胸膜增厚粘连。胸腔积液表现为与胸膜平行的水样密度弧形带状影，弧形线向后内侧凹陷，局部肺组织压缩。特殊类型的积液有包裹积液、叶间裂积液、纵隔胸膜腔积液及肺底积液。壁层胸膜增厚表现为肋骨内侧的软组织线条影，在脊柱旁区厚达 1 mm 时即可认为是异常。肺纤维化疾病的胸膜下间质增厚意味着间质纤维化。

（三）风湿病胃肠道病变

风湿病胃肠道病的影像学表现与肠道肿瘤性病变等的表现差异甚大，与某些慢性炎症性病变也有所不同，但各种风湿病肠炎的影像学表现则有诸多相同之处。

1. 动力性改变　胃肠道钡剂 X 线造影过程中透视下可以动态观察肠道的动力性改变，而 CT 和 MRI 静态断层扫描只能发现严重的肠道功能紊乱，如肠道扩张和小肠内积气等。新近推出的 CT 和 MRI 透视功能已解决了动态观察之需。风湿性病变累及肠道平滑肌、引发炎症反应、纤维化或缺血等因素，均可以导致肠道蠕动减弱、张力降低和推进力下降，X 线透视检查可直接观察到这些动力下降的变化。严重病例中，静态的 CT 和 MRI 断层也能显示肠道扩张、柔顺度下降、肠袢跨度加大、肠腔

内积气和积液等肠梗阻表现。对完成 CT 增强扫描前后或 MRI 多序列检查病例，对照各组图像资料，可发现严重动力下降病例的肠管形态和位置基本保持不变。

2. 溃疡　风湿病患者容易发生胃肠道溃疡，可能与长期用药致胃肠功能紊乱、菌群失调以及药物的直接不良反应有关，也可能与风湿病直接累及肠壁或是严重的营养失调所致黏膜脆弱、糜烂和破损等有关，这种溃疡通常偏大。

3. 肠壁厚度改变　风湿病变累及消化道发展到一定程度，可引起胃肠道壁的增厚，特别是小肠与结肠的肠壁。正常小肠的肠壁厚度为 1～3 mm；末端回肠的肠壁厚度正常上限为 5 mm；结肠的肠壁厚度通常为 1～3 mm，可达到 5 mm。由于肠壁厚度变化明显，判断肠壁是否增厚有一定的困难。一般认为，肠壁厚度 > 3 mm 应该视为异常，> 5 mm 则可肯定肠壁增厚，有时严重的肠壁增厚可达 1～2 cm 甚至更厚。

CT 扫描可显示急性期增厚的肠壁分层现象，表现为靶征或双晕征，内层－中间层－外层呈现中等至低中等密度环，静脉团注造影剂增强若黏膜及浆膜（或肠壁肌层）明显强化，表示炎症处于急性或活动期。至慢性期，炎症改变减弱或出现肠壁纤维化，肠壁分层现象逐渐消失，增强扫描可显示增厚肠壁的 CT 值升高，但密度则变得相对均匀一致，提示肠壁各层结构增生或纤维增厚。风湿病肠道病变的肠壁增厚根据急慢性期的不同可有三种不同表现：①肠壁增厚，呈现两层结构，内层为炎性肿胀的黏膜，外层是显著水肿的黏膜下层，肌层尚未增厚；②肠壁增厚，呈现三层表现，由内向外分别为增厚的黏膜、黏膜下水肿带和增厚的肠壁肌层；③肠壁明显增厚，呈现单层表现，密度相对较高，提示肠壁各层结构增生或纤维增殖。前两种属于急性期或活动期的改变，后一种为慢性期的表现。

4. 肠系膜改变　风湿病变累及血管和结缔组织，引起肠系膜小动脉血管炎、组织炎症和淋巴结炎。病理表现为肠系膜脂肪组织水肿、炎症性改变

和血管增生。MRI 表现为肠系膜 T_2WI 信号升高和强化增加，结构变模糊，并可见到淋巴结肿大。而在 CT 检查中肠系膜的改变表现得更为清晰。由于炎症病变所致的肠系膜充血、水肿，使系膜变肥厚，肠间距增大；系膜内炎性浸润造成肠系膜脂肪组织的 CT 值明显升高，肠壁与肠系膜间原有的清晰界限消失或变模糊。病变肠袢的肠系膜血管可有不同的改变，出现血管增多及血管扩张和扭曲；肠壁间距增大也使小动脉被拉长；若同时伴有脂肪增生，CT 增强扫描则见增生的小血管被拉长、变直，沿肠壁呈梳状或栅状排列，称为"梳状征"或"栅状征"。炎变的肠系膜小血管强化明显，且持续时间长，延迟扫描仍可见小血管明显强化。

5. 肠梗阻　风湿病变累及消化道发展到一定程度可引起肠梗阻，可出现动力性或血运性肠梗阻。与其他病变所致肠梗阻相似，严重病例在透视及 X 线立位腹部平片检查时即可发现肠管的扩张和胀气。根据不同充气肠袢的形态间接判断梗阻部位。梗阻的近端肠腔内出现液体－气体的液气平面，宽窄不一，高低不平。须注意，风湿病肠道梗阻很少像机械性肠梗阻那样呈现典型的液气平面。因此，即使平片未见阳性表现也绝不可轻易除外梗阻的可能性。

CT 及 MRI 检查能直接显示肠道结构，能清晰分辨肠管的管径变化以及肠壁的血运状况，也能同时显示肠腔内成分和肠外结构的变化。针对风湿性血运性和动力性肠道梗阻病例，CT 及 MRI 检查能够发现平片表现为阴性的肠道少气量、多液量改变，根据肠壁强化程度和持续时间可粗略判断肠壁血运状况，轻度缺血者因通透性改变而肠壁强化增加，而严重缺血者的肠壁强化则明显减弱；依据肠袢跨度和肠壁厚度变化判断肠管的柔顺度，也能间接地反映肠梗阻时间、类型和缺血程度。但 CT 及 MRI 对于狭窄段的判断不如消化道钡剂造影那样容易。

（四）风湿病神经系统病变

风湿病中枢神经系统病变的脑部表现多样化，且很多变化较轻微。MRI 的敏感性远高于 CT 和血管造影，尤其是 FLAIR 序列对脑内病灶的显像更加敏感。NP-SLE 最常见的表现是小血管炎致血管周围间隙增宽和轻度脱髓鞘改变，MRI 呈现小斑片样病灶，这些病灶分布通常无规律性（不同于动脉硬化性改变）。较大的血管病变可致小片或大片区域性缺血或梗死。若为弥漫的小血管严重病变，也可出现大片的多区域梗死，且常为多发病灶，其皮质改变常表现得更为突出（如血脑屏障损坏所致的皮质信号升高）。长期脑缺血或代谢问题可致脑皮质、白质及核团萎缩。免疫反应直接作用于脑白质和灰质，致使脑灰质变性、萎缩，白质水肿和脱髓鞘，表现为白质内散在的斑点状和片状的 T_2WI 高信号改变，多位于额叶皮质下。NP-SLE 的基本 MRI 表现有以下几种：

1. 皮质下浅部白质内和脑室周围深部白质内点状信号灶　病理基础可能是腔隙性梗死、脱髓鞘斑点、小动脉周围炎或胶质增生。病灶直径 < 1.0 cm，边界清晰，灶周无明显的水肿带，增强以后没有明显的或仅有轻微的强化征象。76% ~ 86% 的病灶分布在额、顶叶和基底节区域，主要累及脑白质。这种病灶对激素等治疗通常无明显的反应。

2. 急性脑炎样改变　病理基础可能是局部缺血通透性增高引起的水肿、脱髓鞘、非感染性炎症。影像表现为 T_1WI 等信号或低信号、T_2WI 为高信号灶，在 FLAIR 序列上显示尤为清晰。病灶呈现片状或不规则形态，边缘多较模糊，没有明显的占位效应。以累及皮质下白质为主，也可累及皮质和灰质团。病灶以额、顶叶和基底节区相对多见，病灶范围与动脉供血区不一致，多发病灶可双侧对称或不对称分布。这种病灶变化迅速，对治疗反应敏感，在应用激素后一般能够吸收。

原先 MRI 显示为片状病灶的患者在治疗后 3 个月内复查，片状病灶可有快速和明显的吸收或完全消失。也有患者的病情发生反复，复查发现片状病灶的部位与原来不同，提示病灶有游走性的特点。病灶数量、部位和大小的变化基本与临床变化同步，但也有个别病例呈不同步变化或存在时间差。

3. 脑梗死与脑出血　梗死灶的部位和形态与闭塞的供血动脉有关。梗死区可有轻微的占位效应，呈 T_1WI 低信号和 T_2WI 高信号改变。脑出血 24 h 内称为超急性期，1～3 天为急性期，4～14 天为亚急性期；14～30 天为慢性早期，1 个月后为慢性期，亦有将 14 天后均称为慢性期。由于血肿的信号强度与出血的时间关系密切，因此不同时期血肿的信号有明显差异。

4. 脑萎缩　NP-SLE 中脑萎缩多表现为弥漫性大脑皮质的萎缩，也可见深部结构和小脑的萎缩。脑萎缩可能是弥漫性脑微小动脉病变继发脑实质长期缺氧所致，是大脑早期退行性变的表现之一，但与长期应用激素或其他药物也可能有一定的关系。

大脑皮质萎缩以显示脑表面脑沟及脑池扩大为主，脑室大小基本正常或略扩大；大脑白质萎缩则以脑室扩大为主，脑沟、脑池大小改变轻微；全脑萎缩显示脑室、脑池脑沟均扩大。局部脑萎缩表现为脑室局部扩大或局部脑池和脑沟扩大。脑干、小脑变性萎缩表现为基底池、桥小脑角池、环池、四叠体池、小脑上池明显扩大，并见第四脑室扩大。其中，若见 4 条以上小脑半球和蚓部扩大脑沟，或 2 条以上小脑半球脑沟宽度超过 2 mm，应考虑小脑萎缩。脑沟和脑室测量可用以判断有无脑萎缩及其程度。

5. 双侧基底节区对称性病变　以豆状核、尾状核头部和内外囊多见。其病理基础尚未完全明了，可能与小血管内皮下纤维蛋白样物质沉积有关，或可能是风湿病局部代谢异常以及核团血管炎所致。双侧基底节区对称性病变包括急性和慢性两种状态。急性者通常与脑内片状病灶同时发生，基底节核团肿胀，邻近白质束水肿，MRI 显示病变区 T_1WI 低信号、T_2WI 或 FLAIR 高信号改变，边缘模糊，可有轻度占位效应，多无强化表现。

（五）风湿病血管病变

1. 大、中动脉血管炎　尚未显著狭窄和闭塞的大、中动脉炎通常不影响相应的组织、结构和脏器，影像学检查重点在于显示血管本身的变化，即血管腔内变化、管壁改变和血管周围改变。

（1）管腔改变：血管炎的基本表现为动脉管腔不同程度的狭窄以至完全闭塞，在 DSA、CTA 及 MRA 中均可很好显示。管腔狭窄具有向心性的特点，病变段管壁面相对较光整。周围可见侧支血管，侧支多少与病变血管狭窄程度及病程长短有关，病变段血管狭窄越明显，病程越长，侧支越多。有时因狭窄的病变血管段较短，或与其他血管及结构重叠，病变段血管显示不清，此时发现侧支即提示有病变血管存在，需改变体位或检查方法进一步显示出病变血管段改变。闭塞端常呈笔尖状，即管腔逐渐变细过渡至完全闭塞。血管炎闭塞段血管腔若出现血栓，各种血管造影术显示血管盲端样中断，MRI 断面像见 T_1WI 及 T_2WI 异常高信号影。但因明显狭窄或血管壁不光整引起血流缓慢及血流不规则时，血流在 T_1WI 及 T_2WI 上表现为高、低混杂信号，常不易与血栓鉴别，此时需结合 MRA 或 DSA 检查。在血管炎病变中，管腔扩张远较狭窄少见，偶见于狭窄后扩张及代偿性扩张，如当颈动脉狭窄或闭塞时椎动脉可代偿性扩张。结节性多动脉炎及川崎病时可见动脉瘤样改变。

（2）管壁改变：在 CT 影像中，正常大动脉血管壁厚度约 1 mm，血管炎时血管壁可明显增厚，常呈均匀性环状增厚；可呈"双环征"，内环呈低密度，外环等或高密度，钙化较少见。增强扫描（尤其延迟扫描）时，外环或外膜强化明显。MRI 可早期发现大血管管壁的异常改变。管壁增厚，通常呈环形均匀性增厚，病变呈连续状；管壁信号异常，早期或急性期呈 T_1WI 低信号、T_2WI 高信号改变，在脂肪抑制序列更为明显。慢性期或后期信号不均匀，或 T_1WI 及 T_2WI 均呈低信号。增强扫描显示，急性期有强化表现，慢性期强化不明显，管腔内壁不光整，外壁边界不清，有时可累及周围脂肪组织。

（3）血管周围结构的改变：急性期血管炎的炎

性反应影响至周围结构，致使血管旁出现纤维肉芽组织、炎性水肿、渗血和积液等改变，这一改变越明显或突出，就提示血管炎活动性越强。至慢性期，血管旁积液和水肿消退，血管边缘变清晰，可留有少许纤维瘢痕。急性期血管旁的肉芽组织 CT 密度和 MRI 信号接近血管壁外层，其边缘高低不平或毛糙，强化通常较为明显。血管旁炎性水肿的 CT 密度高于脂肪但略低于腹部的实质器官，MRI 呈现 T_1WI 低信号和 T_2WI 高信号，边界不清，中等度强化；血管旁积液的 CT 密度和 MRI 信号接近水样，在胸部主动脉旁积液可向胸腔扩散。

2. 小血管炎和毛细血管炎　小血管炎发生于组织、结构和器官内，不仅直接造成相应组织结构血液灌注异常，而且血管炎的炎性反应也影响着相应区域。因此，影像学表现更多地反映区域的组织结构变化，而对小血管本身的显像则不太容易。DSA、CTA 及 MIRA 可发现病变区小血管增多，粗细变化突然，血管壁毛糙，走行不自然，实质期染色明显增加和延迟，回流静脉增粗和流速减慢。CT 及 MR 灌注成像能敏感地显示组织结构的血供变化和组织的通透性改变。CT 和 MR 增强扫描前后检查可提供丰富的相关结构和器官病变的信息，如组织结构炎性水肿、变性、缺血和坏死等均能得到明确诊断。

3. 静脉异常　某些风湿性血管病变可累及静脉，如 Burguer 病在累及动脉的同时还累及下肢的浅静脉，贝赫切特综合征也可累及内脏静脉及腔静脉，引起静脉炎及静脉血栓形成。DSA、CTA 和 MRA 检查显示静脉血管壁毛糙，管腔内出现不规则的充盈缺损影。静脉血栓形成时，增强 CT 扫描在强化静脉壁内出现低密度血栓影。MRI 可见增厚静脉壁呈 T_1WI 低信号，T_2WI 高信号或等信号改变，周围脂肪间隙不清，管腔内流空现象消失，或见混杂信号的血栓影。内脏静脉栓塞引发严重的内脏缺血，由此出现一系列的影像学改变。

4. 组织及器官继发改变　病变血管的相应受血组织及器官的变化特点依供血动脉或引流静脉的病变程度、范围及类型的不同而各异，如缺血引起组织或器官的水肿、萎缩或梗死，炎症引起的组织充血、增生和出血等，静脉病变引起组织的淤血及水肿等。但这些继发性改变无特异性，需结合病史及其他表现综合考虑。组织和器官病变程度可与血管病变程度平行，若不平行则需考虑血循环状态、侧支循环、病程、治疗干预等相关问题的影响。

（许建荣　周　斌）

第四节　自身抗体谱检测

系统性红斑狼疮（systemic lupus erythematosus, SLE）是系统性自身免疫病的原型（prototype），机体免疫功能紊乱导致 B 淋巴细胞应答亢进，血清中产生高滴度的大量自身抗体（autoantibody）。以狼疮为代表的多数弥漫性结缔组织病（connective tissue disease, CTD）均存在相关自身抗体及自身抗体谱，为该类疾病突出的免疫学特征。自身抗体谱检测为风湿病这类临床表现复杂多样且容易混淆的疾病诊断、病情监测、靶器官损伤及以预后判断等提供重要依据，是风湿病常用实验室检查的核心内容之一。

1948 年英国血液病学家 Hargraves 等在一名狼疮患儿骨髓样本中发现了"狼疮细胞"。后经研究证实，"狼疮细胞"是一种血浆因子，即针对脱氧核糖核蛋白的自身抗体，其对受损或死亡的细胞核起作用，具有吞噬活性的细胞（多为多形核中性粒细胞）在补体的作用下吞噬了完整的核物质，形成所谓苏木紫染色阳性的"均圆体"，即为"狼疮细胞"现象。1957 年以来，随着间接免疫荧光法（indirect immunofluorescence assay, IIF）抗核抗体检测的建立，自身抗体检测的敏感性得到了极大的提高。此后，多种自身抗体的成功鉴定和免疫学检测平台的不断完善，推动了自身抗体检测在风湿病诊治中的重要作用。

自身抗体检测的实验室质控非常重要，检测结果需结合临床表现、体征及其他检查综合判断。

一、抗核抗体

（一）定义

抗核抗体（antinuclear antibody，ANA）泛指针对机体（真核细胞）内蛋白质（包括组蛋白、非组蛋白）、脱氧核糖核酸（DNA）或核糖核酸（RNA）及由蛋白质与DNA/RNA组成的大分子复合物等多种抗原物质的免疫球蛋白。由于某些核抗原在核仁或胞质中更为富集，因此广义的ANA指针对细胞核、核仁及胞质中靶抗原成分的自身抗体。ANA所作用的抗原在生物进化上高度保守，一般无种系和器官特异性，自身抗体主要为IgG型，也可为IgM及IgA型。ANA是风湿病中最重要的自身抗体系统之一。

（二）检测方法

以HEp-2细胞（人喉癌上皮细胞）为基质的间接免疫荧光法ANA检测（IIF-ANA）是ANA筛选的标准方法，实验体系中的第二抗体为荧光素标记的羊抗人IgG抗体，国际上公认其为ANA初步筛查的"金标准（gold standard）"，检测结果需报告ANA荧光核型及抗体滴度。

（三）ANA荧光核型和滴度判读

根据靶抗原分子的理化性质及其在HEp-2细胞中的分布部位，ANA主要荧光分型有均质型、颗粒型、核仁型、着丝点型、胞质型等。一般ANA滴度>1∶80被认为阳性，阳性标本还需进一步浓度滴定。IIF-ANA用于结缔组织病的抗核抗体的初步筛查，进一步还需要通过其他特异性检测方法明确自身抗体的特性。在某些感染性疾病、肿瘤患者及极少数正常人中也可以出现低滴度的ANA阳性。

二、抗可提取核抗原抗体

（一）定义

抗可提取核抗原（extractable nuclear antigen，ENA）抗体所针对靶抗原是指非组蛋白的酸性核蛋白颗粒，由多种细胞核、细胞质内的蛋白/多肽及其与某些特定的小分子RNA复合物构成，其抗原表位主要位于蛋白多肽上。主要包括Sm、U1-snRNP、SS-A、SS-B、Jo-1、Scl-70、核糖体P蛋白等。抗ENA抗体是风湿病自身抗体的重要组成部分。目前临床上多采用免疫印迹（Western blot）和（或）酶联免疫吸附法（ELISA）法检测。

（二）临床意义

抗ENA抗体的临床意义如表3-1所示。

表3-1　抗ENA抗体的临床意义

抗ENA抗体	临床意义
抗Sm抗体	SLE的标志性自身抗体，但敏感度较低，为15%~30%
抗U1-snRNP抗体	可出现于多种结缔组织病中；高滴度的抗U1-snRNP抗体是MCTD的重要诊断依据；与雷诺现象、腊肠指相关
抗Ro/SSA、抗La/SSB抗体	（1）抗SSA抗体是结缔组织病中最常见的自身抗体，可见于SS（75%）、SLE（25%）、RA（10%）等 （2）抗SSB抗体常与抗SSA相伴出现，见于SS（40%）和SLE（10%） （3）与光过敏、狼疮皮损及新生儿狼疮、新生儿先天性心脏传导阻滞等相关
抗Jo-1抗体	PM/DM的标志性抗体，阳性率为20%~30%
抗Scl-70抗体	系统性硬化病（SSc）的标志性抗体，阳性率为20%~30%，与弥漫性皮肤病变、肺间质纤维化等相关，提示预后不良

续表

抗 ENA 抗体	临床意义
抗核糖体 P 蛋白抗体	SLE 的高度特异性抗体；文献报道与中枢狼疮有关，对此尚存争议
抗着丝点抗体	多见于 SSc 局限型，CREST 综合征 [软组织钙化（C）、雷诺现象（R）、食管功能障碍（E）、指端硬化（S）、毛细血管扩张（T）]，也可见于 SS 等

SLE：systemic lupus erythematosus，系统性红斑狼疮；MCTD：mixed connective tissue disease，混合性结缔组织病；SS：Sjogren's syndrome，干燥综合征；RA：rheumatoid arthritis，类风湿关节炎；PM/DM：polymyositis/dermatomyositis，多发性肌炎 / 皮肌炎；SSc：systemic sclerosis，系统性硬化病

三、抗 dsDNA 抗体

（一）定义

抗天然 DNA 抗体或称为抗双链 DNA（dsDNA）抗体，主要作用于右手螺旋 DNA 的糖磷酸盐骨架上的抗原表位。

（二）抗 dsDNA 抗体检测的临床意义

抗 dsDNA 抗体是目前公认的 SLE 特异性自身抗体，在 SLE 患者中的阳性率为 40%～70%，其中疾病活动期为 80%～90%，非活动期 <30%。高亲和力（high affinity）抗 dsDNA 抗体（IgG 型）与 SLE 密切相关，参与狼疮性肾炎的致病机制。临床上必需动态定量检测抗 dsDNA 抗体水平，旨在监测 SLE 的活动度、评估 SLE 及狼疮性肾炎的疗效。低滴度抗 dsDNA 抗体少见于干燥综合征、类风湿关节炎等。

（三）抗 dsDNA 抗体的检测方法

1. 抗 dsDNA 抗体定量检测的国际"金标准"是以同位素碘 –125 标记 dsDNA 抗原的放射免疫硫酸铵沉淀法（farr assay），抗 dsDNA 抗体数值以 IU/ML 定量表述。

2. 由于放射免疫法涉及同位素，临床上多数实验室使用绿蝇短膜虫（*Crithidia luciliae*）基质的间接免疫荧光法检测 dsDNA 抗体。绿蝇短膜虫荧光片显示 dsDNA 抗体在动基体的染色更强于细胞核，便于判断抗 dsDNA 阴阳性结果，而且需报告半定量结果。

3. ELISA 抗 dsDNA 抗体检测　对于标本量较大的临床实验室而言，是筛查 dsDNA 抗体的有效方法。然而，确认抗 dsDNA 抗体及抗体定量（半定量）检测仍然有赖于放免法和短膜虫间接免疫荧光法检测。

四、类风湿关节炎相关自身抗体

（一）类风湿因子

1. 定义　类风湿因子（rheumatoid factor，RF）是指针对 IgG 分子 Fc 段上抗原决定簇的特异性抗体。RF 包括 IgM、IgG、IgA 亚型，其中 IgM-RF 是 RF 的主要抗体类型，也是临床上常规开展检测的 RF 类型。

2. 检测方法　临床上早先检测 RF 的常用方法包括半定量乳胶凝集试验，目前许多实验室已开展应用比浊度法（正常值：< 20 IU/mL）或 ELISA 法定量检测 IgM-RF，后者具有较高的敏感度、特异度及可重复性，可以定量检测且简单易行。

3. 临床意义　标准的乳胶凝集试验在 80%～85% 的成人类风湿关节炎中可检出 IgM-RF，可见 RF 是诊断 RA 的重要血清学依据之一。然而，各种慢性免疫刺激均可导致 RF 的产生，因此 RF 可以出现在其他结缔组织病如 SLE、系统性硬化病、干燥综合征、冷球蛋白血症，亦可见于某些感染性疾病如病毒性肝炎、细菌性心内膜炎、寄生虫感染乃至淋巴瘤中，极少部分（1%～5%）正常老年人也可发现低滴度的 RF，所以 RF 对类风湿关节炎的诊断不具特异性。尽管如此，对于明确诊断的类风湿关节炎而言，RF 阳性患者一般比 RF 阴性患

者的关节炎症状更为严重，更倾向于关节破坏。高滴度的 RF 往往伴有更严重的活动性关节病变，并且骨侵蚀发生率高；此外，皮下结节、间质性肺病、血管炎、皮肤溃疡和 Felty 综合征等关节外表现发生的危险性增高，提示疾病预后不良。

（二）抗环瓜氨酸肽抗体

1998 年 Schellekens 及 Girbal Neuhauser 等学者根据聚角蛋白微丝蛋白（filaggrin）的 cDNA 序列合成多肽（线性氨基酸多肽），证实瓜氨酸残基是 RA 的特异性抗 filaggrin 抗体识别抗原表位（epitope）所必需的氨基酸组成成分。由于线性瓜氨酸肽易于被聚苯乙烯吸收，并且构象不稳定，2000 年 Schellekens 等进一步优化了试验检测体系，合成了环化的含有瓜氨酸残基的多肽，即环瓜氨酸肽（cyclic citrullinated peptide，CCP）。CCP 不但具有与直线肽段相同的抗原表位 / 抗原决定簇结构，而且更具有易于与抗体结合的构象，大大提高了对抗体的亲和力，以此为抗原用 ELISA 检测类风湿关节炎患者血清中的抗 CCP 抗体，具有很高的敏感度（40% ~ 70%）和特异度（96%）。迄今为止，各种抗 CCP 检测试剂盒仍在不断优化中。而研究也表明，抗 CCP 抗体与 IgM-RF 联合检测可明显提高类风湿关节炎的确诊率。

五、抗中性粒细胞胞质抗体

（一）定义

抗中性粒细胞胞质抗体（antineutrophil cytoplasmic antibody，ANCA）是指一组与中性粒细胞或单核细胞胞质中的一些特异性抗原发生反应的自身抗体，其抗原成分包括丝氨酸蛋白酶 3（PR3）、髓过氧化酶（MPO）、杀菌 / 通透性增高蛋白、乳铁蛋白、组织蛋白酶等。

（二）检测方法

常用的方法为间接免疫荧光法（IIF）、酶联免疫吸附法（ELISA）。按荧光图谱可分为胞质型（c-ANCA）、核周型（p-ANCA）等。ELISA 法检测针对不同靶抗原成分的抗体（主要包括 PR3-

ANCA、MPO-ANCA），对于系统性血管炎的诊断、鉴别诊断具有重要意义。

（三）ANCA 检测的临床意义

1. c-ANCA　其靶抗原主要是 PR3，诊断肉芽肿性多血管炎（granulomatosis with polyangiitis，GPA）的特异度大于 95%，抗体滴度与 GPA 患者病情活动度一致，动态定量监测是判断 GPA 疗效和预测复发的重要指标。

2. p-ANCA　主要靶抗原为 MPO。MPO-ANCA 主要与显微镜下多血管炎（microscopic polyangiitis，MPA）和嗜酸性肉芽肿性血管炎（eosinophilic granulomatosis with polyangiitis，EGPA），又称 Churg-strauss 综合征（Churg-strauss syndrome，CSS）或变应性肉芽肿性血管炎相关；MPO-ANCA 滴度与血管炎活动相关，也是监测病情活动和预测复发的重要血清学指标。p-ANCA 还可见于炎症性肠病等其他疾病。

六、抗磷脂抗体

（一）定义

抗磷脂抗体（antiphospholipid antibody，aPL）是一组以磷脂和（或）磷脂结合蛋白为靶抗原的自身抗体总称。aPL 主要存在于抗磷脂综合征（antiphospholipid syndrome，APS）、SLE 等自身免疫病患者中，是 APS 最具特征的实验室指标。aPL 亦是血栓形成和病理妊娠的危险因素。

（二）检测方法

1. 狼疮抗凝物（lupus coagulant，LA）　是一种作用于凝血酶原复合物（Xa、Va、Ca^{2+} 及磷脂）以及 Tenase 复合体（因子 IXa、$VIIIa$、Ca^{2+} 及磷脂）的免疫球蛋白，在体外能延长磷脂依赖的凝血试验的时间。因此，LA 检测是一种功能试验，包括活化部分凝血活酶时间（APTT）、白陶土凝集时间（KCT）和蛇毒试验（dRVVT）等，以 dRVVT 最为敏感。

2. 抗心磷脂抗体（anticardiolipin antibody，aCL）　目前标准化的检测方法是以心磷脂为抗原的间接 ELISA 法，国际上对 IgG 和 IgM 型的 aCL 的检测结果表述单位为 GPL（1 μg/mL 纯化的 IgG 型的 aCL 结合抗原活性）和 MPL（1 μg/mL 纯化的 IgM 型的 aCL 结合抗原活性）。

3. 抗 β2- 糖蛋白 1（β2-GP1）抗体　用纯化的 β2-GP1 为抗原的 ELISA 法检测抗 β2-GP1 抗体，该抗体与血栓的相关性比 aCL 强，假阳性低，诊断 APS 的敏感度与 aCL 相近。

（三）临床意义

aPL 的临床意义见修订的 2006 年悉尼抗磷脂综合 Sapporo 分类诊断标准。

七、炎性肌病有关的自身抗体

炎性肌病是一组以骨骼肌受累为特征的异质性系统性自身免疫疾病，以多发性肌炎 / 皮肌炎（polymyositis/dermatomyositis，PM/DM）最为常见，患者血清中可检出肌炎特异性自身抗体（myositis specific autoantibody，MSA）或肌炎相关性自身抗体（myositis-associated autoantibodies，MAA）。每种 MSA/MAA 具有特征性临床相关性，如抗 Jo-1 抗体阳性、抗 PL-7 抗体阳性等抗氨基酰 tRNA 合成酶抗体阳性患者具有相似的临床表现，包括肌炎、间质性肺病、非侵蚀型对称性小关节炎、雷诺现象及技工手等。患者起病及疾病活动期间常伴发热，统称为抗合成酶综合征（anti-synthetase syndrome）。

无肌病性皮肌炎（clinically amyopathic dermatomyositis，CADM）是一种特殊类型的皮肌炎（DM）。其特点是具有典型的皮肌炎的皮损，无肌酸激酶升高及肌电图肌源性损害的表现，皮肤活检符合 DM，易合并致命性的快速进展的间质性肺炎（rapid progressive interstitial lung disease，PR-ILD）。PR-ILD 可导致呼吸衰竭，预后极差，亟须临床重视及强化治疗。值得重视的是，抗黑色素瘤分化相关基因 5（melanoma differentiation-associated gene 5，MDA-5）抗体阳性与 PM/DM，尤其是 CADM 中致命性的 PR-ILD 具有非常密切的相关性，是疾病重要的血清学标志物。抗 MDA-5 抗体

定量检测对于疾病诊断、疾病活动度的监测及预后判断具有重要价值。此外，肌炎抗体谱中抗 NXP2 及抗 TIF1γ 抗体阳性的炎性肌病患者有合并恶性肿瘤的倾向，需引起临床重视。目前，临床实践中多采用商业试剂盒免疫印迹法检测。

（陆　瑜）

第五节　风湿病的常用药物

风湿病是一组异质性很强的疾病，涉及多种免疫及炎症通路，因此其对应的药物选择多样且个体化明显。风湿病常用药物包括非甾体类抗炎药、糖皮质激素、免疫抑制剂、抗疟药、靶向药物及植物药，分述如下。

一、非甾体抗炎药

非甾体抗炎药（nonsteroidal anti-inflammatory drug，NSAID）主要通过抑制环氧化酶（COX），从而抑制花生四烯酸转化为前列腺素，起到抗炎、解热、镇痛的作用，广泛用于风湿病中，如炎症性关节病、系统性红斑狼疮的浆膜炎治疗，成年型斯蒂尔病的退热、抗炎等。NSAID 竞争抑制的关键是 COX，其中 COX-1 是构成人体正常细胞和组织的基因，在成熟血小板、胃肠道黏膜上高度表达，不受炎症刺激调节；而 COX-2 则与炎症刺激高度相关。因此，普遍认为选择性抑制 COX-2 而非 COX-1 可以在发挥 NSAID 抗炎、镇痛作用的同时，减少其不良反应。依据对 COX-1 和 COX2 选择性抑制的不同，可以分为选择性 NSAID 和非选择性 NSAID。

1. 选择性 NSAID　被认为是使用最大限度抑制 COX-2 的药物剂量时，对于血小板上的 COX-1 无抑制作用的一组药物。较之于非选择性 NSAID，选择性 NSAID 具有更好的胃肠道安全性，并具有更低的肝肾毒性，但部分此类药物存在可能增加心血管病不良事件发生的风险，引起了人们对选择性 NSAID 潜在心血管病风险的警惕。总体而言，选

择性 NSAID 和非选择 NSAID 相比，在胃肠道安全性事件中具有优势，但可能存在更高的心血管病风险，其他不良反应相似。目前常见的选择性 NSAID 包括塞来昔布和依托考昔，前者需要注意与磺胺类药物的交叉过敏反应。

2. 非选择性 NSAID 药物种类繁多，并具有良好的解热镇痛、抗炎疗效及悠久历史，包括羧酸类、烯醇酸类、非酸化合物三大类。使用时需注意其在胃肠道、肾、肝、心血管系统的不良反应。常见的不良反应包括消化不良，消化道溃疡、出血，肝肾功能损伤等。常用的药物有布洛芬、萘普生、双氯芬酸、吲哚美辛、洛索洛芬、美洛昔康等，其中美洛昔康的 COX-2 选择性虽然没有达到选择性 NSAID 的水平，但高于其他非选择性 NSAID，胃肠道安全性事件略少。

二、糖皮质激素

糖皮质激素到目前为止仍然是最有效的抗炎及免疫抑制药物之一，也是许多风湿性疾病治疗的基础，在风湿病领域的应用已经形成一定的规范。依据糖皮质激素半衰期及含氟与否可以将其进行如下分类：①依据生物半衰期分类，可将糖皮质激素分为短效、中效、长效，具体参见表 3-2；②依据其化学成分含氟与否分为无氟激素和含氟激素，前者包括氢化可的松、醋酸泼尼松、醋酸泼尼松龙、甲泼尼龙，后者包括地塞米松和去炎松。

不同的糖皮质激素之间，依据其抗炎作用强度可做等效转换，详见表 3-2。通常，以泼尼松等效剂量为标准，将糖皮质激素剂量等级划分为小剂量 [< 0.5 mg/（kg·d）]、中等剂量 [0.5 ~ 1 mg/（kg·d）]、大剂量 [>1 mg/（kg·d）]、冲击剂量 [7.5 ~ 30 mg/（kg·d）]。依据不同治疗目标，应采用个体化原则应用上述激素剂量。糖皮质激素应用中可伴随各种不良反应，常见的包括感染、向心性肥胖、骨质疏松症、电解质紊乱、激素相关性糖尿病、股骨头无菌性坏死。在应用糖皮质激素治疗风湿病时，应该充分评估其可能带来的影响，并做出适当的预防。

在使用糖皮质激素时，合理的给药方式、给药时间和不良反应预防是非常重要的。如果可能，晨起顿服可以减弱药物对肾上腺皮质功能的抑制。辅以合理的骨质疏松预防策略，可以减缓激素相关骨质疏松症的发生。关注消化性溃疡风险，监测血压、血糖、血脂、电解质变化，也有利于规避糖皮质激素的长期不良反应。总的来说，在控制病情的前提下，尽量减少激素用量是合理的治疗策略。

三、免疫抑制剂和改善病情的抗风湿药

免疫抑制剂（immunosuppressive drug）是一类能够抑制人体免疫系统，抑制与免疫有关的细胞（如 T 细胞、B 细胞、巨噬细胞等）的增殖以及

表 3-2 不同的糖皮质激素等效剂量及生物半衰期

类别	药物名称	单位剂量（mg）	等效剂量（mg）	生物半衰期（h）
短效	可的松	5/10/2	25	8 ~ 12
中效	醋酸泼尼松片	5	5	12 ~ 36
	醋酸泼尼松龙片	5	5	12 ~ 36
	甲泼尼龙片	4	4	12 ~ 36
	甲泼尼龙琥珀酸钠	40	4	12 ~ 36
长效	地塞米松片	0.75	0.75	36 ~ 72
	地塞米松磷酸钠	5	0.75	36 ~ 72

细胞功能，降低人体免疫反应的药物，包括环磷酰胺、霉酚酸酯、硫唑嘌呤、氨甲蝶呤、来氟米特、钙调磷酸酶抑制剂、艾拉莫德等。改善病情的抗风湿药（disease-modifying anti-rheumatic drug，DMARD）特指一类改善风湿病患者病情、慢性病程及预后的药物，目前是治疗类风湿关节炎的主要药物种类之一。传统合成的 DMARD 主要包括氨甲蝶呤、来氟米特、环孢素、艾拉莫德等免疫抑制剂以及柳氮磺吡啶和抗疟药。目前认为生物制剂也可称为生物原研的 DMARD，一些靶向新型小分子化合物则被称为靶向合成的 DMARD。因此，免疫抑制剂侧重于药理学基础上的分类，而 DMARD 则从疾病治疗中的作用和地位进行分类。

1. 环磷酰胺（cyclophosphamide，CTX） 一种烷化剂，可以耗竭 T、B 细胞及自身抗体，血清中半衰期约 6 h，80% 的 CTX 由肝代谢，20% 由肾排出。静脉 CTX 冲击疗法，每次剂量为 $0.5 \sim 1.0 \, g/m^2$ 体表面积，每个月间歇静脉滴注一次，时间大于 1 h，持续 6 个月，评估病情后决定是否进入维持治疗方案。该疗法可显著改善狼疮性肾炎患者的长期肾生存率，减少进入终末期肾病及透析治疗的比例。这一应用方法也逐步扩展到系统性血管炎、系统性硬化症等风湿病的治疗中，被证实有效。而对于系统性血管炎，CTX 口服剂量为每日 $1 \sim 2 \, mg/kg$，分 2 次服，因不良反应重，现已很少选用口服。CTX 有胃肠道反应、脱发、肝损害、骨髓抑制、出血性膀胱炎、性腺抑制等不良反应。口服 CTX 更容易诱发出血性膀胱炎，增加膀胱肿瘤的发生率，服用后需叮嘱患者大量饮水。建议每次 CTX 治疗后第 10 天和第 14 天检测外周血白细胞数量，当血白细胞数量 $< 2 \times 10^9/L$ 时，在 4 周后再用 CTX 前应测白细胞正常，方可使用。闭经与 CTX 使用年龄和累计剂量有关。因此，育龄期女性需监测性腺功能，谨慎使用。

2. 硫唑嘌呤（azathioprine，AZA） 一种嘌呤类似物，通过干扰嘌呤代谢作用于 DNA 合成期细胞，阻碍淋巴细胞的嘌呤补充合成途径，进而影响 DNA、RNA 和蛋白质的合成，能够同时抑制细胞免疫和体液免疫。适用于风湿病的诱导缓解以及维持治疗，其疗效在狼疮性肾炎、血管炎、炎症性肌病等风湿病中得到验证。常用剂量为每日 $1 \sim 2 \, mg/kg$。硫唑嘌呤的不良反应主要是骨髓抑制、肝损害、胃肠道反应等，同时使用别嘌醇可增加 AZA 的毒性，应警惕。目前，已知巯基嘌呤甲基转移酶（TPMT）缺乏是患者服用 AZA 后出现严重不良反应的重要原因。因此，治疗前最好先行 TPMT 基因检测。同时，AZA 以 50 mg/d 起始治疗剂量治疗的第一个月内，患者应每周随访血常规。若存在血细胞明显下降，应立刻停用，并进行补救治疗。即使第一个月内，患者没有出现不良反应，也需在之后的随访中，定期追踪患者的血常规和肝功能指标。

3. 吗替麦考酚酯（mycophenolate mofetil，MMF） 可以抑制鸟嘌呤核苷酸从头合成途径必需的次黄嘌呤单核苷酸脱氢酶，半衰期为 17 h。诱导缓解时服用剂量为 $1.5 \sim 3 \, g/d$，分 2 次口服，维持治疗时每日 $0.5 \sim 1.0 \, g$。MMF 的不良反应主要为诱发感染，无明显性腺抑制，但可能致畸形。因此，怀孕期间应避免使用。与硫唑嘌呤相比，MMF 没有严重的肝肾毒性和骨髓抑制作用。MMF 在系统性红斑狼疮、血管炎、炎症性肌病中都有应用价值。特别是在狼疮性肾炎患者中，MMF 显示出不弱于 CTX 的诱导缓解和维持缓解的作用。

4. 钙调磷酸酶抑制剂（calcineurin inhibitor，CNI） 此类药物可使 T 细胞失活，同时能够减少狼疮 B 细胞的抗原呈递和自身抗体的产生。常用药物包括环孢素 A（cyclosporine A，CsA）和他克莫司（tacrolimus，FK506）。CsA 药物浓度可通过外周血检测，常规用量为 $3 \sim 5 \, mg/(kg \cdot d)$。他克莫司起始治疗剂量为 $1 \sim 3 \, mg/(kg \cdot d)$。两者的不良反应均为肾衰竭、高血压、电解质紊乱。相对而言，他克莫司致肾毒性、高血压不如 CsA 常见。此类药物在使用时容易与通过细胞色素 P450 酶代谢的药物发生相互影响，导致血药浓度变化，需密切关注。这些药物在难治性狼疮肾炎、炎症性肌病、难治性成年型斯蒂尔病中均有一定疗效。

5. 氨甲蝶呤（methotrexate，MTX） 可抑制细胞内二氢叶酸还原酶，抑制嘌呤合成，同时具有抗炎、免疫抑制作用。每周一次顿服，剂量为 7.5~20 mg，以口服为主（1 日之内服完），亦可静脉注射或肌内注射。4~6 周起效，疗程至少半年。不良反应有肝损害、肾损害、胃肠道反应、骨髓抑制剂等。MTX 在类风湿关节炎治疗中有重要作用，被誉为基石药物，在轻中度红斑狼疮、炎症性肌病、血管炎、风湿性多肌痛、成年型斯蒂尔病等疾病中也有广泛应用。

6. 来氟米特（leflunomide，LEF） 是具有抗增殖活性的异噁唑类衍生物，能通过抑制嘧啶的全程生物合成，从而直接抑制淋巴细胞和 B 细胞的增殖。用量为 10~20 mg，每日口服 1 次。主要不良反应有皮疹、腹泻、高血压、肝酶增高、诱发感染等。因有致畸作用，故孕妇禁服。服药期间应定期检查血常规和肝功能指标。该药物可控制类风湿关节炎，近年来其抗类风湿关节炎的作用被认为不弱于 MTX。在我国，该药物还被证实对狼疮性肾炎有效。

7. 艾拉莫德（iguratimod） 是一种新型的改善病情抗风湿药，能够有效抑制炎症因子的分泌，抑制免疫应答及基质金属蛋白酶的表达，因此被用于类风湿关节炎的治疗中。用量为每次 25 mg、每日 2 次口服；主要不良反应有肝酶增高、血细胞减少、胃肠道反应等。

8. 柳氮磺吡啶（sulfasalazine，SSZ） 是由磺胺吡啶和 5 氨基水杨酸两部分通过偶氮结合形成的药物，具有抗炎、抗菌、抑制多种细胞因子的作用。目前 SSZ 是类风湿关节炎、脊柱关节炎的常用治疗药物，剂量为每日 2~3 g，分 2 次服用，由小剂量开始，会减少不良反应。对磺胺过敏者禁用。

四、抗疟药

抗疟药主要包括氯喹和羟氯喹，二者被普遍用于存在皮肤和关节症状的患者，但不推荐用于银屑病性关节炎患者。该药物也广泛用于 SLE 辅助治疗，可减少疾病复发风险。同时发现抗疟药能够改善患者的血脂及亚临床动脉粥样硬化。羟氯喹，每次 0.1~0.2 g，每日 2 次口服；氯喹每次 0.25 g，每日 1 次口服，每周暂停 2 日。抗疟药的总体耐受性较好，但仍需注意其视网膜毒性，推荐常规进行眼科检查，半年至一年一次。同时须注意患者是否存在心房 / 心室传导阻滞。

五、靶向治疗

随着基础研究的不断推进，风湿病进入了靶向治疗时代，这是近 20 年来风湿病治疗的突破性进展。这些药物在细胞分子水平上，针对已经明确的致病位点进行相应设计，被称为靶向治疗药物。依据制备方式，靶向治疗药物可分为生物制剂和小分子化合物。

1. 生物制剂 在风湿病治疗中，生物制剂特指针对各类致病性细胞因子所研发的抗体或受体融合蛋白。包括：① TNF-α 拮抗剂，以依那西普、英夫利西单抗、阿达木单抗、戈利木单抗和赛妥珠单抗为代表。此类药物起效快，能抑制骨破坏，是目前脊柱关节炎和类风湿关节炎治疗最核心的靶向药物。但需要注意，应用这类药物时有结核复发或乙肝复发风险。② IL-6 拮抗剂，代表药物为托珠单抗（tocilizumab），主要用于中重度风湿性关节炎以及大动脉炎，对 TNF-α 拮抗剂反应欠佳的患者可能有效。应用过程中需注意血脂、肝功能监测。③ IL-1 拮抗剂，代表药物为阿那白滞素（anakinra），目前尚未在国内广泛使用，对成年型斯蒂尔病及系统性幼年型关节炎有效。④ B 细胞抑制剂，常见的为利妥昔单抗（rituximab，RTX）和贝利木单抗（belimumab）。RTX 是一种抗胞膜 CD20 的人 - 鼠嵌合单克隆抗体，主要用于以 B 细胞功能亢进的常规治疗无效的风湿病，对于 SLE 有神经精神病变、自身免疫性血细胞减少、增殖性 LN 的患者缓解率更高。贝利木单抗是一种人源化的抗 B 淋巴细胞刺激蛋白的单克隆抗体，主要用于常规治疗无效的中重度 SLE，特别是伴有高滴度抗 ds-DNA 和低补体血症的患者。

2. 新型小分子化合物　代表药物为一种酪氨酸激酶抑制剂——JAK 抑制剂，为口服片剂，用于对氨甲蝶呤疗效不足或对其无法耐受的中至重度活动性类风湿关节炎。使用这类药物需注意带状疱疹的发生，也需要定期监测血象及肝功能。

六、中药提取物

1. 雷公藤多苷片　雷公藤为卫矛科植物雷公藤的根，其提取物雷公藤多苷能对多个亢进的免疫环节起作用，不仅能抑制 T 细胞的功能，还能直接抑制亢进的 B 细胞功能。常用剂量为每次 10 ~ 20 mg，每日 3 次口服。常见不良反应有胃肠道反应，肝功能损伤，血小板、白细胞减少。雷公藤多苷片的特殊和严重的副作用是对性腺的抑制，

所以对育龄期的男、女性，甚至儿童用药都要慎之又慎。

2. 白芍总苷　白芍为毛茛科植物芍药的干燥根，可以在多个环节影响自身免疫疾病的细胞免疫、体液免疫及炎症过程，可以减轻自身免疫性炎症，并有镇痛作用。常用剂量为每次口服 600 mg，每日 2 ~ 3 次；常见不良反应有腹泻等。

七、妊娠期及哺乳期的风湿病药物安全性

风湿病特别是弥漫性结缔组织病患者常常需要长期甚至终身使用抗风湿药物，母体风湿病的控制直接影响妊娠结局及新生儿的预后。因此，妊娠期及哺乳期的安全用药是风湿病药物治疗中亟需重视的部分，可依据 2016 年英国风湿病学会和英国发风湿病卫生专业人员协会妊娠期和哺乳期抗风湿药物处方用药指南，如表 3-3 所示。

表 3-3　妊娠期及哺乳期抗风湿药物处方指南

药物名称	围孕期	孕初期（3 个月内）	孕中晚期	哺乳期	父亲的暴露
泼尼松龙	可用	可用	可用	可用	可用
甲泼尼龙	可用	可用	可用	可用	可用
羟氯喹	可用	可用	可用	可用	可用[a]
氨甲蝶呤	孕前停用 3 月	不可用	不可用	不可用	可用[a]
柳氮磺胺吡啶	可用	可用	可用	可用[b]	可用[c]
来氟米特	不可用，消胆胺洗脱	不可用	不可用	无数据	可用[a]
硫唑嘌呤	可用	可用	可用	可用	可用
环孢霉素	可用	可用[d]	可用[d]	可用[a]	可用[a]
他克莫司	可用	可用[d]	可用[d]	可用[a]	可用[a]
环磷酰胺	不可用	不可用[e]	不可用[e]	不可用	不可用
吗替麦考酚酯	孕前停用 6 周	不可用	不可用	不可用	可用[a]
静脉输注丙球	可用	可用	可用	可用	可用
英夫利昔单抗	可用	可用	孕 16 周起停用	可用[a]	可用[a]
依那西普	可用	可用	中期可用，晚期停用	可用[a]	可用[a]
阿达木单抗	可用	可用	中期可用，晚期停用	可用[a]	可用[a]

续表

药物名称	围孕期	孕初期（3个月内）	孕中晚期	哺乳期	父亲的暴露
赛妥珠单抗	可用	可用	可用 ª	可用 ª	无数据
戈利木单抗	无数据	无数据	无数据	无数据	无数据
利妥昔单抗	孕前停用 6 月	不可用 ᶠ	不可用	无数据	可用 ª
托珠单抗	孕前 3 月停用	不可用 ᶠ	不可用	无数据	无数据
阿那白滞素	不可用	不可用 ᶠ	不可用	无数据	无数据
阿巴西普	不可用	不可用 ᶠ	不可用	无数据	无数据
贝利木单抗	不可用	不可用 ᶠ	不可用	无数据	无数据

a. 数据有限；b. 只适用于健康足月婴儿；c. 怀孕前 3 个月停止 SSZ 可能提高受孕概率；d. 建议监测产妇血压、肾功能、血糖和药物水平；e. 只考虑严重或危及生命 / 器官的孕妇的情况；f. 在孕前 3 个月中无意暴露似乎无害；g. 似乎无害

八、围手术期风湿病药物的应用

尽管上述抗风湿药物的使用使得风湿病的治疗有了长足进展，但仍然有较多患者需要通过全膝关节置换手术和全髋关节置换手术来改善生活质量。2017 年，美国风湿病学会与美国髋关节和膝关节外科医师协会制定了风湿病患者围手术期抗风湿药物指南，具体如表 3-4 所示。

表 3-4　围手术期抗风湿药物指南

药物	给药间隔	继续 / 停药
DMARD：手术期间继续给予这些药物		
氨甲蝶呤	每周 1 次	继续
柳氮磺吡啶	每日 1～2 次	继续
羟氯喹	每日 1～2 次	继续
来氟米特	每日 1 次	继续
多西环素	每日 1 次	继续
生物制剂：术前停用这些药物，并将手术安排在给药周期末，术后至少 14 日如无伤口愈合问题、手术部位感染和全身感染则恢复用药		手术安排（末次生物制剂给药后）
阿达木单抗	每 2 周 1 次	第 2 周或第 3 周
依那西普	每周 1 次或每周 2 次	第 2 周
英夫利昔单抗	每 4、6 或 8 周 1 次	第 5、7 或 9 周
利妥昔单抗	2 剂间隔 2 周给药，每 4～6 月 1 次	第 7 月
托珠单抗	每周 1 次（皮下）或每 4 周 1 次（静脉）	第 2 周或第 5 周
托法替布	每日 1～2 次	末次服药后 7d
严重 SLE 用药：围手术期继续这些药物		
吗替麦考酚酯	每日 2 次	继续
硫唑嘌呤	每日 1～2 次	继续
环孢素	每日 2 次	继续
他克莫司	每日 2 次（静脉或口服）	继续

续表

药物	给药间隔	继续/停药
非严重 SLE 用药：手术前 1 周停药		
吗替麦考酚酯	每日 2 次	停药
硫唑嘌呤	每日 1~2 次	停药
环孢素	每日 2 次	停药
他克莫司	每日 2 次（静脉注射或口服）	停药

（郑玥琦　李　挺）

第六节　风湿病的康复锻炼

风湿病是慢性炎症性疾病，可伴随患者相当长一段时间，甚至终身。在规范治疗的同时给予合适的康复治疗，对保持和改善患者的各项功能（单项、个体和社会）有重要的作用。建议患者在专业医务人员的指导下，进行必要的康复锻炼，改善功能，提高生活质量，达到家庭幸福、重返社会的目的。

风湿病患者的康复治疗一般在疾病稳定后开始，而且与一般临床治疗不同的是，更注重患者的主动参与。治疗的强度不能求多、求快，应在保证安全的前提下逐渐加强。由于康复治疗是关注患者各种功能的治疗，往往由各种专业的治疗人员分别进行，医患之间和医护人员之间要及时沟通，以确保达到最佳的效果。康复治疗的原则强调早期介入、主动参与、循序渐进和持之以恒。

一、休息

对急性发作期患者建议休息；局部病变为主的患者可以适当局部休息；累及重要脏器或多关节的患者，全身休息是必要的。患者会有许多功能问题，如疲劳、睡眠问题、情绪低落、关节疼痛、运动能力下降，休息能保存能量，减轻疲劳，尤其对关节炎患者来说休息可以使关节的疼痛和炎症减轻，并有助于防止关节挛缩和畸形。

二、健康教育

患者要避免着凉，注意保暖，坚持戒烟，防止损伤，避免过度疲劳和紧张，并保持良好的心态。另外，可以增加医患之间的交流，让患者增强依从性，更好地配合治疗。

1. 正确认识疾病　强调长期、定期随访的必要性。风湿病是慢性炎症性疾病，开展患者教育活动，让其能够了解疾病的特点和治疗规范的重要性，避免错误中止治疗从而导致疾病复发与加重。

2. 饮食　应包括碳水化合物、蛋白质、脂肪等在内的均衡饮食。对蛋白尿患者，食物中可补充蛋白质，但要注意适量，以免加重肾负担，一般以优质蛋白（如牛奶、鸡蛋、瘦肉等）为主。糖皮质激素能分解蛋白质，并引起高脂血症、糖尿病和骨质疏松症，应注意纠正蛋白质的负氮平衡，避免高脂、高糖饮食，并适当补充维生素及钙剂。痛风患者要控制嘌呤食物的摄入，避免体内产生过多的尿酸；另外，多饮水也可增加尿酸的排出，减少急性发作。

3. 婚育　妊娠分娩可能诱发或加重 SLE，故病情未得到控制的女性应注意避免。如条件允许，应在医生的指导下调整和选择合理药物，在恰当时机进行。

4. 其他　维持良好的生活、工作方式，避免过度劳累，保证正常的睡眠。如有骨缺血性坏死的关节痛，最好的办法是减少负重或不负重，如要行走的话，可以考虑借助于拐杖的辅助达到减轻或不负重，同时给予局部补钙和活血治疗，对早期的股骨头坏死可以逆转或控制进一步恶化；对于有吞咽困难的 SSc 患者避免选择坚硬食物，必要的话可用水辅助；对于大便不畅的患者可以在增加多纤维食物的同时，配合做肠道护理。系统性硬化病患者多伴有雷诺病，可注意适当控制环境温度，要避免受凉并注意局部保暖，必要的话可以戴手套保暖；SLE 患者避免接触过多的紫外线等。

三、体位治疗

狼疮性肾炎患者如果蛋白尿造成低蛋白血症会引起明显的水肿，除了积极的临床药物治疗外，平日里可将肢体抬高以减轻水肿。类风湿关节炎患者在炎症没有控制前除了避免过多用力和负重外，病变关节还可以放置在良肢位，以减少关节畸形的概率。强直性脊柱炎患者建议睡硬板床，坐位时直靠椅背等。

四、运动疗法

许多风湿病患者会有关节活动和肌肉能力问题，同时也会影响步行功能。风湿病患者有氧能力会明显地降低，病情和症状有所缓解后应根据每个患者的自身运动习惯、疾病所累及的部位、疾病活动程度等为患者制订个性化的运动处方。患者可以通过适量的训练来提高改善患者的关节活动度、肌肉力量及躯体的有氧运动能力。另外，运动训练除了对患者的运动能力有所提高外，对改善患者的心理和生活质量也有帮助。运动疗法要注意劳逸结合，所有的运动训练方式和运动量等要听从专业人员的建议，避免运动方式错误或训练量过度，造成继发性损害。

1. 关节活动度训练 许多风湿病患者，例如类风湿关节炎和强直性脊柱炎患者，会有关节的活动障碍，如果延误治疗或治疗不当，会导致关节畸形，严重影响患者的生活质量。由于姿势不良等造成肌腱挛缩的患者，对其关节活动功能障碍建议用牵伸训练。

对有可能因缺乏运动而造成关节功能障碍的患者，为达到维持关节活动范围的目的，可做维持关节活动度练习：让患者每天做关节全范围活动至少 1~2 次，每次重复 3 遍。注意动作要轻柔，切不可动作粗暴，甚至引起剧痛。

对已经发生关节功能障碍的患者，可采用增加关节活动度的练习。练习时，应尽可能达到现有的最大关节活动度，并在达到时再稍用力，力求稍微超过，在此基础上稍稍维持一会再还原。练习时动作节奏不要太快，重复次数要多些，每天锻炼 3~4 次，这样训练可逐步恢复正常或达到最大限度的改善。

例如 SSc 患者，由于皮肤弹性减弱，会产生关节活动度障碍，所以要进行维持关节活动度练习，应每日 1~2 次，为增加效果可同时配合物理因子或按摩治疗。强直性脊柱炎患者可以选择游泳、医疗体操来维持和改善脊柱的活动能力。

运动疗法可采用的方法有主动运动、被动运动、助力运动、关节功能牵引法、连续被动运动（CPM）等。训练时要注意适当选用具体方法和体位，动作要平缓，避免粗暴。ROM 练习宜反复多次地进行并持续较长时间。

2. 肌力训练 对于周围神经损伤或肌肉等疾病造成的肌力下降，可以根据 Lovett 肌力分级法先进行肌力测定（表 3-5），然后根据所测的肌力情况介入适合的运动。

当肌力为 0 级时，训练的目的是强化患者对运动的感觉，可进行电刺激和被动运动。被动运动的外力可以由治疗师或机械提供。

当肌力为 1~2 级时，训练在患者自发肌肉收缩的基础上，由治疗师辅助或借助器具，可进行肌肉电刺激疗法、肌电反馈训练、助力运动练习、免负荷主动运动等。

当肌力为 3~4 级时，可由患者自己进行主动运动，逐步过渡到抗阻运动来增加力量。方法很多，有渐进性抗阻练习、等长练习、短暂最大收缩

表 3-5 Lovett 徒手肌力检查分级标准

级别	名称	标准	相当正常肌力的百分比 /%
0	零	无可测知的肌肉收缩	0
1	微缩	有轻微收缩，但不能引起关节运动	10
2	差	在减重状态下能作关节全范围运动	25
3	可	能抗重力作关节全范围运动，但不能抗阻力	50
4	良好	能抗重力、抗一定阻力运动	75
5	正常	能抗重力、抗充分阻力运动	100

每一级又可以用 "+" 和 "–" 进一步细分

练习、等速练习方式等。

在进行肌力练习时的患者要注意，应在专业人员的指导下正确理解运动方式和过程，避免不良反应；掌握运动量与训练节奏，避免求多、求快的心理；注意无痛锻炼，应尽量避免运动中发生疼痛；注意心血管反应，特别是刚开始训练的患者。

3. 呼吸训练　某些风湿病患者影响到肺功能，可进行呼吸训练，改善和协调各种呼吸肌的功能，增大肺活量，增加吸氧量，促进血液回流，减轻心脏负担，改善全身健康状况。

练习的体位应使者处于舒适、放松的体位，对体弱或病后初愈者可取仰卧位或其他卧位进行练习。呼吸练习可分为静态的呼吸运动和配合有躯体动作的呼吸运动。

常用的练习方法有腹式呼吸练习法、局部呼吸练习法、延长吸气或呼气、对抗阻力呼吸法。腹式呼吸训练对于膈肌强化很有帮助，可由治疗师指导患者随呼吸使膈肌起伏，也可给予引导和辅助。

系统性硬化病患者经常会有肺部累及，表现为胸膜炎、间质性肺炎和肺动脉高压等，对这些患者可以介入呼吸训练及胸壁扩张练习，有助于改善换气；分泌物多的患者，可以采取体位引流，如肺功能明显影响患者可进行腹式呼吸训练，帮助缓解症状。

4. 平衡练习　用于疾病累及神经系统、运动系统或前庭器官病变引起的平衡功能障碍的患者。平衡和姿势是相互关联的，能否保持平衡与许多因素有关，例如：感觉、外感受器、本体感受器和特殊感觉器官（如眼及前庭），运动系统和固有姿势反射等。在平衡练习中患者除要有意识地、随意地控制平衡外，还应进行下意识的平衡训练。平衡练习可分静态平衡和动态平衡练习。

平衡练习的基本原则和方法：逐步缩小人体支持面和提高身体重心（如先坐位后立位），保持稳定性的情况下逐步增加头、颈和躯干活动，从睁眼练习到闭眼练习，从静态平衡练习到动态平衡练习，要有意识地从各方向推动患者以扰乱平衡来激发姿势反射，由易到难地训练，提高患者恢复平衡的能力。

五、物理因子治疗

用物理因子各种电疗，热疗、冷疗、超声可以达到改善血液循环，消炎止痛，镇静安神，来缓解和改善患者的某些症状。

1. 热疗、蜡疗或超声治疗　对于供血障碍引起的皮肤溃疡可以用温热治疗来治疗。但采用热疗时要注意患者局部的温度感觉，如有感觉障碍的患者需慎用。超声治疗有助于阻止线状硬斑病发展为挛缩变性。但炎症急性期不宜采用温热疗法，特别是深部透热疗法。

2. 生物反馈和电疗　温度生物反馈治疗有助于控制血管痉挛，调节血管的舒缩功能。各种频率的电流都可以用来电疗。例如：低频电可以止痛，有关节局部疼痛者可以应用经皮电刺激等使疼痛减轻。

3. 温泉浴和按摩　有一定疗效。

4. 光疗和光化学疗法　有些研究显示，光疗可能对治疗局限性硬皮病有良好效果，可使红斑减轻、皮肤软化、厚度下降及弹性增加。用激素治疗风湿病的患者，在没有光照禁忌证的情况下，可以适当地晒阳光，有助于改善骨质疏松。

六、作业疗法

某些疾病会使患者暂时或永久性地无法进行正常的日常生活活动，造成职业劳动功能障碍。而作业疗法就是为复原患者功能，有目的、有选择性地从日常生活活动、职业劳动、认知活动中选择一些作业，对患者进行训练，以进一步改善功能和缓解症状的一种治疗方法。作业疗法的目的在于加强手的灵活性、眼手协调性、对动作的控制能力和工作耐力，重获新的生活和劳动能力的过程，使患者更好地重归家庭、重归社会。

作业疗法的方法很多，按作业内容来分包括日常生活活动、木工作业、黏土作业、编织作业、就业前的训练，园艺、娱乐训练，感知、认知功能的训练，指导康复器的使用等作业活动。

日常生活活动是指人们为了维持生存及适应生存环境而每天必须反复进行的最基本的最具有共性的活动。日常生活活动包括运动、自理、交流及家务活动。最常用的评估表是 Barthel 指数记分表（表 3-6）。

评分结果：60 分以上者生活基本自理，40～60 分者生活需要帮助，20～40 分者生活要很大帮助，20 分以下者生活完全需要帮助。Barthel 指数 40 分以上者康复治疗的效益最大。

对那些生活自理有困难的人来说，日常生活能力的训练可以提高患者的生活质量，必要时可借助辅助用具来进行治疗。对急性关节疼痛的患者可指导患者保持适当的姿势体位，必要时可以借助支具保持良姿位，减轻疼痛，有助于减轻炎症和预防继发的关节畸形；对股骨头坏死伴有明显关节痛的患者，可指导日常活动方式的调整、选择和指导使用助行器具来减少负重，有助于症状的控制和缓解。对一般情况较差或有肺动脉高压的患者，可以教患者利用能量保存技术来减少能量的消耗和介入独立性的支持性技术。

七、康复工程

康复工程是为补偿、矫正或增强残疾人已经丧失的、畸形和功能减退的器官和组织，最大限度地恢复代偿功能，尽可能帮助其独立生活的现代工程技术，包括假肢、矫形器、轮椅、助行器、自助器设计、装配和应用及环境的设计。

助行器具品种繁多，主要包括拐杖和步行器，主要针对行走不稳、下肢短缩、下肢一侧不能支撑或步态不平衡的患者使用。例如，针对类风湿关节

表 3-6　Barthel 指数记分表

日常生活活动项目	自理	稍依赖	较大依赖	完全依赖
进食	10	5	0	
洗澡	5	0		
修饰（洗脸、梳头、刷牙、刮脸等）	5	0		
穿衣（包括系鞋带）	10	5	0	
控制大便	10	5	0	
控制小便	10	5	0	
用厕所	10	5	0	
床椅转移	15	10	5	0
平地走 45 m	15	10	5	0
上下楼梯	10	5	0	

炎手关节畸形无法抓握又需要拐杖帮助的患者，推荐用平台拐。

还有一些专门的器具或器械用来加强其减弱的或代偿其已丧失的各种日常生活活动能力即称为自助器具。可分为进食类、梳洗类、穿着类、沐浴、阅读、书写、打字、通讯、厨房等自助器。例如，类风湿关节炎关节畸形或强直性脊柱炎脊柱活动严重受限的患者，可以设计和配置特殊的家务劳动和日常生活用具。

八、心理社会治疗

由于疾病、药物和社会观念等原因，会导致患者产生心理和社会问题，有相当一部分患者出现抑郁症状，表现为情绪低落、失眠、疲劳、自我形象认同感降低。加之对疾病的性质和转归缺乏正确的认识，还可能因工作、资金、妊娠及参与社会或娱乐活动受限等问题而病情加重。通过合适的心理疏导和治疗，患者及其家属会纠正对疾病的错误认识，从而能积极地配合临床和康复治疗。另外，病友会和疾病的宣传册可能也是一条值得提倡的途径，可增加医患之间的沟通，从而提高疗效。

九、传统治疗

1. 中药　辅助治疗有一定的效果。例如：皮疹为主的患者治则清热凉血解毒；关节肿痛为主的患者治则舒筋通络；肾炎为主的患者治则补肾固摄。总体遵循"急则治表，缓则治本"的原则，还要结合患者阴阳气血的具体情况加减调整药物。例如：SSc患者可用的中药有丹参和积雪草苷，对皮肤硬化症状特别是雷诺现象有显著疗效。具体用药应在有资质的中医师指导下，按照个体化原则辩证实施。

2. 针灸疗法　可根据各型的症状、体征等按中医理论辨证取穴。

（陆敏华）

第七节　风湿病的心身健康调护

临床中，风湿病患者会出现精神症状或伴发较多心理问题，多见以下三种情况：①风湿病本身发病机制涉及情绪相关脑区、神经递质、激素等改变，诱发精神症状，即风湿病所致精神障碍；②风湿病伴发的焦虑、抑郁或躯体化症状等，并未达到精神障碍疾病的诊断标准，可能与躯体疾病产生的心理社会反应等有关，即风湿病伴发心理问题；③同时符合风湿病与精神分裂症、焦虑障碍、抑郁障碍等一种或多种精神障碍的共病情况，即风湿病共病精神障碍。

一、病因与发病机制

风湿病所致精神障碍生物学病因及发病机制尚不明确，目前多为一些学说。例如SLE的免疫复合体说、脑血管病变说、淋巴细胞毒性说、重症并发症促进作用说。由于自身免疫性疾病常常累及各器官和神经系统，因此容易导致神经精神症状。

风湿病伴发心理问题的患者，往往由于对自身角色和疾病行为适应不一致，疾病、治疗、患者的心理活动与社会环境因素复杂交织在一起，躯体疾病引起了一系列心理变化，即身心反应（somato-psychiatric reaction），各种不同治疗、就诊、出院等时刻均影响患者的心理，促发情绪问题。疾病会导致患者疼痛增加、生活质量较差、丧失更多工作能力、频繁手术或使用医疗资源及降低治疗依从性。反之，情绪因素、社会支持系统、人格特征、应激性生活事件等也会影响疾病的症状、治疗与转归。

对于已出现精神障碍的患者又患有风湿病的病因，目前尚无二者关联性的研究报道。

二、临床表现

风湿病特别是SLE、皮肌炎、类风湿关节炎、SSc、干燥综合征等，容易导致精神障碍或伴发心理问题，表现如下。

1. 类神经症表现　疾病早期或恢复期，存在失眠、记忆减退、焦虑、恐惧、情绪不稳、强迫观念、疼痛、头昏、头晕、乏力、出汗等全身症状及恶心、腹泻、尿频、尿急自主神经功能失调症状等。

2. 类精神分裂症症状　多见于慢性迁延病例，如幻觉妄想状态，以被害、嫉妒、夸大、被控制感、被洞悉感多见，也可有冲动、行为紊乱、动作幼稚、思维散漫、类木僵等表现。

3. 类情感性精神症状　类躁狂状态，如兴奋、欣快等，但要与肾上腺皮质激素治疗中的反应鉴别；抑郁状态，如情绪低落、话语减少、注意力下降、消极观念及行为等。

4. 器质性精神障碍表现　意识障碍、定向力障碍、痴呆症状，甚至出现谵妄、昏迷。

研究显示，SLE 患者中 41%～70% 的会有抑郁情绪，50% 以上会出现精神症状，包括谵妄，2/3的患者可能出现认知损害，且以注意力不集中最为常见，情绪症状影响患者的生活质量。类风湿关节炎患者中抑郁的患病率可达 40%～50%，且对患者的疼痛、残疾、疾病活动度等有负性作用。干燥综合征患者内向性敌意水平、偏执、躯体化和强迫得分偏高，更容易出现情绪低落、易怒、头痛、消化道症状、注意力和记忆力受损。终末期硬皮病会引起肾或肝衰竭，导致谵妄。纤维肌痛症已被证实与睡眠紊乱、疑病症和抑郁相关。脉管炎会引起暂时性失明、脑缺血、谵妄和卒中。

三、评估与诊断

临床评估要详细了解症状的特征、内容和严重程度；掌握发作及波动情况、持续时间、病程特点；了解对患者社会功能的影响和精神痛苦感；了解患者的人格特征，探询有无可能的诱发因素及其他可能引起此种情况的危险因素，从而为诊断和制订合适的治疗方案提供依据。

除了病史采集、体检、精神检查和实验室检查外，量化工具的应用是评估的重要辅助手段。风湿病患者的精神症状及情绪症状可以使用简便易操作的量表进行筛查，如"90 秒 4 问题询问法"筛查焦虑、抑郁。患者自评量表，如广泛性焦虑筛查量表（GAD-7）适合广泛性焦虑快速评估，患者健康问卷抑郁量表（PHQ-9）用于抑郁症状的严重程度评估，15 项患者健康问卷（PHQ-15）快速筛查躯体化症状及评估严重程度。有测评人员及条件的医院可选用汉密尔顿焦虑量表（HAMA）、汉密尔顿抑郁量表（HAMD-17）、简明精神病量表（BPRS）等他评量表评估焦虑、抑郁、精神症状等。对于既往已明确诊断精神障碍的患者要了解患者的病程、表现、治疗经过，并仍需要进行症状、生活事件等评估。目前也有针对风湿病的特定心理量表，如国外有报道采用炎性风湿病恐惧评估量表（FAIR）评估，发现病情控制良好的患者中仍有 17.2% 存在恐惧，且与心理痛苦存在相关性。

风湿病所致精神障碍诊断参考《疾病和有关健康问题的国际统计分类第十次修订本》（ICD-10）。对于符合精神疾病诊断标准的疾病，可做出相应躯体疾病所致精神障碍、抑郁障碍、焦虑障碍等诊断，不符合诊断标准的可做"状态"诊断。

四、治疗原则

对风湿病所致精神障碍及伴发心理问题治疗首先是采取有效的躯体治疗，以解除症状，促使康复等，疾病本身的治疗各章节已做详述，此处不再重复。对于存在的精神心理问题，在患者总体评估初期就应该进行社会支持系统评估，积极尝试将患者家庭成员或朋友纳入治疗联盟。抑郁或消沉容易导致患者活动性螺旋形下降、社会退缩、不参与相关治疗，疼痛扩大化，导致止痛剂滥用和慢性中毒危险。因此，如果需要持久的疗效，减少复发，则需要结合多种形式的综合治疗，邀请临床心理学家和精神科医师共同参加，共同诊治。其治疗形式有以下几种：

1. 心理治疗　包括个体心理治疗、团体心理治疗、催眠治疗等。个体心理治疗是采取个别谈话方式，详细了解患者发病前后的精神因素、个性特点，帮助患者达到更好的家庭与社会适应，消除不良的情绪反应。个体心理治疗包括一般支持心理治疗、认知行为治疗、精神动力学心理治疗、人际关系心理治疗等。团体心理治疗是在医师指导下，共同讨论了解致病因素，掌握预防措施。催眠治疗是在言语暗示下，调节自己的生理功能，需要一定的训练技巧。有研究显示，团体认知行为治疗能改善风湿性关节炎患者的心理和躯体症状，催眠、压力管理能减轻该类患者的疼痛症状。

2. 精神药物治疗 在心理生理疾病中，情绪因素可引起病情变化，病情变化又可影响疾病本身。考虑到患者本身的躯体疾病、药物相互作用、药物耐受性、有无合并症等情况，应因人而异地施以个体化的合理用药。治疗前向患者及其家属告知药物性质、作用、可能发生的不良反应及对策。治疗期间密切观察病情变化和不良反应。存在精神症状的患者可对症治疗，必要时可慎用小剂量非典型抗精神病药，如喹硫平、奥氮平等，出现意识障碍时要避免使用镇静催眠及抗精神病药物。在焦虑、抑郁患者中，可使用抗抑郁剂和抗焦虑剂，建议使用的药物如选择性 5- 羟色胺再摄取抑制剂、5- 羟色胺和去甲肾上腺素再摄取抑制剂、去甲肾上腺素及特异性 5- 羟色胺能抗抑制药、5- 羟色胺 1A 受体部分激动剂等，尽量避免使用三环类抗抑郁药、单胺氧化酶抑郁剂等，以减少药物的不良反应及药物相互作用。

3. 心理康复治疗 包括生物反馈治疗、脑波治疗等。生物反馈疗法正式建立于 20 世纪 60 年代，是指人们通过学习来改变自己的行为和内脏反应。该疗法利用现代电子仪器，将生物体内生理功能予以描记并转为声、光等反馈信号，使受试者根据反馈信号学习调节自己体内不随意的内脏功能及其他躯体功能，达到治疗目的。脑波治疗依据神经生物学的生物反馈原理和脑波同步原理，利用生物信息模拟技术，用专有技术编制的特殊声、光、电信号，分别作用于人的听觉与视觉等感官，利用声、光、电信号频率的节律变化，影响、调节人体的神经递质、脑电活动水平及兴奋程度，改善脑血流量，改变异常脑电波，从而达到减轻焦虑紧张、改善睡眠、提高记忆力和缓解疼痛等目的。

4. 森田疗法 20 世纪 20 年代由日本的森田正马创立。森田疗法的基本治疗原则是"顺其自然"。顺其自然指接受和服从事物运行的客观法则，它能最终打破神经质患者的精神交互作用。要做到顺其自然就要求患者在这一态度的指导下正视消极体验，接受各种症状的出现，把心思放在应该去做的事情上，从而减轻痛苦。

5. 其他治疗 如沙盘治疗、气功、音乐疗法、冥想疗法、瑜伽等也对改善患者情绪症状有一定积极作用。

（冯 威）

数字课程学习

🖥 教学PPT　　📝 自测题

第四章

弥漫性结缔组织病

关键词

类风湿关节炎	滑膜炎	系统性红斑狼疮
狼疮性肾炎	抗体	补体
风湿性多肌痛	结节性多动脉炎	抗中性粒细胞抗体
肉芽肿性多血管炎	显微镜下多血管炎	嗜酸性肉芽肿性血管炎
白塞综合征	口腔溃疡	外阴溃疡
干燥综合征	多发性肌炎	皮肌炎
肌炎特异性抗体	硬皮病	雷诺现象
间质性肺病	混合性结缔组织病	成人斯蒂尔病
米库利兹病		

第一节　类风湿关节炎

诊疗路径：

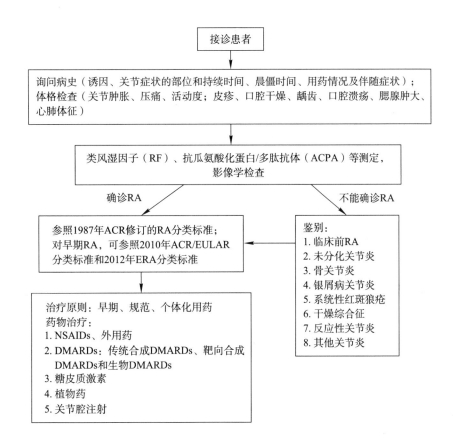

类风湿关节炎（rheumatoid arthritis，RA）是一种以慢性、进行性、侵袭性关节炎为主要表现的全身性自身免疫病，同时可伴有发热、贫血、皮下结节及血管炎等非特异性全身表现，呈慢性病程，反复迁延，未经正规治疗者最终导致关节畸形。多种免疫细胞、免疫分子的参与及大量自身抗体的出现构成了RA的免疫病理特征。RA分布于世界各地，在不同人群中的发病率为0.1‰～0.5‰，患病率为0.18%～1.07%。我国流行病学调查显示，RA的患病率为0.28%～0.44%。RA发病具有一定的种族差异，印第安人高于白种人，白种人高于亚洲人。RA在各年龄中皆可发病，中年女性多见，男女之比为1∶（3～4）。

（一）病因

目前参与RA发病的病因尚不完全清楚，一般认为遗传、感染、环境等因素的共同作用是导致RA发病的主要原因。其中，感染可能是触发RA自身免疫反应的始动因素，而遗传、环境和内分泌等因素则增加了RA的易感性。

1. 遗传易感性

（1）HLA-DR与共享表位：HLA-DR是最早被证实的RA易感基因。研究发现，RA相关HLA-DR亚型的β链第3高变区内均含有共同或相似的5氨基酸序列，即Q/R K/R RAA，这部分氨基酸残基参与构成了DR分子抗原结合槽的P4功能区。"共享表位（shared epitope，SE）"假说认为，携带含有 SE 序列的 HLA-DRB1 分子能够与结构相似的抗原肽结合，导致自身反应性 T 细胞活化，导致 RA 发病。含有 SE 的 HLA-DR 等位基因主要包括 *HLA-DRB1*0401*、*0404*、*0405*、*0101* 等。之后的研究进一步提示，共享表位与抗瓜氨酸化蛋白/多肽（ACPA）抗体的产生密切相关。由于共享表位带有正电荷，很难与同样带正电荷的抗原肽相结合，而抗原肽经瓜氨酸化修饰后，会导致其所带正电荷丢失，进而可与 HLA-DRB1 分子结合而被呈递。除 *HLA-DRB1* 外，*HLA-DQA1* 与中国 RA 的发生密切相关。

（2）其他易感基因：随着人类基因组计划的完成以及高通量测序和芯片技术等的发展，许多基因如 *PADI4*、*PTPN22*、*LILRA3*、*BLK*、*ANKRD55*、*IL6ST*、*CTLA4*、*CIITA*、*FcRL3* 等均被证实参与 RA 发病。

（3）表观遗传学：表观遗传学因素参与 RA 发病已得到证实，包括 DNA 甲基化和组蛋白乙酰化等。研究显示，在单卵双胞胎中，患 RA 的 EXOSC1 甲基化水平与未患 RA 者明显不同。此外，DNA 甲基化还参与了遗传与环境因素的作用。吸烟者中，ACPA 阳性且携带共享表位的 RA 患者 DNA 甲基化明显高于不携带共享表位者，而在不吸烟的患者未发现这一变化。

2. 微生物与 RA

（1）细菌：近年来，牙周炎与 RA 的密切关系受到关注。口腔细菌如牙龈卟啉单胞菌感染在 RA 患者及高危人群中明显升高，而牙龈卟啉单胞菌（Pg）是已知的唯一能表达 PAD 酶的病原体。因此，口腔细菌感染可能是启动 RA 自身免疫反应的重要因素。肠道菌群也在 RA 发病中发挥重要作用，75% 初诊 RA 患者的粪便样本携带普氏菌。近期的一项研究提示，普氏菌硫酸酯酶蛋白与 RA 患者自身抗原具有相似的结构，可能通过交叉识别致病。结核分枝杆菌的热休克蛋白 65（HSP65，相对分子质量为 65 000）上的一段 9 氨基酸片段与软骨中的糖蛋白序列相同。而且，用 HSP65 可与福氏佐剂一起诱发大鼠关节炎。这提示结核分枝杆菌

可能参与 RA 的发病。此外，RA 患者血清中还检测到结核分枝杆菌、奇异变形杆菌等细菌蛋白的特异性抗体。对 RA 患者的扁桃体菌群研究发现，其多样性显著降低，机会性致病菌比例增加，优势菌种如唾液链球菌（Streptococcus salivarius）显著减少。唾液链球菌是口腔益生菌，可通过产生抗菌肽（salivaricin）抑制机会性致病菌生长，并具有免疫调节作用，下调 Tfh 细胞的表达而抑制实验性关节炎的发生和发展。

（2）病毒：RA 患者血清中的 EB 病毒抗体阳性率和血清滴度明显高于正常人及其他风湿病患者，且滑膜内可检测到病毒 RNA 的表达。EB 病毒糖蛋白 110（gp110）含有与共享表位相同的氨基酸序列，可通过"分子模拟"机制引发针对自身抗原的免疫应答。而抗 EB 病毒重复序列蛋白（含甘氨酸-丙氨酸）的抗体可交叉识别自身的胞质角蛋白、变性 II 型胶原及肌动蛋白。上述研究提示，EB 病毒感染与 RA 发病密切相关。Naides 等人发现，77% 的 RA 患者滑膜中有 B19 病毒 DNA 表达，且活动性滑膜炎患者滑膜组织表达 B19 抗原 VP-1；而骨关节炎及健康对照组无 VP-1 表达。此外，流感病毒血凝素 A 多肽 306～318 可与 RA 易感 HLA-DR 分子高亲和力结合，患者的流感病毒 A 抗体水平明显高于其他风湿病患者。近年的研究还显示，RA 患者体内可以检测到高滴度的抗瓜氨酸化人乳头瘤病毒（HPV）-47 抗体和抗巨细胞病毒（CMV）UL-11 抗体。在 RA 患者血清中，还发现了一种新的针对 CMV 的 Pp150 蛋白抗体，该抗体可识别 NK 细胞表面分子，导致 NK 细胞缺陷和稳态失衡，诱发自身免疫病。这些研究均提示，病毒感染可能诱导 RA 发病。

3. 吸烟 研究表明，吸烟与 ACPA 抗体的产生密切相关，可以增加炎症因子的产生，导致 RA 疾病活动度高。有报道，吸烟对 RA 的影响可能与 DNA 低甲基化有关。此外，有学者认为，可能并非烟草中尼古丁导致 RA 风险，而是其他机制。吸烟与 RA 的关系还有待进一步研究。

4. 性别 女性发病比率明显高于男性,提示性激素可能参与了 RA 的发病。研究表明,雌激素与 RA 患者血清中 IL-6 等炎性细胞因子的升高有关。此外,RA 患者体内雄激素及其代谢产物水平明显降低。在妊娠中后期,RA 的症状减轻,而半数患者在分娩后 2 ~ 3 周症状加重,大多在产后 6 周内复发。这些现象提示孕激素水平下降或雌 - 孕激素失调可能与 RA 的发病及病情进展有关。

5. 其他因素 粉尘吸入,特别是二氧化硅可能增加 RA 风险。接触织物粉尘的纺织女工中 RA 发病率增高。此外,创伤后应激等均可能与 RA 的发生有关。

(二)发病机制

类风湿关节炎是多种因素共同作用引起的自身免疫性疾病。疾病的发展从临床前状态到 RA,一般经过多年的过程。免疫及炎症反应在不同阶段也有所不同。其发病及病情演变主要是由感染因子诱导、易感基因、环境因素等共同参与自身免疫性损伤和修复过程。抗原多肽通过抗原呈递细胞激活 T 淋巴细胞及其他炎细胞,导致炎性细胞因子、免疫球蛋白、趋化因子及氧自由基等炎症介质产生增多,进而引起血管炎、滑膜增生、软骨及骨破坏等 RA 特征性病理变化。

此时,即使最初的抗原被清除,其他结构类似的抗原或自身抗原仍参与已驱动的自身免疫反应,致使 RA 的病变持续发展。

1. 抗原分子模拟和模糊识别 RA 的发病主要是由感染因子诱导,易感基因、环境因素等共同参与导致。这些因素如何相互作用诱导 RA 发病,机制尚不完全清楚。研究表明,吸烟可以作用于黏膜部位的细胞,导致组蛋白、Ⅱ型胶原、纤维蛋白原等蛋白瓜氨酸化。口腔牙龈卟啉单胞菌也可能引起蛋白瓜氨酸化,从而改变了自身抗原的免疫原性。这些自身抗原可以与含共享表位的 RA 易感 HLA-DR 结合,激活下游免疫反应。此外,乙酰化或氨甲酰化也通过改变自身抗原发挥诱导免疫活化的作用。

抗原致病假说包括分子模拟(molecular mimicry)和模糊识别(promiscuous recognition)。分子模拟是指病原体的某些成分与自身抗原具有相同或相似的抗原决定簇,由此产生的针对病原体的免疫应答(包括抗体或特异性 T 细胞)对自身成分产生反应,从而导致自身组织损伤。病毒、细菌等病原参与 RA 致病的研究中已发现一系列与自身抗原相似的多肽结构,为这一假说提供了证据。进一步研究发现,HLA 和抗原的结合在结构特异性上并不像以往认为的那样严格,即同一种抗原可被多个 HLA 表型识别,而同一种 HLA 分子又可分别结合不同抗原。如 HLA-DR1 和 DR4 的抗原结合槽口袋 P4 结构相同,可以结合 Ⅱ型胶原、HSP70 及流感病毒血凝素多肽等多种抗原。这些抗原凭借不完全相同的氨基酸序列与 HLA 分子抗原结合的现象被称为模糊识别。HLA 分子与抗原肽之间的这种相对"宽松"的模糊识别机制可激活 T 细胞,引发免疫反应的发生。

多项研究证实 RA 存在抗原表位扩展现象。在 RA 临床前阶段,甚至在症状出现前 14 年,患者血清中即可检测到抗 CCP 抗体,而此时其他抗体尚未出现。但随着自身免疫反应的进展,患者体内则逐渐出现多种自身抗体,如 RF、RA33、抗核周因子、抗 CCP 及抗角蛋白抗体等。抗原表位扩展将局限的免疫反应放大,最终引发复杂的免疫异常。

2. 免疫细胞稳态 T 细胞是 RA 滑膜组织中的主要炎性细胞,其中大多数为 CD4$^+$ T 细胞。滑膜内 T 细胞多为记忆 T 细胞,说明 T 细胞曾受抗原驱动,处于"静止"或激活前状态。B 细胞、循环中募集的单核巨噬细胞等作为抗原呈递细胞把自身抗原呈递给 T 细胞,诱导 Th1 和 Th17 亚型辅助性 T 细胞的活化,上调前体滤泡辅助性 T 细胞(pTfh)和 PDCD$^+$ 外周辅助性 T 细胞(Tph),产生包括 IFN-γ、IL-2、IL-17 等多种细胞因子,并参与滑膜淋巴滤泡生发中心的形成,进一步促进 B 细胞的分化及抗体产生。此外,RA 患者的调节性 T 细胞(Treg)功能减低,免疫抑制功能减弱从而导致 RA 发病。同时,在 RA 患者血液和关节液中存在具有 Th17 特点的 Treg 细胞（Th17-like Treg），这群细胞具有致炎细胞特征，参与 RA 发病和高炎症状态。

3. 滑膜炎症和骨破坏　上述自身反应性 T 细胞的活化通过产生的细胞因子引起单核巨噬细胞活化，并募集至关节部位，分泌 TNF-α 和 IL-1 等，促进关节炎症发生。同时，分泌 IL-15 等细胞因子，进一步促进 T 细胞活化。此外，滑膜衬里下层的 PDPN⁺FAPα⁺CD90⁺ 成纤维细胞也通过分泌 IL-6 等促炎因子的产生促进了关节炎症，刺激 PDPN⁺FAPα⁺CD90⁻ 滑膜衬里层细胞增生，并介导骨和软骨破坏。

4. 临床前类风湿关节炎　在 RA 临床表现出现前，可能存在长达数年甚至 10 余年的临床前阶段，患者体内出现自身免疫反应的活化，抗原表位扩展和自身抗体时相性改变，伴随致炎因子增加。这种自身免疫反应可能数年内相对稳定存在，在某些诱因的推动下短期内快速进展，出现关节痛等早期不典型症状，进而发展成临床典型的类风湿关节炎。

（三）临床表现

一般为慢性病程，可以一个或多个关节肿胀或疼痛起病，少数患者起病较急。部分患者可伴有乏力、体重下降、发热、肌肉酸痛等全身症状。

1. 关节表现

（1）关节疼痛和压痛：往往是 RA 患者最早出现的症状，最常见部位是近端指间关节、掌指关节、腕关节，也可累及肘、肩、膝、足、颞颌、寰枢椎关节等。其特点为持续性、对称性关节疼痛和压痛。

（2）关节肿胀：主要是由于关节腔积液、滑膜增生及组织水肿所致，常表现为梭形肿胀（图 4-1），可见于任何关节，但以双手近端指间关节、掌指关节及腕关节受累最为常见。

（3）关节畸形、功能障碍：中、晚期 RA 患者可出现关节破坏和畸形。由于滑膜、软骨破坏、关节周围支持性肌肉的萎缩及韧带牵拉的综合作用，还可引起关节半脱位或脱位。关节畸形最常见于近端指间关节、掌指关节及腕关节，如屈曲畸形、强

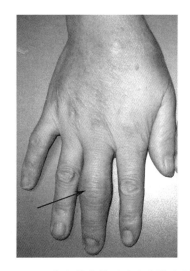

图 4-1　RA 患者关节梭形肿胀（箭头所示）

直、天鹅颈或纽扣花畸形等（图 4-2）。关节肿痛和畸形可造成关节功能障碍。

（4）晨僵：RA 患者常出现晨起时关节部位的僵硬感，活动后可改善，即为"晨僵"现象。晨僵可见于多种关节炎，但在类风湿关节炎最为突出，可持续 30 min 以上，病情控制后晨僵改善。

2. 关节外表现

（1）血管炎：是类风湿关节炎的关节外表现之一。患者可表现为四肢皮疹、多发性单神经炎、巩膜炎、角膜炎、视网膜血管炎或肝脾大。可伴有淋巴结病变、血清类风湿因子高滴度阳性、冷球蛋白阳性及补体水平下降。病理上表现为坏死性小动脉或中等动脉血管病变，组织中有免疫复合物沉积。

（2）类风湿结节：见于 5%～15% 的 RA 患者，多发于尺骨鹰嘴下方、膝关节及跟腱附近等易受摩擦的骨突起部位。一般为直径数毫米至数厘米的硬性结节（图 4-3），无疼痛或触痛。类风湿结节可发生在胸膜、心包、心内膜，还可见于中枢神经系统和肺组织等。

（3）肺部受累：RA 患者的胸膜和肺损害包括胸膜炎、间质性肺病、支气管扩张、闭塞性细支气管炎、肺类风湿结节、肺血管炎及肺动脉高压。约 30% 的患者可出现肺或胸膜受累，其中间质性肺病及胸膜炎最为常见。

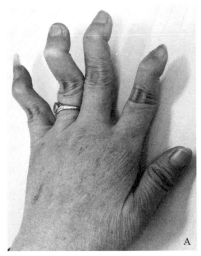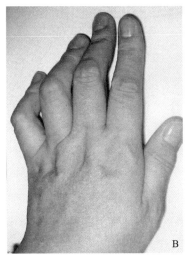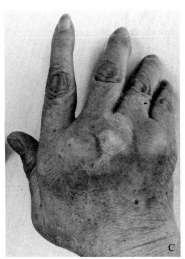

图 4-2 RA 患者的关节畸形
A. 天鹅颈畸形 B. 纽扣花畸形 C. 尺偏畸形

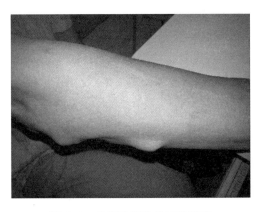

图 4-3 前臂伸侧的类风湿结节

（4）心脏受累：RA 患者可出现心包炎、心内膜炎及心肌炎，其中心包炎最常见。心脏损害可出现于病程的任何阶段，多见于合并血管炎、抗 CCP 抗体及 RF 阳性者。

（5）肾损害：RA 患者可出现膜性及系膜增生性肾小球肾炎、间质性肾炎、局灶性肾小球硬化及淀粉样变性。肾淀粉样变性表现为持续性蛋白尿，肾组织活检可见淀粉样蛋白沉积，并可有血清中抗淀粉蛋白 P 抗体阳性。

（6）神经系统表现：神经病变多因免疫复合物和补体等致炎因子引起的血管炎或神经末梢变性及脱髓鞘而致。患者可伴发周围神经病、多发性单神经炎、颈脊髓神经病及硬膜外结节引起的脊髓受压等。

（7）淋巴结病：30% 的 RA 患者可有淋巴结肿大，且多有病情活动、抗 CCP 抗体及类风湿因子阳性和红细胞沉降率增快。

（8）其他：RA 患者还可出现巩膜炎、角膜炎及继发干燥综合征或眼干燥症，或伴发因血管炎、淀粉样变而致的胃肠道、肝、脾及胰腺损害。

（四）实验室及影像学检查

1. 血清学检查 RA 患者血清中生物标志物的检查有助于诊断、疾病活动性及预后的判断（表 4-1）。

（1）自身抗体

1）抗瓜氨酸化蛋白 / 多肽抗体（ACPA）：近十几年来，在类风湿关节炎患者血清中新发现了抗环瓜氨酸抗体、抗核周因子及抗角蛋白抗体、抗突变型瓜氨酸化波形蛋白抗体、抗 CEP-1 抗体、抗瓜氨酸化纤维蛋白原（ACF）抗体等多种自身抗体，这些抗体均识别瓜氨酸化自身抗原，统称为抗瓜氨酸化蛋白 / 多肽抗体（ACPA）。这些抗体在类风湿关节炎的诊断中有很高的敏感度及特异度。此外，ACPA 与病情活动度及骨侵蚀严重程度密切相关，高滴度阳性往往提示预后不佳。

近年来，除 ACPA 外，还发现一系列针对翻译后修饰蛋白的自身抗体，存在于 RA 患者的外周血中，如抗氨甲酰化蛋白（CarP）抗体、抗乙酰化蛋

表 4-1　RA 主要的自身抗体及标志分子

自身抗体和标志分子	敏感度（%）	特异度（%）
RF		
RF-IgM	50～70	82.1～89
RF-IgG	43.7～50	70～91
RF-IgA	50.9～61.8	88.3～94.6
抗瓜氨酸化蛋白 / 多肽抗体（ACPA）		
抗 CCP	60～83.2	95～98
抗核周因子	48～92	70～90
抗角蛋白抗体	22.7～68	84.1～98.9
抗突变型瓜氨酸化波形蛋白（MCV）抗体	72.4～82.3	91.9～98
抗瓜氨酸化纤维蛋白原抗体	55.8～75	84.8～98
抗 CEP-1 抗体	64.3～65.2	83.3～94.5
Anti-PAD4	35～45	93.5～95.4
抗 P68 抗体	70	92
抗氨甲酰化蛋白抗体	42～44	89～96
SR-A	61.4	94.4
14-3-3η	43～78.7	73.8～92.6

白抗体等，与 ACPA 统称为抗修饰蛋白抗体（anti-modified protein antibodies，AMPA）。

2）类风湿因子（RF）：是 RA 患者血清中针对 IgG Fc 片段抗原表位的自身抗体，可分为 IgM、IgA、IgG 及 IgE 四型。临床上最常检测的是 IgM 型 RF，阳性率为 60%～78%。RF 阳性的患者较多伴有关节外表现，如皮下结节及血管炎等。其他亚型，如 IgA 及 IgG 型 RF，因常规凝集法不能检出，故也被称为隐性 RF。

3）其他自身抗体：RA 患者还可产生其他自身抗体，如抗不均一核糖核蛋白 -A2（hnRNP-A2）抗体，也称抗 RA33 抗体，以及抗内质网免疫球蛋白结合蛋白（Bip）抗体。

（2）新型血清标志分子：除自身抗体外，RA 患者血清中还存在 A 类清道夫受体（SR-A）、14-3-3η 等对 RA 诊断有重要临床意义的标志性分子，值得在临床诊断中应用。

（3）急性时相反应物：RA 活动期可有多种

急性时相蛋白升高，包括 C 反应蛋白、淀粉样蛋白 A、淀粉样蛋白 P 和脂多糖结合蛋白（LBP）、α1-巨球蛋白、纤维蛋白原等。临床上应用较广的是 C 反应蛋白及红细胞沉降率，与病情活动度密切相关。

（4）其他：RA 患者可伴有贫血。患者的病情活动时血小板数量升高，在病情缓解后降至正常。

2. 滑液检查　表现为炎性特点，白细胞总数可达 10 000/mm³ 以上，以中性粒细胞为主。滑液内可测出 RF 等自身抗体，补体 C_3 水平多下降。滑液中存在高水平的致炎性 T 细胞、B 细胞及浆细胞等。

3. 影像学检查

（1）X 线片：可见软组织肿胀、软骨、软骨下骨质破坏、骨质疏松、关节融合或畸形。典型的表现是关节面模糊或毛糙及囊性变。晚期出现关节间隙变窄甚至消失。有些患者可伴发骨质增生。

（2）关节超声：敏感度高、无创，可用于判断关节是否存在炎症，预测关节病变的进展，评价疗效及监测病情的活动度。早期 RA 患者关节超声下可见滑膜炎和骨侵蚀，能量多普勒超声可见滑膜血流增多。

（3）MRI：可以分辨关节软骨、滑液及软骨下骨组织，有助于发现早期关节破坏。RA 发病 3 个月内即可出现 MRI 下骨侵蚀。此外，MRI 可反映关节炎症，用于早期诊断、活动度评估及预后判断。滑膜炎、骨髓水肿、骨侵蚀和腱鞘滑膜炎是主要的 MRI 表现。临床研究多采用 RA 的 MRI 评分（rheumatoid arthritis MRI scoring，RAMRIS）分析关节的病变情况。

（五）分类标准

1. 分类标准　目前，1987 年美国风湿病学会（ACR）制订的类风湿关节炎分类标准仍在临床上应用。

（1）晨僵，持续至少 1 h。

（2）至少有 3 个关节区的关节炎：关节肿痛累及双侧近端指间关节、掌指关节、腕关节、肘关节、跖趾关节、踝关节、膝关节共 14 个关节区中至少 3 个。

（3）手关节炎：关节肿胀累及近端指间关节、掌指关节或腕关节。

（4）对称性关节炎：出现左、右两侧对称性关节炎（近端指间关节、掌指关节及跖趾关节，不要求完全对称）。

（5）皮下结节。

（6）RF 阳性（所用方法在正常人的检出率 < 5%）。

（7）手和腕关节 X 线片显示骨侵蚀或骨质疏松。

上述 1~4 项持续超过 6 周，符合至少 4 项者可分类为 RA。

该标准适用于病程较长的 RA 患者，对早期不典型患者的敏感度低，不利于疾病的早期诊断。因此，在 2010 年，ACR 和欧洲抗风湿病联盟（EULAR）联合推出了新的 RA 分类标准（表 4-2）。这一分类标准的敏感度高于 1987 年的 ACR 标准，不足之处是评分法复杂，临床应用不便，且特异度降低。

2012 年，通过全国多中心研究，针对病程 < 1 年的早期 RA，发表了早期 RA（ERA）分类标准：①晨僵时间 ≥ 30 min；②多关节炎（14 个关节区中至少 3 个以上部位关节炎）；③手关节炎（腕或掌指或近端指间关节至少 1 处关节炎）；④抗 CCP 抗体阳性；⑤RF 阳性。以上 5 条满足 3 条或 3 条以上并排除其他关节炎可分类为 RA。经过国内和国际多中心临床验证，ERA 标准具有较高的敏感度和特异度，且应用简便。

2. 病情评估　RA 疾病活动度评估指标包括关节压痛和肿胀数目、疼痛程度、炎性指标等，临床常用的活动度评分包括 DAS28 评分、CDAI、SDAI 及 CLIDR 等。此外，患者就诊时应对影响其预后的不利因素进行分析，包括高关节肿胀数、高急性时相反应物水平、高滴度自身抗体、早期出现骨破坏及 2 种以上慢作用抗风湿药效果不佳等。

RA 临床缓解标准目前仍不统一，严谨、准确且更适合临床应用的缓解标准还有待进一步研究验证。

（六）鉴别诊断

1. 骨关节炎　多见于中老年人，一般起病缓慢。膝、髋、手及脊柱等负重关节易受累，可见 Heberden 和 Bouchard 结节，膝关节常有摩擦感。X 线片示关节边缘骨质增生，而非破坏性改变。RF 及 ACPA 等抗体阴性。

2. 银屑病关节炎　表现有多种形式。根据临床特点可将其分为 5 型，其中多关节炎型和 RA 相似，可有对称性小关节受累，甚至天鹅颈畸形等，但常出现远端指间关节受累，还可累及脊柱和骶髂关节，或合并附着点炎和腊肠指（趾）。RA 相关自身抗体多阴性。银屑病皮疹和指甲顶针样改变对鉴别诊断十分重要。

3. 反应性关节炎　与 RA 相比，反应性关节炎的特点为：①起病急，发病前常有肠道或泌尿道等部位感染史；②以外周大关节（尤其下肢关节）非对称性受累为主；③关节外表现为眼炎、尿道炎、龟头炎、溢脓性皮肤角化病及发热等；④RF 阴性。

表 4-2　ACR/EULAR 2010 年 RA 分类标准

指标	得分
受累关节情况	0~5 分
中大关节	
1 个	0
2~10 个	1
小关节	
1~3 个	2
4~10 个	3
至少 1 个为小关节（>10 个）	5
血清学	0~3 分
RF 或抗 CCP 抗体均阴性	0
RF 或抗 CCP 抗体至少 1 项低滴度阳性	2
RF 或抗 CCP 抗体至少 1 项高滴度阳性（>正常上限 3 倍）	3
滑膜炎持续时间	0~1 分
<6 周	0
>6 周	1
急性时相反应物	0~1 分
ESR 或 CRP 均正常	0
ESR 或 CRP 增高	1

注：总得分 6 分以上可分类为 RA

4. 脊柱关节炎　此类患者多为青年男性、中轴关节及下肢非对称性大关节受累，可有肌腱端炎、虹膜睫状体炎和主动脉瓣关闭不全等。90% 的患者 HLA-B27 阳性，而 RF 等 RA 相关自身抗体阴性。

5. 其他结缔组织病　SLE 可表现为近端指间关节肿胀和晨僵等。但是这些患者往往有发热、疲乏、皮疹、血细胞减少、蛋白尿、抗 dsDNA 抗体或抗核抗体阳性等。

原发性干燥综合征（pSS）可以出现双手关节痛，RF 阳性，需要和 RA 相鉴别。pSS 以口干、眼干等外分泌腺表现为主，可有关节症状，但不引起关节畸形，抗体谱主要为 ANA、抗 SSA 和 SSB 抗体，而 ACPA 抗体阴性。

此外，需要鉴别的疾病还包括类风湿狼疮综合征（rhupus）、结核性风湿症（又称 Poncet 综合征）、结核性关节炎、肿瘤伴发的关节炎、痛风、假性痛风及其他少见的关节炎，如多中心网状组织细胞增生症、神经病性关节病、近端指间关节周围胶原沉积症、进行性假性类风湿软骨发育不良等。

（七）治疗

RA 的治疗以减轻关节炎症、抑制骨破坏、尽可能保护关节功能为目的。治疗目标为达到临床缓解或低疾病活动度。为达到这一目标，应尽早应用缓解病情抗风湿药（disease modifying antirheumatic drugs，DMARD）以控制 RA 的进展，根据患者的病情特点、对药物的反应等选择个体化治疗方案。对于预后不良的患者，应强调不同作用机制药物的联合应用，尽可能实现患者的临床缓解。持续积极治疗策略（prolonged intensive therapy，PRINT）有助于提高临床缓解率。

RA 的治疗措施主要包括一般治疗、药物和外科治疗。

1. 一般治疗　关节肿痛明显者应休息，而在肿痛缓解后应注意关节的功能锻炼。此外，理疗、外用药对缓解关节症状有一定作用。

2. 药物治疗

（1）非甾体抗炎药（NSAID）：用于缓解 RA 的关节症状，但不能阻止疾病进展。主要包括非选择性 NSAID，如双氯芬酸、洛索洛芬等；倾向性 COX-2 抑制剂，如萘丁美酮等；以及选择性环氧合酶（COX）-2 抑制剂，如塞来昔布、依托考昔等。治疗 RA 常用的 NSAID 见表 4-3。

（2）缓解病情的抗风湿药（DMARDs）：可以控制病情的进展，阻止关节侵蚀及畸形发生，是

表 4-3　治疗类风湿关节炎的主要 NSAID

丙酸类	乙酸类	灭酸类	磺酰苯胺类	非酸性化合物	昔康类	昔布类（选择性 COX-2 抑制性）
布洛芬	双氯芬酸	甲芬那酸	尼美舒利	萘丁美酮	吡罗昔康	塞来昔布
洛索洛芬	吲哚美辛				氯诺昔康	依托考昔
精氨洛芬	舒林酸				美洛昔康	艾瑞昔布
酮洛芬	阿西美辛					
萘普生	酮咯酸					
氟比洛芬	依托度酸					
非诺洛芬	托美汀					
奥沙普泰						

RA 治疗的核心。目前应用于 RA 治疗的 DMARDs 包括 3 类。①传统合成的 DMARDs（cDMARDS）：起效慢，一般 1~3 个月起效，故又称慢作用抗风湿药（SAARD），包括氨甲蝶呤、来氟米特、羟氯喹、艾拉莫德、柳氮磺吡啶等。②生物 DMARDs（bDMARDs）：又可分为生物原研 DMARDs（biological originator DMARDs，boDMARDs）和生物类似物 DMARDs（biosimilar DMARDs，bsDMARDs）。bDMARDs 包括 TNF-α 抑制剂、抗 IL-6 及其受体单抗、抗 CD20 单抗、CTLA4-Ig 融合蛋白等。这些生物 DMARDs 的特点是起效快，能够快速控制 RA 患者的病情进展，阻止关节侵蚀和畸形。③靶向合成 DMARDs（targeted synthetic DMARDs，tsDMARDs）：如以 JAK 激酶为靶向的新药托法替布、巴瑞替尼等（表 4-4）。

1）传统合成 DMARD（cDMARD）：治疗靶点为通过不同途径非特异性抑制淋巴细胞及炎症细胞的功能，从而发挥免疫抑制或抗炎作用，抑制 RA 的免疫及炎症损伤。

① 氨甲蝶呤（methotrexate，MTX）：叶酸类似物，通过抑制二氢叶酸还原酶而降低四氢叶酸的形成，阻断 DNA 的合成，抑制淋巴细胞的增殖，抑制 IL-1、TNFα 和 IL-8 等 RA 相关致炎因子产生而发挥抗炎作用。目前，MTX 已成为 RA 治疗的锚定药。

② 来氟米特（leflunomide，LEF）：作用靶点为抑制二氢乳清酸脱氢酶，进而抑制嘧啶核苷酸的从头合成，从而抑制 T、B 细胞的增殖。活化的淋巴细胞是来氟米特的主要靶细胞。同时，来氟米特还可抑制细胞黏附分子的表达及白细胞对血管内皮细胞的黏附，从而阻止炎性渗出，减轻病变部位的炎症反应。近年来，LEF 在 RA 治疗中的地位逐渐提高。临床研究显示，LEF 与 MTX 疗效相当，影像学检查能证实其可抑制 RA 的进展。

③ 柳氮磺吡啶（sulfasalazine，SSZ）：可以抑制中性粒细胞髓过氧化酶的活性，从而减少氧自由

表 4-4   治疗 RA 的主要 DMARD

cDMARD	bDMARD	tsDMARD
氨甲蝶呤	TNF 抑制剂	托法替布
来氟米特	依那西普	巴瑞替尼
羟氯喹	英利昔单抗	乌帕替尼
柳氮磺吡啶	阿达木单抗	非洛替尼
艾拉莫德	戈利木单抗	培非替尼
环孢素	培塞利珠单抗	
硫唑嘌呤	抗 IL-6 受体抗体	
米诺环素	托珠单抗	
金制剂	CTLA4-Ig 融合蛋白	
青霉胺	阿巴西普	
他克莫司	IL-1 受体拮抗剂	
	阿那白滞素	
	抗 CD20 单抗	
	利妥昔单抗	

基的产生，还可抑制 5- 氨基 -4 咪唑甲酰胺核苷酸转甲酰酶，导致腺苷释放到细胞外，发挥抗炎作用。

④ 羟氯喹（hydroxychloroquine，HCQ）：可能通过抑制自身反应性 T、B 细胞活化，抑制单核细胞、巨噬细胞等产生 IL-1、TNFa 和 IL-6 等 RA 相关致炎性细胞因子，发挥抗炎活性。

⑤ 艾拉莫德：治疗机制可能与作用于 B 细胞，减少免疫球蛋白的生成，同时抑制炎症因子 TNF、IL-1 和 IL-6R 的表达有关。研究显示，艾拉莫德单用或与 MTX 合用治疗 RA 安全且有效。

⑥ 其他：环孢素 A（cyclosporin A，CsA）、米诺环素、硫唑嘌呤、金制剂、青霉胺等均可作为 DMARDs 用于 RA 治疗，目前临床上已较少使用。

2）生物 DMARD：传统化学合成的 DMARDs 存在非靶向、作用慢等缺点，由于炎症因子和细胞在 RA 和骨质破坏中的重要作用，靶向性生物制剂已较多用于 RA 治疗。

① TNF-α 抑制剂：TNF-α 是 RA 发病过程中最重要的促炎症因子之一，在局部骨侵蚀和全身炎症反应中起到重要作用。TNF-α 抑制剂直接与 TNF-α 结合而产生抗炎效应。目前常用的 TNF-α 抑制剂包括重组人 II 型 TNF 受体 - 抗体融合蛋白、人鼠嵌合性抗 TNF-α 的 IgG1 型单克隆抗体、完全人源化的抗 TNF-α 单克隆抗体和人源化 TNF-α 抗体 Fab 段等。TNF-α 抑制剂可发挥抗炎作用，并延缓 RA 患者的关节破坏，是目前 RA 治疗中最常选择的生物制剂。

② IL-6 拮抗剂：IL-6 是 RA 病程中的重要促炎因子，参与免疫细胞活化、自身抗体产生等病理过程，最终导致关节破坏和出现全身症状。托珠单抗（tocilizumab）是一种人源化抗 IL-6 受体单克隆抗体，已用于 RA 治疗并取得良好疗效。新的抗 IL-6 单抗临床试验也显示 RA 治疗有效。

③ 抗 CD20 单抗：利妥昔单抗（rituximab）是人鼠嵌合性抗 CD20 单克隆抗体，可通过补体活化的经典途径、抗体依赖性细胞毒作用介导 B 细胞凋亡；也可直接抑制 B 细胞生长并诱导凋亡。利妥昔单抗已被美国 FDA 批准治疗对一种或多种 TNF-α 抑制剂效果欠佳的活动期 RA。

④ T 细胞共刺激因子抑制剂：阿巴西普（abatacept）是 CTLA-4 胞外结构域和修饰的 IgG1 Fc 段组成。它通过阻断 CD28 与 CD80/CD86 的结合，阻断 T 细胞第二信号的传递，从而抑制 T 细胞的过度活化。研究显示，其能明显改善关节功能和减轻疼痛，从而用于 RA 的治疗。

⑤ IL-1 拮抗剂：阿那白滞素与 IL-1 竞争性结合 IL-1 受体，下调 IL-1 的生物活性，起到治疗作用。研究显示，其单用或与其他 DMARDs 联用均有效、安全性好，但作用较弱。

⑥ 其他生物制剂：研究显示，低剂量 IL-2、抗粒 - 单集落刺激因子（GM-CSF）单抗等，对 RA 有效。随着 RA 分子机制研究的进展，将有更多新的生物靶向药物及生物药物出现。

3）靶向 DMARD：托法替布（tofacitinib）是口服的小分子 Janus 激酶 3（JAK3）抑制剂。主要阻断作用靶点是 JAK3 和 JAK1，轻度阻断 JAK2，抑制 IL-6 等多种炎症因子信号通路，同时抑制 Th1

和 Th17 细胞分化。在临床试验中，托法替布治疗 RA 安全且有效。目前，多种 JAK 抑制剂已进入临床或临床试验，为 RA 治疗提供了更多小分子靶向药物选择，包括 JAK1/2 抑制剂巴瑞替尼（baricitinib）、JAK1/3 抑 制 剂 peficitinib（ASP015K）、选 择 性 JAK1 抑制剂 upadacitinib 和 filgotinib 等。

（3）糖皮质激素：是 RA 治疗中的"双刃剑"。糖皮质激素可有效地减轻炎症、缓解病情，但也可引起明显的不良反应。一般可在起始治疗或病情复发时应用，在 3 个月内或更短时间内停用。除个别重症患者外，剂量 ≤ 10 mg/d。

（4）植物药：目前已有多种用于 RA 的植物药及其单体，如雷公藤多甙、白芍总苷、青藤碱等对缓解关节肿痛、晨僵及抑制炎性因子和自身抗体产生有较好的作用，其主要成分、有效剂量及机制有待进一步研究。

3. 其他治疗　目前已有多种靶向药物和方法被证实临床有效，如 Bruton 酪氨酸激酶（BTK）抑制剂、多肽疫苗、锝 -99 亚甲基二膦酸盐、T 细胞疫苗、间充质干细胞，以及免疫净化疗法如血浆置换、免疫吸附及去淋巴细胞治疗等。

4. 外科治疗　对用药难以纠正、已出现明显畸形的患者可考虑关节置换术等外科治疗，以改善患者的关节功能。

（栗占国）

第二节　系统性红斑狼疮

诊疗路径：

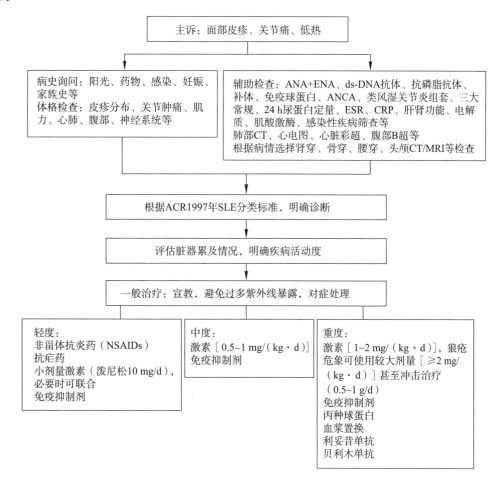

主诉：面部皮疹、关节痛、低热

病史询问：阳光、药物、感染、妊娠、家族史等
体格检查：皮疹分布、关节肿痛、肌力、心肺、腹部、神经系统等

辅助检查：ANA+ENA、ds-DNA抗体、抗磷脂抗体、补体、免疫球蛋白、ANCA、类风湿关节炎组套、三大常规、24 h尿蛋白定量、ESR、CRP、肝肾功能、电解质、肌酸激酶、感染性疾病筛查等
肺部CT、心电图、心脏彩超、腹部B超等
根据病情选择肾穿、骨穿、腰穿、头颅CT/MRI等检查

根据ACR1997年SLE分类标准，明确诊断

评估脏器累及情况，明确疾病活动度

一般治疗：宣教，避免过多紫外线暴露，对症处理

轻度：
非甾体抗炎药（NSAIDs）
抗疟药
小剂量激素（泼尼松10 mg/d），必要时可联合免疫抑制剂

中度：
激素［0.5~1 mg/（kg·d）］
免疫抑制剂

重度：
激素［1~2 mg/（kg·d）］，狼疮危象可使用较大剂量［≥2 mg/（kg·d）］甚至冲击治疗（0.5~1 g/d）
免疫抑制剂
丙种球蛋白
血浆置换
利妥昔单抗
贝利木单抗

系统性红斑狼疮（systemic lupus erythematosus, SLE）是自身免疫介导的、以免疫性炎症为突出表现的弥漫性结缔组织病，患者多系统受累，体内可检出多种自身抗体、缓解后易复发是其主要临床特征。SLE 在西方国家的发病率为（2.0～7.6）/10 万，患病率为（19～159）/10 万；我国的流行病学调查显示 SLE 的患病率为 70/10 万人。不同人种的 SLE 发病率存在差异，居于美国的非洲裔、亚裔人群发病率高于本土白种人群。SLE 好发于育龄期妇女，多见于 15～64 年龄段，男女比为 1:（7～9）。男性及儿童患者病情常较严重；迟发性狼疮（50 岁后发病）起病隐匿，更易出现浆膜炎和肺受累。

📖 典型病例 4-1（附分析）
患者面部皮疹伴发热

（一）病因

1. 遗传因素

（1）流行病学及家系调查：SLE 患者的一级亲属中罹患 SLE 的概率明显高于普通人群（约 8 倍），单卵双胞胎 SLE 发病率是异卵双胞胎的 5～10 倍。SLE 患者家族中也常有其他结缔组织疾病患者，提示 SLE 的发病与易感基因有关。

（2）易感基因：目前已知多种易感基因与 SLE 发病相关。SLE 患者存在 HLA-Ⅱ类 DR2、DR3 频率异常，HLA-Ⅲ类 C2 或 C4 基因缺损；B 淋巴细胞和 T 淋巴细胞谱系相关的多个遗传位点（PTPN22、PDCD1、STAT4、LYN、BLK 和 BANK1 等）的突变；Toll 样受体（TLR）/IFN 信号通路（TNFAIP3、IRF5、STAT4 和 TREX1），尤其是 IFN 调节因子 5（interferon regulatory factor，IRF 5）基因与 SLE 的发病风险密切相关。

2. 环境因素

（1）阳光：SLE 患者常于日光暴晒后发病，推测紫外线使皮肤上皮细胞出现凋亡，新抗原暴露而成为自身抗原。

（2）药物、化学试剂：可降低 DNA 甲基化程度，或作为半抗原与体内蛋白结合，刺激淋巴细胞

活化，从而诱发疾病。

（3）感染：微生物病原体（如 EBV）也是 SLE 发病的重要因素。

3. 雌激素　女性 SLE 患者比例明显高于男性，在更年期前阶段为 9:1，儿童及老年患者男女比例降为 3:1，妊娠常使得 SLE 患者病情加重。长期口服含雌激素的避孕药物或接受激素替代治疗均可增加 SLE 的发病风险。

（二）发病机制

SLE 发病机制涉及遗传易感基因、环境接触、免疫耐受缺失、免疫活化等多因素，可能与固有免疫异常、B 细胞功能亢进、T 细胞功能异常、细胞因子产生异常及自身免疫耐受破坏等相关。目前认为 SLE 的发病机制主要包括以下几个方面：

1. Ⅰ型 IFN 通路的异常活化　SLE 患者血清中干扰素 -α（IFN-α）水平升高，并且在外周血单个核细胞和肾组织中出现大量 IFN 诱导应答基因。Ⅰ型 IFN 可诱导树突状细胞（DC）分化成熟，呈递来自凋亡细胞核成分的自身抗原，活化自身反应性 T 淋巴细胞，后者刺激自身反应性 B 细胞产生针对核酸及核内其他组分的自身抗体。同时，成熟的 DC 还可促进细胞毒性 T 细胞活化，破坏组织产生凋亡小体。凋亡或坏死的细胞释放 DNA、RNA 及相关蛋白与自身抗体形成的免疫复合物，加剧组织损伤。含有核酸的免疫复合物作为 IFN-α 的诱导物，可激活体内依赖 TLR 和不依赖 TLR 等多条信号通路，刺激产生更多的 IFN-α，形成恶性循环，启动和维持 SLE 的自身免疫过程。

2. DC 的异常　DC 具有超强激活初始 T 细胞的能力，是功能最强的专职抗原呈递细胞，为适应性免疫应答的启动者。DC 主要分为两大类，一类从骨髓中共同髓样前体细胞分化而来，称为髓样 DC（mDC）；另一类从共同淋巴样前体细胞分化而来，称为淋巴样 DC（LDC）或浆细胞样 DC（pDC）。SLE 患者循环 DC 的数量低于正常人群，特别是 pDC 数量明显降低；而 SLE 患者皮损部位以及活动性狼疮性肾炎患者的肾组织见大量浸润

的 pDC，可能与大量 pDC 由外周血转移至组织有关。目前认为，SLE 患者很可能在 I 型 IFN 作用下存在 DC 的持续活化。DC 可选择并活化自身反应性淋巴细胞，丧失外周免疫耐受；诱导白细胞分化抗原 40 配体（CD40L）活化的 B 细胞分化为浆细胞，并上调 B 淋巴细胞刺激因子（BLyS）和增殖诱导配体（APRIL）诱导非 CD40L 依赖性的 B 细胞活化及 IgG 类别转换，使自身反应性 B 细胞逃避外周清除。

3. Toll 样受体（TLR）　为模式识别受体中的信号转导受体，是连接天然免疫与适应性性免疫的桥梁。病原体相关分子模式（PAMP）与 TLRs 识别、结合后可分别通过 MyD88 依赖或非依赖途径参与信号转导。MyD88 可通过 IKK 和 MAPK 途径活化转录因子 NF-κB 和 AP-1 引起促炎基因转录，非 MyD88 途径［Toll 样受体相关性干扰素激活因子（TRIF）及相关的 TRAM 分子］则通过激活干扰素调节因子家族中的 IRF-3 和 IRF-7，激活并促进 I 型干扰素基因表达。TLR7 和 TLR9 与核酸结合后可活化 B 细胞及促进 pDC 产生 I 型 IFN。SLE 患者外周血 B 细胞 TLR9 的表达明显高于正常对照，TLRs 的过度表达或上调可造成 B 细胞对内源性抗原高反应性，活化自身反应性 B 细胞产生抗体。

4. B 淋巴细胞　通过对 SLE 模型小鼠及 SLE 患者的研究发现，B 细胞在 SLE 发生、发展中起着重要作用。传统认为，B 细胞在 SLE 发病机制中的作用主要是抗体依赖性的。目前研究发现，非抗体依赖性 B 细胞功能异常，如 B 细胞的抗原呈递、激活 T 细胞并促进其分化、调节树突状细胞等功能异常，可能在 SLE 发病机制中的作用更为重要。

5. T 淋巴细胞和 NK 细胞功能失调　SLE 患者体内 CD8$^+$ T 细胞和 NK 细胞功能失调，不能抑制 CD4$^+$ T 细胞的作用，在 CD4$^+$ T 细胞刺激下，B 细胞持续活化而产生自身抗体。

6. 中性粒细胞　SLE 患者的中性粒细胞不适当地活化，释放活性氧簇（ROS）、蛋白酶和组织损伤因子，导致 SLE 患者组织损伤，且释放大量细胞因子和趋化因子。此外，中性粒细胞死亡途径的改变，包括凋亡、继发坏死、中性粒细胞胞外捕获网（NETs）形成，凋亡细胞清除受损、含核 DNA 的 NETs 降解不全，继发坏死细胞释放出自身抗原，促使自身抗体产生和各种自身免疫性疾病的发生。

7. 致病性免疫复合物（IC）　由自身抗体和相应抗原结合而成，SLE 患者体内存在大量 IC，其沉积在组织并激活补体系统，造成组织损伤。

8. 补体　参与循环免疫复合物（CIC）及凋亡细胞的清除。SLE 患者血清中所形成的大量 CIC 激活补体后，消耗补体 C3 和 C4 成分，使补体 C3 和 C4 水平降低。同时，SLE 患者补体或者补体受体 1（CR1）、CR3 等缺陷导致 CIC 和凋亡细胞清除受阻。

9. 其他　DNA 甲基化、微小 RNA 等也参与了 SLE 的发病过程。

（三）临床表现

SLE 患者的临床表现多种多样，疾病严重程度亦因人而异。症状相对较轻者可以没有生命危险，而较重者可快速进展至威胁生命的程度。这种多样性为 SLE 的精确诊断带来巨大挑战。据统计，最常见的临床表现是蝶形红斑、关节肿痛、发热、乏力、体重下降等症状，确诊的狼疮患者半数以上会出现这些表现（表 4-5）。其他临床表现虽相对少见，但有时患者最终因这些少见症状而获得确诊，且随着疾病进展，患者可以出现新的症状。

1. 皮肤黏膜病变　包括狼疮特异性皮损和非特异性皮损，前者的出现可用于诊断狼疮。根据临床表现和组织病理学，又分为急性皮肤狼疮（ACLE）、亚急性皮肤狼疮（SCLE）和慢性皮肤狼疮（CCLE）。很多患者可同时出现多种皮损。

（1）急性皮肤狼疮：可以是局部的蝶形红斑，也可全身累及（图 4-4）。蝶形红斑易与面部的其他皮肤病相混淆，若临床及实验室证据无法诊断狼疮时，可以对皮疹进行活检以明确诊断。全身受累常表现为光照部位的斑疹或斑丘疹；与皮肌炎的 Gottron 征不同的是 ACLE 的红斑不累及掌指关节，

表 4-5　SLE 患者各种临床表现的发生率

临床表现	发生率（%）
全身症状（发热、乏力、体重下降）	90 ~ 95
皮肤黏膜病变（蝶形红斑、脱发、黏膜溃疡、盘状红斑等）	80 ~ 90
骨骼肌肉病变（关节炎 / 关节痛、肌炎、股骨头无菌性坏死）	80 ~ 90
浆膜炎（胸膜炎、心包炎、腹膜炎）	50 ~ 70
肾小球肾炎	40 ~ 60
神经精神病变（认知功能下降、抑郁、精神分裂症、癫痫发作、卒中、脱髓鞘病、周围神经病等）	40 ~ 60
自身免疫性溶血性贫血或血小板数量降低	20 ~ 30

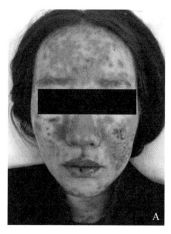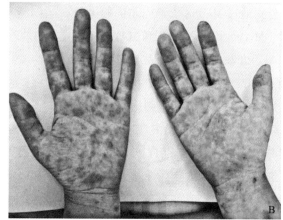

图 4-4　系统性红斑狼疮患者的皮肤表现
A. 面部皮疹　B. 手掌红斑
（图片采自上海交通大学医学院附属仁济医院风湿科）

而位于指间关节之间。严重的 ACLE 可以出现类似中毒性表皮坏死溶解症的大疱样皮损。

（2）亚急性皮肤狼疮：对光敏感且不会留瘢痕的皮损，表现为以下两种之一：类似银屑病的鳞屑性丘疹和中央不受累的环形皮疹。SCLE 与抗 SSA/Ro 抗体的出现相关。某些药物可诱发 SCLE，如 ACEI、CCB、特比萘芬、氢氯噻嗪等。

（3）慢性皮肤狼疮：盘状红斑是最常见的 CCLE 亚型，其特点是毛囊栓塞，可局限于头颈部，也可散布于全身。其他的 CCLE 类型包括狼疮性脂膜炎、冻疮样狼疮和狼疮性肿胀。

（4）其他皮肤狼疮：皮肤白细胞破碎性血管

炎、疱样皮损、甲周红斑和网状青斑等是非特异性的狼疮皮肤病变；除 SLE 外，也可出现于硬皮病、混合性结缔组织病中。

（5）光过敏：在 SLE 患者中很常见，光照后 1 ~ 2 周可出现，持续数周至数月。光敏感患者在光照后，其关节症状和乏力现象可加重。

（6）脱发：瘢痕脱发是盘状狼疮的常见并发症。

（7）黏膜溃疡：口腔或鼻腔溃疡很常见，尤其是颊部黏膜最易出现口腔溃疡。溃疡也可出现于结膜或生殖器黏膜。

2. 骨骼肌肉病变

（1）关节炎或关节痛：90% 的 SLE 患者在病

程中会出现关节症状,可有关节畸形,但一般无关节破坏。典型的 SLE 关节炎表现为对称分布的炎症性关节炎,易累及膝关节、腕关节和双手小关节。滑膜活检和关节影像学可提示 SLE 关节炎。

(2)无菌性坏死:是狼疮患者骨质血供不足的终末表现,最常累及股骨头、股骨髁和胫骨平台,双手小关节也可受累。

(3)肌炎:尽管 SLE 患者常可出现肌痛,肌酶水平升高,但肌无力症状较轻。肌炎通常累及四肢近端。

3. 肾病变 十分常见,可表现为血尿、蛋白尿、低蛋白血症、肾衰竭。因肾病变是 SLE 重要的致死原因,推荐 SLE 患者随访中常规筛查蛋白尿、血尿,监测血肌酐变化,活动期患者至少每 3 个月检查 1 次。常用的实验室检测包括尿液分析、GFR 监测,怀疑有狼疮肾炎时需要完善肾活检以明确诊断并评估病情活动情况(表 4–6)。

(1)肾小球活动性病变:①毛细血管内细胞增生伴或不伴白细胞浸润;②核碎裂;③纤维素样坏死;④肾小球基底膜断裂;⑤新月体(细胞性或纤维细胞性);⑥光镜见内皮下免疫复合物(铁丝圈);⑦毛细血管内免疫复合物沉积(透明血栓)。

(2)肾小球慢性病变:①肾小球硬化(节段性、球性);②纤维性粘连;③纤维性新月体。

4. 肺和胸膜受累

(1)胸膜炎:胸痛,可伴有胸腔积液,可出现血清 C 反应蛋白水平升高。

(2)胸腔积液:多无症状,常为双侧、呈渗出性,需排除感染性胸腔积液、恶性肿瘤、心力衰竭、低蛋白血症。

(3)急性狼疮肺炎:出现发热、咳嗽、低氧血症,影像学提示肺部浸润,可出现胸腔积液,需与肺部感染性疾病相鉴别。

(4)慢性肺间质病变:表现为活动后气促、低氧血症、干咳、胸膜牵拉痛,肺功能提示弥散功能下降。HRCT 较普通 CT 对间质病变更敏感,诊断

表 4–6 狼疮性肾炎(LN)的病理学分型(国际肾脏病学会 / 肾脏病理学会 2003)

分型	肾活检表现
I 型	轻微系膜性 LN
	光镜正常,免疫荧光可见系膜区免疫复合物沉积
II 型	系膜增生性 LN
	光镜可见任何程度的系膜细胞增殖或基质增多,免疫荧光见免疫复合物沉积限于系膜区
III 型	局灶性 LN
	活动性或非活动性的局灶节段性或球性毛细血管内或毛细血管外肾小球肾炎,<50% 肾小球受累,通常伴有局灶性内皮下免疫复合物沉积,伴或不伴系膜改变
IV 型	弥漫性 LN
	活动性或非活动性的弥漫节段性或球性毛细血管内或毛细血管外肾小球肾炎,≥50% 肾小球受累,通常伴有弥漫性内皮下免疫复合物沉积,伴或不伴系膜改变 分为弥漫节段性(IV–S)或弥漫小球性(IV–G)LN
V 型	膜性 LN
	球性或节段性上皮下免疫复合物沉积,伴或不伴系膜改变 V 型 LN,可合并 III 型或 IV 型 LN,应予分别诊断 V 型 LN,可有严重的硬化表现
VI 型	晚期硬化性 LN
	≥90% 的肾小球表现为球性硬化,且残余肾小球无活动性病变

需除外感染、恶性肿瘤和肺水肿。

（5）弥漫性肺泡出血：表现为呼吸困难、咯血、血色素降低，支气管镜有助于明确诊断并排除感染。该病的病死率高。

（6）肺动脉高压：表现为劳力性呼吸困难、干咳、乏力、胸痛。右心漂浮导管可明确诊断，需排除引起肺高压的其他因素，如肺血栓性疾病、左心功能不全。

（7）肺萎缩综合征：表现为肺活量降低、呼吸困难、膈肌抬高，但无肺实质受累。

5. 心血管病变

（1）心包炎：表现为心包积液、胸闷、胸痛，但心包填塞少见。

（2）心肌炎：多数情况下心肌轻度损害，若有心功能不全则为重症，表现为心率增快、心律不齐，为预后不良的征兆。

（3）瓣膜疾病：可出现疣状心内膜炎（Libman-Sack 心内膜炎），表现为瓣膜赘生物，最常见于二尖瓣后叶的心室侧。通常不引起临床表现，但赘生物脱落引起栓塞或并发感染性心内膜炎可出现相应的症状。

（4）冠心病：SLE 可以有冠状动脉受累，长期使用激素也可促进冠状动脉粥样硬化，部分患者存在抗磷脂抗体导致血栓形成，是 SLE 冠状动脉病变的主要原因。

6. 神经精神病变 神经精神狼疮（neuropsychiatric SLE，NPSLE）可分为 19 种不同的中枢神经系统及周围神经系统病变（表 4-7）。

7. 胃肠道病变 SLE 可累及消化道所有部位，常见症状包括腹泻、食管动力异常导致的吞咽困难。伴随有恶心、呕吐的腹痛可能是 SLE 累及肠道，亦可能是药物不良反应或感染。胰腺炎不常见，肠系膜血管炎更为罕见，后者表现类似急腹症，可能被误诊为胃穿孔、肠梗阻等。而 60% 的 SLE 患者可以出现肝酶水平升高，但黄疸少见。

8. 眼部病变 包括结膜炎、葡萄膜炎、眼底改变、视神经病变等，最常见的是继发干燥综合征

表 4-7 神经精神狼疮的 19 种病变

中枢神经系统	周围神经系统
无菌性脑膜炎	吉兰 - 巴雷综合征
脱髓鞘综合征	自主神经功能障碍
脑血管病	单发或多发的单神经病变
头痛	重症肌无力
运动障碍	脑神经病变
脊髓病变	神经丛病变
癫痫发作	多神经病变
急性精神错乱	
焦虑	
认知障碍	
情绪失调	
精神障碍	

后出现的干燥性角膜结膜炎。SLE 相关的视网膜病变被认为与免疫复合物介导的血管病变和微血栓相关。

9. 血液系统受累

（1）贫血：慢性病性贫血、自身免疫性溶血性贫血（AIHA）、微血管病性溶血性贫血（MAHA）均可导致 SLE 患者出现贫血。

（2）白细胞减少：50% 的 SLE 患者可出现白细胞减低，而治疗 SLE 的药物也可导致白细胞减少，需注意鉴别。SLE 患者的白细胞减少一般出现于治疗前或疾病复发时，对糖皮质激素敏感。

（3）血小板减少：可见于免疫性血小板减少或血栓性血小板减少性紫癜，与抗血小板抗体、抗磷脂抗体及骨髓巨核细胞成熟障碍有关。

10. 淋巴结肿大和脾大 活动性 SLE 可出现淋巴结病，表现为质软无痛性的肿大淋巴结。脾大可同时伴有肝大。

11. 并发症

（1）感染：SLE 患者因感染死亡的占 20% ~ 55%。因大剂量糖皮质激素和免疫抑制剂的应用可出现广谱感染，呼吸道、尿道、中枢神经系统是最常见的感染部位。对正在接受免疫抑制治疗的狼疮患

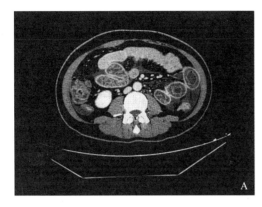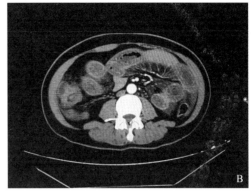

图 4-5 狼疮肠系膜血管炎

A. 肠壁分层，可见"靶征"　B. 肠系膜血管充血、增粗，可见"梳状征"

（图片采自上海交通大学医学院附属仁济医院风湿科）

者，鉴别是否存在感染有一定难度。支持感染的证据包括寒战、白细胞增多和（或）中性粒细胞比例增高，外周血涂片杆状核或晚幼粒细胞增加和正进行免疫抑制治疗。支持 SLE 本身导致发热的证据包括白细胞减少、正常或仅轻度升高的 C 反应蛋白、血沉明显升高、低 C3/C4 和抗 dsDNA 抗体滴度升高。

（2）慢性肾病：10%～20% 的 SLE 患者最终会发展成终末期肾病（ESRD）。临床预测指标包括现有的血肌酐（SCr）异常、初始治疗的延误、未达缓解和收缩期高血压。血液透析可作为肾替代治疗的首选，且透析期间可继续免疫抑制治疗。对于终末期肾病的 SLE 患者，肾移植是一个可行的选择。

（3）心血管事件：SLE 患者冠心病的风险较同年龄段正常人升高 2.3～7.5 倍。推荐根据危险分层和存在的并发症对 SLE 患者的心血管疾病风险因素（包括高血压、高血糖、高脂血症等）进行严格控制。

（4）骨质疏松症：持续的疾病活动、免疫抑制剂导致的过早绝经、因避免日晒导致的维生素 D 相对缺乏、糖皮质激素的使用均可降低 SLE 患者的骨密度；脊柱压缩性骨折常见。推荐根据糖皮质激素使用情况进行骨密度检测和预防骨质疏松症的治疗。

（5）恶性肿瘤：SLE 患者中，血液系统恶性肿瘤（尤其是非霍奇金淋巴瘤）、宫颈癌和肺癌较普通人更常见。最常见的 SLE 相关非霍奇金淋巴瘤为弥漫性大 B 细胞淋巴瘤。免疫抑制治疗和固有的 SLE 相关机制可能是风险增加的原因。

（四）诊断与鉴别诊断

SLE 的诊断必须基于一系列特征性的症状、体征和实验室结果。

1. 血清学检查

（1）抗核抗体（ANA）谱：抗核抗体包括一系列针对细胞核中抗原成分的自身抗体，相关阳性率及提示意义见表 4-8。

（2）补体：免疫复合物引起的补体消耗可导致低补体血症。且血清 C3、C4 水平与 SLE 活动度呈负相关，常可作为病情活动性和治疗反应的监测指标之一。但临床"缓解"的 SLE 患者，可持续存在低补体血症，及抗 dsDNA 抗体水平升高，对此类患者需持续监测。

2. 诊断标准　见表 4-9。

📱 表 4-1

SLICC 2012 年分类标准

3. 鉴别诊断　诊断 SLE 之前，需要与感染性疾病、肿瘤性疾病及其他自身免疫病等相鉴别。

（1）感染：病毒感染可出现与狼疮类似的症状体征，包括微小病毒 B19、巨细胞病毒、EBV、

表 4-8　抗核抗体与 SLE 的关系

自身抗体	SLE 中的阳性率（%）	临床提示
抗 dsDNA 抗体	60	诊断 SLE 的特异度为 95%，与疾病活动度、肾小球肾炎相关
抗 Sm 抗体	20～30	诊断 SLE 的特异度为 99%，与抗 U1RNP 抗体相关
抗 U1RNP 抗体	30	与 MCTD 相关，阳性提示肾小球肾炎发生率低
抗 SS-A/Ro 抗体	30	与干燥综合征、光敏感、SCLE、新生儿狼疮、先天性心脏传导阻滞相关
抗 SS-B/La 抗体	20	与干燥综合征、SCLE、新生儿狼疮、先天性心脏传导阻滞、抗 SS-A/Ro 抗体相关
抗组蛋白抗体	70	与 SLE、药物性狼疮也相关
抗核小体抗体	60	诊断 SLE 的特异度为 94%，与疾病活动度相关
抗磷脂抗体	30	与动静脉血栓、流产相关

表 4-9　美国风湿病学会（ACR）1997 年 SLE 分类标准

病变	临床或实验室指标特点
1. 颊部红斑	固定红斑，扁平或高起，在两颧突出部位红斑
2. 盘状红斑	片状高起于皮肤的红斑，黏附有角质脱屑和毛囊栓；陈旧性病变可发生萎缩性瘢痕
3. 光过敏	对日光有明显的反应，引起皮疹，从病史中得知或医生观察
4. 口腔溃疡	经医生观察到的口腔或鼻咽部溃疡，一般为无痛性
5. 关节炎	非侵蚀性关节炎，累及 2 个或更多的外周关节，有压痛、肿胀或积液
6. 浆膜炎	胸膜炎或心包炎
7. 肾病变	尿蛋白 >0.5 g/24 h 或阳性（+++），或管型（红细胞、血红蛋白、颗粒或混合管型）
8. 神经病变	癫痫发作或精神病，除外药物或已知的代谢紊乱
9. 血液学疾病	溶血性贫血或白细胞减少，或淋巴细胞减少，或血小板减少
10. 免疫学异常	抗 dsDNA 抗体阳性，或抗 Sm 抗体阳性，或抗磷脂抗体阳性（包括抗心膦脂抗体，或狼疮抗凝物，或至少持续 6 个月的梅毒血清试验假阳性三者中具备一项阳性）
11. 抗核抗体	在任何时间和未用药物诱发"药物性狼疮"的情况下，抗核抗体异常

　　注：符合 4 项或 4 项以上者，在除外感染，肿瘤和其他结缔组织病后，可诊断系统性红斑狼疮，同时具备第 7 条肾病变即可诊断为狼疮性肾炎

HIV、HBV、HCV 等。同时病毒感染本身亦可产生自身抗体。

　　（2）肿瘤：恶性肿瘤，尤其是非霍奇金淋巴瘤可出现全身症状、关节痛、自身免疫性溶血性贫血、淋巴结肿大、皮疹和 ANA 阳性。

　　（3）其他自身免疫病：类风湿关节炎、皮肌炎、混合性结缔组织病等常与 SLE 有类似表现，

在疾病早期，鉴别可能会有困难。

　　（4）药物：疑诊 SLE 的新患者必须仔细评估是否是药物性狼疮。米诺环素、普鲁卡因胺、肼苯哒嗪、异烟肼、TNF 抑制剂、IFN-α 都可能引起药物性狼疮。

　　（五）疾病评估

　　可用 SELENA-SLEDAI 评分对 SLE 病情进行

评估（表4-10）。

@ 表4-2
SLICC/ACR 损害指数

（六）治疗

1. 一般治疗

（1）SLE 患者需要避免过多的紫外线暴露，使用防紫外线用品，避免过度疲劳。

（2）应做好患者宣教，辅导患者正确认识疾病，消除恐惧心理，明白规律用药的意义，强调长期随访的必要性。在治疗决策过程中，需要患者积极参与，与医生共同决定。患者应学会自我认识疾病活动的征象，配合治疗、遵从医嘱。

2. 药物治疗

（1）糖皮质激素：具有强大的抗炎作用和免疫抑制作用，是治疗 SLE 的基础用药。由于不同的激素剂量的药理作用有所侧重，病情不同、患者之间对激素的敏感性有差异，临床用药要个体化。轻

表4-10　SELENA-SLEDAI 评分

积分	临床表现（过去4周内）
8分	癫痫发作：最近开始发作的，除外代谢、感染、药物所致
	精神症状：严重精神错乱影响正常生活，除外尿毒症、药物影响
	器质性脑病：智力的改变伴定向力、记忆力或其他智力功能的损害并出现反复不定的临床症状，至少同时有以下2项：感觉紊乱、松散不连贯的语言、失眠或白天瞌睡、精神活动增多或减少；除外代谢、感染、药物所致
	视觉受损：SLE 视网膜病变，除外高血压、感染、药物所致
	颅神经异常：累及颅神经的新出现的感觉、运动神经病变
	狼疮性头痛：严重持续性头痛，麻醉性止痛药无效
	脑血管意外：新出现的脑血管意外，应除外动脉硬化
	脉管炎：溃疡、坏疽、有触痛的手指小结节、甲周碎片状梗死、出血或经活检、血管造影证实
4分	关节炎：2个以上关节痛和炎性体征（压痛、肿胀、渗出）
	肌炎：近端肌痛或无力，伴 CPK/ 醛缩酶升高，或经肌电图或活检证实
	管型尿：颗粒管型或红细胞管型
	血尿：ERY > 5/HP，除外结石、感染和其他原因
	蛋白尿：> 0.5 g/24 h，新出现或近期增加
	脓尿：LEU > 5 个 /HP，除外感染
2分	脱发：新出现或复发的异常斑片状或弥散性脱发
	新发皮疹：新出现或复发的炎症性皮疹
	黏膜溃疡：新出现或复发的口腔或鼻黏膜溃疡
	胸膜炎：胸膜炎性胸痛伴胸膜摩擦音、渗出或胸膜肥厚
	心包炎：心包炎性疼痛伴心包摩擦音、渗出或经心电图 / 超声证实
	低补体血症：CH50、C3 或 C4 低于正常值下限
	抗 dsDNA 抗体升高：> 25%Farr 法，或高于正常值
1分	发热：体温 > 38℃，需除外感染因素
	血小板减少：< 100×10^9/L
	白细胞减少：< 3×10^9/L，需除外药物因素

症 SLE 患者可酌情加用小剂量激素治疗；中重度 SLE 患者急性期可通过大剂量甚至冲击剂量的激素来诱导缓解。

一般重症 SLE 患者的激素标准用量是泼尼松 1~2 mg/kg，病情稳定后缓慢减量；在有重要脏器累及，乃至出现狼疮危象的情况下，可以使用较大剂量［≥2 mg/（kg·d）］甚至使用甲泼尼龙（methylprednisolone，MP）冲击治疗，用量为 MP 500~1 000 mg/d，连续 3 天为一疗程，间隔期 5~30 天，间隔期和冲击后每天泼尼松用量 0.5~1 mg/kg。冲击治疗前后需警惕感染，如有感染应及时、积极予抗感染治疗。

冲击疗法只能解决急性期的症状；在激素减量过程中应同时或适时加用免疫抑制剂，以便更快地诱导缓解和巩固疗效，同时避免长期大剂量激素的不良反应。激素维持剂量应尽量少于每天 10 mg 泼尼松。SLE 患者的激素疗程较长，应注意保护下丘脑 - 垂体 - 肾上腺轴，避免使用对该轴影响较大的地塞米松等长效激素。激素的不良反应除感染外，还包括高血压、高血糖、高脂血症、低钾血症、骨质疏松症、缺血性骨坏死、白内障、体重增加、水钠潴留等。

（2）抗疟药和 DMARDs

1）羟氯喹（hydroxychloroquine，HCQ）：可控制皮疹和减轻光敏感，稳定轻症 SLE 患者的病情和减少激素的不良反应。常规用量硫酸羟氯喹 0.2~0.4 g/d。不良反应主要是眼底病变，用药超过 6 个月者应至少每年检查眼底；心动过缓或房室传导阻滞者禁用。

2）氨甲蝶呤（methotrexate，MTX）：二氢叶酸还原酶拮抗剂，通过抑制核酸的合成发挥作用。主要用于关节炎、肌炎、浆膜炎和皮肤损害为主的系统性红斑狼疮。治疗剂量为 10~15 mg/ 次，每周 1 次。主要不良反应有胃肠道反应、口腔黏膜糜烂、剥脱性皮炎、肝功能损害、骨髓抑制。

3）来氟米特（leflunomide，LEF）：用于轻中度 SLE 患者，也适用于狼疮性肾炎复发或无法耐

受标准免疫抑制治疗者。治疗剂量为 10~20 mg/d，半衰期 14~18 天，禁用于备孕者或孕妇；其他不良反应包括肝功能损害、骨髓抑制、血压升高、体重减轻、腹泻等。

（3）细胞毒药物：环磷酰胺（cyclophosphamide，CTX）是主要作用于 S 期的细胞周期特异性烷化剂，通过影响 DNA 合成发挥细胞毒作用；对体液免疫抑制作用较强，能抑制 B 细胞增殖和抗体生成，作用持久。在狼疮性肾炎和中枢神经系统狼疮患者的治疗中，CTX 与激素联合治疗能有效诱导疾病缓解，改善远期预后。CTX 剂量为每日 2~3 mg/kg，口服，也可用隔日 200 mg 静脉注射或按 0.5~1.0 g/m² 体表面积静脉冲击治疗，每月 1 次；6~12 个月，多数患者可缓解病情并进入巩固维持阶段。常见不良反应主要包括骨髓抑制、诱发感染、性腺抑制、胃肠道反应、肝功能损害和脱发；少见不良反应还包括远期肿瘤（淋巴瘤等血液系统肿瘤），长期口服患者可发生出血性膀胱炎、膀胱纤维化、膀胱癌等。

（4）抗代谢药物

1）硫唑嘌呤（azathioprine，AZA）：为嘌呤类似物，可通过抑制 DNA 合成发挥淋巴细胞的细胞毒作用。对浆膜炎、血液系统、皮疹等效果较好。治疗剂量为 1~2.5 mg/（kg·d），常用剂量为 50~100 mg/d。不良反应包括骨髓抑制、胃肠道反应、肝功能损害。

2）霉酚酸酯（mycophenolate mofetil，MMF）：为次黄嘌呤单核苷酸脱氢酶抑制剂，可抑制嘌呤从头合成途径从而抑制淋巴细胞活化。治疗Ⅳ、Ⅴ型狼疮性肾炎有效，既可用于诱导缓解，又可用于维持巩固。治疗剂量为 30~40 mg/（kg·d），常用剂量为 1.5~2.0 g/d，分 2 次口服。不良反应：需特别注意有发生严重感染的可能，试图怀孕的患者也属于禁忌。

（5）钙调磷酸酶抑制剂

1）环孢素（cyclosporine，CsA）：可特异性抑制 T 淋巴细胞生成 IL-2，发挥选择性的细胞免疫

抑制作用，是一种非细胞毒免疫抑制剂。对狼疮性肾炎、血液系统累及有效。治疗剂量为 3 ~ 5 mg/（kg·d），分 2 次口服。不良反应包括肝肾功能损害、高血压、高尿酸血症、高血钾、多毛等。应监测血药浓度，调整剂量。

2）他克莫司（tacrolimus，TAC）：效果是 CsA 的 10 ~ 100 倍。治疗剂量为 1 ~ 4 mg/d，分 2 次口服。不良反应包括肝肾功能损害、神经毒性、感染、高钾血症等。对有皮疹、肌肉骨骼损害患者可明显减轻病情并减少激素用量；也可单独或联合 MMF 用于狼疮性肾炎患者，包括重症或复发病例。不良反应：引发重症感染。

（6）生物制剂

1）贝利单抗（blimumab）：是一种人源性的单克隆 B 淋巴细胞刺激因子（BLyS，又称 B 细胞活化因子，BAF）抗体。适用于以下病例：在应用激素、抗疟药、DMARDs 等标准治疗外，SLEDAI 评分≥8 分的活动性 SLE 患者。对于 SLEDAI≥10 分或同时血清学提示活动的患者更有效。对活动性狼疮性肾炎或神经精神性狼疮没有用药指征。

2）利妥昔单抗（rituximab，RTX）：是一种人鼠嵌合的 CD20 单抗，可清除发育阶段的 B 细胞，但对浆细胞和造血干细胞没有作用。患者的耐受性良好，须注意感染风险。

（7）其他：有研究显示，小剂量 IL-2 可通过调控 CD4$^+$ T 细胞亚群，减轻 SLE 患者病情的活动性。

3. 难治性 SLE 与孕妇 SLE 的治疗

（1）难治性 SLE：静脉滴注 MP 联合 CTX 是多数重症、危及生命的狼疮的首选方案。MMF 对部分难治性以及对 CTX 反应不佳的亚急性 SLE 和狼疮性肾炎有效。对标准免疫抑制方案耐受的狼疮性肾炎，可选用钙调酶抑制剂联合 MMF 方案。急性皮肤黏膜或肌肉骨骼受累时，如对标准方案无效或对激素依赖，可选用贝利单抗。利妥昔单抗单用或

联合 CTX 静脉注射被大量证据证实可用于难治性 SLE 患者。如有中枢神经系统受累、自身免疫性血小板减低或抗磷脂综合征，可考虑辅助使用丙种球蛋白。血浆置换和 CTX 冲击疗法已被用于重症病例。

（2）SLE 妊娠处理方案：若患者计划妊娠，可按以下方案处理。①充分与患者沟通，确保狼疮处于非活动状态至少 6 个月。②SCr > 20 mg/L 时不主张妊娠。③监测抗磷脂抗体和其他可能与妊娠事件相关的抗体指标（抗 SSA、抗 SSB）。④获取基线血清学和生化指标（SCr、SAlb、尿酸、抗 dsDNA、C3/C4）。⑤警惕胎儿发生先天性心脏传导阻滞的风险，尤其是有抗 SSA 和抗 SSB 抗体阳性或先前发生过先天性心脏传导阻滞的女性患者。这类患者妊娠 16 ~ 24 孕周间应监测胎儿是否出现先天性心脏传导阻滞。⑥密切监测血压和蛋白尿，如出现异常，鉴别活动性肾炎和先兆子痫。⑦存在全身性狼疮活动，活动性尿沉渣和显著降低的血清补体提示狼疮性肾炎。⑧对于有抗磷脂综合征的患者，考虑低分子量肝素和阿司匹林联合应用以降低妊娠失败和血栓形成的风险；对于存在抗磷脂抗体的患者，尽管尚无足够证据支持，仍应考虑给予阿司匹林。

（七）预后

随着 SLE 患者早期诊断率和治疗水平的提高，其预后已明显改善。目前，SLE 患者的生存期已明显提高，5 年生存率达 90% 以上。急性期患者的死亡原因主要是多脏器严重损害和感染，尤其是伴有严重神经精神性狼疮和急进性狼疮性肾炎者；慢性肾功能不全、肺动脉高压和药物（尤其是长期使用大量激素）的不良反应，以及动脉粥样硬化等是 SLE 患者远期死亡的主要原因。

（沈　南　王　娟）

第三节　系统性血管炎

一、大动脉炎

诊疗路径：

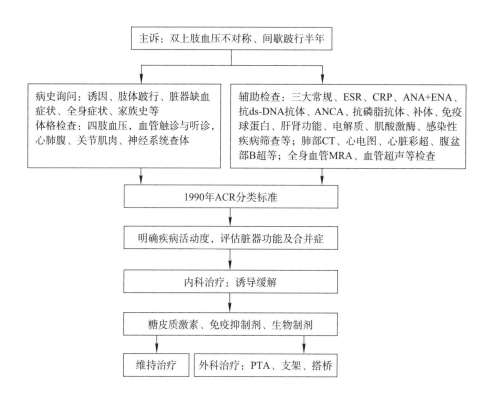

大动脉炎（Takayasu arteritis，TA）是一种血管全层受累的慢性、肉芽肿性、系统性的大血管性血管炎。主要受累血管包括主动脉、主动脉弓及其分支、升主动脉、腹主动脉、肾动脉、肺动脉等。病变血管局部发生狭窄或闭塞，部分为动脉瘤形成，临床表现为全身症状及病变血管狭窄或闭塞后导致的组织、器官缺血症状，或动脉瘤破裂出血。TA多见于40岁以下的年轻女性，世界范围内的年发病率为（1.2～3.3）/百万。在日本、中国、韩国、印度等亚洲人群及墨西哥等北美洲人群发病率较高，有报道日本的人群年发病率高达150/百万，美国、英国年发病率则分别为2.6/百万、0.8/百万。

（一）病因

TA的发病机制目前尚不明确。既往研究已发现，基因表型在TA的发病机制中发挥着重要作用，白细胞抗原（human leukocyte antigen，HLA）与TA存在相关性。对HLA的某些等位基因如HLA-B39、HLA-B52、DRB1*1501与日本、韩国、印度等国家TA患者的相关性研究，证实了TA发病机制中某些遗传因素可能起重要作用。不同人群TA患者等位基因序列分析显示高度异质性，中国汉族TA患者基因检测发现HLA-DR4、DR7、DRB4基因频率显著增加。

（二）发病机制

TA可能的发病机制是通过滋养血管进入主动

脉外膜的外源性抗原或被修饰的血管壁自身抗原启动炎症反应和免疫应答。目前推测可能有三条通路：

1. 血管壁细胞的 HSP65 发生改变，与 MHC I 类分子结合，激活 NK 细胞、γδ T 细胞和 CD8⁺ T 细胞，并大量释放穿孔素，导致细胞损伤和分泌细胞因子，进一步吸引巨噬细胞和 CD4⁺ T 细胞在血管中膜浸润，释放 TNF-α、IL-6 等致炎细胞因子。

2. 外界抗原或被修饰的自身抗原被树突状细胞识别并呈递给 CD4⁺ T 细胞，释放 IFN-γ，进而吸引巨噬细胞在血管壁的浸润和分泌 TNF-α、IL-6 等。

3. 外界抗原或被修饰的自身抗原被 B 细胞识别并呈递给 CD4⁺ T 细胞，B 细胞和 T 细胞相互作用，导致 TNF-α、IL-6 的分泌以及抗内皮细胞抗体产生。TNF-α 进一步上调了黏附分子的表达和吸引更多的炎症细胞；IL-6 激活 Th17 通路，促进内皮细胞表达黏附分子以及加强 B 细胞向浆细胞分化。在 TA 患者的主动脉根部置换术后的组织病理和免疫组化检查中，发现受累血管壁纤维化显著，其间分散炎症病灶，活动处见巨噬细胞、T 细胞和 B 细胞浸润，炎症因子 IL-6、IL-17、IFN-γ、IL-12 等在病变处高表达。

（三）临床表现

TA 的临床表现多种多样，具有较高的异质性，主要分为系统性炎症症状（全身症状）及病变血管狭窄或闭塞后导致的局部缺血症状和体征。

1. 全身症状　包括发热、乏力、全身不适、体重下降、盗汗、关节肌肉酸痛、食欲缺乏等症状，部分患者还可出现胸背痛和颈部疼痛。全身症状具有隐匿性、非特异性，可在局部症状或体征出现前数周至数月即可出现。

2. 局部症状和（或）体征　主要指病变血管狭窄或闭塞后出现的缺血症状。肱动脉、桡动脉、髂动脉及足背动脉等发生血管病变，可致上肢或下肢肢体跛行，查体可及脉搏减弱或不对称、无脉征、高血压、双臂血压不对称等。颈动脉、椎动脉、颅内动脉等受累时，常常出现头晕、头痛、黑

矇、晕厥、视力下降、失明等症状，查体可及眼底动脉病变、视野缺损、颈动脉压痛及血管杂音，以及神经系统检查异常等。升主动脉、主动脉弓及胸主动脉亦常受累，有冠状动脉受累时表现为活动后胸闷、胸痛、心悸等心绞痛或心肌梗死症状，主动脉瘤样扩张致主动脉瓣关闭不全时可出现胸闷、气急、夜间不能平卧、下肢水肿等左心功能不全表现。肺动脉亦常受累，常伴有颈静脉充盈、体循环淤血等右心功能不全的症状及体征。腹主动脉、肾动脉、肠系膜动脉等易受累，可表现为腹痛、腹泻、血便、难治性高血压等。常规进行四肢血压监测、血管触诊及听诊。具体听诊区，包括颈动脉、锁骨下动脉、胸主动脉、腹部动脉和肾动脉等，若存在血管病变则可闻及相应区域的血管杂音。

3. 血管分型　1977 年 Lupi-Herrera 提出了 TA 的四型分类法，具体包括：①头臂动脉型，累及主动脉及其分支；②胸腹主动脉型，累及降主动脉及腹腔动脉；③广泛型：具有上述两种病变；④肺动脉型。1996 年，Numano 提出了新的六型分类法，是目前国际上最广泛使用的血管分型方法。具体包括：Ⅰ 型为病变仅累及主动脉弓的分支；Ⅱa 型为病变仅累及升主动脉和（或）主动脉弓及其分支；Ⅱb 型为病变累及升主动脉、主动脉弓及其分支胸降主动脉；Ⅲ 型为病变累及胸降主动脉、腹主动脉和（或）肾动脉；Ⅳ 型为病变只累及腹主动脉和（或）肾动脉；Ⅴ 型为混合型，即具有上述两型或更多型病变。

复旦大学附属中山医院队列通过总结影像学结果发现，中国 TA 患者以 Ⅴ 型（54.1%）为主，其次是 Ⅱb 型（15.3%）和 Ⅰ 型（12.9%）。左锁骨下动脉、左颈总动脉、头臂动脉、胸主动脉、腹主动脉、肾动脉受累在中国人群中常见，有别于国外患者易受累的腹主动脉、肠系膜上动脉、锁骨下动脉和颈总动脉等。提示在不同种族之间，受累血管倾向亦可能存在差异。

（四）诊断与鉴别诊断

1. 诊断　目前主要采用 1990 年美国风湿病学

会（ACR）的分类标准。具体包括6项，符合其中3项者可诊断本病：①发病年龄≤40岁；②患肢间歇性运动乏力；③一侧或双侧肱动脉搏动减弱；④双上肢收缩压差>10 mmHg；⑤锁骨下动脉或主动脉杂音；⑥造影提示主动脉及一级分支或上下肢近端的大动脉狭窄或闭塞，病变常为局灶或节段性，且不是由动脉粥样硬化、纤维肌发育不良或其他原因引起。

复旦大学附属中山医院团队在2015年提出了基于中国TA人群的诊断标准：女性（3分）、年龄<40岁（4分）、胸闷或胸痛（2分）、黑矇（3分）、血管杂音（2分）、脉搏消失或减弱（5分）、主动脉弓及其分支受累（4分）、腹主动脉及其分支受累（3分）。总共26分，得分≥8分者临床需考虑TA。在中国人群中验证后，诊断的敏感度和特异度分别为90.63%和96.97%。

2. 鉴别诊断　TA需要与先天性血管病变、动脉粥样硬化等血管病相鉴别，也需要与感染性血管炎、其他系统性血管炎、血栓闭塞性脉管炎等进行鉴别。

（1）血管病

1）先天性血管病变：如先天性主动脉缩窄、先天性纤维肌发育不良等先天性血管疾病，患者起病年龄小，常以高血压为首发症状就诊，但急性时相蛋白不升高，超声造影、MRA及PET/CT提示血管病变但无血管壁炎症征象有助于诊断。

2）动脉粥样硬化：常见于老年人群，伴有高血压、糖尿病、高脂血症、吸烟等危险因素，以血管内膜病变伴偏心性斑块为特征，区别于TA管壁均匀增厚、强化等炎症表现。对于长期慢性炎症伴钙化者，两者需要仔细鉴别。

（2）感染性血管炎：常见的感染病原体包括猪霍乱沙门菌、结核杆菌、梅毒螺旋体、肺炎克雷伯菌、真菌等感染。绝大多数患者伴有发热、感染毒血症状，血液培养或血清病原体抗体检查有助于诊断。

（3）肿瘤性血管炎：恶性肿瘤可以模拟各种原发性系统性血管炎的临床表现，多见于老年血液系统肿瘤或实体瘤患者，常见新发皮损、关节炎、神经炎、血栓形成等小血管炎，大血管病变相对少见。

（4）其他系统性血管炎

1）巨细胞动脉炎：两者均为大血管性血管炎，在受累血管上几近一致，起病年龄是最重要的区别点。巨细胞动脉炎特征性地可累及颅外动脉，可出现典型的"头痛－视力下降－颌跛行"三联征，颞动脉超声中"Halo"征有极高的诊断特异性，局部颞动脉活检有助于明确诊断。

2）结节性多动脉炎：两者均可引起高血压、心肌缺血等临床表现。但是结节性多动脉炎多见于男性，为中等大小肌性动脉炎症，常见受累血管为肾动脉、肠系膜动脉、冠状动脉等，可出现肾梗死或肾微小血管瘤引起的肾血管性高血压、心肌缺血、多发性单神经炎、睾丸炎、网状青斑等临床症状，常无主动脉根部扩张，很少累及主动脉分支，组织病理学为非肉芽肿、坏死性血管炎。影像学表现有助于两者鉴别。

3）白塞病：可以表现为大、中、小血管炎症。当出现主动脉根部扩张，锁骨下动脉、颈动脉、眼底动脉、肾动脉等狭窄或动脉瘤样改变时，需要与TA鉴别诊断。但是白塞病突出表现为口腔溃疡、生殖器、胃肠道、食管等皮肤黏膜溃疡，眼部前葡萄膜炎、结节红斑、假性毛囊炎、针刺反应阳性等，这在TA中很少见。

4）Cogan综合征：大、中、小血管均可受累，与TA类似，也可导致主动脉弓闭塞或肾动脉狭窄引起相应症状。但是临床表现以眼部和前庭听觉系统受累为主要特征，实验室检查无特异性标志物。

（5）IgG4相关性疾病：近年来发现IgG4相关性疾病可以累及血管出现动脉瘤样改变，部分为慢性主动脉周围炎表现。IgG4相关性疾病多见于50岁以上男性患者，可伴有腹主动脉、冠状动脉、升主动脉瘤样扩张或周围软组织包绕，典型患者外周血IgG4升高，组织病理学见席纹样纤维化、闭塞性静脉炎和 IgG4 阳性的浆细胞浸润。

（6）血栓闭塞性脉管炎：是一种慢性复发性中、小动脉和静脉的节段性炎症性疾病，青壮年男性多见，尤见于吸烟者。常伴有雷诺现象，下肢好发，可表现为患侧肢体缺血、疼痛、间歇性跛行，足部动脉搏动减弱甚至消失，严重者发生肢端溃疡和坏死。

（五）疾病评估

患者诊断大动脉炎后，应进行全面疾病评估，包括疾病活动性评估、血管狭窄程度和组织器官缺血评估，以及合并症评估（肝炎病毒感染、结核感染等），从而指导制订患者的治疗方案、是否需行手术治疗和手术时机的选择。

1. 疾病活动性评估　主要根据患者的临床症状和体征、炎症标志物，结合影像学检查综合判断。

（1）若患者在近 3 个月内出现新发症状和（或）体征，或者原有症状和（或）体征加重，则提示病情仍处于活动期。

（2）TA 缺乏特异性的血清学标志物，主要采用红细胞沉降率和 C 反应蛋白作为疾病活动的评价指标，淀粉样蛋白 A 亦可在疾病活动期明显升高。同时，还可见纤维蛋白原升高、轻度贫血、血小板升高、免疫球蛋白升高、白蛋白降低等。上述指标均缺乏特异性，据文献报道，40% 红细胞沉降率正常的 TA 患者可在组织病理上见到血管壁炎症。其他血清学指标可以作为活动性评估的补充，包括基质金属蛋白酶 9（matrix metalloproteinases-9，MMP-9）、正五聚体蛋白 -3（pentraxin-3，PTX-3）等指标。

（3）影像学的快速发展有助于 TA 活动性评价。数字减影血管造影（digital subtraction angiography，DSA）可直观、清楚地显示血管解剖特征、病变分布及狭窄程度，但由于其有创性、无法显示血管壁病变，正逐渐被其他影像学方法所取代。计算机断层扫描血管造影（computed tomographic angiography，CTA）能清晰地显示管腔狭窄 / 扩张和管壁钙化，但是不能评估管壁炎症，且有放射性、碘造影剂肾毒性等。彩色多普勒超声及微气泡超声造影（主要用于颈部血管的评价）、磁共振血管成像（magnetic resonance angiography，MRA）则可以评估管壁增厚、水肿等炎症活动情况和狭窄程度。对于早期尚无管壁结构改变的患者，采用正电子发射计算机断层 / 计算机断层扫描（positron emission tomography/computed tomography，PET/CT）可以敏感地发现管壁的炎症，协助临床早期诊断，也可以用于临床治疗效果的评价，但是随访间隔时间尚无定论。

（4）目前临床最常用的疾病活动性评估的方法是 1994 年 Kerr 评分。该评分包括：①全身症状，如发热、骨骼、肌肉症状；②红细胞沉降率升高；③血管缺血或炎症的特点，如跛行、脉搏减弱、无脉、血管杂音、血压不对称等；④血管造影异常。得分≥2 分为疾病活动。2010 年印度大动脉炎临床活动性评分（Indian Takayasu Clinical Activity Score，ITAS2010），也是临床上常用的活动性评分体系，但对于活动性分值的界限尚无定义。

2. 组织脏器和合并症评估　主要根据 TA 患者的临床症状和（或）体征、四肢血压、实验室检查及影像学检查等进行评估，尤其加强心、肾、眼、脑、肺等重要脏器的结构与功能评估。密切的随访与监测非常重要，有助于及时调整治疗策略，预防不良事件发生。建议 TA 患者在疾病活动期每月复查，稳定期每半年随访，并且每年随访影像学检查。若出现病情变化或是调整治疗方案时，需及时完成影像学评估。

（六）治疗

1. 内科治疗　TA 的治疗分为诱导缓解期和维持期两个阶段。诱导缓解期是通过积极控制病情活动，以改善症状和保护脏器功能，时间为 6 个月；维持期是在较少药物持续用药下，维持疾病稳定、较少不良药物反应，以改善脏器功能、提高患者生活质量为目的，维持期时间没有限定，大部分患者需要终身用药。在治疗过程中注意疾病的监测，在疾病活动期建议随访期为 1~3 个月，在病情稳定期则建议随访期为 3~6 个月。

治疗药物分为三类：糖皮质激素、细胞毒性药物和生物靶向药物。

（1）糖皮质激素：是 TA 治疗的基础用药。泼尼松用量 0.8~1 mg/（kg·d），分次口服，待病情控制后逐渐减量直至小剂量（5~10 mg/d）维持治疗。2016 年来自土耳其及日本的两项单中心病例分析的结果表明，大部分 TA 患者接受大剂量糖皮质激素治疗能快速诱导疾病缓解，但仍有 17%~29% 的难治性 TA 患者经规范糖皮质激素治疗后病情没有缓解，且单用糖皮质激素治疗复发率高达 90%，超过 2/3 的患者会出现糖皮质激素依赖。46%~84% 的患者需要加用其他药物，以使糖皮质激素减量并维持缓解。糖皮质激素长期大剂量应用具有许多不良事件，包括血糖和血脂升高、低血钾、向心性肥胖、皮肤变薄、肌肉萎缩等物质代谢和水盐代谢紊乱，诱发或加重感染、消化系统并发症（消化道溃疡等）、心血管系统并发症（高血压和动脉粥样硬化等）、骨质疏松及脊椎骨压迫性骨折、神经精神异常、诱发白内障及青光眼等。因此，在强调诱导缓解有效后，应以泼尼松不大于 15 mg 剂量维持治疗，可以应用免疫抑制剂或调节剂增加治疗效果，以减少糖皮质激素用量。

（2）细胞毒性药物：环磷酰胺是 TA 诱导缓解治疗的经典免疫抑制药物，现有文献报道其对于成人 TA 的缓解率达 82%~100%。糖皮质激素联合环磷酰胺的治疗方案，不仅显著降低了炎症指标、疾病活动性评分，而且有助于糖皮质激素的减量甚至停用。部分患者可在影像学评估中见到血管壁炎症得到有效控制。但是，环磷酰胺存在继发感染、出血性膀胱炎等药物不良反应，在亚洲人群中以胃肠道反应、生殖毒性更为突出。因此，对于 TA 好发的亚洲青年女性，选用环磷酰胺时需要考虑未来的生育问题。单中心小样本的病例分析数据提示，氨甲蝶呤、硫唑嘌呤、来氟米特、霉酚酸酯等均对活动期 TA 有着较高的缓解率，但仍需要进一步设计严谨的临床研究来验证，并且在药物使用时密切监测感染、脏器损害等不良反应。

（3）生物靶向药物：近年来，生物靶向药物被尝试应用于难治性、复发性 TA 及糖皮质激素依赖者的诱导缓解治疗。目前文献报道用于 TA 治疗的生物制剂如下：①抗肿瘤坏死因子 α（TNF-α）抑制剂（anti-TNFα inhibitor，TNFi），具体包括英夫利昔单抗（infliximab，IFX）、阿达木单抗（adalimumab，ADA）、依那西普（etanercept，ETN）；②抗 IL-6 受体单克隆抗体，即托珠单抗（tocilizumab，TCZ）；③抗 CD-20 单克隆抗体，即利妥昔单抗（rituximab，RTB）；④抗 IL-12/23p40 单克隆抗体，即尤特克单抗（ustekinumab）；⑤可溶性 CTLA4 受体融合蛋白，即阿巴西普（abatacept，ABA）。生物靶向药物与传统药物相比，具有起效快，能使 70%~90% 的难治患者获得病情缓解，不良反应与传统细胞毒性药物不同，骨髓抑制和肝肾损害少。但是长期应用需警惕发生感染（1%~10%）及肿瘤的风险。

2. 外科治疗　对于肾动脉狭窄引起的肾功能减退、难治性高血压、四肢缺血、动脉瘤或主动脉瓣功能不全等临床有症状的 TA 患者可考虑手术治疗。外科治疗的前提应当是内科治疗控制疾病活动且病情相对稳定，具体的手术时机应当由外科医师与风湿免疫科医师共同协商而定。手术术式主要包括经皮腔内血管成形术（percutaneous transluminal angioplasty，PTA）、血管内支架置入术和血管旁路手术。手术后继续内科治疗和疾病的监测是确保手术成功和维持脏器功能的关键。

（七）预后

20% 的 TA 患者为自限性病程。其余患者表现为复发 - 缓解或进展的病程，需要长期的糖皮质激素治疗。TA 患者的 5 年和 10 年生存率分别为 92.9% 和 87.2%。预后主要取决于高血压的程度及重要脏器的供血情况，并发症有脑出血、脑血栓、心力衰竭、肾衰竭、心肌梗死、主动脉瓣关闭不全、失明等。死亡原因主要为脑出血和肾衰竭。对于育龄期女性，需要全面评估病情活动度、充分权衡脏器功能水平，通过多学科共同讨论以决定未来

妊娠的风险和时机。

（姜林娣　戴晓敏）

二、风湿性多肌痛

诊疗路径：

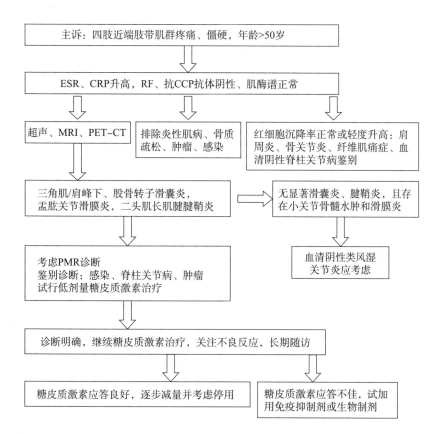

风湿性多肌痛（polymyalgia rheumatica，PMR）与巨细胞动脉炎具有相似的遗传背景、病理生理和临床表现，在以往的教科书中多放在同一章节阐述。随着研究深入，部分风湿性多肌痛患者随访多年并不出现巨细胞动脉炎的表现，认为存在与巨细胞动脉炎不相关的"孤立性风湿性多肌痛"。本节主要阐述孤立性风湿性多肌痛。

风湿性多肌痛是一种好发于50岁以上中老年人的常见炎症性、风湿性疾病，诊断时平均年龄为（65±10）岁，女性多于男性。其特征是肩颈部和骨盆带出现疼痛和超过45 min以上的晨僵，发病随年龄增长而增加，在70～80岁时达到高峰。

PMR与巨细胞动脉炎（GCA）之间存在一定联系。GCA是一种影响主动脉及其分支的大血管炎。PMR与GCA可能是一种疾病的不同阶段，但孤立性PMR在临床也普遍存在。

PMR在我国的患病率和发病率尚不清楚。在美国明尼苏达州的Olmsted县进行的流行病学研究表明，50岁以上人口中的发病率为52.5/10万，患病率（包括活动和缓解病例）大约是600/10万。

（一）病因

迄今为止，PMR确切的发病原因尚不明了，研究表明遗传因素和环境因素共同参与了疾病的发生。

1. 遗传因素 PMR 的发生与免疫调节相关基因的多态性具有一定联系。研究发现，HLA-DRB1 基因中的 DRB1*0101/0102/0401 等位基因与 PMR 发病相关联。HLA-DRB1*04 与西班牙人重症 PMR 且伴显著滑膜炎相关。其他与 PMR 发病相关的基因有 TNF、ICAM-1、IL-1、IL-6、TLR-9 等。

2. 环境因素 在具备遗传易感性的患者中，环境因素可能诱导单核细胞和树突状细胞活化，并产生促炎细胞因子，诱发 PMR 的特征性表现。有研究表明，感染与 PMR 发病相关，已经发现的感染病原体有 M 型和 C 型肺炎支原体/衣原体，B19 微小病毒。患者血清中也可检出抗腺病毒抗体、抗呼吸道合胞病毒抗体升高。

（二）发病机制

涉及固有免疫应答、获得性免疫应答和内皮细胞功能紊乱。

研究表明，PMR 的炎症发生在滑膜和黏液囊层面，树突状细胞或巨噬细胞识别未知抗原。滑膜和黏液囊血管增殖，巨噬细胞、T 细胞浸润，中性粒细胞、NK 细胞、γ/δ T 细胞也参与其中。血管外膜树突状细胞分化成熟并产生趋化因子如 CCL-19 和 CCL-21，趋化、滞留、激活 T 细胞。循环单核细胞被激活，IL-6 和 IL-1β 分泌增加。巨噬细胞和树突状细胞表达 TLRs（TLR-7、TLR-9），激活并调节固有免疫应答。参与炎症反应的 PD-1/PD-L1 信号通路在 PMR 发生中起重要作用。PMR 患者血清中 IL-6、IL-1Ra、B 细胞活化因子（BAF）水平升高且与临床相关，Treg 细胞显著减少，Th17 细胞显著增加，IL-17 水平显著升高。

PMR 患者存在内皮损伤和修复不平衡。研究发现内皮细胞前体细胞（EPC）数量显著减少，外周血单个核细胞（PBMC）分泌大量血管内皮生长因子（VEGF），滑膜衬里和衬里下层 VEGF 高表达，且与血管密度高度相关，与整合素表达不相关。

以上这些因素共同参与 PMR 的发生和发展。PMR 是炎症性疾病，不具有致病性自身抗体和（或）诊断性抗体，很少与其他自身免疫病重叠（巨细胞动脉炎除外），IFN-1 信号通路不参与 PMR 发病。

（三）临床表现

PMR 主要表现为四肢近端对称性肢带肌群（肩胛带区、骨盆带区）疼痛、晨起僵硬。患者通常主诉起床困难或站起困难，约 40% 的患者出现全身症状，如低热、抑郁、疲劳、食欲缺乏、体重减轻、贫血等。典型病例常隐匿性起病，可持续数周或数月，但 1/3 的患者起病非常突然，可回忆起确切的发病日期。

1. 颈、肩胛带区疼痛 所有患者会发生，症状发作与季节无关。可以先从一侧肩关节开始，但通常在数周内累及双侧。晨僵和静止后的"胶着"感常为突出表现。夜间疼痛较常见，且患者可在睡眠时痛醒。肩胛带区疼痛限制肩关节活动，长时间活动后可减轻，疼痛常放射至颈部，导致转颈和肩关节活动受限，检查发现肌肉无压痛且肌力正常。现代影像学检查如 MRI 和超声都有力地证实了 PMR 患者的颈、肩胛带区疼痛是包绕肩关节的滑囊炎症和肌腱、附着点炎症，而不是肩关节本身病变。

2. 腰、骨盆带区疼痛 多数患者在肩胛带区疼痛发作的同时伴有腰、骨盆带区疼痛，髋关节主动和被动活动明显受限。仅有骨盆带区疼痛而不伴有肩胛带区疼痛的患者非常罕见。病程晚期，可以出现腰、骨盆带区肌肉萎缩和挛缩，导致关节的主动和被动活动受限。

3. 晨僵 颈、肩胛带和骨盆带区域出现晨起僵硬感，活动后改善，通常晨僵时间超过 45 min。

4. 外周关节滑膜炎 25%～45% 的患者可合并外周关节滑膜炎，最常累及膝关节，表现为关节疼痛、肿胀、活动受限。其他如胸锁关节、肩关节、骶髂关节等也可出现滑膜炎，主要是淋巴细胞性滑膜炎。部分患者骨扫描可发现关节中锝-99m-二甲基磷酸盐摄取增加，提示滑膜炎（多数为亚临床型）的存在。

5. 并发巨细胞动脉炎 巨细胞动脉炎（GCA）

是一种主要累及主动脉及其分支的大血管炎，累及颞动脉时也称为颞动脉炎。西方人群尤其是北欧研究显示，GCA 中 45% 合并 PMR，而 16%~21% 的 PMR 患者并发 GCA。然而，亚洲人群尤其是东亚人群并发 GCA 者较少见。当 PMR 患者出现新发头痛、颞动脉痛、头皮痛、一过性黑矇、下颌跛行，应警惕并发巨细胞动脉炎可能。

（四）诊断与鉴别诊断

PMR 没有特异的临床表现，也没有任何实验室检测可以直接确诊，给诊断带来了极大的挑战。PMR 的诊断必须基于一系列特征性的症状、体征、实验室检查和影像学的结果，同时必须除外其他相似的疾病。

1. 实验室检查　PMR 患者的血清学研究提供了系统性炎症的证据。通常存在红细胞沉降率和 C 反应蛋白升高，疾病活动期血清循环免疫复合物以及 IL-6 和 IL-1 的水平都可升高。然而，如果有典型临床表现和对低剂量糖皮质激素应答良好，红细胞沉降率和 C 反应蛋白正常也不能除外诊断，但是这种情况临床少见。

（1）红细胞沉降率：发病时通常在 40 mm/h 以上。

（2）C 反应蛋白：肝分泌的急性时相反应蛋白，活动期显著增高。C 反应蛋白是一种比红细胞沉降率更敏感的疾病活动性指标，不受年龄增长等因素的影响。

（3）贫血：通常是轻度贫血，且多为正细胞正色素性。部分患者不出现贫血表现。

（4）血清肌酸激酶及其他反映骨骼肌损害的酶水平是正常的。肌电图通常正常，肌肉活检表现为正常组织学特征或仅有轻度失用性肌萎缩。

2. 影像学检查

（1）超声：肩峰下、三角肌下滑囊炎是 PMR 最主要的影像学特征，其他 PMR 影像学较特异表现为肱二头肌长头肌腱腱鞘炎、股骨转子滑囊炎、盂肱关节、髋股关节积液。

双肩、臀区滑囊炎诊断敏感度为 92.9%，特异度为 99.1%，阳性预测值为 98.1%。股骨转子滑囊炎敏感度和特异度分别为 100%/100%，髂腰肌滑囊炎为 60%/100%，坐骨结节滑囊炎为 80%/100%。红细胞沉降率高低与超声表现无显著相关性。

（2）磁共振成像（MRI）：特异表现为三角肌/肩峰下滑囊炎、盂肱关节滑膜炎、二头肌长肌腱腱鞘炎和股骨转子滑囊炎。其他部位也可以发现较为特异的表现，如颈椎见 C5~C7 棘突间滑囊炎和少量积液。腰椎见腰棘突间滑囊炎。MRI 检查显示肌肉多正常，少数片状水肿但组织学正常。

（3）PET/CT：肩、髋、颈、腰棘突间 FDG 摄取升高，肩部 FDG 摄取量与红细胞沉降率、C 反应蛋白、血小板数量呈正相关，而血管摄取无异常；部分孤立性 PMR 患者血管 FDG 摄取升高，但临床无 GCA 证据，提示亚临床巨细胞动脉炎存在的可能。

3. 诊断　目前多采用 2012 年欧洲抗风湿病联盟/美国风湿学院（EULAR/ACR）所制订的关于"风湿性多肌痛"的分类标准（表 4-11）。值得注意的是，在考虑使用该标准诊断患者前，应关注非 PMR 的临床线索：年轻、缓慢起病，双肩不受累，周围关节炎，脊柱累及，严重的全身性症状，红细胞沉降率和 C 反应蛋白非常高或完全正常，对低剂量皮质激素无应答。

4. 鉴别诊断　诊断 PMR 之前，需要与感染、老年起病类风湿关节炎（EORA）、强直性脊柱炎、多发性骨髓瘤等相鉴别。

（1）感染：老年人群隐匿性感染如结核、细菌性心内膜炎、病毒感染等可以出现四肢近端肌群疼痛，且有红细胞沉降率和 C 反应蛋白升高，应进行相关临床检查仔细鉴别。

（2）老年起病类风湿关节炎（EORA）：指 65 岁以上起病的 RA 患者，约 40% 起病急，累及双肩、双膝、双髋等关节，部分患者 RF 和抗环瓜氨酸肽抗体阴性，与 PMR 相似；有 30% 最初诊断为 PMR 的患者随访后最终诊断为 RA。小关节尤其是腕、掌指、近端指间关节累及，MRI 显示骨髓水肿，则 RA 可能性大。

表 4-11　2012 EULAR／ACR 风湿性多肌痛（PMR）分类标准

标准	评分
必须标准：	
50 岁以上，双侧肩痛，C 反应蛋白和（或）红细胞沉降率异常	
临床标准评分 *：	
（1）晨僵持续 45 min	2 分
（2）髋关节疼痛或活动受限	1 分
（3）缺乏类风湿因子（RF）和环瓜氨酸肽抗体	2 分
（4）没有其他关节累及	1 分
超声诊断评分 *：	
5a. 至少存在一个肩部三角肌下滑囊炎和（或）肱二头肌腱鞘炎和（或）肩肱关节滑膜炎，和至少一个髋关节滑膜炎和（或）转子滑囊炎	1 分
5b. 双肩三角肌下滑囊炎、肱二头肌腱鞘炎或盂肱关节滑膜炎	1 分

　*若只符合临床标准，评分 4 分以上时敏感度和特异度分别为 68% 和 78%；若结合临床标准和超声标准，评分 5 分以上的鉴别敏感度和特异度分别为 66% 和 81%

（3）强直性脊柱炎：45 岁以后发病的成人晚发的强直性脊柱炎具有腰背痛、双髋痛、红细胞沉降率和（或）C 反应蛋白升高，类似 PMR。可通过 HLA-B27、骶髂关节和脊柱的影像学（X 线片、CT、MRI）表现进行鉴别。

（4）恶性肿瘤：尤其是淋巴瘤和多发性骨髓瘤。患者可以贫血或骨痛为首发表现，检查发现红细胞沉降率和 C 反应蛋白显著升高。必要时可进行 PET/CT、骨髓细胞学、免疫固定电泳、染色体重排等检查。

（五）治疗

1. 糖皮质激素　2014 年，EULAR/ACR 推出关于 PMR 的诊疗指南，指南强烈建议糖皮质激素为治疗 PMR 的首选方案，推荐起始剂量为泼尼松 12.5～25 mg/d。不建议初始剂量超过 25 mg/d，因为此时发生不良事件的风险较高，同时没有证据证明 25 mg/d 以上时治疗更加有效。停药后复发常见（＞50%）。治疗缓解后如果快速减量，则复发的风险很高，因此缓解后应缓慢减量。具体方法为：每 2～4 周减 2.5 mg，直到 10 mg/d；之后每月减 1 mg，且应低剂量维持治疗 2 年以上。尽管如此，停药后复发的可能性仍然很大。

虽然糖皮质激素是治疗 PMR 的首选药物，但是以下问题在实际应用中应引起关注：激素非特异性应答可能混淆诊断，大剂量激素可能增加错误诊断的概率，不能因为降低急性反应蛋白而轻易增加剂量，激素无效必须重新考虑诊断、评估病情。

糖皮质激素在老年人群中使用要高度关注不良反应：骨质疏松、骨折、糖尿病、体重增加、高血压、水钠潴留、感染、青光眼、心血管事件和卒中等。脆性骨折尤其是胸、腰椎压缩性骨折在长期糖皮质激素治疗的患者中易于发生，发生骨折的风险与每日剂量和累计糖皮质激素剂量和使用时间相关。在治疗开始的前 6 个月，骨折发生的风险最高。

骨保护：由于糖皮质激素是治疗的首选方案，且 PMR 多发生在老年人群，所以注意骨保护、预防骨质疏松和骨折的发生很有必要。所有患者应补充钙和维生素 D，具有高骨折风险者（如既往脆性骨折、高剂量皮质激素、双能 X 射线显示骨密度严重降低）应当加用双膦酸盐。

2. 氨甲蝶呤（MTX）　可以抑制单核细胞活化，减少 IL-1 和 IL-6 分泌，抑制环氧合酶合成、中性粒细胞趋化和黏附分子表达，但是临床随机对照研究未能证实可降低复发或减少激素累积剂量。

下列情况应及早联用 MTX：PMR 复发可能性大，需要长期糖皮质激素治疗，糖皮质激素相关的不良反应大，且存在合并症、并发症等。MTX 可以口服，也可以肌内注射，推荐剂量为 10 mg/ 周。治疗期间注意骨髓抑制、黏膜上皮细胞受损以及肝功能损害的风险。

3. 免疫抑制剂　当前没有证据表明传统免疫抑制剂（如硫唑嘌呤、来氟米特、霉酚酸酯等）治疗 PMR 有效。

4. 生物制剂　当前生物制剂治疗 PMR 尚处在探索阶段。

（1）TNF 抑制剂：前瞻性随机对照临床研究没有证实对 PMR 患者更加有益，且价格昂贵，发生感染等的不良反应增大，因此临床不推荐用于 PMR 的治疗。

（2）IL-6 拮抗剂：与糖皮质激素联用，可以有效降低疾病活动度，并减少糖皮质激素累积量，但发生感染的风险很大，且价格昂贵。

（3）其他生物制剂：IL-1 拮抗剂仅见于单盲研究，初步疗效不确切。JAK 抑制剂和 IL-17 拮抗剂等当前均没有证据表明有益于 PMR 的治疗，或是有助于糖皮质激素的减量。

（六）预后

PMR 多不累及全身系统或脏器，合理治疗可显著改善患者预后。由于老年患者存在合并症情况常见，加之需要长期糖皮质激素治疗，因此应高度关注糖皮质激素相关的不良反应，尤其是骨质疏松、脆性骨折、糖代谢异常、高血压、心脑血管事件等。

（徐　亮）

三、结节性多动脉炎

诊疗路径：

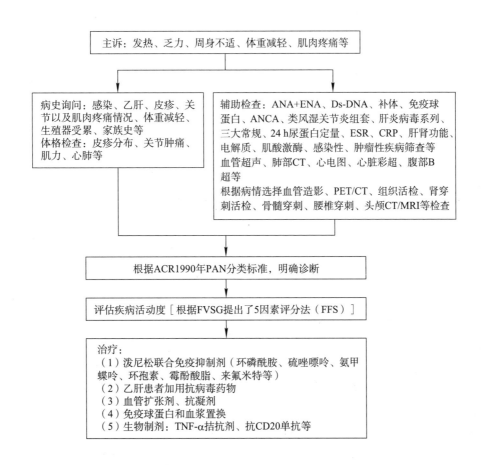

结节性多动脉炎（polyarteritis nodosa，PAN）是一种系统性血管炎，主要侵犯中等大小的动脉，呈节段性分布，易发生于动脉分叉处，并向远端扩散。小动脉也可受累，但小血管如微动脉、毛细血管和静脉则很少受到影响。本病病因不明，可能与感染（病毒、细菌）、药物及注射血清等因素有关。组织学改变主要表现为中小动脉的急性炎症、坏死、纤维化、渗出、增殖、血栓的形成。

本病最早的报道见于 1842 年，病理学家 Rokitansky 描述了患者组织病理的显微镜下改变，发现有动脉瘤形成。1866 年，Kussmaul 和 Maier 医生描述了一例患者的临床表现，并在尸检病理中发现中等大小的血管有结节样改变，由于动脉壁全层受累导致血管瘤形成，至此原先的"结节性动脉周围炎"正式命名为"结节性多动脉炎"。1970 年，Trepo 和 Thivolet 报道结节性多动脉炎与乙肝病毒感染相关。

（一）流行病学

PAN 在系统性血管炎中并不常见，随着诊断技术的进步，过去被诊断为 PAN 的其他系统性坏死性血管炎被更正，PAN 正在成为一种罕见病。在欧洲，PAN 的年发病率为（0~1.6）/百万，患病率为 31/百万。美国人群的发病率为 9/百万，我国尚无报道。任何年龄段、性别、种族均可发病，但男性多见，发病高峰在 50~60 岁，起病可急骤或隐匿。

（二）病理和发病机制

PAN 有两个重要的病理特点：①个体血管病变呈多样化。在相距不到 20 μm 的连续切片上，病变已有明显差别。②急性坏死性病损和增殖修复性改变常共存。因血管壁内弹力层破坏，在狭窄处近端因血管内压力增高，血管扩张形成动脉瘤（称假性动脉瘤，可呈节段多发性）。血管造影可有串珠状或纺锤状的血管狭窄、闭塞或动脉瘤形成。少数病例可因动脉瘤破裂而致内脏出血。可能的发病机制与以下因素有关。

1. HBV 感染和 PAN　PAN 的发病机制不明，且无动物模型供研究。乙型肝炎病毒（hepatitis B virus，HBV）感染与 PAN 高度相关。已知免疫复合物引起的疾病仅限于 HBV 相关 PAN，而免疫复合物在非 HBV 相关 PAN 中的作用仍不清楚。内皮细胞的功能受损可能是由于特发性 PAN 或其导致的后果之一。对于 HBV-PAN，病毒复制可直接损伤血管壁，由细胞因子和黏附分子介导，内皮细胞受损又可引起持续的炎症反应。HBV 相关性血管炎基本上均以 PAN 为表现形式。HBV-PAN 可出现于急性或慢性乙型肝炎感染期间的任何时候，典型表现通常于感染后 6 个月内出现。HBV-PAN 的活动性不完全与肝炎活动同步，其症状与特发性 PAN 类似。小型研究发现，胃肠表现、恶性高血压、肾梗死及睾丸附睾炎在 HBV-PAN 患者中均较为多见。HBV 所致 PAN 的发生率曾一度高达 30%，乙肝疫苗的广泛应用已显著降低 HBV-PAN 的发生率，估计目前由 HBV 所致 PAN 发病率不到 8%。

2. 遗传相关性　已证实编码腺苷脱氨酶 2（adenosine deaminase，ADA2）的 CECR1 基因失活，与一系列血管炎症性疾病，包括 PAN 相关。Navon Elkan 等发现 6 个家系中有多例全身或皮肤型 PAN，其中大部分在幼年期发病。在这些家系中，均发现 CECR1 基因隐性突变导致 ADA2 活性降低。ADA2 可能参与调控活化的 T 细胞和巨噬细胞的增殖及单核巨噬细胞的分化，抑制 ADA2 活性可能影响腺苷介导的炎症反应通路。Gonzalez Santiago 等也曾报告过一例由于 CECR1 新型化合物杂合突变所致的幼年皮肤型 PAN 兄妹。

3. 与其他疾病相关性　丙型肝炎病毒（hepatitis c virus，HCV）与 PAN 的潜在关联存有争议。HCV 可能与皮肤的良性局限性 PAN 相关。一项纳入 16 例皮肤 PAN 的研究中，5 例患者呈 HCV 阳性。法国的一项纳入 31 例 PAN 患者大型队列研究（总计 161 例血管炎病例）也描述 HCV 与 PAN 相关。尽管在这些患者的血清中检测到冷球蛋白，依据 PAN、微动脉瘤、多个狭窄的腹部和（或）肾血管造影等典型病理学特征，最终仍诊断为

HCV-PAN。亦有报道其他感染源与 PAN 或 PAN 类疾病关联，但尚无定论。这些病原体包括水痘-带状疱疹病毒、细小病毒的 B19、巨细胞病毒、人类 T 细胞白血病病毒、链球菌种、克雷伯菌属物种、假单胞菌属物种、耶尔森物种、弓形虫、立克次体、旋毛虫病及肉孢子虫等。最近也有报道，PAN 和人类免疫缺陷病毒及皮肤型 PAN 与结核感染相关。其他综合征，包括风湿性疾病、恶性肿瘤和感染性疾病等，其临床症状与特发性 PAN 较难鉴别。如类风湿关节炎（RA）和干燥综合征（SS）已有报道与 PAN 相关。值得注意的是，基于对 RA 的慢病管理水平提高，RA 相关的血管炎的发病率自 20 世纪 80 年代已大幅降低。另 HLA-B27 相关脊柱关节病、联合免疫缺陷及儿童银屑病患者，均有伴发皮肤型 PAN 的个例报道。血液恶性肿瘤如多毛细胞白血病及血管免疫母细胞 T 细胞淋巴瘤，亦报道与 PAN 样表现血管炎相关。

（三）临床表现

1. 全身症状　PAN 患者多有不规则发热、头痛、乏力、周身不适、多汗、体重减轻、肌肉疼痛、肢端疼痛、腹痛、关节痛等。

2. 系统症状　可累及多个器官系统，如肾、骨骼、肌肉、神经系统、胃肠道、皮肤、心脏、生殖系统等，肺部受累少见。

（1）肾：按尸检材料统计，PAN 的肾受累最多见，以肾血管损害为主。急性肾衰竭多为肾多发梗死的结果，可致肾性恶性高血压。疾病的急性阶段可有少尿和尿闭，也可于数月或数年后发生。肾活检如见肾小球肾炎应归属于显微镜下多血管炎，因为急性肾小球肾炎是微小血管炎的独特表现。肾血管造影常显示多发性小动脉瘤及梗死，由于输尿管周围血管炎和继发性纤维化可出现单侧或双侧输尿管狭窄。

（2）骨骼、肌肉：约半数患者有关节痛，少数有明显的关节炎。约 1/3 患者因骨骼肌血管受累而产生恒定的肌痛，以腓肠肌痛多见。

（3）神经系统：周围神经受累较中枢神经受累多见，约占 60%，表现为多发性单神经炎和（或）多神经炎，末梢神经炎。中枢者约占 40%，临床表现取决于脑组织血管炎的部位和病变范围，可表现为弥散性或局限性单侧脑或多部位脑及脑干的功能紊乱，出现抽搐、意识障碍、脑血管意外等。

（4）消化系统：约 50% 的患者根据血管炎发生的部位和严重程度不同而出现不同的症状。若发生较大的肠系膜上动脉的急性损害可导致血管梗死、肠梗阻、肠套叠、肠壁血肿，严重者致肠穿孔或全腹膜炎；中、小动脉受累可出现胃肠道的炎症、溃疡、出血；发生胆道、胰腺、肝损害则出现胆囊、胰腺、肝的炎症和坏死，表现为腹部绞痛、恶心、呕吐、脂肪泻、肠道出血、腹膜炎、休克。

（5）皮肤：20%～30% 的患者出现皮肤损害。病变发生于皮下组织中小肌性动脉，表现为痛性红斑性皮下结节，沿血管成群分布，大小约数毫米至数厘米。也可为网状青斑、紫癜、溃疡、远端指（趾）缺血性改变。如不伴有内脏动脉损害，称皮肤型结节性多动脉炎，预后较佳（图 4-6）。

（6）心脏：损害发生率 36%～65%，是引起死亡的主要原因之一。尸检显示，心肌梗死的发生率为 6%。一般无明显心绞痛症状和心电图典型表现。充血性心力衰竭也是心脏受累的主要表现。心包炎约占 4%，严重者可出现大量心包积液和心包填塞。

（7）生殖系统：睾丸和附睾受累发生率约 30%，卵巢也可受累，以疼痛为主要特征。

（四）实验室和辅助检查

1. 一般检查　反映急性炎症的指标：轻度贫血，白细胞增多，红细胞沉降率和 C 反应蛋白水平升高，嗜酸性粒细胞轻度增多，血小板增多。肾损害者常有显微镜下血尿、蛋白尿和肾功能异常，类风湿因子可呈阳性，但滴度较低，部分患者循环免疫复合物阳性，补体水平下降，血清白蛋白降低，冷球蛋白阳性。约 1/3 的患者乙肝表面抗原（hepatitis B surface antigen，HBsAg）阳性，可有肝功能异常。

2. 抗中性粒细胞胞质抗体（ANCA）　既往

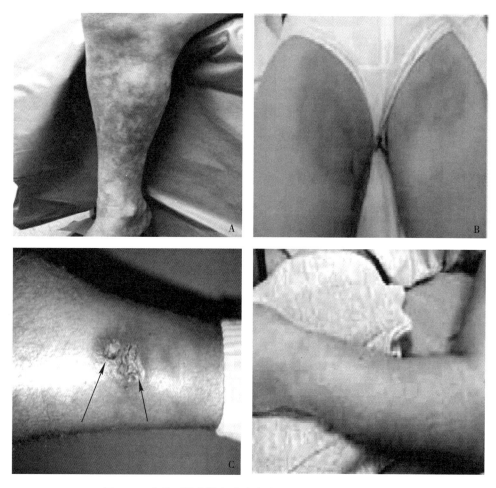

图4-6　皮肤型结节性多动脉炎（PAN）患者的皮肤表现

A. 非特异性的网状青斑和（或）累及全身皮下结节可能是PAN的首发表现　B. 双下肢大腿内侧
皮肤硬化伴网状青斑　C. 皮下结节伴有中心性溃疡为皮肤型PAN的常见表现　D. 患者患肢皮下水肿

报道本病中约20%患者ANCA阳性，主要是P-ANCA阳性。2012年，Chapel hill 系统性血管炎统一命名研讨会认为PAN与ANCA无关，ANCA通常应该为阴性，否则提示诊断倾向于ANCA相关性血管炎。

3. 影像学检查

（1）彩超：中等血管受累，可探及受累血管的狭窄、闭塞或动脉瘤形成，小血管受累者探测困难。

（2）CT和MRI：较大血管受累者可查及受累血管呈灶性、节段性分布，受累血管壁水肿等。

（3）静脉肾盂造影：可见肾梗死区有斑点状充盈不良影像。如有肾周出血，则显示肾边界不清和不规则块状影，腰大肌轮廓不清，肾盏变形和输尿管移位。

（4）选择性内脏血管造影：可见到受累血管呈节段性狭窄、闭塞，动脉瘤和出血征象（图4-7）。该项检查对肾功能严重受损者慎用。

4. 组织病理学检查　因PAN无特异性血清学标志，所以只能根据典型的坏死性动脉炎的病理改变，或对中等血管作血管造影时显示的典型动脉瘤做出诊断。活检应尽量选取有症状体征的组织（如肌肉、腓肠神经、皮肤或睾丸）。由于血管炎呈节段性分布，所以要求取材足够充分，并且连续切片才能提高阳性率。肌肉和神经联合活检在有症状的患者中发现血管炎证据占83%，单纯肌肉活检只有65%。在缺乏临床症状时，肌电图与神经传导

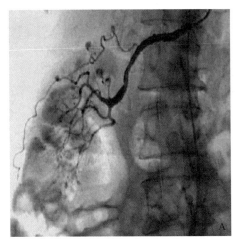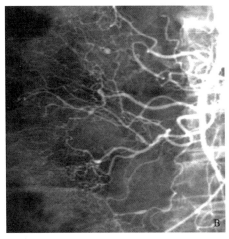

图 4-7　结节性多动脉炎（PAN）患者选择性内脏血管造影

A. 47岁男性PAN患者，伴有腹痛、体重减轻和红细胞沉降率升高。选择性右肾动脉造影提示位于肾上极中的多个微动脉瘤

B. 56岁女性PAN患者，伴有关节痛，肠系膜造影提示多发小微动脉瘤

测定可有助于选择肌肉或神经的活检取材部位。因腓肠肌活检有术后形成静脉血栓的危险，除非其是唯一出现症状的肌肉，否则不宜做该部位活检。如其他部位不能提供诊断所需的材料，应提倡做睾丸活检（镜下损害以此处多见）。对有肾炎者做肾活检、对严重肝功能异常者做肝活检是可取的。

（五）诊断

目前均采用 1990 年美国风湿病学学会（ACR）的分类标准作为诊断标准：

（1）体重下降≥4 kg（非节食或其他原因所致）。

（2）网状青斑（四肢和躯干）。

（3）睾丸痛和（或）压痛（并非感染、外伤或其他原因引起）。

（4）肌痛、乏力或下肢压痛。

（5）多发性单神经炎或多神经炎。

（6）舒张压≥90 mmHg。

（7）血尿素氮 > 400 mg/L 或肌酐 > 15 mg/L（非肾前因素）。

（8）血清 HBV 标记（HBs 抗原或抗体）阳性。

（9）动脉造影见动脉瘤或血管闭塞（除外动脉硬化、纤维肌性发育不良或其他非炎症性病变）。

（10）中小动脉壁活检发现中性粒细胞和单核细胞浸润（图 4-8）。

上述 10 条中至少有 3 条阳性者可诊断为 PAN。其诊断的敏感度和特异度分别为 82.2% 和 86.6%。

在有不明原因发热、腹痛、肾衰竭或高血压时，或当疑似肾炎或心脏病患者伴有嗜酸粒细胞增多或不能解释的症状和关节痛、肌肉压痛与肌无力、皮下结节、皮肤紫癜、腹部或四肢疼痛或迅速发展的高血压时，应考虑 PAN 的可能性。全身性疾病伴原因不明的对称或不对称地累及主要神经干，如桡神经、腓神经、坐骨神经的周围神经炎（通常为多发性，即多发性单神经炎），亦应排除 PAN。

（六）鉴别诊断

本病临床表现复杂，变化多样，需与各种感染性疾病，如感染性心内膜炎、原发性腹膜炎、胆囊炎、胰腺炎，以及内脏穿孔、消化性溃疡 / 出血、肾小球肾炎、冠状动脉粥样硬化性心脏病、多发性神经炎、恶性肿瘤及结缔组织病继发的血管炎相鉴别。典型的结节性多动脉炎还应注意与显微镜下多血管炎、变应性肉芽肿性血管炎和冷球蛋白血症等相鉴别。

1. 抗磷脂综合征（antiphospholipid syndrome，APS）　临床上表现为复发性静脉或动脉血栓形成，或习惯性流产和血小板减少的病症。其实验室指标

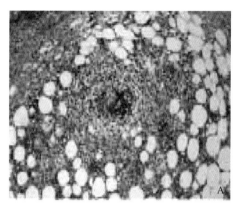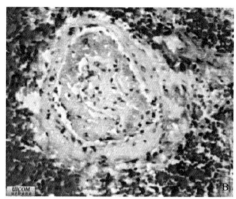

图 4-8 结节性多动脉炎（PAN）的病理表现

A. HE染色（×40倍）：皮下结节组织HE染色，显示皮肤脂肪被炎症细胞浸润导致血管壁的破坏 B. 结节性多动脉炎（PAN）的病理特征：白细胞浸润动脉壁导致纤维素样坏死。可见肌层动脉切面下巨大苍白区域为动脉闭塞。这种由白细胞浸润形成的胶原组织是PAN的标志

异常包括持续升高的针对细胞膜阴离子膜磷脂（即抗心磷脂抗体）或其相关的血浆蛋白的抗体，主要是 β-2 糖蛋白 I（载脂蛋白 H）或循环抗凝因子。

2. 心房黏液瘤 是最常见的原发性心脏肿瘤。由于症状非特异性，早期诊断具有挑战性。左心房黏液瘤听诊可能有 / 没有特征性表现。超声心动图是首选的诊断方法。大多数心房黏液瘤是良性的，可通过手术切除。

3. 胆固醇栓塞 有创动脉手术后出现肾功能障碍、高血压、肢体远端缺血或急性多器官功能衰竭的患者，应怀疑出现胆固醇栓塞症。该病症可能是自发性的，诊断有难度。随着人口老龄化，胆固醇栓塞症的发病率也会增加。

4. 嗜酸性肉芽肿性血管炎（eosinophilic granulomatosis with polyangiities）①病变可累及小、中口径的肌性动脉，也可累及小动脉、小静脉；②肺血管受累多见；③血管内和血管外有肉芽肿形成；④外周血嗜酸性粒细胞增多，病变组织嗜酸性粒细胞浸润；⑤既往有支气管哮喘和（或）慢性呼吸道疾病的病史；⑥如有肾受累则以坏死性肾小球肾炎为特征；⑦ 2/3 的患者 ANCA 阳性。

5. 冷球蛋白血症 冷球蛋白是单一或混合的免疫球蛋白，在低温下进行可逆沉淀。几种类型的冷球蛋白已经确定，潜在的临床表现因冷球蛋白的类型不同而有所不同。冷球蛋白血症的特征在于血清中存在冷球蛋白，含有冷球蛋白免疫复合物可能会导致全身性炎症的临床综合征（最常累及肾和皮肤）。

6. 肺出血肾炎综合征（goodpasture syndrome）即抗肾小球基底膜病，指肺弥漫性出血的临床症状和急性或急进性肾炎。其特征是循环抗肾小球基底膜（抗 GBM）抗体的存在。肺出血肾炎综合征是发病机制复杂的罕见疾病。早期识别和治疗这种综合征至关重要，因为预后肾功能恢复取决于肾损伤的程度。

7. 肉芽肿性多血管炎（granulomatosis with polyangiitis，GPA） 即韦格纳肉芽肿（Wegener granulomatosis），是一种病因不明的罕见多系统的自身免疫性疾病。它的标志性特征包括在小型和中型血管坏死性肉芽肿性炎症和寡免疫性血管炎。PR3-ANCA 或 C-ANCA 为 GPA 特异性抗体，同时免疫荧光法及 ELISA 方法检测可使 ANCA 相关性血管炎（AAV）诊断的敏感度和特异度达 96% 和 98.5%。

8. 过敏性紫癜（Henoch-Schonlein purpura，HSP） 是一种急性免疫球蛋白 A（IgA）介导的疾病。其特点是病变累及皮肤的小血管、胃肠道、肾、关节等，很少累及肺部血管和中枢神经

系统。无特异性实验室指标，诊断主要依赖临床表现。

9. 显微镜下多血管炎　①以小血管（毛细血管、小静脉、小动脉）受累为主；②可出现急剧进行性肾炎和肺毛细血管炎、肺出血；③周围神经受累较少，占10%～20%；④P-ANCA阳性率较高，占50%～80%；⑤与HBV感染无关；⑥治疗后复发率较高；⑦血管造影无异常，依靠病理诊断。

（七）疾病活动评估方法

在评估结节性多动脉炎的病情时，应充分考虑器官或组织受累的重要性及疾病进展程度。1996年，法国血管炎研究组（FVSG）提出了五因素评分法（FFS）：严重胃肠道疾病（定义为出血、梗阻、穿孔或胰腺炎）、肾功能不全（血清肌酐>140 μmol/L、蛋白尿≥1 g/24 h）、心脏疾病（心肌梗死或心力衰竭）、中枢神经系统受累。每一项为1分，以评估系统性坏死性血管炎疾病严重度及预后，指导临床治疗。

（八）治疗

应根据病情轻重、疾病的阶段性、个体差异及有无合并症而决定PAN患者的治疗方案。目前，该病治疗的主要用药是糖皮质激素联合免疫抑制剂（可参考其他血管炎治疗原则和用药）。治疗前应寻找包括某些药物在内的致病原因，并避免与之接触。

1. 糖皮质激素　是治疗PAN的首选药物，及时用药可以有效地改善症状，缓解病情。一般口服泼尼松每日1 mg/kg，3～4周后逐渐减量至原始剂量的一半（减量方法依患者病情而异，可每10～15天减总量的5%～10%，伴随剂量递减，减量速度越加缓慢，至每日或隔日口服5～10 mg时，维持较长一段时间（一般不短于1年）。病情严重如肾损害较重者，可用甲基泼尼松龙1.0 g/d静脉滴注3～5日，以后用泼尼松口服，服用糖皮质激素期间要注意糖皮质激素引起的不良反应。

2. 免疫抑制剂　通常首选环磷酰胺（cyclophosphamide，CTX）与糖皮质激素联合治

疗。CTX剂量为每日2～3 mg/kg口服，也可用隔日200 mg静脉注射或按0.5～1.0 g/m²体表面积静脉冲击治疗，每3～4周一次，连用6～8个月，根据病情以后每2～3个月一次，至病情稳定1～2年后停药。用药期间注意药物的不良反应，定期检查血、尿常规和肝、肾功能。除CTX外也可应用硫唑嘌呤、氨甲蝶呤、苯丁酸氮芥、环孢素、霉酚酸酯、来氟米特等，服用中应注意各类药物的不良反应。

3. HBV感染患者用药　HBV复制的患者，可以应用小剂量糖皮质激素，尽量不用免疫抑制剂。应强调加用抗病毒药物，如恩替卡韦、替比夫定、拉米夫定、阿德福韦酯等，病毒无复制和血清转阴后，HBV相关PAN很少出现复发。

4. 血管扩张剂和抗凝剂　如出现血管闭塞性病变，加用阿司匹林每日50～100 mg；双嘧达莫（潘生丁）25～50 mg每日3次；低分子肝素、丹参等。对高血压患者应积极控制血压。

5. 免疫球蛋白和血浆置换　重症PAN患者可用大剂量免疫球蛋白冲击治疗，常用每日200～400 mg/kg静脉注射，连续3～5日。必要时每3～4周重复治疗1次。血浆置换能于短期内清除血液中大量免疫复合物，对重症患者有一定疗效，需注意并发症，如感染、凝血障碍和水及电解质紊乱。不论是采用血浆置换还是静注大剂量免疫球蛋白，都应同时使用糖皮质激素和免疫抑制剂。

6. 生物制剂　近来已经有多个关于TNF-α拮抗剂和抗CD20单抗治疗PAN的有效个案报道。生物制剂在PAN中的应用仍有待进一步研究，目前仍不能替代激素和CTX作为治疗PAN的一线药物。

（九）预后

不论是急性或慢性PAN，本病如不治疗通常是致死的，常因心、肾或其他重要器官的衰竭、胃肠道并发症或动脉瘤破裂而死亡。如不治疗或不合理治疗，仅有约1/3的患者能存活1年，88%的患者在5年内死亡。肾小球肾炎合并肾衰竭者偶尔治疗有效，但无尿和高血压提示预后不良，肾衰竭

是死亡的主要原因。治疗中潜在致命的机会性感染常可发生，对早期死亡病例的分析发现，感染是仅次于血管炎所致严重并发症的第2位死亡原因。及时诊断、尽早用药，尤其是糖皮质激素及免疫抑制剂的使用已使存活率大大提高，PAN患者的5年生存率接近80%。FFS评估对预后有重要影响。FVSG在2011年回顾性分析其数据库后发现，对于PAN患者而言，影响其5年病死率的因素有：年龄 >65岁、肾功能不全（血清肌酐≥150 μmol/L）、伴有症状的心功能不全、严重胃肠道受累（穿孔、出血、胰腺炎），其中严重胃肠道受累所占比重最大。

（陈 盛 王 娟）

四、ANCA 相关性血管炎

诊疗路径：

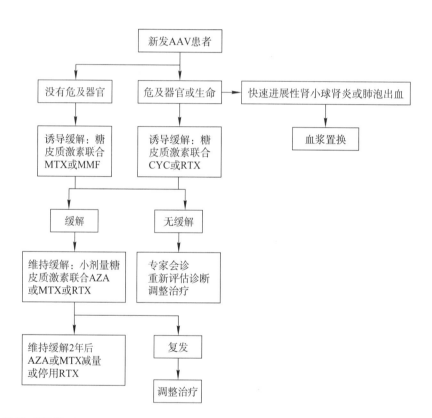

抗中性粒细胞胞质抗体（antineutrophil cytoplasmic antibody，ANCA）的发现及其在血管炎分类及诊断中的作用是这一领域最为重要的临床及理论进展。ANCA 相关性血管炎［anti-neutrophil cytoplasm antibody（ANCA）associated vasculitis，AAV］主要包括肉芽肿性多血管炎、显微镜下多血管炎和嗜酸性肉芽肿性血管炎（又称 Churg-strauss 综合征或变应性肉芽肿性血管炎）。三者的临床表现有类似的特征，均主要累及小血管（微小静脉、毛细血管、微小动脉等），三者有类似的肾小球病变（局灶性坏死、新月体形成、没有或极少免疫复合物沉积）。

☞ 典型病例 4-2（附分析）
反复咳喘半年余，发热 2 月

（一）肉芽肿性多血管炎

肉芽肿性多血管炎（granulomatosis with polyangiitis，GPA）曾经称为韦格纳肉芽肿病（Wegener's granulomatosis，WG），是一种坏死性肉

芽肿性血管炎，主要为上、下呼吸道的坏死性肉芽肿性炎症和小血管如微动脉、静脉及毛细血管的坏死性血管炎。临床常累及上、下呼吸道和肾，表现为鼻和副鼻窦炎、肺病变和坏死性肾小球肾炎、进行性肾衰竭，还可累及关节、眼、耳、皮肤，亦可侵及心脏、神经系统等。

1. 病因

（1）遗传：AAV总体发病率较低，在非高加索人和非亚裔人群中发病率更低。在一项针对日本和欧洲人群对比的研究结果显示，总体AAV的发病率无显著性差异，而其中GPA的发病率在日本人群中更低。遗传因素如HLA-DP1、HLA-DR1、SERPINA1（编码α1抗胰蛋白酶）、PRTN3（编码蛋白酶3）与GPA有关。有研究显示其单核苷酸多态性（single nucleotide polymorphism，SNP）在PTPN22的多态性和GPA发病率相关，而与显微镜下多血管炎（MPA）无显著相关性。

（2）感染：由于本病在冬季高发（呼吸道感染高发期），提示感染参与了发病机制，但是肺泡灌洗液和肺活检均没有找到明确的病原体。鼻携带病原菌如金黄色葡萄球菌可能参与了GPA的发病，感染可能发生在AAV发生之前，通过分子模拟激活免疫系统。

（3）环境：如吸入粉尘、二氧化硅、重金属暴露均可能促进AAV的发病。某些药物，如丙基硫氧嘧啶、肼苯哒嗪可以诱发ANCA的产生。

（4）性别：GPA男性略多于女性，发病年龄在5~91岁，40~50岁为高发年龄。国外资料显示，该病的年发病率为（3~6）/10万，我国发病情况尚无统计资料。由于对轻型和隐匿型GPA的认识不足，GPA的发病率很可能被低估。

2. 发病机制

（1）B细胞和ANCA：蛋白酶3-ANCA（proteinase 3，PR3）见于绝大部分的GPA（90%~97%），是GPA的特异性ANCA。体内外研究均证实GPA患者体内多形核细胞和单核细胞可以合成、分泌PR3，活化B细胞最终生成PR3-ANCA。ANCA可以促进中性粒细胞分泌：B淋巴细胞刺激因子（B lymphocyte stimulator，BLyS）、增殖诱导配体（a proliferation inducing ligand，APRIL）进一步促进B细胞活化，该正反馈机制在AAV的发病中发挥极其重要的放大效应。但动物模型中抗PR3-抗体在PR3相关性血管炎模型中作用较弱，提示可能其他机制在PR3-AAV中发挥作用。

（2）肉芽肿形成：早期的典型肉芽肿形成以活化中性粒细胞形成的微脓肿和仅有散在的多核巨细胞为特征；晚期肉芽肿由中央坏死区和边缘多核巨细胞、树突状细胞、T细胞、B细胞和浆细胞组成，形成异位淋巴组织的滤泡结构。形成肉芽肿的机制尚未完全确定，但有证据表明炎症是由CD4$^+$ T细胞所驱动。肉芽肿中存在APRIL、BLyS与活化的B细胞，B细胞与PR3阳性细胞紧密作用，可能启动或维持了抗PR3的相关免疫反应。

（3）T细胞：GPA患者体内CD4$^+$ T细胞数量总体增加，血清可溶性IL-2受体含量升高，PR3-特异性T细胞数量增多，但目前仍缺乏T细胞参与GPA发病过程中的直接证据。

3. 临床表现　GPA临床表现多样，可累及多系统。典型的GPA有三联征：上呼吸道、肺和肾病变（表4-12）。

（1）全身症状：可以缓慢起病，也可快速进展性发病。半数患者可出现全身症状，如发热、疲劳、抑郁、食欲缺乏、体重下降、关节痛、盗汗、尿色改变和虚弱等，其中发热最常见。

（2）上呼吸道症状：大部分患者以上呼吸道病变为首发症状，70%~100%的患者确诊时有耳、鼻、喉症状，表现为结痂性鼻炎、鼻窦炎、慢性中耳炎、鼻中隔穿孔。鼻窦炎最为常见，也是GPA的基本特征之一，患者持续性流涕，导致上呼吸道阻塞和疼痛。伴有鼻黏膜溃疡和结痂者，可有鼻出血、脓血涕；严重者可出现鼻中隔穿孔、鼻骨破坏、鞍鼻（图4-9和图4-10）。咽鼓管阻塞者，可出现中耳炎、听力丧失，而后者常是患者的第一主诉。部分患者可因声门下狭窄出现声音嘶哑及呼吸喘鸣。

表 4-12　GPA 各种临床表现的发生率

临床表现	发生率（%）
全身症状（发热、疲劳、体重下降）	50
上呼吸道症状（脓血涕、鞍鼻、听力丧失、声嘶）	70～100
下呼吸道症状（咳嗽、咯血、呼吸困难、胸膜炎）	50～90
肾损害（蛋白尿、血尿、高血压、肾衰竭）	40～100
眼（巩膜炎、角膜溃疡、视力障碍、眼眶肿物）	14～60
皮肤黏膜（血管性紫癜、多形红斑、皮下结节、糜烂性溃疡）	10～50
神经系统（多发性单神经炎、感觉神经病变、脑膜炎）	30
关节病变（关节肿痛、肌痛）	70
心脏（心包炎、心肌炎、传导障碍、心力衰竭）	<10
胃肠道（腹痛、血便、多发溃疡、肠穿孔）	5～11
其他（脾梗死、睾丸炎、深静脉血栓）	罕见

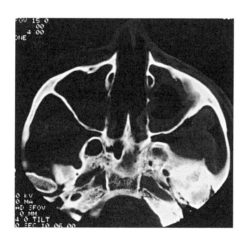

图 4-9　鼻窦 CT 显示 GPA 的鼻窦炎和鼻中隔被侵蚀
（引自 Kelly and Firestein's Textbook of Rheumatology，第 10 版）

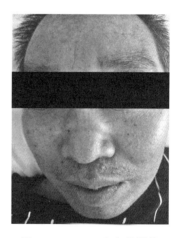

图 4-10　GPA 患者的鞍鼻
（图片采自上海交通大学医学院附属仁济医院风湿科）

（3）下呼吸道症状：肺部受累是 GPA 的基本特征之一，见于 50%～90% 的患者，约 50% 的患者在起病时即有肺部表现。胸闷、气短、咳嗽、咯血以及胸膜炎是最常见的症状。肺部受累典型特征是肺泡出血和（或）肺结节，大量肺泡性出血较少见，一旦出现易发展为呼吸困难和呼吸衰竭；肺结节单个或多个，一般不超过 10 个（图 4-11）。有约 1/3 的患者肺部影像学检查有肺内阴影，但缺乏临床症状。查体可有叩诊浊音、呼吸音减低及湿啰音等体征。由于支气管内膜受累以及瘢痕形成，55% 以上的患者在肺功能检测时可出现阻塞性通气功能障碍，另有 30%～40% 的患者可出现限制性通气功能障碍以及弥散功能障碍。

（4）肾损害：肾受累是 GPA 基本特征之一，大部分病例有肾病变。临床表现为蛋白尿、血尿、白细胞尿及管型尿，严重者出现高血压、肾病综合征和肾衰竭，是 GPA 的主要死因之一。肾受累者预后不良，推荐肾穿刺活检明确诊断及评估预

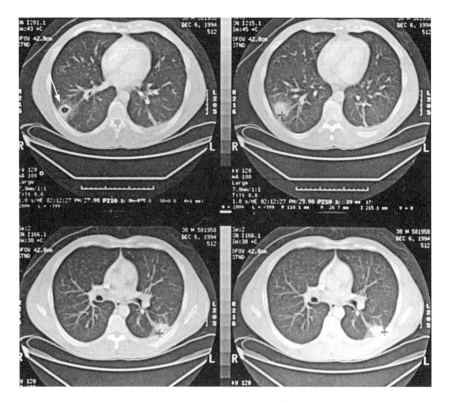

图 4-11　肺 CT 显示 GPA 肺部结节和空洞形成

（引自 Kelly and Firestein's Textbook of Rheumatology，第10版）

后；对于无肾受累者，应警惕病情进展出现肾小球肾炎。

（5）眼受累：较为常见（14%～60%），且发作频繁，约15%的患者为首发症状。GPA可累及眼的任何结构，表现为坏死性结节性巩膜炎、结膜炎、角膜溃疡、虹膜炎、眼球突出、视神经及眼肌损伤、视网膜血管炎、视力障碍等。眼眶受累较为罕见，但比较特异，尤其出现复发性肉芽肿性假瘤或泪腺炎时，可以提示此病。

（6）皮肤黏膜：多数患者有皮肤黏膜损伤，表现为下肢血管性紫癜、多形红斑、斑疹、瘀点（斑）、丘疹、皮下结节、坏死性溃疡形成及浅表皮肤糜烂、口和（或）生殖器溃疡等，其中皮肤紫癜最为常见。

（7）神经系统：约1/3的患者在病程中出现神经系统病变，但很少以神经系统病变为首发症状。外周神经病变最常见，主要的病变类型是多发性单神经炎，临床表现为对称性的末梢神经病变。少数表现为感觉神经病变。肌电图以及神经传导检查有助于外周神经病变的诊断。中枢神经系统极少受累，也可出现脑膜炎、垂体肉芽肿浸润。

（8）关节病变：在GPA中较为常见，约30%的患者发病时有关节病变，全部病程中可有约70%的患者关节受累。多数表现为关节疼痛及肌痛，1/3的患者可出现对称性、非对称性以及游走性关节炎（可为单关节、寡关节或多关节肿胀或疼痛）。

（9）其他：心脏受累较少见，出现心包炎、心肌炎或传导障碍；临床表现差异较大，可为亚临床表现，也可为心力衰竭。胃肠道受累较罕见，特征性表现为多发溃疡性病变，甚至肠穿孔，临床出现腹痛、腹泻及出血。泌尿生殖系统（不包括肾）如前列腺炎、膀胱炎、睾丸炎、附睾炎、输尿管狭窄或生殖器溃疡等较少见。尸检时可发现脾受损（包括坏死、血管炎及肉芽肿形成）。一些研究表明，GPA患者深静脉血栓形成的风险较大，尤其在疾病活动期。

表 4-13 GPA 分型及其特点

区别	局限性	系统性
受累器官	上呼吸道 鼻、喉、耳受累	肾、肺等重要脏器受累或非重要脏器受累伴全身症状
严重程度	轻	重
预后	难治、易复发	不易复发
ANCA 阳性率	50% ~ 80%	90%

GPA 尚无统一的分型方法，依据是否有严重内脏受累可分为局限性和系统性（表 4-13），但两型可以互相转变。

4. 诊断与鉴别诊断

（1）血清学和组织学检查：GPA 早期诊断至关重要。无症状患者可通过血清学检查 ANCA 及鼻窦、肺 CT 扫描辅助诊断。上呼吸道、支气管内膜及肾活检是诊断的重要依据，病理显示肺小血管壁中性粒细胞及单个核细胞浸润，可见巨细胞、多形核巨细胞肉芽肿。肾病理为局灶性、节段性、新月体性坏死性肾小球肾炎，免疫荧光检测无或很少免疫球蛋白及补体沉积。当诊断困难时，有必要进行胸腔镜或开胸活检以提供诊断的病理依据。

（2）诊断标准：GPA 的诊断可采用 1990 年美国风湿病学会（ACR）分类标准（表 4-14），符合 2 条或 2 条以上时可诊断为 GPA，诊断的敏感度和特异度分别为 88.2% 和 92.0%。

GPA 在临床上常被误诊，为了能早期诊断，对于出现以下情况者应反复进行活组织检查：不明原因的发热伴有呼吸道症状；慢性鼻炎及副鼻窦炎，经检查有黏膜糜烂或肉芽组织增生；眼、口腔黏膜有溃疡、坏死或肉芽肿；肺内有可变性结节状阴影或空洞；皮肤有紫癜、结节、坏死和溃疡等。

（3）鉴别诊断：GPA 主要与以下几种疾病鉴别：

1）显微镜下多血管炎（microscopic polyangiitis，MPA）：是一种主要累及小血管的系统性坏死性血管炎，可侵犯肾、皮肤和肺等脏器的小动脉、微动脉、毛细血管和小静脉。常表现为坏死性肾小球肾炎和肺毛细血管炎，一般不累及眼、耳、鼻等器官。累及肾时出现蛋白尿、镜下血尿和红细胞管型。ANCA 阳性是 MPA 的重要诊断依据，60% ~ 80% 为髓过氧化物酶（MPO）-ANCA 阳性，荧光检测法示核周型（p-ANCA）阳性，胸部 X 线检查在早期可发现无特征性肺部浸润影或小泡状浸润影，中晚期可出现肺间质纤维化。

2）嗜酸性肉芽肿性血管炎（eosinophilic granulomatosis with polyangiitis，EGPA）：患者有重度哮喘；肺和肺外脏器有微小动脉、静脉炎及坏死性肉芽肿；周围血嗜酸性粒细胞增高。GPA 与 EGPA 均可累及上呼吸道。但前者常有呼吸道溃疡，胸部 X 线片示肺内有破坏性病变如结节、空洞形成，而在 EGPA 则不多见。GPA 病灶中很少有

表 4-14 1990 年 ACR 的 GPA 分类标准

改变	表现
（1）鼻或口腔炎症	痛性或无痛性口腔溃疡，脓性或血性鼻腔分泌物
（2）胸部 X 线片异常	胸部 X 线片示结节、固定浸润病灶或空洞
（3）尿沉渣异常	镜下血尿（红细胞 >5/HP）或出现红细胞管型
（4）病理性肉芽肿性炎性改变	动脉壁或动脉周围，或血管（动脉或微动脉）外区域有中性粒细胞浸润形成肉芽肿性炎性改变

嗜酸性粒细胞浸润，周围血嗜酸性粒细胞增高不明显，患者也无哮喘发作。EGPA患者血清ANCA为MPO-ANCA阳性。

3）淋巴瘤样肉芽肿病（lymphomatoid granulomatosis）：是多形细胞浸润性血管炎和血管中心性坏死性肉芽肿病，浸润细胞为小淋巴细胞、浆细胞、组织细胞及非典型淋巴细胞，病变主要累及肺、皮肤、神经系统及肾间质，但不侵犯上呼吸道。

4）肺出血-肾炎综合征（Goodpasture's syndrome）：是以肺出血和急进性肾小球肾炎为特征的综合征，抗肾小球基底膜抗体阳性。由此引致的弥漫性肺泡出血及肾小球肾炎综合征，以发热、咳嗽、咯血及肾炎为突出表现，但一般无其他血管炎征象。本病多缺乏上呼吸道病变，肾病理可见基底膜有免疫复合物沉积。血清抗肾小球基底膜抗体阳性，ANCA一般为阴性。

5）复发性多软骨炎：以软骨受累为主要表现，临床表现也可有鼻塌陷、听力障碍、气管狭窄。但该病一般均有耳郭受累，而无鼻窦受累。实验室检查ANCA阴性，活动期抗Ⅱ型胶原抗体阳性。

5. 治疗 可包括诱导缓解治疗、维持治疗两个阶段。循证医学显示糖皮质激素加CTX联合治疗有显著疗效，特别是肾受累及具有严重呼吸系统疾病的患者，应作为首选治疗方案。未经治疗的GPA患者预后较差。

（1）诱导缓解治疗：如无禁忌，糖皮质激素联合CTX是首选的治疗方案，尤其当严重累及肾和肺时。诱导缓解治疗应不少于6个月时间。

1）糖皮质激素：泼尼松1.0～1.5 mg/（kg·d）用4～6周，病情缓解后减量并以小剂量维持。对严重病例（如中枢神经系统血管炎）、呼吸道病变伴低氧血症（如肺泡出血）、进行性肾衰竭者，可采用冲击疗法：甲基泼尼松龙1.0 g/d×3 d，第4天改口服泼尼松1.0～1.5 mg/（kg·d），然后根据病情逐渐减量。CTX：给予口服1.5～2 mg/（kg·d），或每4周给予静脉冲击治疗，CTX静脉滴注0.8～1.0 g/次，老年人或肾功能不全患者酌情减

量。待疾病缓解后可改为硫唑嘌呤2 mg/（kg·d）维持治疗。用药期间注意观察不良反应，如骨髓抑制等。循证医学显示，CTX能显著地改善GPA患者的生存期。

对激素联合CTX疗效不佳的GPA患者可给予抗CD20单抗（利妥昔单抗）治疗。清除B细胞，以往临床上主要用于治疗淋巴瘤。目前临床试验已经证实该药能够诱导ANCA相关血管炎（包括GPA、嗜酸性肉芽肿性血管炎和MPA）缓解。具体用法：每次375 mg/m²体表面积，静脉滴注，每周1次，至少使用2次。不良反应主要是输液反应和继发感染。

2）血浆置换：对危重病例可加用血浆置换治疗，但需与激素及其他免疫抑制剂合用。

无严重肾等重要脏器影响的GPA患者也可选用激素联合氨甲蝶呤。

（2）维持治疗：小剂量激素联合免疫抑制剂，维持治疗时间不少于2年。

1）硫唑嘌呤：为维持治疗首选的免疫抑制剂。一般用量为2 mg/（kg·d），总量不超过100 mg/d。但需根据病情及个体差异而定，用药期间应监测不良反应，主要是骨髓抑制。

2）霉酚酸酯：如患者不能耐受硫唑嘌呤可选该药。用量1～2.0 g/d，分2～3次口服。

（3）其他治疗：复方新诺明片对于病变局限于上呼吸道以及已用泼尼松和环磷酰胺控制病情者，可选用复方新诺明片进行抗感染治疗（每日2～6片），认为有良好疗效，能预防复发，延长患者的生存时间。在使用免疫抑制剂和激素治疗时，应注意预防卡氏肺囊虫感染所致的肺炎，约6%的GPA患者在免疫抑制治疗过程中出现卡氏肺囊虫肺炎，并可成为GPA的死亡原因。

对于声门下狭窄、支气管狭窄等患者可以考虑手术治疗。

（二）显微镜下多血管炎

显微镜下多血管炎（microscopic polyangiitis, MPA）是一种主要累及小血管的系统性坏死性血管

炎，可侵犯肾、皮肤和肺等脏器的微动脉、毛细血管和微小静脉，常表现为坏死性肾小球肾炎和肺毛细血管炎。

1. 病因　MPA 病因不清，有研究提示 HLA-DQ 的多态性与抗 MPO-AAV 成正相关。暴露于二氧化硅等环境因素可能促进其发病相关。

MPA 男性亦多见，男女比约 2∶1，任何年龄均可患病，以 50～60 岁最常见，国外发病率为（1～3）/10 万，我国的发病率尚不清楚。

2. 发病机制

（1）B 细胞和 ANCA：60%～80% 的 MPA 患者髓过氧化物酶（MPO）-ANCA 阳性，26% 的患者蛋白酶-3（PR3）-ANCA 阳性，部分患者 ANCA 可阴性。给小鼠注射鼠源性 MPO 可以诱导产生高滴度的抗 MPO 抗体和血管炎模型，将这些抗-MPO 抗体过继性转移给野生型或者 Rag2 缺陷（先天免疫缺陷）的小鼠，均可以诱导肾炎和或肺出血的发生，证实了 MPO-ANCA 在血管炎发病机制中的重要作用。

B 细胞的数量与 MPA 患者的病情成正相关。有研究提示高表达 CD19 的 B 细胞具有较强的致病性，而 Breg 细胞可以通过促进 Treg 细胞进而抑制致病型 B 细胞的功能，减少 ANCA 的产生。

（2）T 细胞：MPA 患者的肾活检组织内可见 T 细胞浸润，包括肾小球与肾小管间质，提示 T 细胞参与了 AAV 的发病过程。AAV 患者体内 Treg 细胞的调节作用减低，CD4$^+$ T 细胞数量总体增加，向 Th2 方向极化。对于抗-MPO 抗体过继性转移动物模型，需同时转移 CD4$^+$ T 细胞，提示 T 细胞在 AAV 中的作用。转移预活化的 CD4$^+$ T 细胞，小鼠肾炎的严重程度将显著增加。AAV 患者的血清 IL-17 和 IL-23 水平显著升高，提示 Th17 细胞也参与了 AAV 的发病机制。IL-17 缺陷小鼠可以免于或不易于被诱导成血管炎。

（3）补体：部分 MPA 患者体内可以检测到免疫复合物水平升高和补体水平降低，提示补体激活及后续的一系列免疫反应参与了发病过程。

3. 临床表现　MPA 可呈急性起病，表现为快速进展性肾小球肾炎和肺出血，有些也可非常隐匿起病数年，以间断紫癜、轻度肾损害、间歇性咯血为表现。典型病例多具有皮肤-肺-肾的临床表现，也可累及周围神经。

（1）全身症状：可有发热、乏力、厌食和体重减轻。

（2）皮肤表现：30%～60% 的患者出现皮肤表现，15%～30% 的患者皮损为首发症状。最常见表现为可触及的紫癜及充血性斑丘疹，还可有网状青斑、皮肤溃疡、皮肤坏死、坏疽及肢端缺血、坏死性结节、荨麻疹，血管炎相关的荨麻疹常持续 24 h 以上。存在皮损的患者常合并有关节痛。

（3）肾损害：是 MPA 最常见的临床表现，80%～100% 的患者有肾受累。多数患者出现蛋白尿、血尿、各种管型、水肿和肾性高血压等，部分患者出现肾功能不全，可进行性恶化致肾衰竭。极少数患者可无肾病变。

（4）肺部损害：25%～55% 的患者有肺部受累，典型表现为间质性肺炎。炎症细胞浸润肺部和弥漫性肺间质改变，约 1/3 的患者出现咳嗽、咯血和贫血，大量的肺出血导致呼吸困难，甚至死亡。部分患者可在弥漫性肺泡出血的基础上出现肺间质纤维化。严重者出现肺泡壁毛细血管炎引起弥漫性肺泡出血。患者可出现呼吸困难，肺部可闻及湿啰音。胸部影像学可表现为无特征性肺部浸润影或小泡状浸润影、双侧不规则的结节片状阴影，肺空洞少见（图 4-12）。

（5）神经系统：神经系统损害见于 37%～72% 的患者。周围神经病变多见，表现为多发性神经炎和远端对称性多发性神经病，腓肠神经活检多提示坏死性血管炎，神经传导检查提示急性轴突病变。中枢神经系统受累较少见，多表现为癫痫发作，可出现脑出血、脑膜炎、脑梗死。

（6）消化系统：消化道也可被累及，见于 30%～58% 的患者，表现为消化道出血、胰腺炎以及由肠缺血引起的腹痛，严重者可出现穿孔等，这

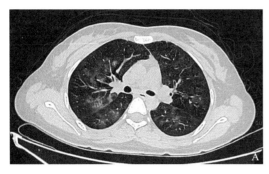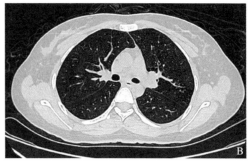

图 4-12 肺 HRCT 显示 MPA 患者（肺出血史），治疗前（A）后（B）变化
（图片采自上海交通大学医学院附属仁济医院风湿科）

是由于胃肠道的小血管炎和血栓形成造成缺血所致。

（7）心血管系统：部分患者还有胸痛表现，少数有心力衰竭症状，临床可见心包炎，但累及心脏小血管导致心肌梗死相当少见。

（8）其他：部分患者也有眼部、耳鼻喉的表现，如鼻窦炎，此时较易与 GPA 相混淆；眼部症状包括眼部红肿和疼痛及视力下降，眼科检查表现为视网膜出血、巩膜炎及色素膜炎。少数患者还可有关节炎、关节痛和睾丸炎所致的睾丸痛。

4. 诊断与鉴别诊断

（1）血清学和组织学检查：约 80% 的 MPA 患者 ANCA 阳性，是 MPA 的重要诊断依据，也是监测病情活动和预测复发的重要血清学指标，其滴度通常与血管炎的活动度有关。其中约 60% 的抗原是 MPO-ANCA 阳性，肺受累者常有此抗体；另有约 40% 的患者为 PR3-ANCA 阳性。

肾病理特征为肾小球毛细血管丛节段性纤维素样坏死、血栓形成和新月体形成，坏死节段内和周围偶见大量嗜中性粒细胞浸润。免疫学检查无或仅有稀疏的免疫球蛋白沉积。极少有免疫复合物沉积，这具有重要的诊断意义。肺组织活检示肺毛细血管炎、纤维化，无或极少免疫复合物沉积。肌肉和腓肠神经活检可见小到中等动脉的坏死性血管炎。

（2）诊断要点：本病诊断尚无统一标准，如出现系统性损害并有肺部受累、肾受累及出现可触及的紫癜应考虑 MPA 的诊断，尤其伴 MPO-ANCA

阳性。肾活检及皮肤或其他内脏活检有利于 MPA 的诊断。部分患者需除外感染性心内膜炎。确定诊断之前，需与 PAN 和 GPA 相鉴别。

以下情况有助于 MPA 的诊断：①中老年，以男性多见；②具有上述起病的发热、乏力等前驱症状；③肾损害表现，如蛋白尿、血尿或（及）急进性肾衰竭等；④伴有肺部或肺肾综合征的临床表现；⑤伴有胃肠道、心脏、眼、耳、关节等全身各器官受累表现；⑥ ANCA 阳性；⑦肾、肺活检有助于诊断。

（3）鉴别诊断

1）结节性多动脉炎（polyarteritis nodosa，PAN）：本病主要累及中型和（或）小型动脉，无毛细血管、小静脉及微动脉累及，是一种坏死性血管炎，极少有肉芽肿；肾损害为肾血管炎、肾梗死和微动脉瘤，无急进性肾炎，无肺出血。周围神经病变多见（50%～80%），20%～30% 有皮肤损害，表现为痛性红斑性皮下结节，沿动脉成群出现。ANCA 较少阳性（<20%），血管造影见微血管瘤、血管狭窄，中小动脉壁活检有炎性细胞浸润。

2）嗜酸性肉芽肿性血管炎（eosinophilic granulomatosis with polyangiitis，EGPA）：本病是累及小、中型血管的系统性血管炎，有血管外肉芽肿形成及高嗜酸细胞血症，患者常表现为变应性鼻炎、鼻息肉及哮喘，可侵犯肺及肾，出现相应症状，可有 ANCA 阳性，但以核周型 -ANCA 阳性为多。

3）肉芽肿性多血管炎（granulomatosis with polyangiitis，GPA）：本病为坏死性肉芽肿性血管炎，病变累及小动脉、静脉及毛细血管，偶可累及大动脉，临床表现为上、下呼吸道的坏死性肉芽肿，以及全身坏死性血管炎和肾小球肾炎，严重者发生肺出血-肾炎综合征，PR3-ANCA阳性（活动期阳性率达88%~96%）。

4）肺出血-肾炎综合征（Goodpasture's syndrome）：以肺出血和急进性肾炎为特征，抗肾小球基底膜抗体阳性，肾病理可见基底膜有明显免疫复合物沉积。

5）狼疮性肾炎：具有典型SLE的表现，加上蛋白尿即可诊断，肾活检见大量各种免疫复合物沉着，可与MPA鉴别。

5. 治疗　主要依据病变范围、进展情况以及炎症程度来决定，其治疗原则、药物选择与GPA基本相似，也分3个阶段：诱导期、维持缓解期和治疗复发。

（1）诱导期和维持缓解期的治疗

1）糖皮质激素：泼尼松（龙）1 mg/（kg·d），晨顿服或分次服用，一般服用4~8周后减量，病情缓解后以维持量治疗，维持量有个体差异。建议小剂量泼尼松（10~20 mg/d）维持2年或更长。对于重症患者和肾功能进行性恶化患者，可采用甲泼尼龙冲击治疗，每次0.5~1.0 g静脉滴注，每日或隔日1次，3次为1个疗程，1周后视病情需要可重复。诱导期一般2~6个月。激素治疗期间注意防治不良反应。不宜单用泼尼松治疗，因缓解率下降，复发率升高。

2）环磷酰胺：用于有明显脏器受累的MPA诱导期或复发期治疗。可采用口服，剂量一般2~3 mg/（kg·d），持续12周。亦可采用静脉冲击疗法，剂量0.5~1 g/m^{2}体表面积，每月1次，连续6个月。口服药物的不良反应高于冲击治疗。用药期间需监测血常规和肝功能、肾功能指标。

3）硫唑嘌呤：由于环磷酰胺长期使用不良反应多，诱导治疗一旦达到缓解（通常4~6个月后）

也可以改用硫唑嘌呤，1~2 mg/（kg·d）口服，维持缓解期至少需要2年。应注意骨髓抑制等不良反应。

4）霉酚酸酯：用于MPA诱导期或复发期治疗。1.0~2.0 g/d口服，但注意继发感染等不良反应，且停药可能引起复发。

5）氨甲蝶呤：用于没有脏器受累（尤其是肾，因为氨甲蝶呤具有肾小管毒性）的MPA诱导期或复发期治疗，也用于维持缓解期治疗。使用方法：7.5~25 mg，每周1次，口服或静脉注射治疗有效，应注意骨髓抑制和肝肾功能损害等不良反应。

6）丙种球蛋白：采用大剂量静脉丙种球蛋白（IVIG）0.4 g/（kg·d），3~5 d为1个疗程，部分患者有效。因合并感染、体弱、病重等原因无法使用糖皮质激素和细胞毒药物时可单用或合用。

7）血浆置换：对于就诊时即已需透析的患者可能有益。由于目前资料尚不充分，应用血浆置换主要根据临床经验，需要谨慎权衡血浆置换可能带来的风险（如深静脉置管相关并发症、感染等）与其潜在获益之间利弊。当同时出现抗肾小球基底膜抗体、存在严重肺泡出血者或病程急性期存在严重肾脏病变时可考虑血浆置换。

8）生物制剂：针对CD20等的单克隆抗体，尤其是抗CD20抗体利妥昔单抗，可用于有明显脏器受累的MPA诱导期或复发期治疗，效果和环磷酰胺类似，不良反应主要是继发感染。使用前注意排除结核和乙型肝炎等感染。

（2）重症MPA治疗：此时可出现肺-肾衰竭，常有肺泡大量出血和肾功能急骤恶化，可予以甲泼尼龙和环磷酰胺联合冲击治疗，以及支持对症治疗的同时采用血浆置换疗法。每天1次，连续数日后依情况改为隔日或数日1次。该疗法对部分患者有效，不良反应有出血、感染等。血浆置换对肌酐、尿素氮等小分子毒素清除效果差，如患者血肌酐水平明显升高宜联合血液透析治疗。

（3）透析和肾移植：少数进入终末期肾功能衰

竭者，需要依赖维持性透析或进行肾移植，肾移植后仍有很少数患者会复发，复发后仍可用糖皮质激素和免疫抑制剂治疗。

（4）其他：对有肾损害的患者应严格将血压控制在正常范围内，推荐使用血管紧张素转换酶抑制剂或血管紧张素Ⅱ受体拮抗剂。

6. 预后　与 GPA 相比，预后相对更好。

（三）嗜酸性肉芽肿性血管炎

嗜酸性肉芽肿性血管炎（eosinophilic granulomatosis with polyangiitis，EGPA）又称 Churg-Strauss 综合征（Churg-Strauss syndrome，CSS）或变应性肉芽肿性血管炎，是一种主要累及微小动脉和静脉的系统性坏死性血管炎，以哮喘、坏死性肉芽肿样血管炎、血管外肉芽肿、外周血嗜酸性粒细胞增多和多器官组织嗜酸性粒细胞浸润为特征。常见多器官受累，包括肺、心脏、肝、脾、皮肤、周围神经、胃肠道和肾。

1. 病因　EGPA 的病因未明，推测与体内免疫异常有关，尤其与过敏反应的关系密切。某些脱敏治疗、注射疫苗等还可诱发 EGPA。

EGPA 可发生于任何年龄的患者，平均发病年龄为 38～54 岁，无明显性别差异。国外报道，该病在普通人群的发病率为（10～13）/ 百万，在哮喘人群中发病率达（34～64）/ 百万，我国尚无该病的流行病学资料。

2. 发病机制　尚不明确，近 70% 的患者有过敏性鼻炎病史，可伴有鼻息肉，也可合并哮喘，通常在成年时发病。外周血和组织中嗜酸性粒细胞增多是此综合征的重要特点。

3. 临床表现　EGPA 病程可分为 3 个阶段：第一个阶段是前驱期，以反复发作的哮喘和过敏性鼻炎为特征；第二个阶段是嗜酸性粒细胞浸润期，外周血嗜酸性粒细胞显著增多及多脏器嗜酸性粒细胞浸润，主要累及肺、心脏和胃肠道；第三个阶段为血管炎期，出现微小血管的系统性血管炎，伴有肉芽肿性炎症，主要累及周围神经系统、肾、皮肤等。从哮喘发作到血管炎期一般需要 3～7 年，但并非所有患者经历上述三个阶段。

（1）呼吸系统

1）过敏性或变应性鼻炎：变应性鼻炎常是 EGPA 的初始症状，约 70% 的患者可以出现，伴有反复发作的鼻窦炎和鼻息肉，表现为鼻塞，排出脓性或血性分泌物。鼻黏膜活检常见血管外肉芽肿形成伴组织嗜酸性粒细胞浸润。

2）哮喘：80%～100% 的患者出现哮喘，是 EGPA 的主要表现之一，常进行性加剧，无诱因而反复发作。变应性鼻炎和哮喘可在诊断血管炎之前 3～7 年出现，在出现血管炎时有些变应性鼻炎和哮喘反而减轻。

3）肺内病变：肺部游走性浸润是 EGPA 重要的特征之一，可出现在疾病初始或血管炎期，频率可高达 93%。影像学检查无特征性，可成结节影或斑片状阴影，弥漫性分布，可迅速消失，很少形成空洞，易变性是其特点。

4）其他呼吸系统表现：约 27% 的患者可出现胸腔积液和胸膜摩擦音，严重者可有肺泡出血，出现咯血、呼吸困难、贫血。

（2）神经系统：约 70% 的患者可出现神经系统损害，是系统性血管炎的早期表现之一。主要表现为外周神经受累，常见多发性单神经炎、对称性或不对称性多神经病。少数可累及颅神经。中枢神经系统受累较少，脑梗死或脑出血不常见，可能是高血压和颅内血管炎所致，是本病常见的致死原因。

（3）皮肤表现：50% 以上的患者可出现各种皮肤病变，常见三种皮疹：红色斑丘疹性皮疹、出血性皮疹、皮肤或皮下结节（图 4-13）。其中皮肤和皮下结节对 EGPA 有高度特异性，活检往往能显示该病典型的组织病理学改变。偶有下肢网状青斑、眶周紫红色斑疹。

（4）心血管系统：27%～47% 的患者有心脏表现，是由嗜酸性粒细胞浸润心肌及冠状动脉血管炎引起，主要病变为急性缩窄性心包炎、心力衰竭和心肌梗死，有时可见二尖瓣脱垂。心脏受累常是主

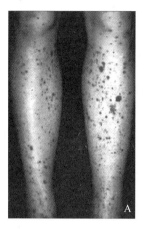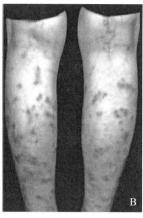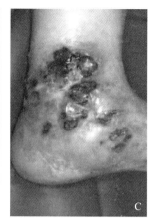

图 4-13　EGPA 患者皮肤出血性皮疹（A）和（B），以及因血管炎导致下肢皮肤溃疡和继发感染（C）
（图片采自上海交通大学医学院附属仁济医院风湿科）

要死亡原因。

（5）消化系统：大量嗜酸性粒细胞浸润胃肠道，导致胃肠炎，表现为腹痛、腹泻及消化道出血。可出现胃肠穿孔或梗阻、腹膜炎；结肠受累较少见，表现为多发性溃疡。

（6）泌尿系统：肾受累少见，主要表现为镜下血尿、蛋白尿，可出现肾性高血压，极少进展为肾衰竭；也常影响下尿道及前列腺，极少出现尿潴留。活动期患者可有高水平的前列腺特异抗原。

（7）其他：关节炎不常见，主要见于血管炎期。血管炎早期常出现小腿肌肉痉挛，尤其是腓肠肌痉挛性疼痛最具特征性。眼部受累较少，偶有结膜炎、巩膜炎、色素膜炎，可有角膜边缘溃疡形成及巩膜结节。缺血性视神经炎可发展为视网膜梗死，极少数出现视网膜动脉炎。

4. 诊断与鉴别诊断

（1）血清学和组织学检查：外周血嗜酸性粒细胞增多、血清 IgE 水平升高，部分患者出现 MPO-ANCA 阳性，有助于 EGPA 的诊断。

组织活检具有重要的诊断意义，典型的病理表现为：组织及血管壁大量嗜酸性粒细胞浸润；血管周围肉芽肿形成；节段性坏死性血管炎。

（2）诊断标准：1990 年 ACR 的 EGPA 分类标准如下。

1）哮喘：哮喘史或呼气时肺部有弥漫高调啰音。

2）嗜酸性粒细胞增多：白细胞计数中嗜酸性粒细胞 >10%。

3）单发或多发神经病变：由系统性血管炎所致单神经病、多发单神经病或多神经病（手套/袜套样分布）。

4）非固定性肺浸润：由系统性血管炎所致胸片上迁移性或一过性肺浸润（不包括固定浸润影）。

5）副鼻窦炎：急性或慢性副鼻窦疼痛或压痛史，或影像学检查示副鼻窦区模糊。

6）血管外嗜酸性粒细胞浸润：包括动脉、小动脉或小静脉在内的活检示血管外有嗜酸性粒细胞积聚。

符合上述 4 条或 4 条以上标准时可诊断为 EGPA，其敏感度和特异度分别为 85% 和 99.7%。

（3）鉴别诊断

1）慢性嗜酸性粒细胞性肺炎（chronic eosinophilic pneumonia，CEP）：好发于女性，表现为外周血嗜酸性粒细胞增多，伴有肺内的持续性浸润灶，与 EGPA 一过性肺浸润不同，且不出现哮喘。但如本病反复发作，在组织病理学上表现为广泛的嗜酸性粒细胞浸润及小血管炎，活检时甚至可发现血管外肉芽肿形成，则应考虑 EGPA。

2）嗜酸性粒细胞增多综合征（hypereosinophilic syndrome，HES）：与EGPA都有外周血嗜酸性粒细胞增多及大量嗜酸性粒细胞的组织浸润，但HES常有弥漫性中枢神经系统损害、肝脾及全身淋巴结肿大、血栓性栓塞及血小板减少症；也常累及心脏，表现为心内膜炎及心肌受损。另外，HES外周血嗜酸性粒细胞计数比EGPA高，严重者可表现为嗜酸性粒细胞性白血病，病理上主要表现为嗜酸性粒细胞团块状浸润，极少形成血管炎和肉芽肿，对糖皮质激素反应差。

3）其他类型ANCA相关性血管炎：GPA和MPA肾受累较常见，无哮喘和变应性疾病病史，无外周血嗜酸性粒细胞增多及大量嗜酸性粒细胞的组织浸润。此外，GPA常有PR3-ANCA（c-ANCA）阳性，肺浸润为持续性，常伴空洞形成。

4）结节性多动脉炎（polyarteritis nodosa，PAN）：很少侵犯肺和皮肤，一般无哮喘及变应性疾病，外周血嗜酸性粒细胞不增多，嗜酸性粒细胞浸润组织少见，常累及肾，可导致肾衰竭。EGPA常影响外周神经和心脏，虽然肾小球肾炎也较常见，但病情较轻。

5. 治疗　如果EGPA患者病情严重，临床表现典型，伴有外周血嗜酸性粒细胞增高，即使缺乏病理检查，也应开始治疗。早期治疗能使病情减轻，预防重要脏器损害，改善预后。本病对糖皮质激素反应良好，疗效不佳时应尽早加用细胞毒药，如环磷酰胺或利妥昔单抗。

（1）对病情较轻者，诱导期可以单用糖皮质激素治疗。开始数周，常给予泼尼松40~60 mg/d，口服，以后给予小剂量维持至少1年。糖皮质激素的用药方式、剂量和疗程可依据患者具体情况而定。停药后应长期随访。少数糖皮质激素治疗效果欠佳的患者，可考虑加用氨甲蝶呤或霉酚酸酯。

（2）对脏器受累较重者，诱导期可每天静脉滴注甲泼尼龙0.5~1.0 g，连续使用3~5天后改为口服泼尼松治疗。若单用糖皮质激素疗效不佳时可加用环磷酰胺或利妥昔单抗治疗。对于急重症患者，也可以试用血浆置换和血浆吸附治疗。

（3）在维持缓解期，可以单用小剂量糖皮质激素。若单用糖皮质激素疗效不佳，可加用硫唑嘌呤、氨甲蝶呤、霉酚酸酯或利妥昔单抗。

（4）在复发期，诱导治疗可再次每天静脉滴注甲泼尼龙0.5~1.0 g，连续使用3~5天后改为口服泼尼松治疗。如初次治疗用环磷酰胺，复发时可改为利妥昔单抗。反之，如初次治疗用利妥昔单抗，复发时可改为环磷酰胺。

6. 预后　法国血管炎研究小组根据EGPA预后制订了5项评分（five-factor score，FFS），可用来指导治疗：①血肌酐水平>15.8 mg/L；②尿蛋白>1 g/d；③胃肠道受累；④心肌病；⑤中枢神经系统受累。

以上每项1分。如FFS=0，可单独使用糖皮质激素；如FFS≥1，应糖皮质激素联合免疫抑制剂治疗，如环磷酰胺、利妥昔单抗、氨甲蝶呤、霉酚酸酯和硫唑嘌呤等。对糖皮质激素联合免疫抑制剂治疗效果欠佳的患者，可考虑丙种球蛋白或血浆置换。

（四）ANCA相关性血管炎最新治疗推荐

欧洲风湿病联盟（EULAR）、欧洲肾病协会（ERA-EDTA）和欧洲血管炎学会（EUVAS）联合协作组成2015国际工作组，通过系统性文献检索和专家讨论，对包括GPA在内的AAV的推荐指南进行了更新。专家组对证据进行了讨论和总结，并对证据等级、推荐级别和推荐力度进行了描述，最终产生了15项推荐意见（表4-15）。

表 4-15　2015 年 AAV 国际工作组治疗推荐意见

推荐	证据等级	推荐级别
（1）AAV 患者的治疗应在风湿病专家的密切协助或直接在风湿病中心进行	3	C
（2）活组织检查阳性强烈支持血管炎诊断，对新发或复发患者推荐活检，以进一步鉴别评估	3	C
（3）对于新发危及器官和生命的 AAV 患者诱导缓解，推荐使用糖皮质激素联合 CTX 或 RTX	GPA/MPA 为 1 EGPA 为 3	GPA/MPA 为 A EGPA 为 C
（4）对于无器官累及的 AAV 患者诱导缓解，推荐使用糖皮质激素联合 MTX 或 MMF	1B	MTX 为 B MMF 为 C
（5）对于危及器官和生命的 AAV 复发患者，推荐与治疗新发疾病一样，使用糖皮质激素联合 CTX 或 RTX	GPA/MPA 为 1 EGPA 和 CTX 为 3 EGPA 和 RTX 为 4	GPA/MPA 为 A EGPA 和 CTX 为 C EGPA 和 RTX 为 C
（6）（i）对于新发或复发的 AAV 患者，一旦出现快速进展性肾小球肾炎，血肌酐水平≥500 μmol/L（57 mg/L）时可考虑血浆置换 （ii）血浆置换也可用于弥漫性肺泡出血	1B 3	B C
（7）AAV 患者的维持缓解，推荐使用小剂量糖皮质激素联合 AZA、RTX、MTX 或 MMF	GPA/MPA 为 1B EGPA 和 AZA 为 3	GPA/MPA 为 A EGPA 和 AZA 为 C
（8）推荐 AAV 患者在诱导缓解后进行至少 24 个月的维持治疗	4	D
（9）对于难治性 AAV 患者，推荐将 CTX 换成 RTX，或者将 RTX 换成 CTX，这些患者应在有经验的风湿病中心密切指导下或者直接转诊到这些中心治疗，以便进一步评估病情或有可能参加临床试验	3	C
（10）推荐进行结构化临床评估而不是单纯检测 ANCA，为更改 AAV 患者治疗提供依据	4	D
（11）曾经接受 CTX 治疗的患者出现持续不能解释的血尿时，推荐进一步检查	2B	C
（12）RTX 治疗后会出现低蛋白血症，推荐在每次使用 RTX 治疗前以及反复出现感染的患者监测血清免疫球蛋白水平	3	C
（13）推荐对 AAV 患者定期评估心血管风险	2B	B
（14）推荐向 AAV 患者清晰地解释疾病特征、治疗选择、治疗副作用、短期和长期预后	3	C
（15）推荐在诱导 AAV 患者缓解后，应评价合并症的范围和持续影响，从而建议患者进行必要的治疗或改善这些病情	4	D

注：AZA，azathioprine，硫唑嘌呤；CTX，cyclophosphamide，环磷酰胺；MMF，mycophenolate mofetil，霉酚酸酯；MTX，methotrexate，氨甲蝶呤；RTX，rituximab，利妥昔单抗

（鲍春德　杜　芳）

五、白塞综合征

诊疗路径：

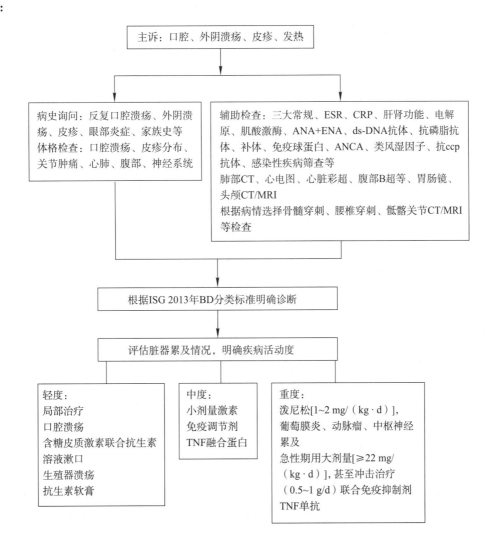

主诉：口腔、外阴溃疡、皮疹、发热

病史询问：反复口腔溃疡、外阴溃疡、皮疹、眼部炎症、家族史等
体格检查：口腔溃疡、皮疹分布、关节肿痛、心肺、腹部、神经系统

辅助检查：三大常规、ESR、CRP、肝肾功能、电解原、肌酸激酶、ANA+ENA、ds-DNA抗体、抗磷脂抗体、补体、免疫球蛋白、ANCA、类风湿因子、抗ccp抗体、感染性疾病筛查等
肺部CT、心电图、心脏彩超、腹部B超等、胃肠镜、头颅CT/MRI
根据病情选择骨髓穿刺、腰椎穿刺、骶髂关节CT/MRI等检查

根据ISG 2013年BD分类标准明确诊断

评估脏器累及情况，明确疾病活动度

轻度：
局部治疗
口腔溃疡
含糖皮质激素联合抗生素溶液漱口
生殖器溃疡
抗生素软膏

中度：
小剂量激素
免疫调节剂
TNF融合蛋白

重度：
泼尼松[1~2 mg/（kg·d）]，
葡萄膜炎、动脉瘤、中枢神经累及
急性期用大剂量[≥22 mg/（kg·d）]，甚至冲击治疗（0.5~1 g/d）联合免疫抑制剂
TNF单抗

白塞综合征（Behçet's syndrome，BS）是一种系统性自身免疫相关的炎症疾病，主要表现为复发性口腔溃疡、生殖器溃疡、眼炎和皮肤损害，还可选择性累及神经系统、消化道、心血管、附睾等器官。病理特征为全身大、中、小血管炎。2012年Chaple Hill将其归类于可变血管炎（variable vessel vasculitis，VVV）。免疫学上以自身炎症为特征，缺乏特异性T细胞、B细胞应答和自身抗体。疾病集中于从远东、中东到地中海东部和北非地区。BS患病率在中国约为14/10万；日本北部为30.5/10万；土耳其为（80~370）/10万；欧美罕见，为（0.12~0.33）/10万。BS好发于青壮年，多见于16~40岁，男女比例相当。男性及儿童患者易出现心脏、血管、神经系统、消化道损害。

（一）病因

1. 遗传因素

（1）流行病学研究提示，BS有家族聚集倾向，患者一级亲属中罹患BS的概率明显升高，家族聚集性因种族而异，土耳其人（18.2%）、韩国人（15.4%）和犹太人（13.2%）的家族聚集率高于中国人（2.6%）、日本人（2.2%）和各欧洲国家人群（0～4.5%）。家系调查显示，BS 患儿具有常染色体隐性遗传模式，但不简单遵循孟德尔定律。

（2）人类白细胞抗原（human leukocyte antigen，HLA）-B51 是最主要遗传易感基因，对总体基因易感性的贡献为 12%～19%。HLA-B51 与疾病的关联是由主要组织相容性复合体（major histocompatibility complex，MHC）Ⅰ分子本身突变引起，还是由另一个连锁不平衡（linkage disequilibrium，LD）的突变基因导致，尚存在争议。其他 HLA 位点，HLA-B*15、HLA-A*26 和 HLA-B*27 是罹患 BS 的危险基因；而 HLA-A*03 和 HLA-B*49 是保护基因。

（3）内质网氨基肽酶 1（endoplasmic reticulum aminopeptidase 1，ERAP1）的两个 SNP，P. Asp575Asn 和 P.Arg725Gln 都具有较低的酶活性，低亲和力的 Ala2 肽段在 HLA-B51 上具有更高的呈递率，可导致特异性 T 细胞和 NK 细胞的活化增殖。深度测序罕见突变位点发现，TLR-4、MEFV 和核苷酸结合寡聚区蛋白 2（NOD 2）基因与 BS 有关。IL-12 和 IL-23 的 p40 亚单位中 SNPs，以及 IL-23R 通路相关的 SNP，提示固有免疫和适应性免疫最终导致中性粒细胞活化产生炎症状态。

2. 环境因素　从流行区移民到发病率较低地区的人患病风险下降，这表明环境因素可能在 BS 发病中起重要作用。许多细菌和病毒微生物被认为是 BS 的诱发因素，特别是单纯疱疹病毒 -1 和溶血性链球菌。然而，尚无研究支持单一微生物作为 BS 特异的病原体。

（二）发病机制

BS 发病机制涉及遗传易感性、环境触发、免疫应答异常等诸多因素。固有免疫异常（巨噬细胞、γδ T 细胞、NK 细胞）通过诱导 T 细胞应答异常，最终引起慢性炎症状态，发病机制主要包括：

1. 巨噬细胞（Mφ）　分为功能不同的两个主要亚型：M1 和 M2。M1 Mφ 是经典的 Mφ，通过产生促炎细胞因子 IL-6 和 TNF-α 激活 Th1 细胞免疫应答。而 M2 Mφ 是非经典 Mφ，产生抑炎细胞因子

IL-10 参与机体免疫调节。单纯疱疹病毒诱导的 BS 样小鼠模型中 M2 Mφ 功能障碍。体外研究提示，CCR-1 和 IL-10 位点异常引起 M2 Mφ 功能受损，进而产生以 M1 Mφ 为主的免疫应答。

2. γδ T 细胞　BS 患者外周血 γδ T 细胞水平升高。γδ T 细胞的平均活化比例高，分泌 IFN-γ、TNF-α，继而导致促炎症环境。Vγ9Vδ2 是人类 γδ T 细胞的主要亚型，存在于外周血中。高度保守的 Vδ3 存在于 BS 患者的 PBMC 中。活动期 BS 患者的脑脊液中 Vδ1 T 细胞显著增加。γδ T 细胞通过 Vγ 和 Vδ 识别外来病原体的模式分子，启动固有免疫反应。BS 患者口腔溃疡中存在 3 种 Vδ 链，提示 γδ T 细胞对不同抗原或非抗原刺激产生多克隆活化。

3. 自然杀伤（natural killer，NK）细胞　活动期 BS 患者的 NK 细胞功能受损、细胞毒性活性下降，穿孔素和颗粒酶含量下调。NK1/NK2 比值上升，导致产生 IFN-γ 的 NK1 细胞增加，形成 IFN-γ 为主的促炎环境。

4. 固有免疫和 T 细胞交互作用　BS 通常被认为是一种 Th1/Th17 极化的疾病。BS 患者的口腔溃疡活检中 Th1 细胞因子（包括 IFN-γ、TNF-α 和 IL-12）增加，外周血 Th1 细胞比例明显升高。参与中性粒细胞活化的循环 Th17 细胞在 BS 患者中显著增加。NK 细胞可直接或间接调节 BS 中 Th1/Th17 T 细胞的分化和功能，最终在适应性免疫的作用下，产生慢性炎症状态，对中性粒细胞的趋化和活化增殖产生影响。

5. 中性粒细胞　BS 患者的中性粒细胞趋化性增加，因而抑制白细胞迁移的秋水仙碱对 BS 有效。病原微生物、γδT 淋巴细胞、单核 /Mφ、NK 细胞、Th1/Th17 T 淋巴细胞的作用下，中性粒细胞的趋化、迁徙、黏附功能增强，导致其过度活化，释放活性氧簇（ROS）、蛋白酶、组织损伤因子，以及中性粒细胞凋亡异常都参与到 BS 的发病机制。

（三）临床表现

BS 常以复发性口腔溃疡为首发、伴有外阴溃

痒、皮肤黏膜病变为基本临床特征，急性期可出现关节肿痛、发热、乏力、体重下降等症状。在病程的不同时间段可选择性出现眼炎、消化道溃疡、心脏瓣膜病、动脉炎、深静脉血栓、神经系统累及等1~2个内脏器官损害，内脏累及是预后不良因素（表4-16）。

表4-16　BS患者各种临床表现的发生率

临床表现	发生率（%）
复发性口腔溃疡	85~95
生殖器溃疡	40~60
眼葡萄膜炎	10~30
皮肤损害	50~70
关节炎/痛	40~60
血管累及	10~25
消化道病灶	10~30
神经系统损害	10~20

1. 口腔溃疡　以口腔溃疡为首发症状者约占BS患者的85%。溃疡可为单发或多发，一般2~5个，散布于舌尖及边缘、齿龈、唇、颊和咽喉壁黏膜等处。溃疡呈圆形或类圆形，边界清晰，周围有充血带，中央基底呈污灰色，1~2周或更长时间才愈合，溃疡较深者可留有瘢痕（图4-14）。新生溃疡疼痛明显，影响进食，伴发感染时常有口臭。

2. 生殖器溃疡　男性多见于阴囊、阴茎和龟头；女性主要见于大、小阴唇和肛周，疼痛明显，影响日常起居；宫颈可有广泛溃疡，表现白带增多，无痛（图4-15）。总体上生殖器溃疡发作频率明显低于口腔溃疡，但愈合时间较长，具有反复发作倾向。生殖器溃疡损害程度较重，愈合后常留瘢痕。

3. 皮肤损害　主要表现为反复发作的假性毛囊炎（pseudofolloculitis）、结节性红斑（erythema nodosum）。男性多见假性毛囊炎，出现于头面部、前胸、后背和四肢；其基底较大，顶端脓头较小，周围有较宽的红晕，数量较多，孤立存在，不融合（图4-16）。患者的面部中心"三角区域"内，密集毛囊炎样皮肤损害，具有较高的辨识度。

4. 皮肤针刺反应　BS患者的特征性临床诊断指标。以20号无菌针头在前臂屈面中部斜行刺入约0.5 cm，沿纵向稍作捻转后退出，24~48 h后局部出现直径>2 mm的毛囊炎样小红点或脓疱疹样改变为阳性。

5. 眼部损害　眼部损害多在BS首发症状起病后2~3年出现，部分患者也可延长至14年。复发性葡萄膜炎为主要临床特征，表现为前房积脓、视网膜血管炎和黄斑水肿。大部分患者首先出现以急性单侧眼球前葡萄膜炎，眼部炎症反复发作，可发展至双侧全葡萄膜炎。严重的全葡萄膜炎可伴发玻璃体混浊、青光眼及白内障。若不及时接受规范治疗，易导致失明。

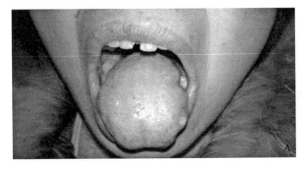
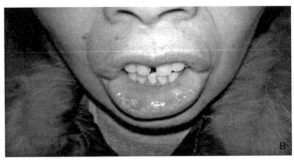

图4-14　白塞综合征患者的口腔溃疡表现
A. 舌缘溃疡　B. 下唇内缘溃疡
（图片采自复旦大学附属华东医院风湿科）

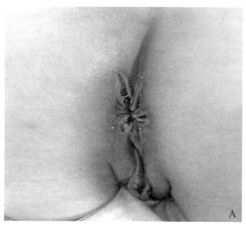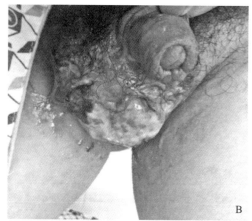

图 4-15　白塞综合征患者的外阴溃疡表现
A. 肛周溃疡　B. 阴囊溃疡
（图片采自复旦大学附属华东医院风湿科）

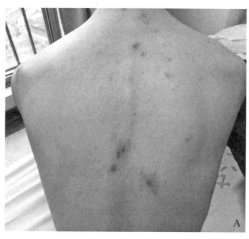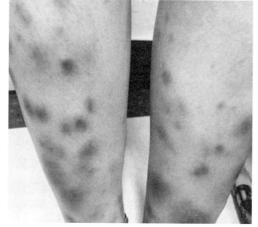

图 4-16　白塞综合征患者的皮肤表现
A. 背部毛囊炎　B. 下肢结节性红斑
（图片采自复旦大学附属华东医院风湿科）

6. 关节炎 / 痛　关节炎主要为下肢单关节或寡关节累及，最常出现膝关节和踝关节炎，其次是腕关节和肘关节；呈一过性，部分出现关节积液，但常缺乏骨侵蚀性影像学表现的证据。

7. 心脏和大血管累及　最常见心脏累及为主动脉瓣反流，其次为冠状动脉累及；也可表现为肉芽肿性心内膜炎、心包积液、心腔内血栓形成等。血管病变可累及，全身各大、中、小血管，包括动、静脉。动脉病变为动脉内膜炎和动脉血栓形成，可形成动脉扩张、动脉瘤和假性动脉瘤，也可形成狭窄性、闭塞性、缺血性病灶。静脉基本病变是血栓性静脉炎和静脉血栓。男性患者多见，主要表现为下肢、下腔静脉血栓形成。

8. 消化道病灶　超过半数的肠 BS 患者（62.86%）无胃肠道症状，临床上出现发热、腹痛、腹泻、便秘、便血等非特异性消化道症状时需警惕 BS 患者合并有肠穿孔、肠出血、肠梗阻和肠瘘等严重并发症。内镜下溃疡直径可大可小，病灶主要累及回盲部，以边界清晰的类圆形阿弗他溃疡多见，常单发或少发（<5 枚），较少出现全结肠受

累（图 4-17）。

9. 神经系统损害 是 BS 的严重临床表现之一，青年男性患者好发。临床上主要有两种形式，多数患者表现为血管炎性病变，呈局灶性或多灶性脑实质侵犯，主要表现是头痛、亚急性脑干综合征和偏瘫等神经系统功能缺损症状，影像学上可见多发、边界欠清 T_1WI 低信号，T_2WI、DWI 高信号

灶，此型常提示预后不良（图 4-18）。另外，其中 10%~20% 可能是由孤立的脑静脉窦血栓形成和颅内高压引起的，可表现为硬脑膜血栓、脑膜炎、颅内动脉瘤、脑神经炎等，MRV 检查可排查颅内静脉血栓，此型症状少、预后好；周围神经受累可出现多发或单发性神经炎。对于无高血压、脑动脉瘤、心房颤动等卒中危险因素而出现脑干多发病变

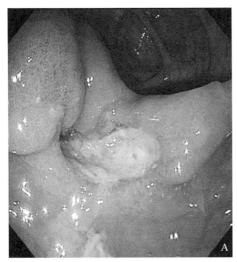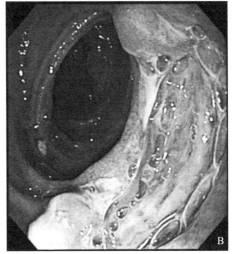

图 4-17 白塞综合征患者的消化道溃疡

A. 回盲部溃疡 B. 升结肠溃疡

（图片采自复旦大学附属华东医院风湿科）

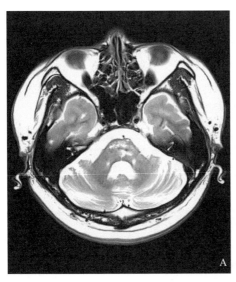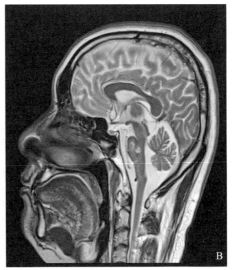

图 4-18 白塞综合征患者病变累及脑干

A、B. MRI显示T_2WI可见脑桥、延髓多发微出血灶

（图片采自复旦大学上海医学院附属华东医院风湿科）

的青年 BS 患者，在排除多发性硬化、进行性多灶性白质脑病、脑桥中央髓鞘溶解症、脑干脑炎、脑脓肿等疾病后应考虑 BS 神经损害。

10. 血液系统受累

（1）贫血：慢性病性贫血、缺铁性贫血是导致 BS 患者出现贫血的主要原因。

（2）白细胞减少：不少 BS 患者可出现白细胞减低，而治疗药物也可导致白细胞减少，需注意鉴别。白细胞减少一般出现在治疗前或疾病复发时，对激素敏感。

（3）血小板减少：可见于免疫性血小板减少。

患者出现外周血细胞数量减少，需警惕骨髓增生异常综合征（MDS）。我们观察了 805 例 BS 患者，发现 16 例为 MDS，其中有 13 例为 8 号染色体三体，12 例有回盲部溃疡。

11. 附睾炎   可反复发作，急性期可出现睾丸、阴囊的红、肿、疼痛症状。

（四）诊断与鉴别诊断

1. 诊断标准   BS 目前无特异的实验室检查，诊断必须基于症状、体征及实验室检查结果（表 4-17）。

2. 鉴别诊断的实验室指标   抗核抗体、类风湿因子、体液免疫、细胞免疫、抗环瓜氨酸肽抗体（CCP）、抗中性粒细胞胞质抗体（ANCA）、HLA-B27、肿瘤标志物、感染指标（两对半、梅毒、HIV、T-SPOT）。

3. 内脏损害的辅助检查

（1）眼底镜检查：在裂隙灯下行眼底镜检查明确诊断葡萄膜炎和（或）视网膜血管炎。

（2）内镜检查：食管中下段溃疡。肠道单发或 <5 枚溃疡，回盲部、升结肠溃疡较典型，直肠累及少见。

（3）头颅 MRI：可明确存在中枢神经系统病变。

（4）心脏彩超、外周血管超声、血管 MRI：可明确存在动、静脉血栓形成，动脉闭塞，动脉瘤，以及动、静脉炎。

4. 鉴别诊断   诊断 BS 之前，需要与复发性口

表 4-17   BS 诊断 / 分类标准

1990 国际 BS 研究小组	2003 日本标准	2013 国际 BS 诊断标准
复发性口腔溃疡（≥3 次 / 年）加上下列其中 2 条	**主要标准**	口腔溃疡（2 分）
（1）皮肤损害（结节性红斑、痤疮样结节、脓疱样皮疹、假性毛囊炎）	（1）复发性阿弗他溃疡	生殖器溃疡（2 分）
	（2）皮肤表现（结节性红斑、浅表血栓性静脉炎、毛囊炎、痤疮样皮损）	皮肤损害（1 分）
（2）生殖器溃疡		
（3）眼部损害（前或后葡萄膜、视网膜血管炎、前房细胞）	（3）眼部表现（虹膜睫状体炎、脉络膜视网膜炎、视黄醇葡萄膜炎、虹膜后粘连、视神经萎缩）	眼部损害（2 分）
（4）针刺反应试验阳性	（4）生殖器溃疡	针刺反应阳性（1 分）
	次要标准	神经系统（1 分）
	关节炎、胃肠道损害、附睾炎、血管病变、中枢神经系统症状	血管（1 分）
	（1）完全型：满足四项主要标准	总分 ≥4 分
	（2）不完全型：3 项主要标准；或者 2 项主要标准 +2 项次要标准；或者眼部损害 +1 项主要标准或 2 项次要标准	
	（3）BS 可疑：2 项主要标准；或者 1 项主要标准 +2 项次要标准	

腔溃疡、其他自身免疫病和感染性疾病相鉴别。

（1）复发性口腔溃疡：单纯出现复发口腔溃疡，无发热等系统性症状，无口腔以外其他部位的皮肤、黏膜，以及内脏累及的症状。详细询问病史，完善体格检查可加以判断。针对部分严重频繁发作的口腔溃疡患者，需随访观察有否其他伴随症状出现。

（2）其他自身免疫性疾病：干燥综合征、SLE、强直性脊柱炎、克罗恩病都可出现类似 BS 的皮肤黏膜、关节和肠道症状。可通过血清抗体、HLA-B27，影像学和肠镜检查等检查鉴别诊断。

（3）感染性疾病：结核、梅毒等感染性疾病可出现类似 BS 的皮肤黏膜症状。病原体和相关抗体检测有助于鉴别诊断。

（五）病情评估

评估 BS 的疾病活动度，是临床选择和调整治疗方案的重要依据，临床指标的变化可以提示病情活动，如非感染性发热、新发黏膜溃疡、结节性红斑、关节炎；新出现系统受累或伴随相应并发症，如肠溃疡或并发肠出血、穿孔；红细胞沉降率、C 反应蛋白水平增高、血红蛋白水平下降等。但上述任何单一指标均不能全面反映其活动性。因此，针对 BS 患者设计了各种疾病活动评分指数，目前认可度较高的评分方法是 BS 近期活动性量表（Behcet's syndrome current activity form，BSCAF）（图 4-18）。

BSCAF 包括 10 个系统的 12 个症状，患者只需要回忆过去 4 周有无头痛、口腔溃疡、生殖器溃

表 4-18 白塞综合征近期活动性量表（BSCAF）

近 28 天健康状况自我评定（患者勾选面部表情图*）当日健康状况自我评定（患者勾选面部表情图*）										
临床特征		**活动度****					**其他临床细节**			
乏力		0	1	2	3	4				
头痛		0	1	2	3	4				
口腔溃疡		0	1	2	3	4				
皮肤损害	结节性红斑或	0	1	2	3	4				
	表浅性血栓静脉炎脓疱	0	1	2	3	4				
关节	关节痛	0	1	2	3	4				
	关节炎	0	1	2	3	4				
胃肠道	恶心、呕吐或腹痛	0	1	2	3	4				
	腹泻，伴有或不伴有血便	0	1	2	3	4				
眼	眼睛炎症有活动吗？如果出现以下症状，眼睛活动需要考虑：①红眼；②视力模糊；③眼痛。						是/否（有眼科医师完成）			
	白塞眼病疾病活动度：	0	1	2	3	4				
	如果这些症状中有任何一种存在，或者如果你觉得可能有眼部活动，请将患者转介眼科医生，由眼科医生决定眼睛评分（BS 眼葡萄膜炎疾病活动指数）									

临床特征		活动度**	其他临床细节
中枢神经系统	是否有新的神经系统症状活动？ "在过去的4周里，你是否有过昏迷、语言或听力困难、双视力、面部、手臂或腿部的虚弱或感觉丧失、记忆丧失或平衡？" （如果"是"，继续回答下面的问题）	是 / 否	
Q1. 是否有与脑膜受累相一致的新症状或体征？			
Q2. 是否有与孤立脑神经受累相一致的新症状或体征？			
Q3. 是否有与脑干或小脑受累相一致的新症状或体征？			
Q4. 是否有与大脑半球受累相一致的新症状或体征？			
Q5. 是否有与脊髓受累相一致的新症状或体征？			
大血管	有新的大血管炎症活动吗？ "在过去的4周里，你是否有胸痛，呼吸困难，咯血，或面部、手臂或腿部有疼痛、肿胀或变色？" （如果"是"，继续回答下面问题）	是 / 否	
Q1. 是否有与周围深静脉血栓形成相一致的新症状或体征？			
Q2. 是否有与中央深静脉血栓形成相一致的新症状或体征？			
Q3. 是否有与肺深静脉血栓形成相一致的新症状或体征？			
临床医生对患者过去28天白塞综合征症状活动的评估			
是否需要调整治疗方案？		是 / 否	
目前治疗方案			调整后治疗方案

注：* 回忆过去4周及当时BS相关临床症状对你的影响程度，通过勾选下列7个不同层次的面部表情图表示；** 根据过去4周内与BS相关的疲劳、头痛、口腔和生殖器溃疡、皮肤损害、关节症状和胃肠症状是根据症状持续时间选择活动度（0. 无上述症状，1. 症状持续1周，2. 症状持续2周，3. 症状持续3周，4. 症状持续4周）

疡、结节性红斑、浅表血栓性静脉炎、关节痛、关节炎、恶心或呕吐或腹痛、腹泻伴便血、眼部症状、神经系统症状、大血管受累症状发作，经临床医师确定所报告的症状是否是由于BS所致，存在症状得1分，无上述症状得0分，总分0~12分。BDCAF > 1分定义为疾病活动，临床医师可通过询问问患者近4周内上述12项临床症状发生情况判断BS疾病活动程度。

（六）治疗

1. 一般治疗　急性活动期，应卧床休息，伴感染者可行相应的抗感染治疗。发作间歇期应注意预防复发，如控制口、咽部感染、避免进食粗糙和辛辣刺激性食物、注意个人卫生等。

2. 局部治疗　口腔溃疡可使用糖皮质激素联合庆大霉素稀释液漱口；生殖器溃疡在保持局部清洁基础上，可局部涂糖皮质激素膏和抗生素软膏；眼前段葡萄膜炎可应用皮质激素眼膏或滴眼液，配合散瞳剂以防止瞳孔粘连，重症患者可行球结膜下注射肾上腺皮质激素治疗。

3. 全身药物治疗

（1）糖皮质激素（methylprednisolone, MP）：具有强大的抗炎作用和免疫抑制作用，在严重脏器损害活动期，常应用大剂量糖皮质激素联合免疫抑制剂。如应用于初发或复发威胁视力的急性葡萄球膜炎、深静脉血栓急性期、肺动脉瘤急性期、急性脑实质累及、脑静脉血栓急性期。由于 BS 的异质性较强，应该根据病情、患者对激素治疗的敏感性差异，个体化用药。

一般重症急性期 BS 的激素用量是泼尼松 1 ~ 2 mg/kg，病情稳定后缓慢减量；在有重要脏器累及、危及生命或者致残的情况下，可以使用较大剂量 [≥2 mg/（kg·d）]，甚至使用甲泼尼龙（methylprednisolone，MP）冲击治疗，用量为 MP 500 ~ 1 000 mg/d，连续 3 天为一个疗程，间隔期 5 ~ 30 天，间隔期和冲击治疗后每天泼尼松用量为 0.5 ~ 1 mg/kg。冲击治疗前后需警惕感染，如有感染应及时、积极地进行抗感染治疗。

冲击疗法只能解决急性期的症状；在激素减量过程中应同时或适时加用免疫抑制剂，以便更快地诱导缓解和巩固疗效，同时避免长期大剂量激素的不良反应。激素维持剂量应尽量少于每天 10 mg 泼尼松。激素疗程较长，应注意保护下丘脑 - 垂体 - 肾上腺轴，避免使用对该轴影响较大的地塞米松等长效激素。激素的不良反应除感染外，还包括高血压、高血糖、高脂血症、低钾血症、骨质疏松症、缺血性骨坏死、白内障、体重增加、水钠潴留等。

（2）免疫调节剂

1）沙利度胺（thalidomide）：用于治疗中、重度口腔、生殖器溃疡。急性期 50 ~ 75 mg/d，稳定期 25 ~ 50 mg/d。妊娠妇女禁用，以免引起胎儿海豹肢畸形，另外有引起神经轴索变性的不良反应。有生育要求者，需停药 3 个月以上。出现头晕、口鼻黏膜干燥、肢端麻木和过敏等症状时，需适当减少剂量，必要时停用。

2）秋水仙碱（colchicine）：主要对结节红斑、关节炎有效，对口腔和生殖器溃疡亦有效，但随机对照研究提示对口腔和外阴溃疡无显著效果。常规用量 0.5 ~ 1 mg/ 次，严重的可增加至每日 2 ~ 3 次。应注意腹泻、肝肾损害、粒细胞减少等不良反应。

3）羟氯喹（hydroxychloroquine，HCQ）：可控制皮疹，如结节红斑、多形性红斑等。常规用量 0.2 ~ 0.4 g/d。不良反应主要是眼底病变，用药超过 6 个月者，应至少每年检查眼底；心动过缓或房室传导阻滞者禁用。

（3）细胞毒性药物：环磷酰胺（cyclophos-phamide，CTX）主要应用于大血管和脑实质病变。欧洲抗风湿病联盟（European League Against Rheumatism，EULAR）推荐应用于动脉瘤、深静脉血栓，尤其适于上腔静脉血栓或 Budd-Chiari 综合征。对神经系统累及部分有效。标准 CTX 疗法的剂量是 0.5 ~ 1.0 g/m² 体表面积，每月 1 次；6 ~ 12 个月多数患者可缓解病情并进入巩固维持阶段。常见不良反应主要包括出血性膀胱炎、胃肠道反应、肝功能损害、骨髓抑制、增加感染风险、性腺抑制、脱发；少见不良反应还包括远期肿瘤（淋巴瘤等血液系统肿瘤）。

（4）抗代谢药物：硫唑嘌呤（azathioprine，AZA）为嘌呤类似物，可通过抑制 DNA 合成发挥淋巴细胞的细胞毒作用。EULAR 推荐用于控制眼葡萄球膜炎，尤其能有效控制前房积脓，预防眼炎复发；对轻 - 中度胃肠道累及有效。治疗剂量为 1 ~ 2.5 mg/（kg·d），常用剂量为 50 ~ 100 mg/d。不良反应包括骨髓抑制、胃肠道反应和肝功能损害。

（5）钙调磷酸酶抑制剂：鉴于环孢素 A（cyclosporine，CsA）具有潜在中枢神经毒性作用，EULAR 建议 BS 脑实质病变者应避免使用。CsA 能减少眼炎发作频率，减轻眼炎严重程度，改善视力，在心脏、血管、血液型 BS 患者中也有效。常规用量 2 ~ 5 mg/（kg·d）。应用时注意监测血压和肝肾功能，必要时可检测血药浓度。

（6）生物制剂：肿瘤坏死因子抑制剂（TNFi），如 TNF 单克隆抗体 - 英夫利昔（infliximab）、TNF 融合蛋白 - 依那西普（etanercept），两者对顽固性皮肤黏膜病灶和关节炎有效。TNF 单克隆抗体对难治型内脏累及有效，能快速抑制眼炎，减少前房积脓，缓解视网膜炎和黄斑水肿，眼炎完全缓解率高；对 CTX 治疗无效的肺动脉瘤和栓塞有效；对一种或多种免疫抑制剂治疗无效的神经系统累及患者，可减少复发，稳定功能障碍；对难治性胃肠道累及有效。输注时需注意急性过敏反应，控制感染风险。

（7）小分子药物：JAK 受体抑制剂，对部分难治型内脏受累，如眼、肠道、神经系统和血管病灶患者有效，注意感染风险。

（七）预后

BS 的早期诊断和药物治疗对有内脏损害患者

的预后转归至关重要。青年男性出现内脏累及提示预后不佳，如中枢神经系统、心血管和消化道受累不及时治疗，致死率高。全葡萄膜炎急性期，需积极控制炎症，预防复发，防止失明致残。另外，感染也是急性期患者死亡的主要原因之一。远期死亡的主要原因包括药物（尤其是长期使用大量激素和免疫抑制剂）的不良反应、动脉粥样硬化等。

（管剑龙）

第四节　干燥综合征

诊疗路径：

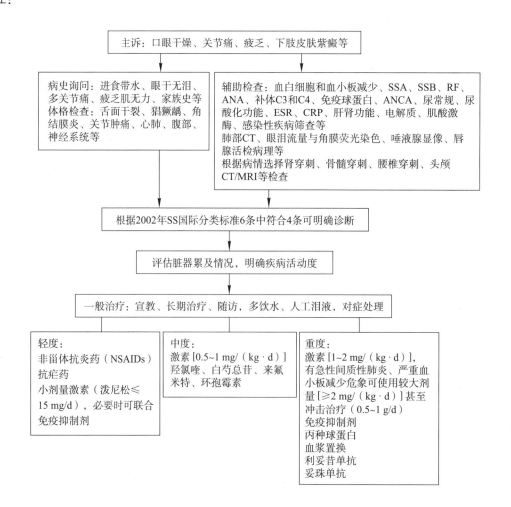

干燥综合征（Sjogren's syndrome，SS）是一种以外分泌腺淋巴细胞灶性浸润、高球蛋白血症性小血管炎为特征的以口干眼干为突出表现的系统性自身免疫病，又称自身免疫性外分泌腺病或自身免疫性外分泌腺上皮炎。临床上除了唾液腺和泪腺受损分泌功能下降以外，尚可出现皮肤黏膜、关节肌肉、肺、肾、肝、血液、甲状腺、神经损害的系统性表现。

本病分为原发性和继发性两类，后者是指继发于某种诊断明确的风湿免疫病如类风湿关节炎、系统性红斑狼疮、硬皮病、皮肌炎、系统性血管炎等。原发性干燥综合征（primary Sjogren's syndrome，pSS）指不伴有任何一种明确的风湿免疫病者。女男之比为9∶1，好发年龄30~50岁，中国人群患病率为0.29%~0.77%，60岁以上人群中患病率3%~4%，也可见于儿童。据推算中国患者有700万人，美国患者有300万人。

☞ 典型病例4-3（附分析）
患者口干、乏力，伴胸闷、咳嗽

（一）病因与发病机制

pSS病因至今未明，已有的研究认为与下列因素有关。①遗传因素：患者家族中本病的发病率明显高于正常人群的发病率，易感性来源于多个基因的变异，如HLA-B8、DR3基因频率高，与种族相关。②感染因素：如EBV、巨细胞病毒、HCV和HIV感染后，病毒通过分子模拟交叉，引起免疫紊乱，导致自身免疫病。③免疫因素：患者血清中RF高滴度阳性，外周血抑制性T细胞减少，有抗SS-A、SS-B、胞衬蛋白（α-fodrin）等抗体。④性激素：本病多发于女性，雌激素水平高可能参与发病和病情进展。雌激素能活化多克隆B淋巴细胞，同时增加血催乳素水平，增加免疫活性，加快自身免疫反应进展。

临床上，本病患者的外分泌腺有高度淋巴细胞浸润，在大多数患者仍只局限于泪腺和（或）唾液腺，病程慢性、相对良性、稳定或有所进展，一部分患者累及皮肤、胃肠道、胆道、泌尿生殖道、外分泌腺。还有很少一部分人若干年后，淋巴组织恶性增殖发展成为非霍奇金淋巴瘤。与性别、年龄相匹配的正常人群比较，欧美国家人群发生淋巴瘤的相对危险度是正常人群的44倍；中国人群中较少见。

（二）病理

1. **外分泌腺体淋巴细胞浸润**　主要累及柱状上皮细胞构成的外分泌腺，以大小唾液腺（腮腺、颌下腺、舌下腺、唇腺、颊腺）和泪腺为代表。共同病理表现为腺体间质有大量淋巴细胞浸润，腺体导管管腔扩张和狭窄等，小唾液腺的上皮细胞则有破坏和萎缩，功能受到严重损害，病变一般与淋巴细胞浸润程度成正比。除泪腺、唾液腺最多受侵外，类似病变还可出现在其他外分泌腺体及内脏器官具有外分泌腺体结构的组织，如皮肤、呼吸道黏膜、胃肠道黏膜、阴道黏膜及肾小管、胆小管、胰腺管等。

2. **高球蛋白性血管炎**　血管炎也是本病的一个基本病理病变，包括小血管壁和血管周边炎症细胞浸润，有时管腔出现栓塞，局部组织供血不足。

（三）临床表现

1. **一般表现**　本病女性多见，男女比例1∶9~1∶20；起病多隐匿，口干、眼干、关节痛、疲乏症状间歇出现，多数患者很难说出明确的起病时间，导致临床出现症状至确诊SS的平均时间达到3~5年。临床表现多样，病情轻重差异较大。偶有发热，多数为低热，极少数表现为高热，可有疲乏、贫血、消瘦。

2. **腺体表现**

（1）口干燥症：因唾液黏蛋白减少而引起，有5个特征。①持续口干：80%的pSS患者有口干主诉，严重者讲话、进食时需频频饮水，进固体食物时必须伴水或流质送服等，有时夜间需起床饮水。②舌面干裂：舌部表现为皲裂、干燥、舌乳头萎缩、舌面光滑等。③口腔溃疡：上下唇、颊部、舌边缘、舌底、软硬颚可出现溃疡或继发感染。

④猖獗龋：近50%的患者有不易控制的进行性龋齿，表现为牙齿逐渐变黑、继而小片脱落，最终只留残根，与唾液减少、口腔继发厌氧菌感染有关（图4-19）。⑤反复腮腺肿大：约50%的患者因腮腺导管阻塞出现间歇性腮腺肿大，伴疼痛、压痛及发热，可累及单侧或双侧，但继发感染少见，大多于1~2周自行消退（图4-20）。

（2）眼干燥症：即干燥性角膜炎，因泪腺分泌的黏蛋白减少而出现眼干涩、泪少、异物感及膜翳障目感等，严重时哭而无泪。少数患者有眼睑缘反复化脓性感染、结膜炎、角膜炎等，严重时有角膜穿孔、失明。

（3）其他腺体症状：鼻、硬腭、消化道黏膜、泌尿道生殖道黏膜、呼吸道的外分泌腺体均可因分泌减少而出现相应的消化不良、便秘、尿频、尿痛、性交干涩刺痛、刺激性干咳等症状。

3. 脏器表现　约有2/3的患者出现系统损害表现。

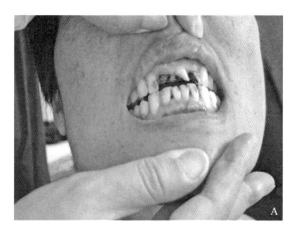
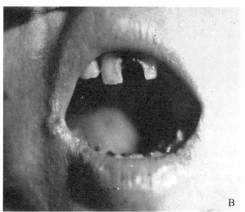

图4-19　SS患者的猖獗龋
A. 牙齿变黑　B. 块状脱落
（图片采自同济大学附属同济医院风湿免疫科）

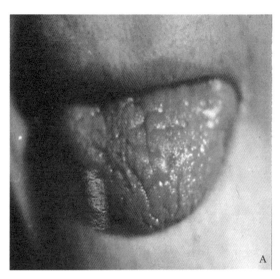
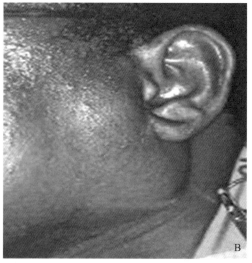

图4-20　SS患者
A. 舌面干裂，舌质绛红　B. 腮腺肿大
（图片采自同济大学附属同济医院风湿免疫科）

（1）皮肤：皮肤病变的病理基础是局部血管炎。1/4患者有高球蛋白血症性皮疹，特征性表现为紫癜样皮疹，多见于下肢，米粒大小、边界清楚的紫红色皮疹，不隆起于皮面，压之不褪色，成批出现，每批持续时间约10天，常自行消退而遗有褐色色素沉着。结节红斑较少见。30%左右的患者有雷诺现象，多不严重，不引起指端溃疡或组织萎缩。皮肤干燥引起瘙痒抓痕亦属多见。

（2）骨骼肌肉：约80%的患者诉关节痛，少数出现一过性关节炎表现（肿胀、积液），但极少出现关节畸形。肌炎仅见于约5%的患者。

（3）肾：30%~50%的患者有肾损害，主要累及远端肾小管，表现为Ⅰ型肾小管性酸中毒。继而因肾小管排钾过多而引起血钾降低，严重者引起周期性低钾麻痹。50%的患者没有明显的临床表现，但用氯化铵负荷试验可以发现亚临床型肾小管性酸中毒。当肾小管排出钙离子增多时，钙沉积于肾组织和尿路，严重者出现肾钙化和肾结石。大量钙离子排出，可出现软骨病。因肾小管回吸收水分障碍而出现肾性尿崩症（有多尿、多饮）。近端肾小管损害较少见。小部分患者的肾小球损害较明显，出现大量蛋白尿、低白蛋白血症甚至肾功能不全，预后较差。

（4）肺：因气管及其分支的腺体分泌减少可出现刺激性干咳和反复呼吸道感染。无论患者有无呼吸道症状，超过72%的患者有肺功能下降。肺间质病变是本病最常见的呼吸系统病变（约15%）（图4-21），轻者无症状，仅表现为肺功能异常并可长期保持稳定。小部分较重的患者可出现进行性呼吸困难、劳动力减退、夜间干咳和低氧血症。病变广泛者可因继发感染和（或）呼吸衰竭而死亡。

（5）消化系统：高达70%的pSS患者有萎缩性胃炎，35%的患者血清抗壁细胞抗体阳性；20%的患者有小肠吸收功能低下，少数病例可因吸收不良综合征（脂肪泻、假性肠麻痹、恶病质）导致死亡；15%有胰腺外分泌功能异常，少数患者因胰腺导管干燥阻塞引起急性胰腺炎；免疫性肝损害见于约20%的患者，血清ALT、AST升高。黄疸较少见。但在原发性胆汁性肝硬化中，SS的并存率很高。

（6）神经系统：病变累及神经系统者多达5%~10%，以周围神经损害为多见，大多是神经血管炎的结果。少数患者发生脑部血管炎，出现意识障碍、偏瘫、抽搐、运动障碍、横贯性脊髓炎、精神分裂症及无菌性脑膜炎等。

（7）血液系统：本病可出现免疫性白细胞减少和（或）血小板减少，血小板低下严重者可有出血倾向。本病患者的淋巴组织反应性增生明显，发生淋巴瘤的概率显著高于正常人群。尤其是有持续腮腺肿大、紫癜、白细胞减少、血清单克隆球蛋白升

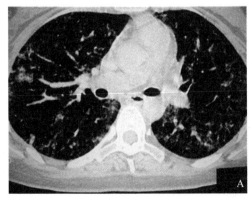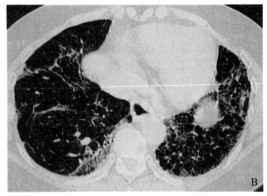

图4-21　SS患者继发性肺间质纤维化

A. 两肺条索状阴影伴小结节　B. 两肺蜂窝状阴影伴条索，少许淡片状渗出

（图片采自同济大学附属同济医院风湿免疫科）

高、冷球蛋白血症及补体 C4 水平降低时，应警惕淋巴瘤。

（8）内分泌系统：部分患者合并自身免疫性甲状腺炎，出现甲状腺功能减退症的临床表现，如怕冷、肌肉无力、倦怠等，当胰胆管阻塞时可诱发急性胰腺炎。

（四）实验室与辅助检查

1. 一般检查　轻度贫血，白细胞减少和（或）血小板降低，红细胞沉降率增快，C 反应蛋白轻度增高等。

2. 自身抗体　本病血清中可出现多种自身抗体，45%～90% 的患者有 ANA 滴度升高，61% 的患者有 RF 阳性，抗 SSA、抗 SSB 的阳性率分别为 70% 和 40%，20% 的患者出现抗心磷脂抗体，5%～10% 的患者可出现抗 RNP 抗体和抗着丝点抗体，2%～6% 的患者有抗线粒体抗体和抗 Sm 抗体阳性。其中抗 SSA 及抗 SSB 抗体对本病诊断更有意义，前者的敏感度高，后者则特异度较强。另外，近50% 的患者出现抗甲状腺抗体阳性。近年发现，抗 α-Fodrin（胞衬蛋白）抗体有助于可疑患者的诊断。

3. 高球蛋白血症　90% 以上的患者有高 γ 球蛋白血症，为多克隆性，与紫癜、红细胞沉降率增快等症状有关。少数患者出现巨球蛋白血症或单克隆性高丙球蛋白血症，出现这种情况时须警惕并发淋巴瘤的可能。

4. 腺体功能测定

（1）泪腺功能测定：①滤纸试验：5 min 泪液湿润的长度 > 5 mm 为正常，< 5 mm 为异常；②角膜荧光染色：用丽丝胺绿或孟加拉红染色观测染色点 > 10 个时为异常；③泪膜破裂时间：眼科荧光镜下观察 ≤ 10 s 者为异常。

（2）唾液腺功能测定：①唾液流率测定：40岁以下患者的 10 min 唾液量应 > 1 mL，40 岁以上患者的 10 min 唾液量应 > 0.6 mL；②腮腺造影：可见点状扩张、球状扩张、空腔形成等腺体破坏的形态变化；③唾液腺放射性核素检查：可观察腺体的量及分泌速度。

（3）唇腺活检：在容易取材的下唇微创活检出腺泡组织，HE 染色可见不同程度的淋巴细胞浸润、腺体萎缩、导管阻塞等变化，Chisholm 病理分级在 4 mm^2 范围内发现 ≥ 50 个淋巴细胞称为 1 灶（图 4-22）。

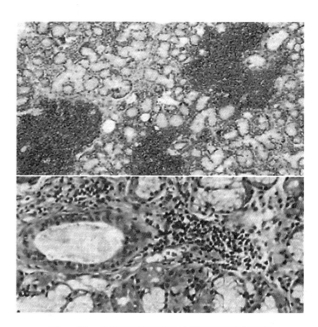

图 4-22　SS 唇腺病理示灶性淋巴细胞浸润
A. 低倍镜下有 3 灶　B. 高倍镜下有 1 灶
（图片采自同济大学附属同济医院风湿免疫科）

（五）诊断与鉴别诊断

1. 诊断　临床 pSS 的诊断需综合以下特征：口干燥症及干燥性角结膜炎症表现、检测抗 SSA 和（或）抗 SSB 抗体、唇腺活检的灶性淋巴细胞浸润。

SS 国际分类（诊断）标准（2002 年修订）被普遍采用：

（1）口腔症状（3 项中有 1 项或以上）：①每日感到口干，持续 3 个月以上；②成人腮腺反复或持续肿大；③吞咽干性食物时需用水帮助。

（2）眼部症状（3 项中有 1 项或以上）：①每日感到不能忍受的眼干，持续 3 个月以上；②反复的砂子进眼感或砂磨感；③每日需用人工泪液 ≥ 3 次。

（3）眼部体征（下述检查任意 1 项或以上阳性）：① Schirmer Ⅰ 试验（≤ 5 mm/5 min）；②角膜

染色（+）（≥4 van Bijsterveld 记分法）。

（4）组织学检查：唇腺淋巴细胞灶≥1（指 4 mm² 组织内至少有 50 个淋巴细胞聚集于唇腺间质者为 1 灶）。

（5）唾液腺受损（下述检查任意 1 项或以上阳性）：①唾液流率（≤1.5 mL/15 min）；②腮腺造影；③唾液腺放射性核素检查。

（6）自身抗体：抗 SSA、抗 SSB，或两者都有（双扩散法）。

2. 判定标准

（1）pSS：无任何潜在疾病的情况下，按下述两条诊断：① 符合上述标准中 4 条或 4 条以上，但（4）（组织学检查）和（6）（自身抗体）两项中至少有 1 项阳性；②标准（3）～（6）4 项中任意 3 项阳性。

（2）继发性 SS：患者有潜在的疾病（如任何结缔组织病），符合上述标准中的（1）和（2）项中任意 1 项，同时符合（3）～（5）项中的任意 1 项。

按上述（1）或（2）诊断必须排除以下病例：颈、头、面部有放疗史、HCV 感染史、AIDS、淋巴瘤、结节病、GVH 病、服用抗乙酰胆碱药（如阿托品、莨菪碱、溴丙胺太林、颠茄等）。

2016 年 ACR/EULAR 提出了新的 SS 分类标准（表 4-19），强调客观指标的权重积分，去除了主观口干、眼干条目，敏感度为 92%～97%，特异度为 95%～98%。目前该分类标准已逐渐被接受。

表 4-19　2016 年 ACR/EULAR 的 SS 分类标准

指标	得分
唇腺淋巴细胞灶≥1 灶/4 mm²	3 分
抗 SSA 阳性	3 分
单侧或双侧眼角膜荧光染色评分≥5 分 或 van Bijsterveld≥4 分	1 分
单侧或双侧眼 Schirmer I 试验≤5 mm/5 min	1 分
未刺激唾液流率≤0.1 mL/min	1 分

判定标准：总分≥4 分可判定为 SS，需排除颈面部有放疗史、HCV 感染、AIDS、淋巴瘤、结节病、GVH 病、服用抗乙酰胆碱药

3. 鉴别诊断　本病须与以下疾病鉴别：

（1）其他风湿免疫疾病：如类风湿关节炎、系统性红斑狼疮、混合性结缔组织病等。主要鉴别要点为：pSS 多见于中老年女性，发热少见，但疲乏、全身不适明显；少见颊部红斑皮疹、脱发光过敏与血管炎皮疹；关节炎症状远不如类风湿关节炎明显和严重，极少见关节破坏、畸形、功能受损；口眼干燥明显；肾小管酸中毒、低血钾无力是其常见表现；血清高球蛋白血症明显，血清抗体 SSA、SSB、RF 呈高滴度；一般病程迁延日久、很少急骤变化。

（2）非自身免疫性的口干：原有糖尿病、甲减、尿崩症，口服安眠药、抗精神病药性口干，老年性外分泌腺体功能下降、长期饮酒吸烟，秋季多风、精神紧张、长时间说话等，血清自身抗体和球蛋白检测有助于鉴别。

4. SS 的疾病活动性 ESSDAI 积分评估　2010 年，EULAR 组织欧洲 13 个国家及北美的 39 名 SS 专家，通过对 SS 患者的全身症状、淋巴结、腺体、皮肤、关节、肌肉、肺、肾、中枢神经、外周神经、血液系统及血清学 12 个系统病变对 SS 活动性进行评估，把各系统病变分为 4 个活动度，即不活动为 0 分，低度活动为 1 分，中度活动为 2 分，高度活动为 3 分，病变活动总分为各个系统活动分乘以该系统病变权重之和。理论总分 123 分，一般认为 0～3 分为稳定期，4～9 分为轻度活动，10～13 分为中度活动，≥14 分为重度活动（表 4-20）。

（六）治疗

本病目前尚无根治的办法。治疗目的是改善症状，预防因口、眼干燥造成局部损伤，积极防治因免疫反应引起的脏器损害。

1. 口眼干燥外用药　①减轻口干很困难，应禁止抽烟、饮酒，避免服用引起口干的药物如阿托品等，保持口腔清洁，勤漱口，减少龋齿和口腔继发感染的可能。多饮水、口腔含水浸泡 5 min 再吐出，外出时带茶水杯。②干燥性角膜炎：可用人工泪液（0.5% 羧甲基纤维素液）、透明质酸滴眼液、

表 4-20　2010 年 ESSDAI 系统损害与积分评定方法

系统损害	活动度	系统权重积分	定义
全身症状	无	0	无症状
	低活动	3	低中热 37.5 ~ 38.5 ℃、夜汗、消瘦 5% ~ 10% 体重
	中活动	6	较高热≥38.5 ℃、夜汗、消瘦 >10% 体重
淋巴结	无	0	无肿大
	低活动	4	各区域淋巴结直径≥1 cm 或腹股沟部淋巴结直径≥2 cm
	中活动	8	各区域淋巴结直径≥2 cm 或腹股沟部淋巴结直径≥3 cm 或脾大
	高活动	12	有恶性 B 淋巴瘤
腺体	无	0	无肿大
	低活动	2	轻度腮腺肿大（直径≤3 cm）或局限颌下腺、泪腺肿大
	中活动	4	重度腮腺肿大（直径≥3 cm）或广泛颌下腺、泪腺肿大
皮肤	无	0	无活动性皮损
	低活动	3	多形性红斑
	中活动	6	局限性皮肤血管炎
	高活动	9	弥漫性皮肤血管炎
肌肉	无	0	无活动性肌炎
	低活动	6	肌电图或肌活检轻度肌炎，肌酶活性升高≤1 倍
	中活动	12	肌电图或肌活检中度肌炎，肌酶活性升高 1 ~ 3 倍
	高活动	18	肌电图或肌活检高度肌炎，肌酶活性升高≥4 倍
关节	无	0	无关节肿痛
	低活动	2	手腕足踝关节痛伴晨僵
	中活动	4	28 个关节中有 1 ~ 5 个有滑膜炎
	高活动	6	28 个关节中有≥6 个有滑膜炎
肺	无	0	无活动性症状
	低活动	5	持续咳嗽但无影像学肺部病变
	中活动	10	影像学中度肺肺间质病变，DLCO<70% 或 FCV<80%
	高活动	15	影像学重度肺肺间质病变，DLCO<40% 或 FCV<60%
肾	无	0	无活动性肾病变，蛋白尿 <0.5 g/d，
	低活动	5	轻度肾小管酸中毒，GFR>60 mL/min，尿蛋白 0.5 ~ 1 g/d
	中活动	10	中度肾病变，GFR<60 mL/min，尿蛋白 1 ~ 1.5 g/d
	高活动	15	重度肾病变，GFR<60 mL/min，尿蛋白≥1.5 g/d
外周神经	无	0	无外周神经病变
	低活动	5	活动性外周神经传导障碍
	中活动	10	感觉神经病变、轻中度运动失调、脱髓鞘病变
	高活动	15	感觉－运动神经障碍、共济失调、脱髓鞘性多发神经病变
中枢神经	无	0	无神经病变
	中活动	10	颅神经病变、视神经炎、多发性硬化样综合征
	高活动	15	脑血管意外、失神发作、脊髓炎、脑膜炎

续表

系统损害	活动度	系统权重积分	定义
血液系统	无	0	无免疫性血细胞减少
	低活动	2	轻度免疫性粒细胞 $<1.5 \times 10^9$/L，淋巴细胞减少 $<1 \times 10^9$/L，
	中活动	4	中度免疫性粒细胞 $<1 \times 10^9$/L，淋巴细胞减少 0.5×10^9/L，血小板 $<100 \times 10^9$/L
	高活动	6	重度免疫性粒细胞 $<0.5 \times 10^9$/L，血红蛋白 <80 g/L，血小板 $<50 \times 10^9$/L
生物学指标	无	0	无变化
	低活动	1	补体 C3、补体 C4、CH50 减少，IgG $16 \sim 20$ g/L
	中活动	2	冷球蛋白血症，IgG>20 g/L，近期 IgG 减少
理论总分		123	

双氯芬酸滴眼液、氯霉素滴眼液等以减轻角膜损伤。有眼角膜溃疡、巩膜炎等免疫活动征象者，用地塞米松滴眼液、环孢霉素滴眼液。

2. 刺激腺体分泌药 口服或静脉用溴己新、沐舒坦、氨溴索对部分患者的口眼干燥有改善，毛果芸香碱国内尚无口服制剂，西维美林（cevimeline）可使用。近年有研究发现，毒蕈碱受体 3（M3）激动剂对改变口眼干燥有效。

3. 脏器损害治疗 ①合并肾小管酸中毒低血钾者，需给予补钾。初期采用静脉补钾为主，平稳后改口服钾盐片、枸橼酸钾合剂，有的患者需终身服用，以防低血钾再次发生。②关节肌肉疼痛可用非甾体类抗炎药。③如合并神经系统损害、肝肾损害、间质性肺炎、白细胞低下、血小板减少、肌炎、血管炎等，可使用大剂量皮质激素和免疫抑制剂，如羟氯喹、来氟米特、沙利度胺、硫唑嘌呤、环磷酰胺、环孢霉素、他克莫司等治疗。④并发淋巴瘤者需联合化疗。

4. 生物制剂与细胞治疗 对于出现自身免疫亢进损害的可用抗 CD20 单抗（利妥昔单抗）和 IL-6-R 单抗（妥珠单抗）。间充质干细胞静脉输注治疗 pSS 已经在实验治疗中，重症患者可用血浆置换和免疫吸附治疗。

（七）预后

本病发展相对缓慢，经恰当治疗，大部分都能使病情缓解，甚至可康复回归日常生活和工作。仅局限于唾液腺、泪腺、皮肤黏膜外分泌腺体者预后良好，但随着时间推移病情会有转化。内脏损害中出现进行性肺纤维化易继发呼吸道反复感染甚至呼吸衰竭，有中枢神经病变、肾小球受损伴肾功能不全、重症血小板减少、反复肝损者易出现器官衰竭，合并恶性淋巴瘤者预后差。

（汤建平）

第五节　抗磷脂抗体综合征

诊疗路径：

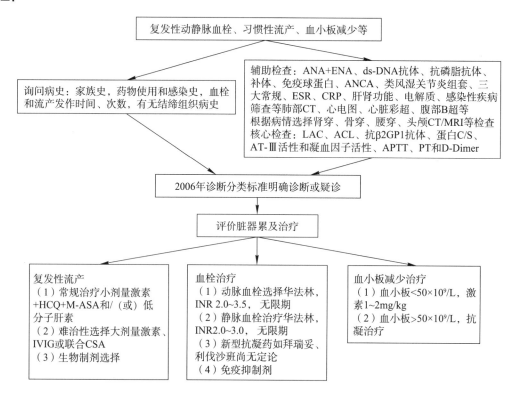

抗磷脂抗体综合征（antiphospholipid syndrome, APS）是抗磷脂抗体（antiphospholipid antibody, aPL抗体）介导的以血栓形成为主要表现的一组临床症状。aPL抗体是一组能与多种含有磷脂结构的抗原物质发生免疫反应的抗体，包括狼疮抗凝物（lupus anti-coagulant, LA）、抗心磷脂抗体（anti-cardiolipin antibody, aCL抗体）、抗磷脂酸抗体和抗磷脂酰丝氨酸抗体等，也可与β2糖蛋白1（β2-GP1）、蛋白C、蛋白S和凝血酶等凝血因子结合。临床上以动脉、静脉血栓形成、病态妊娠（妊娠早期流产和中晚期死胎）和血小板减少等症状为表现，上述症状可以单独或多个共同存在。

APS可分为原发性抗磷脂综合征（PAPS）和继发性抗磷脂综合征（SAPS），SAPS多见于系统性红斑狼疮或类风湿关节炎等自身免疫病。APS的总体患病率不明，多见于年轻人，男女发病率比为1：9，女性发病中位年龄为30岁。在正常人群中，10%可出现一过性低滴度的抗心磷脂抗体。

（一）病因

1. 遗传因素　有狼疮抗凝物（LA）阳性和PAPS患者的家系提示患者具有遗传基因易感性。HLA Ⅱ类复合体研究显示DR4频率明显增高，其中HLADR4与HLA-DQB1*0302/HLADQB1*0301（DQ7）之间存在联锁不平衡关系，但种族之间存在差异。人类β2-GP1的基因定位于17号染色体q23-qter，4个单核苷酸多态性已经确定，分别为88位Ser/Asn、247位Leu/Val、306位Cys/Gly、316位Trp/Ser，这些氨基酸的改变使β2-GP1与磷脂结合后，表位改变从而引起自身免疫反应，产生抗磷脂抗体。

2. 感染因素、分子模拟与表位扩散　除了基因遗传的危险因素以外，感染因素是产生自身免疫 aPL 抗体的另一原因。多种病毒包括巨细胞病毒（CMV）、丙型肝炎病毒（HCV）、人类免疫缺陷病毒（HIV）和细小病毒可引起高滴度的 aPL 抗体的出现和血栓形成。另外，麻风患者血清中也可测到 aCL 抗体，但一般多在出现 APS 临床表现后 6 个月内降低，均提示感染因素在 APS 中可能起作用。启动自身反应性 B 细胞的激活，可能通过 TLR-4 转导信号通路。

近来一些研究发现一些病毒和细菌多肽有与 β2-GP1 第五功能区 GDKV 相似的功能和序列，通过分子模拟机制诱导 aPL 抗体的产生，这些肽的特点是其中有一组赖氨酸序列，其侧面至少有一处具有磷酸残基，能与磷脂结合并诱导高水平的 aPL 抗体和抗 β2-GP1 抗体产生。另外，表位扩散机制也是导致 aPL 抗体产生的重要因素。

（二）发病机制

APS 血栓的形成是一个复杂的过程，除了具有 aPL 抗体以外，会需要一些导致血栓的因素，如高凝、创伤、高血脂、吸烟、避孕药服用，如是 SLE 患者可能会伴有疾病的高度活动。这些因素抑制了抗凝过程或使凝血过程持续。

aPL 抗体通过多种机制参与血栓的形成。当血小板、内皮细胞、滋养层细胞活化或凋亡时，带负电荷的磷脂酰丝氨酸从细胞膜内测移行到原本电中性的细胞膜外侧。之后，循环中的 β2-GP1 与磷脂酰丝氨酸结合，然后 aPL 抗体与 β2-GP1 二聚体/磷脂复合物结合，免疫复合物能激活胞外补体系统，进而募集和活化炎症效应细胞，包括单核细胞、中性粒细胞及血小板，导致促炎因子释放，诱导出现血栓前状态。aPL 抗体还可抑制磷脂催化的凝血级联反应，诱导单核细胞表达组织因子，减少纤维溶解。

aPL 抗体抑制胎盘催乳素和胰岛素生长因子结合蛋白 1 的产生，干扰胎盘合体滋养层细胞形成、胎盘脱落及滋养层细胞浸润，从而影响胎盘发挥正常功能。

APS 的典型病理过程是血栓，且血栓形成无明显的淋巴细胞浸润，已发现补体过度活化是引起血栓的主要机制。最早在 1980 年就有报道发现 APS 流产患者的胎盘有大量的补体沉积，可以通过 C5 受体（C5R）旁路和 C5~C9 膜攻击复合物诱导流产。活化的补体 C3b、C5a 可以启动致炎的放大环路，导致组织损伤和死胎。实验证实一种能阻止 C3 和 C4 活化的内源性补体调节蛋白 Crry 缺陷的小鼠由于不能抑制补体活化而导致流产和死胎显著增加，而使用 Crry-Ig 融合蛋白能抑制抗磷脂抗体介导的流产。

最近研究发现，中性粒细胞释放的 DNA 和蛋白质一起形成细胞外陷阱（neutrophil extracellular traps，NETs），可以活化内皮细胞，从而促进内皮细胞表达组织因子过表达，启动外源性凝集通路。此外，4 型肽酰基精氨酸脱亚胺酶（peptidylarginine deiminase 4，PAD4）可以使 DNA 去沉淀，调控血栓的病理生理过程，但这些复杂的机制仍需要深入研究。

（三）临床表现

APS 的临床表现从无症状 aPL 阳性（无血栓史或病态妊娠史）到恶性 APS（数天内发生广泛血栓），程度不一。

1. 动、静脉血栓形成　APS 血栓形成的临床表现取决于受累血管的种类、部位和大小，可以表现为单一或多个血管累及。APS 的静脉血栓形成比动脉血栓形成多见。静脉血栓以下肢深静脉血栓最常见，此外还可见于肾、肝和视网膜。动脉血栓多见于脑部及上肢，还可累及肾、肠系膜及冠状动脉等部位。肢体静脉血栓形成可致局部水肿，肢体动脉血栓会引起缺血性坏疽，年轻人发生卒中或心肌梗死应排除原发性 APS 可能，详见表 4-21。

2. 产科 APS　胎盘血管的血栓导致胎盘功能不全，可引起习惯性流产、胎儿宫内窘迫、宫内发育迟滞或死胎。APS 孕妇可发生严重的并发症，早期可发生先兆子痫，亦可伴有溶血、肝酶升高及血

表 4-21　APS 的血栓临床表现

累及血管	临床表现
静脉	
肢体	深静脉血栓
脑	脑静脉窦血栓
肝	
小静脉	肝大、转氨酶升高
大静脉	Budd–Chaiari 综合征
肾	肾静脉血栓
肾上腺	中央静脉血栓，出血、梗死，Addison's 病
肺	肺血管栓塞，肺动脉高压
大静脉	上 / 下腔静脉血栓
皮肤	网状青紫
眼	视网膜静脉血栓
动脉	
肢体	缺血性坏死
脑	
大血管	卒中、短暂性脑缺血发作、Sneddon's 综合征
小血管	急性缺血性脑病、多发性脑梗死性痴呆
心脏	
大血管	心肌梗死、静脉搭桥后再狭窄
小血管	
急性	循环衰竭、心脏停搏
慢性	心肌肥厚、心律失常、心动过缓
肾	
大血管	肾动脉血栓、肾梗死
小血管	肾血栓性微血管病
肝	肝梗死
主动脉	
主动脉弓	主动脉弓综合征
腹主动脉	附壁血栓
皮肤	指端坏疽
眼	视网膜动脉和小动脉血栓

小板减少，即 HELLP 综合征。

3. 血小板减少　是 APS 的重要表现，可以同时合并血栓性微血管病变（TMA）或自身免疫性溶血，合并 TMA 提示病情可能危重。

4. APS 相关的肾病　肾血栓微血管病变、肾小球毛细血管内皮细胞损伤以及肾血管血栓形成，引起蛋白尿而不伴细胞尿或低补体血症，可导致严重高血压和（或）肾衰竭。主要表现为肾动脉血栓 / 狭窄、肾缺血坏死、肾性高血压、肾静脉血栓、微血管闭塞性肾病和相关的终末期肾病，统称为 APS 相关的肾病。

5. 其他表现　网状青斑和皮肤的慢性坏死、溃疡为 APS 常见的非特异表现，可见于 80% 的患者。心脏瓣膜赘生物或慢性粘连、脱垂是晚期出现的临床表现，严重者需要做瓣膜置换术。反复肺动脉栓塞或小血管血栓可导致 APS 患者发生肺动脉高压。极少数 aPL 抗体阳性的患者发生弥漫性肺出血。APS 相关的神经精神症状包括偏头痛、舞蹈症、癫痫、吉兰 - 巴雷综合征、一过性球麻痹等。少数患者合并骨梗死和骨折。

6. 恶性 APS（catastrophic APS）　是一种罕见的突发的威胁生命的并发症，于数天内出现中、小动脉广泛血栓（尽管使用了足量抗凝治疗），引起脑卒中，心脏、肝、肾上腺、肾和肠梗死，以及外周组织坏疽。急性肾上腺功能衰竭为首发表现，患者常有中度血小板减少。与溶血性尿毒症和血栓性血小板减少性紫癜相比，恶性 APS 导致的红细胞破碎较少，纤维裂解产物也无明显升高。肾衰竭和肺出血发生于部分恶性 APS 患者，组织活检示非炎症性血管闭塞。

（四）诊断与鉴别诊断

1. 血清学检查

（1）狼疮抗凝物（LA）：LA 是一种 IgG/IgM 型免疫球蛋白，作用于凝血酶原复合物（Ⅹa、Ⅴa、Ca^{2+} 及磷脂）和 Tenase 复合体（因子Ⅸa、Ⅷa、Ca^{2+} 及磷脂），在体外能延长磷脂依赖的凝血试验的时间。因此检测 LA 是一种功能试验，有凝血酶原时间（PT）、激活的部分凝血活酶时间（APTT）、白陶土凝集时间（KCT）和蛇毒试验，其中以 KCT 和蛇毒试验较敏感。

（2）aCL 抗体：目前标准化的检测方法是以心磷脂为抗原的间接酶联免疫吸附试验（ELISA）法，国际上对 IgG 和 IgM 型的 aCL 抗体的检测结果的表述单位为 GPL（1 μg/mL 纯化的 IgG 型的 aCL 抗体结合抗原活性）和 MPL（1 μg/mL 纯化的 IgM 型 aCL 抗体的结合抗原）。

（3）β2-GP1 抗体：用纯化的 β2-GP1 为抗原的 ELISA 法检测抗 β2-GP1 抗体，该抗体与血栓的相关性比 aCL 抗体强，假阳性低，对诊断原发性 APS 的敏感度与 aCL 抗体相近。

2. 其他检查

（1）超声检查：血管多普勒超声有助于外周动静脉血栓的诊断。

（2）影像学检查：对血栓评估最有意义，CT 或 DSA 动静脉血管造影可显示阻塞部位，MRI 有助于明确血栓大小和梗死灶范围。

（3）组织活检：肾活检表现为肾小球和小动脉的微血栓形成，皮肤、胎盘和其他组织活检表现为不同管径的血管非炎症性闭塞。

3. 诊断标准　诊断主要依靠临床表现和实验室检查，还必须排除其他自身免疫病和感染、肿瘤等疾病引起的血栓。

（1）原发性 APS：最新诊断分类标准见表 4-22。

（2）恶性 APS：诊断标准见表 4-23。

表 4-22　修订的 2006 年悉尼抗磷脂综合征 Sapporo 分类诊断标准

临床标准
1. 血管栓塞 [a]
任何组织或器官的动、静脉和小血管发生血栓 ≥1 次 [b]
2. 异常妊娠
（1）≥1 次发生于妊娠 10 周或 10 周以上无法解释的形态学正常的胎儿死亡，或
（2）≥1 次发生于妊娠 34 周之前因严重的先兆子痫、子痫或者明确的胎盘功能不全 [c] 所致的形态学正常的新生儿早产，或
（3）≥3 次发生于妊娠 10 周之前的无法解释的自发性流产，必须排除母体解剖或激素异常及双亲染色体异常

实验室标准 [d]
（1）血浆中出现狼疮抗凝物，至少发现 2 次，每次间隔至少 12 周
（2）用标准 ELISA 在血清或血浆中检测到中/高滴度的 IgG/IgM 类 aCL 抗体（IgG 型 >40 GPL，IgM 型 >40 MPL，或滴度 >99 百分位数），至少检测 2 次，间隔至少 12 周
（3）用标准 ELISA 在血清或血浆中检测到 IgG/IgM 型 β2-GP1 Ⅰ 抗体（滴度 >99 百分位数），至少检测 2 次，间隔至少 12 周

诊断 APS 必须符合至少 1 项临床标准和 1 项实验室标准。APS 的诊断应避免临床表现和 aPL 抗体阳性的间隔时间 <12 周或 >5 年

对有过 1 次或者 1 次以上异常妊娠的患者研究时，强烈推荐研究人员将患者按上述（1）（2）（3）标准进行分层 [e]

注：a. 当共存遗传性或获得性血栓形成的因素时也能诊断 APS，但应依据是否存在其他血栓形成的危险因素进行分组。b. 危险因素包括：年龄（男性 >55 岁，女性 >65 岁）、存在已知的心血管危险因素（如高血压、糖尿病、低密度脂蛋白升高、高密度脂蛋白降低、胆固醇降低、吸烟、心血管早发的家族史、体质指数 ≥30 kg/m²、微量白蛋白尿、估计肾小球滤过率 <60 mL/min）、遗传性血栓倾向、口服避孕药、肾病、恶性肿瘤、卧床和外科手术。因此，符合 APS 分类标准的患者应该按照血栓的发生原因分层。c. 浅表静脉血栓不包括在临床标准中。d. 通常可普遍接受的胎盘功能不全包括以下 4 个方面：①异常或不稳定的胎儿监护试验（如非应激试验阴性）提示胎儿低氧血症；②异常的多普勒流量速度波形分析提示胎儿低氧血症（如脐动脉舒张末期无血流状态）；③羊水过少（如羊水指数 ≤5 cm）；④出生体重低于同龄胎儿平均体重的第 10 个百分位数以下。e. 强烈推荐研究者对 APS 患者进行分型：Ⅰ.1 项以上（任意组合）实验室指标阳性；Ⅱa. 仅狼疮抗凝物阳性；Ⅱb. 仅抗心磷脂抗体阳性；Ⅱc. 仅抗 β2-GP1 阳性。

表 4-23　恶性 APS 的初步分类诊断

（1）有 3 个或 3 个以上组织、器官或系统受累（一般通过适当的影像学检查可发现血管闭塞，而血肌酐升高 50%，严重高血压、蛋白尿或这些表现同时出现时提示肾损害）

（2）症状同时或于 1 周内进行性发展

（3）组织病理学证实至少 1 处组织或器官的小血管闭塞（组织病理学可见明确血栓形成的证据，有时还可见血管炎并存的证据）

（4）aPL 抗体阳性（狼疮抗凝物、抗心磷脂抗体或 β2-GP1 抗体），根据 APS 初步分类标准，如果患者之前未被诊断为 APS，实验室检测 aPL 抗体必须间隔 6 周 2 次或 2 次以上阳性

确诊恶性 APS：具备上述 4 个标准

可疑恶性 APS：

具备标准（2）~（4），并累及 2 个组织、器官或系统

具备标准（1）~（3），但由于患者在疾病发作前未检测抗体或疾病导致早期死亡，未能间隔 6 周重复检测抗体

具备标准（1）、（2）、（4）

具备标准（1）、（3）、（4），抗凝治疗情况下，于首次发作后 1 周至 1 个月内发生血栓事件

4. 鉴别诊断

（1）感染：感染引起的抗心磷脂抗体通常是一过性，常为 IgM 型而不是 IgG 型。一过性 aPL 抗体和低滴度抗心磷脂抗体不能作为诊断依据。可以根据抗体是否是 β2-GP1 抗体依赖型来区分自身免疫和感染诱发的抗体。梅毒和 AIDS、Lyme 病、传染性单核细胞增多症、结核等疾病分别有 93%、39%、20%、20% 的 aPL 抗体阳性率。

（2）肿瘤：有一些恶性肿瘤如黑色素瘤、肾母细胞癌、肺癌、淋巴瘤和白血病等亦可出现 aCL 抗体或抗 β2-GP1 抗体阳性。

（3）药物：一些药物如酚噻嗪，普鲁卡因酰胺、氯丙嗪、肼苯达嗪、苯妥英钠、奎宁，普萘洛尔和口服避孕药也可以诱导出 aPL 抗体。

（4）其他血栓性疾病：随着年龄增长，用 ELISA 方法检测 aPL 抗体的阳性率有所增加，对于 60 岁以上老年患者来说，血管闭塞需要谨慎鉴别。静脉血栓需与蛋白 C、蛋白 S 和抗凝血酶 III 缺陷症，动脉血栓需与高脂血症、糖尿病血管病变、血栓闭塞性脉管炎、血管炎、高血压等疾病相鉴别。

（五）治疗

1. 治疗原则　APS 的治疗目的主要包括预防血栓和避免妊娠失败。APS 的治疗方法包括：抗凝治疗、糖皮质激素治疗、免疫抑制剂治疗及对症支持治疗，详见表 4-24。

表 4-24　APS 伴中、高滴度 aPL 抗体患者的治疗方案

临床情况	治疗
无症状	不治疗，或 ASA<100 mg/d
可疑血栓	ASA <100 mg/d
反复静脉血栓	华法林，INR 2.0 ~ 3.50，无限期
动脉血栓	INR 3.0，无限期
初次妊娠	不治疗，或 ASA 50 ~ 75 mg/d
单次流产，<10 周	不治疗，或 ASA 50 ~ 75 mg/d
反复流产，或 10 周以后流产，无血栓	妊娠全过程及产后 6 ~ 12 周 LMWH（4 100 IU，1 次 /d）+ ASA 50 mg/d
反复流产，或 10 周以后流产，血栓形成	妊娠全过程肝素足量治疗，产后用华法林
网状青斑	不治疗，或 ASA 75 ~ 100 mg/d
血小板 >50 × 10^9/L	不治疗
血小板 <50 × 10^9/L	泼尼松 1 ~ 2 mg/kg，免疫抑制剂

2. 药物治疗

（1）肝素及低分子量肝素：肝素是未分层的混合物，相对分子质量在 3 000 ~ 57 000，低分子量肝素（LMWH）是指用化学和酶学方法将肝素裂解并提纯的一组相对分子质量在 4 000 ~ 6 000 的葡胺糖。LMWH 与肝素相比有以下特点：①半衰期长，肝素为 1 h（0.4 ~ 2.5 h），而 LMWH 是它的 2 倍；②抗血栓的作用强，而抗凝作用弱；③对血小板作用小；④不易引起骨质疏松。肝素每支 12 500 IU（100 mg），近年来肝素用量趋小剂量化，成人每日用量 <15 000 IU，临床上静脉或皮下注射使用。LMWH 可以皮下注射，剂量为 2 500 ~ 3 000 IU，一般每日一次；量较大时亦可每 12 h 一次。监测肝素治疗的实验室指标通常用 APTT，使肝素剂量控制在正常对照的 1.5 ~ 2.0 倍为宜。肝素过量引起出血，可以用鱼精蛋白中和，1 mg 鱼精蛋白可中和 100 IU 肝素，鱼精蛋白宜缓慢滴注。

（2）华法林：是长期抗凝治疗时应用最广泛的药物，是治疗 aPL 抗体导致血栓形成基石药物。其抗凝机制是抑制维生素 K 依赖的凝血因子的合成因此由华法林过量引起的出血，可以用维生素 K 拮抗治疗。本药有致畸作用，孕妇禁忌。本药半衰期是 33 h，一般要服 12 ~ 24 h 才能起作用，要从小剂量逐渐增加，初期 2.5 ~ 5 mg/d，维持量因人而异，一般小于 7.5 ~ 10 mg/d，平均 4 ~ 6 mg/d。华法林应用剂量需用 PT 监测，用国际标准化比率（international normalized ratio，INR）评估。INR=患者 PT/ 标准 PT，如 INR>3.0 则出血风险加大，INR>5 则出血风险极大。

（3）抗血小板药：能抑制血小板黏附、聚集和释放功能，防止和抑制血栓形成。可以选用：①阿司匹林（ASA）抑制 TXA2 的产生，用法 50 ~ 300 mg/d，或磺吡酮 0.2 g/ 次，3 次 /d；②双嘧达莫抑制 Ca^{2+} 活性，增高血小板内 CAMP 的浓度，可与 ASA 合用，用法 25 ~ 50 mg/ 次，3 次 /d；③噻氯匹定通过 ADP 受体抑制血小板和纤维蛋白原连接，用法 0.25 g/ 次，1 ~ 2 次 /d。

（4）免疫抑制剂：抗凝治疗对于抗磷脂抗体相关的非栓塞性表现、肾病和微血栓通常无效，需要应用抗凝之外的免疫抑制治疗方案。

羟基氯喹可以减少 aPL 抗体的生成，有抗血小板聚集作用，近期有研究提示它可以保护 APS 患者不发生血栓。不良反应有头昏、肝功能损害、心脏传导系统抑制、眼底药物沉着等，但不良反应比氯喹轻，发生率低；用法为 0.2 ~ 0.4 g/d。

其他药物如硫唑嘌呤、吗替麦考霉酚酸酯（MMF）和环孢霉素 A 等对有血小板减少患者可以使用，血管病变的患者可以使用环磷酰胺，有 TMA 患者可以使用美罗华或依库单抗。

新型抗凝药物：达比加群酯和利伐沙班已应用于临床。达比加群酯结合于凝血酶的纤维蛋白特异结合位点，阻止纤维蛋白原裂解为纤维蛋白，从而阻断了凝血途径的最后步骤及血栓形成；利伐沙班通过直接抑制因子 Xa 以阻断凝血内源性和外源性途径，抑制凝血酶的产生和血栓形成。

3. 急性期治疗　急性期血栓可行取栓术，静脉血栓在 72 h 内手术，动脉血栓在 8 ~ 12 h 内行取栓术或血管旁路术。有手术禁忌者可以溶栓，国内常用的药物有尿激酶和链激酶，溶栓后用肝素或华法林抗凝治疗。但是临床经验提示溶栓药物对 APS 无效，因很快能发生再栓塞。

4. 慢性期治疗　APS 患者在慢性期以口服抗凝治疗为主，长期抗凝治疗会降低血栓的复发率，但亦会增加出血机会，应特别注意。如何确定抗凝时间详见表 4-25。抗凝治疗应监测 INR，对动脉血栓应控制在 2.5 ~ 3.0，静脉血栓则宜在 2.0 ~ 3.0。推荐通过以下指征决定抗凝强度：①对体内存在 3 倍以上高滴度 aPL 抗体，或影像学有多次脑缺血的高风险患者，或 2 次以上临床血栓事件者，应给予华法林 + 小剂量阿司匹林；②既往心肌梗死且合并 3 倍以上高滴度 aPL 抗体的患者，需长期使用高强度华法林（INR 3.0 ~ 4.0），或标准强度华法林（INR 2.0 ~ 3.0），同时联合小剂量阿司匹林。一般认为对经良好抗凝治疗仍有血栓发生的患者，可加

表 4-25　如何决定抗凝时间

时间	条件
短期抗凝	如有血栓形成诱因，aPL 抗体单次阳性者，可行 3~6 个月短期抗凝
长期抗凝	体内存在 3 倍以上高滴度 aPL 抗体
	无诱因发生静脉血栓，且患者存在长期危险因素
	如易栓状态或自身免疫病
	患者发生重要部位血栓，如肺栓塞

用羟基氯喹。

5. 血小板减少的治疗　对血小板 >50×10⁹ 的轻度血小板减少而不合并血栓的患者，可以观察；对有血栓而血小板 <100×10⁹ 的患者要谨慎抗凝治疗；血小板 <5×10⁹ 者禁止抗凝，可以用泼尼松 1~2 mg/（kg·d），大剂量静脉注射丙种球蛋白（400 mg/kg），待血小板上升后再抗凝治疗。

6. 妊娠期治疗　伴有 APS 的复发性流产患者的核心治疗措施是抗凝和抗血小板治疗，这也是目前被公认的最有效的治疗手段。对于合并 aPL 抗体阳性（包括 APS）的流产患者给药方案如下。

（1）aPL 抗体阳性患者：①对单纯 aPL 抗体阳性而非典型 APS 患者，既往无自然流产史或仅有 1 次 <孕 10 周的自然流产者，可单独使用低剂量阿司匹林（50~75 mg/d）治疗，不建议使用 LMWH；②对合并典型 APS 的复发性流产或既往有 1 次 ≥ 孕 10 周自然流产者、胎死宫内者、子痫前期者、胎儿宫内生长受限等胎盘功能不全病史者，应联合使用 ASA 和 LMWH。建议计划受孕当月月经干净开始，给予预防剂量 LMWH，并持续整个孕期（分娩前 24~48 h 停药），分娩后 12~24 h 继续给药至少至产后 2 周，期间可根据 D- 二聚体水平调节 LMWH 用量。

（2）既往有动静脉血栓史的 APS 患者：建议计划受孕当月月经干净后联合使用治疗剂量 LMWH 和 ASA。检测到妊娠成功后，持续给药至分娩前 24~48 h 停药，分娩后 12~24 h 继续给药至少至产后 6 周。

（3）原发性 APS 患者：此类患者通常可不使用糖皮质激素或免疫抑制剂，只有在发生血小板减少时使用。建议在无临床禁忌的情况下使用羟基氯喹治疗，并监测眼底状况。

（4）继发性 APS 患者：其 LMWH 的使用方案与原发性 APS 相同，但同时要根据原发病情联合使用皮质激素、免疫抑制剂和免疫调节剂。

（5）妊娠期间发生静脉血栓栓塞合并 APS 的复发性流产患者：建议使用治疗剂量 LMWH，并根据血栓形成部位与血管外科、心胸外科等相关学科共同管理，给药至少至产后 6 周或更长时间（依据血栓情况决定）。

7. 恶性抗磷脂抗体综合征（CAPS）　CAPS 是在一定诱因下骤然起病，有 APS 病史的患者在应激状态下应预防用抗凝治疗。如果发生 CAPS，一般主张抗凝并同时使用大剂量激素、环磷酰胺（CTX），必要时联合使用血浆置换和静脉注射免疫球蛋白，联合使用血浆置换和抗 CD20 单抗为可行方案。

（六）预后

肺动脉高压、神经系统受累、心肌缺血、肾病、四肢坏疽及恶性 APS 与预后较差有关。长期随访发现，严重的致死和残疾主要发生在 APS 初期大血管累及和未及时诊断和治疗的患者。APS 长期功能预后不佳，10 年后约 1/3 的患者出现永久性器官损害，1/5 的患者生活不能自理。

（陈晓翔）

第六节　多发性肌炎／皮肌炎

诊疗路径：

```
┌────────────────────────────────────┐
│ 主诉：四肢近端肌肉无力，伴或不伴有皮疹 │
└────────────────────────────────────┘
```

┌─────────────────────────────────────┐　┌─────────────────────────────────────┐
│ 病史询问：是否有诱因，有无感染、用药史；是否有 │　│ 辅助检查：血尿便常规、ANA+ENA、肌炎抗体谱、ANCA、 │
│ 内脏器官受累的症状，如胸闷气短、心悸、饮水呛咳 │　│ 抗CCP、补体、免疫球蛋白、T和B淋巴细胞、ESR、CRP、肝 │
│ 或吞咽困难；家族史 │　│ 肾功能、电解质、肌酸激酶、血清铁蛋白、感染性疾病筛查等 │
│ 体格检查：四肢肌力；皮疹的分布及类型等；心肺腹 │　│ 肺部CT、心电图、超声心动图、腹部B超等；根据病情选择四 │
│ 检查 │　│ 肢肌肉MRI、肌肉活检、骨髓穿刺、腰椎穿刺、头颅CT/MRI等 │
│ │　│ 检查 │
└─────────────────────────────────────┘　└─────────────────────────────────────┘

┌─────────────────────────────────────┐
│ 根据Bohn/Peter分类诊断标准，或 │
│ 2017ACR/EULAR IIM分类标准，明确诊断 │
└─────────────────────────────────────┘

┌─────────────────────────────────────┐
│ 评估脏器受累情况，明确疾病活动状态 │
└─────────────────────────────────────┘

┌─────────────────────────────────────┐
│ 一般治疗：患者教育，正确认识PM/DM，避免过多 │
│ 紫外线暴露，对症处理 │
└─────────────────────────────────────┘

┌─────────────────────────────────┐　┌─────────────────────────────────┐
│ 轻、中度： │　│ 重度： │
│ 小、中剂量激素（泼尼松10~30 mg/d）， │　│ 激素[1~2 mg/（kg·d）]，甚至冲 │
│ 可联合免疫抑制剂氨甲蝶呤、硫唑嘌呤、 │　│ 击治疗（0.5~1 g/d） │
│ 霉酚酸酯等 │　│ 免疫抑制剂（必要是2~3种联合） │
│ │　│ 丙种球蛋白 │
│ │　│ 利妥昔单抗 │
└─────────────────────────────────┘　└─────────────────────────────────┘

　　多发性肌炎（polymyositis，PM）和皮肌炎（dermatomyositis，DM）是特发性炎性肌病（idiopathic inflammatory myopathies，IIM）中最常见的临床亚型，是一组以骨骼肌受累为突出表现的获得性自身免疫性疾病。对称性四肢近端肌无力是PM/DM的典型表现，DM还可同时有特征性的皮肤改变。我国PM/DM的发病率尚不明确，国外报告的发病率为（0.1~1）/万，不同种族的发病率不全相同。女性多于男性，DM比PM更多见，成人和儿童均可发病，而PM在儿童很少见。

（一）病因

　　1. 遗传因素　人类白细胞抗原（human leukocyte antigen，HLA）-Ⅰ类和Ⅱ类基因的多态性可能是多种自身免疫性疾病包括PM/DM的遗传危险因素。有研究表明，HLA-DRB1*0301及与它连锁的等位基因DQA1*0501可能是与PM/DM关联的主要遗传易感基因。但针对不同人种的研究结果不完全相同。例如，在印第安人群的研究中，尚未发现PM/DM与HLA基因有相关性；而在白种人中作为危险因素的HLA-DRB1*0301可能是日本人群的一个保护性因素。有研究发现，中国人群中，HLA-DRB1*09：01 和 HLA-DRB1*12：01 是DM 患者的危险因素。另外，HLA-DRB1*12：01 还与肌炎特异性抗体（myositis-specific autoantibody，MSA）（抗 MDA5 抗体）密切相关。

PM/DM 是一组复杂的多基因参与的疾病，同时还涉及其他非 HLA 免疫反应基因，包括细胞因子及其受体，如 TNF-α、IL-1 以及 TNFR1、补体成分（如 C4、C2）、免疫球蛋白重链同种异型及 T 细胞受体等。这些遗传组分的确切作用目前尚不清楚。

2. 环境因素 部分 PM/DM 患者的起病可能与环境因素有关。肠道病毒和逆转录病毒（人 T 淋巴细胞病毒）可引起肌肉炎症。肠道病毒性肌炎常见于儿童，但多为自限性。患者的血清中存在高滴度的抗病毒抗体和病毒颗粒，肠道病毒可诱导出肌炎动物模型，这些研究均提示病毒感染可能是肌炎的致病因素之一。但迄今为止，并未在 PM/DM 患者的肌肉组织中找到病毒。

同样，目前已知葡萄球菌、梭状芽孢杆菌和分枝杆菌等可感染骨骼肌并引起急性肌肉炎症，但并没有证据显示这些病原微生物能够导致持续的慢性肌肉炎症。

寄生虫如鼠弓形虫、克鲁斯锥虫、螺旋体也都可能启动炎性肌病的发生。寄生虫感染也可诱导出肌炎动物模型。尽管如此，但临床上 PM/DM 患者很少发现有寄生虫前驱感染史。因此，目前尚不能证实寄生虫感染和 PM/DM 发病之间的直接关联性。

紫外线辐射可能是 DM 发生的危险因素之一。流行病学研究显示，PM 和 DM 发病与纬度有一定关联。有报道指出，越接近赤道 DM 发病率越高，而 PM 在北方国家发病率更高。PM 和 DM 发病率的这种纬度倾向差异性可能直接与紫外线辐射有关。

恶性肿瘤可能是另一个影响肌炎发生的危险因素，特别是 DM 与肿瘤之间具有很强的相关性。切除肿瘤有可能改善肌无力，而肿瘤复发则可伴随肌无力。但肿瘤和 DM 之间相关性的病理生理机制尚

未明确。有研究显示，肌炎特异性抗原在癌组织及肌炎患者再生肌细胞中高表达，提示肿瘤相关性肌炎患者中，针对肿瘤与再生肌细胞的自身免疫反应之间有交叉作用。

（二）发病机制

PM/DM 发病机制涉及多种因素，现有的研究提示免疫和非免疫机制（内质网应激和缺氧）均与 PM/DM 患者肌纤维损伤和功能障碍有关。

1. 体液免疫反应 大部分的 PM/DM 患者血清中存在 MSA 和（或）肌炎相关性自身抗体（myositis-associated autoantibody，MAA），而且不同的 MSA 临床表型不完全相同。MAA 中最常见的是抗核抗体，但它并不与某个肌炎亚型特别相关。MSA 及 MAA 的存在提示体液免疫反应参与了 PM/DM 的免疫病理过程。

2. 细胞免疫反应 在细胞水平上，淋巴细胞亚群在 PM/DM 患者肌肉组织中的分布有明显不同。CD4⁺ T 细胞、巨噬细胞和树突状细胞分布于血管周围，特别是肌束膜区域，也可见 B 细胞；这种类型多见于 DM 患者。而 PM 的特征是单个核细胞围绕在肌内膜区域或侵入非坏死肌纤维，其中主要是 CD8⁺ T 细胞和巨噬细胞。

DM 的发病机制中早期事件之一是补体的激活，随后补体成分和膜攻击复合物在内皮细胞沉积，最终补体介导的损伤导致毛细血管减少。毛细血管减少可形成 DM 的一些特征性组织学表现，如血管周围炎症、缺血以及束周萎缩（DM 的晚期表现）等。最近的研究发现，Ⅰ型干扰素（interferon，IFN-1）诱导基因参与了 DM 的发病机制，类浆细胞树突状细胞产生 IFN-1 并诱导 IFN 诱导蛋白如 ISG15 在 DM 束周肌纤维和血管上表达，提示 DM 肌纤维和血管损伤的发生可能是由于细胞内过多产生一种或多种 IFN-1 诱导蛋白所致。

肌内膜的炎性细胞包括 T 细胞（特别是 CD8⁺ T 细胞）、巨噬细胞和少量自然杀伤细胞。CD8⁺ 细胞毒 T 细胞（cytotoxic T lymphocyte，CTL）可识别肌细胞表达的主要组织相容性复合物（major histocompatibility complex，MHC）Ⅰ类分子并介导肌细胞损伤。局部浸润的 CTL 表达含颗粒的穿孔素，后者靶向性地针对目标肌纤维，提示肌纤维损伤部分是由穿孔素依赖性细胞毒作用所介导。有证据表明，PM 的 CD8$^+$ T 细胞在肌肉及外周循环中克隆性增生，且 T 细胞系表现出抗自身肌管的细胞毒性，提示 PM 的肌纤维损伤由 CTL 介导。CTL 可通过穿孔素 – 端粒酶 B 和 Fas–FasL 途径损伤靶细胞。

如上所述，两种不同的途径介导了肌肉损伤和炎症：一种是损伤血管（主要见于 DM），另一种是通过 CTL 直接破坏肌纤维（主要见于 PM）。另有多项研究显示，炎症反应的程度并非总与肌纤维破坏或临床表现的严重性相关，这提示非免疫过程同样在疾病的发病机制中起作用。例如，PM/DM 肌纤维结构破坏发生时可无任何炎细胞存在；部分患者肌肉的炎症程度与肌无力程度之间无相关性；抗炎治疗只对部分肌炎患者无效；激素治疗能够减少肌组织中的炎细胞，却并不能明显改善临床症状等，这些现象均提示非免疫机制在肌炎发病中的作用。

（三）临床特征

PM/DM 常呈亚急性起病，在数周至数月内出现对称性的四肢近端肌肉无力，仅少数患者急性起病，在数日内出现严重四肢近端肌无力。患者常伴有全身性的表现，如乏力、厌食、体重下降和发热等，部分患者有关节肿痛或雷诺现象。

1. 骨骼肌受累的表现　对称性四肢近端肌无力是 PM/DM 的特征性表现，约 50% 的患者可同时伴有肌痛或肌压痛。上肢近端肌肉受累时，可出现抬臂困难，不能梳头和穿衣。下肢近端肌受累时，常表现为上楼梯和上台阶困难，蹲下或从座椅上起立困难。远端肌无力不常见，但在整个病程中患者可有不同程度的远端肌无力表现。随着病程的延长，可出现肌肉萎缩。约一半的患者可出现颈屈肌无力，表现为平卧时抬头困难，头常呈后仰。眼轮匝肌和面肌受累罕见，这有助于与重症肌无力鉴别。

2. 皮肤受累的表现　除与 PM 有相同的骨骼肌受累表现外，DM 患者尚有特征性的皮肤受累表现。皮肤病变可出现在肌肉受累之前，也可与肌炎同时或在肌炎之后出现。DM 常见的皮肤病变包括：①向阳性皮疹（heliotrope rash）：这是 DM 特征性的皮肤损害，发生率为 60%～80%。表现为上眼睑或眶周出现的水肿性暗紫红色斑，可为一侧或两侧。这种皮疹还可出现在两颊部、鼻梁、颈部、前胸 V 形区和肩背部（称为披肩征）。② Gottron 疹（图 4-23A）：发生率约 80%，这是 DM 另一特征性的皮肤损害。表现为在关节的伸面，特别是掌指关节、指间关节或肘关节伸面的红色或紫红色斑丘疹，边缘不整，可融合成片，伴有皮肤萎缩、毛细血管扩张和色素沉着或减退，可有皮肤破溃。此类皮损亦可出现在膝关节伸面及内踝等处。③甲周病变：甲根皱襞处可见毛细血管扩张性红斑或出现瘀点，甲皱及甲床有不规则增厚，甲周可有线状充血性红斑，局部出现色素沉着或色素脱失。④ "技工

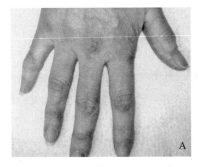
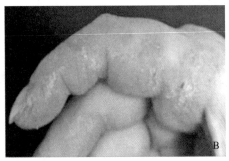

图 4-23　皮肌炎典型的皮疹
A. Gottron 疹　B. 技工手

手"（图 4-23B）：在手指的掌面和侧面出现污秽、深色的水平线横过手指。因类似于长期用手工操作的劳动手，故名"技工手"。还可出现足跟部及手指其他部位的皮肤表皮增厚、粗糙和过度角化。⑤其他皮肤黏膜改变：皮肤血管炎和脂膜炎也是 DM 较常见的皮肤损害；约 20% 的患者可有手指的雷诺现象。手指溃疡、甲周梗死等皮肤血管炎表现亦较常见。75% ~ 80% 的患者可出现光过敏。部分患者还可出现肌肉硬结、皮下小结或皮下钙化等改变。

3. 皮肤及骨骼肌外受累的表现　PM/DM 是一组常累及全身各脏器的系统性疾病，常见的受累脏器如下。

（1）关节炎：PM 和 DM 患者可出现关节痛和关节炎，其中手足小关节的对称性关节炎最为常见，且多为非侵蚀性关节炎，但有时也会表现为侵蚀性和破坏性关节炎。

（2）肺部受累：间质性肺炎（interstitial lung disease，ILD）、肺纤维化、胸膜炎是 PM/DM 常见的肺部病变，尤其是 DM 更为常见，可在病程中的任何时候出现。表现为胸闷、气短、咳嗽、咳痰、呼吸困难和发绀等。少数患者有少量胸腔积液，大量胸腔积液少见。由于食管运动障碍、吞咽困难、喉反射失调，可引起吸入性肺炎、肺不张等。喉部肌肉无力造成发音困难、声哑等；胸肌和膈肌受累出现呼吸表浅、呼吸困难或引起急性呼吸功能不全。肺部受累是影响 PM/DM 预后的重要因素之一。

（3）消化道受累：PM/DM 累及咽、食管上端横纹肌较常见，表现为吞咽困难、饮水发生呛咳、液体从鼻孔流出；食管下段和小肠蠕动减弱与扩张可引起反酸、食道炎、咽下困难、上腹胀痛和吸收障碍等，这些症状同进行性系统性硬化症的消化道受累相似。

（4）心脏受累：PM/DM 可有心脏受累，但有明显临床症状者较少见，少数患者可出现心肌炎和心包炎，表现为心悸、气短、胸闷、心前区不适或呼吸困难，还可出现心包积液、心脏扩大、心肌病、心律不齐、传导阻滞等。但发生心肌梗死者很少见。PM/DM 的晚期可出现充血性心力衰竭和严重心律失常。

（5）肾受累：少数 PM/DM 患者可有肾受累的表现，如蛋白尿、血尿、管型尿。重症 PM/DM 可表现为横纹肌溶解、肌红蛋白尿、肾衰竭。肾组织活检可有局部免疫球蛋白和补体沉积，为局灶性肾小球肾炎，提示免疫复合物可能是肾损害的原因。

4. 特殊的亚型

（1）无肌病性皮肌炎：少部分 DM 患者可表现为只有皮肤受累而无明显的肌肉病变，称为无肌病性皮肌炎（amyopathic dermatomyositis，ADM）。ADM 可能是 DM 的一种亚型，无肌病状态是指无肌无力的客观体征，并且诊断学检查包括血清酶学、肌电图和肌活检无异常或只有轻微异常。一般认为无肌病状态持续时间 ≥ 2 年才可确诊为 ADM。抗 MDA5 抗体阳性的患者中 ADM 较常见，但常伴有严重的急性进展性 ILD，预后差。

（2）抗合成酶综合征（anti-synthetase autoantibody syndrome，ASS）：是指患者血清中存在抗合成酶抗体（anti-synthetase autoantibody，ASA），同时临床上表现为肌炎、ILD、雷诺现象、关节炎以及技工手等。这些患者通常在起病和病情活动时出现发热。有不少学者认为 ASS 是与 PM/DM 并列的一个炎性肌病的亚型。目前报道的 ASA 近 10 种，其中最常见的是针对组氨酰 tRNA 合成酶的抗 Jo-1 抗体，其他的抗合成酶抗体还包括抗苏氨酰 tRNA 合成酶抗体（PL-7）、抗丙氨酰 tRNA 合成酶抗体（PL-12）、抗异亮氨酰 tRNA 合成酶抗体（OJ）、抗甘氨酰 tRNA 合成酶抗体（EJ）和抗天冬氨酰 tRNA 合成酶抗体（KS）等。不同 ASA 患者的临床表现基本相似。

（3）恶性肿瘤相关性肌炎：DM 与恶性肿瘤之间的相关性已经被广泛证实。尤其是抗 TIF1-γ 抗体阳性的 DM 患者合并肿瘤的危险性更高。因此，对于抗 TIF1-γ 抗体阳性的 DM 及传统免疫抑制治疗效果不佳的 DM 患者有必要进行肿瘤相关检查。

（四）辅助检查

1. 一般检查 该病患者可有轻度贫血，白细胞正常或减少。重症 DM 患者常伴有外周血白细胞下降，尤其是淋巴细胞减少（抗 MDA5 抗体阳性患者最常见）。红细胞沉降率和 C 反应蛋白可以正常或升高，但红细胞沉降率和 C 反应蛋白的水平与 PM/DM 肌病的活动程度并不平行。血清免疫球蛋白（immunoglobulin，Ig）G、IgA、IgM、免疫复合物及 γ 球蛋白正常或增高。补体 C3、C4 正常或减少。急性肌炎患者血中肌红蛋白含量增加，使尿中排量增加。当有急性广泛性肌肉损害时，患者可出现肌红蛋白尿。

2. 肌酶谱检查 PM/DM 患者急性期血清肌酶明显增高。如肌酸磷酸激酶（CK）、醛缩酶、谷草转氨酶、谷丙转氨酶及乳酸脱氢酶等，其中临床最常用的是 CK，它的改变对肌炎最为敏感，其升高的程度与肌肉损伤的程度平行。肌酶改变先于肌力和肌电图的改变，肌力常滞后于肌酶改变 3～10 周，而复发时肌酶先于肌力的改变。有少数患者在肌力完全恢复正常时 CK 仍然升高，这可能与病变引起的肌细胞膜"漏"有关。相反，少数患者活动期 CK 水平可以正常，这种情况 DM 比 PM 更常见。其原因可能是由于：①患者的外周循环中存在 CK 抑制物；②激素治疗后肌酶迅速下降，但肌力的恢复后滞，此时可表现为肌无力仍很明显，但 CK 正常或只有轻微升高；③广泛的肌萎缩患者；④少数患者原因不明者。CK 正常的 PM/DM 患者应做仔细的鉴别诊断，一般而言，PM 活动期，其 CK 水平总是升高的，否则诊断的准确性值得怀疑。而对于 DM，尤其是 ADM，CK 水平正常较常见。

3. 自身抗体

（1）MSA：PM/DM 的抗体可分为 MSA 和 MAA 两大类。MSA 主要包括 ASAs、抗信号识别颗粒（signal recognition particle，SRP）抗体、抗 NXP2 抗体、抗 MDA5 抗体、抗 SAE 抗体、抗 TIF1-γ 抗体、抗 HMGCR 抗体和抗 Mi-2 抗体等。每种 MSA 都有相对独特的临床表现，如抗 MDA5 抗体阳性的 DM 患者发生急性肺间质病变的概率明显升高，预后差；而抗 TIF1-γ 抗体阳性的 DM 患者伴发肿瘤的风险明显增加；抗 SRP 抗体和抗 HMGCR 抗体则是免疫介导的坏死性肌病的标志性抗体，常表现为严重的四肢近端无力。

（2）MAA：PM/DM 还存在一些非特异性的 MAA，60%～80% 的患者可出现抗核抗体阳性，常见细斑点核型。约 20% 的患者可存在类风湿因子（RF）阳性，但滴度较低。另外，部分患者血清中还可检测出抗肌红蛋白抗体、抗肌球蛋白抗体、抗肌钙蛋白或抗原肌球蛋白等非特异性抗体。抗 Scl-70 抗体常出现在伴发系统性硬皮病的 DM 患者中；抗 SSA 抗体和抗 SSB 抗体见于伴发干燥综合征或系统性红斑狼疮的患者中；抗 PM-Scl 抗体见于 10% 的肌炎患者，其中一半合并有硬皮病。另外，约 1/3 的患者可出现抗 Ku 抗体。抗 Ku 抗体是一种少见的抗核抗体，Ku 蛋白是由 70 000 和 80 000 两种不同亚基组成的异二聚体蛋白，与双链 DNA 末端结合。最初被认为是系统性硬皮病合并 PM 患者的特异性抗体。有报道抗 Ku 抗体对于系统性硬皮病合并 PM 的敏感度为 60%，特异度为 99.4%。后来在其他结缔组织病患者中也检测到抗 Ku 抗体。

4. 肌电图检查 PM/DM 患者肌电图检查常为肌源性损害，表现为典型的三联征改变：①时限短、小型的多相运动电位：轻度用力收缩所记录到的运动单位动作电位，呈低波幅、小面积和短时限的表现，这可能与 PM/DM 患者肌纤维的减少有关。②纤颤电位，正弦波：多数肌病患者静止状态下的肌肉没有电位产生，但在急性进展期或活动期，可见到自发电位，包括纤颤电位或正相电位，经过激素治疗后这种自发电位常消失；③插入性激惹和异常的高频放电，这可能为肌纤维膜的弥漫性损害所致。但不是所有患者可见到典型的三联征表现，有报道只有约 40% 的患者可检测到典型的三联征。晚期患者可出现神经源性损害的表现，呈神经源性和肌源性混合相表现。因此，肌电图对 PM/DM 的诊断无特异性。

5. 组织病理检查

（1）PM 的病理学特征：肌活检病理是 PM/DM 诊断和鉴别诊断的重要依据。PM 肌活检标本的普通 HE 染色常表现为纤维大小不一、变性、坏死和再生，以及炎性细胞的浸润。但这种表现并不具有特异性，可见于各种原因引起的肌肉病变，不能用之将 PM 与其他肌病相鉴别，因此必须做进一步的免疫组化分析。典型的 PM 患者肌肉标本的免疫组化检测可见到肌细胞表达 MHC I 分子明显上调；而浸润的炎性细胞主要为 CD8+ T 淋巴细胞，呈多灶状分布在正常的肌纤维周围和（或）入侵到肌纤维内。有学者将 PM 的这种免疫病理学改变称为"CD8/MHC I 复合物"损伤，是 PM 较特征性的表现，也是诊断 PM 最基本的病理标准。

（2）DM 的病理学特点：DM 患者肌肉病理表现的特点是：炎症主要分布在血管周围或在束间膈及其周围。浸润的炎性细胞以 B 细胞和 CD4+ T 细胞为主，与 PM 有明显的不同。肌纤维表达 MHC I 分子也明显上调。肌纤维损伤和坏死通常涉及部分肌束或束周而导致束周萎缩，这是 DM 的特征性表现。有学者认为如果肌活检具有束周萎缩的病理特点，即使未见明显的炎症表现也可诊断 DM。

6. 影像学检查

（1）肌肉 MRI：MRI 检测可提示肌肉炎症、脂肪浸润、钙化及定位特定肌群的病变。MRI 还可指导肌活检，也可能用于长期治疗的疗效评估和临床试验。

（2）肺高分辨率 CT：是检测肺部受累的重要方法。由于 PM/DM 患者合并肺间质病变的患病率高，因此在 PM/DM 诊断时即应考虑进行肺部检查。肺 CT 也是评估治疗效果的重要手段。

（五）诊断及鉴别诊断

1. 诊断　随着近年对 IIM 发病机制的深入研究，人们认识到 PM/DM 是一组异质性很强的疾病。PM 并不多见；而 DM 并不是简单的 PM 加上皮疹。目前临床上 PM/DM 的诊断仍然沿用 1975 年 Bohan/Peter 建议的诊断标准（表 4-26）。但此标准特异性差，存在对 PM 的过度诊断，它不能将 PM 与免疫介导的坏死性肌病（immune-mediated necrosis myopathies，IMNM）及包涵体肌炎（inclusion body myositis，IBM）等其他炎性肌病相区分。

2017 年 EULAR/ACR 发表了新的 IIM 诊断标准（表 4-27），与 Bohan/Peter 标准比较，此标准对诊断 PM/DM 的特异性有较大提高。

表 4-26　Bohan/Peter 建议 PM/DM 诊断标准（1975 年）

诊断标准	具体表现
（1）对称性近端肌无力表现	肢带肌和颈前伸肌对称性无力，持续数周至数月，伴或不伴食管或呼吸道肌肉受累
（2）肌肉活检异常	肌纤维变性、坏死，细胞吞噬、再生、嗜碱变性，核膜变大，核仁明显，筋膜周围结构萎缩，纤维大小不一，伴炎性渗出
（3）血清肌酶升高	血清骨骼肌肌酶升高，如 CK、醛缩酶、谷草转氨酶、谷丙转氨酶和乳酸脱氢酶
（4）肌电图示肌原性损害	肌电图有三联征改变：即时限短、小型的多相运动电位；纤颤电位，正弦波；插入性激惹和异常的高频放电
（5）典型的皮肤损害	①向阳性皮疹：眼睑呈淡紫色，眶周水肿 ②Gottron 征：掌指关节及近端指间关节背面的红斑性鳞屑疹 ③在双侧膝、肘、踝关节，以及面部、颈部和上半身出现的红斑性皮疹

判定标准：确诊 PM 应符合所有（1）~（4）条标准；拟诊 PM 应符合（1）~（4）条中的任何 3 条标准；可疑 PM 符合（1）~（4）条中的任何 2 条标准。确诊 DM 应符合第（5）条加（1）~（4）条中的任何 3 条；拟诊 DM 应符合第（5）条及（1）~（4）条中的任何 2 条；可疑 DM 应符合第（5）条及（1）~（4）条中的任何 1 条标准。

表 4-27　2017 年 EULAR/ACR 关于 IIM 分类诊断标准

条目	分值		定义
	无肌活检	有肌活检	
发病年龄			
首次出现症状的年龄为 18～40岁	1.3	1.5	首次出现症状的年龄为18～40岁
首次出现症状的年龄≥40岁	2.1	2.2	首次出现症状的年龄≥40岁
肌无力			
上肢近端对称性肌无力，逐渐进展	0.7	0.7	徒手肌力测定或其他客观的肌力测定存在上肢近端肌无力，并随时间逐渐进展
下肢近端对称性肌无力，逐渐进展	0.8	0.5	徒手肌力测定或其他客观的肌力测定存在下肢近端肌无力，并随时间逐渐进展
颈屈肌肌力较颈伸肌肌力	1.9	1.6	徒手肌力测定或其他客观的肌力测定存在颈屈肌肌力较颈伸肌肌力差
腿近端的肌力较远端的肌力差	0.9	1.2	徒手肌力测定或其他客观的肌力测定存在腿近端的肌无力较远端的肌力差
皮肤症状			
向阳征	3.1	3.2	分布于眼睑或眶周的紫色、淡紫色或红斑，常伴眶周水肿
Gottron 疹	2.1	2.7	手指、肘、膝、踝和足趾关节伸面的红色到紫红色斑丘疹
Gottron 征	3.3	3.7	手指、肘、膝、踝和足趾关节伸面的红色到紫红色斑疹（可能触及不到）
其他症状			
吞咽困难或食管运动功能障碍	0.7	0.6	吞咽困难或客观证据证实食管运动功能异常
实验室指标			
抗 Jo-1（组氨酰 tRNA 合成酶）抗体阳性	3.9	3.8	标准化或经验证的实验证实血清抗体阳性
血清 CK 或 LDH 或 AST 或 ALT 升高	1.3	1.4	病程中这些酶的水平高于正常值上限
存在如下肌活检特征			
肌内膜单个核细胞的浸润，单个核细胞包饶（但不是浸入）肌纤维		1.7	肌活检显示单个核细胞浸润正常的未坏死的肌细胞，但无侵入肌细胞
肌束膜和（或）血管周围单个核细胞的浸润		1.2	单个核细胞浸润肌束膜和（或）血管周围（肌束膜或肌内膜的血管）
束周萎缩		1.9	肌活检显示肌细胞大小变异，直径较小的肌细胞主要分布在束周而非肌束中间区域
镶边空泡		3.1	HE 染色下蓝色和 MGT 染色下红色的镶边空泡

注：有肌活检中，可能 IIMs：累计积分（可能性为 55%～90%）≥6.7 但 <8.7；确定 IIMs：累计积分（可能性≥90%）≥8.7

无肌活检中，可能 IIMs：累计积分（可能性为 55%～90%）≥5.5 但 <7.5；确定 IIMs：累计积分（可能性≥90%）≥7

进一步，在诊断 IIM 的基础上，根据图 4-24 对 IIM 进行亚型分类：

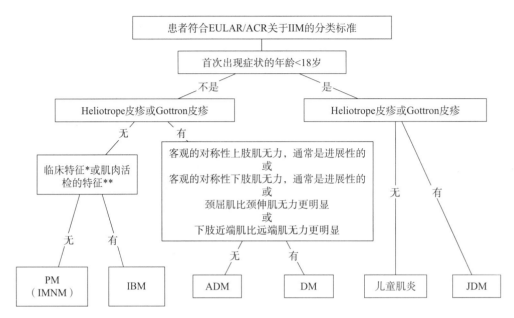

图 4-24　IIM 亚型分类树状图

注：PM亚组的患者包括IMNM。关于IBM的分类诊断需要满足下面的一个条件：①手屈肌无力同时对治疗无效（*），或②肌肉活检见镶边空泡（**）。ADM：无肌病性皮肌炎

从图 4-24 可以看出，2017 EULAR/ACR 标准仍有一定的局限性，它不能将 PM 与 IMNM 区别开来。IMNM 是有别于 PM 的另一种 IIM 亚型。2016 年 ENMC 提出了 IMNM 的分类诊断标准（表 4-28）。

2. 鉴别诊断　多种疾病与 PM/DM 临床表现相似，需要加以鉴别（表 4-29）。临床上最容易误诊

的是 PM。典型的 PM 常呈亚急性发作，表现为四肢近端的肌无力，如上楼梯、上坡困难，蹲下或从座椅上站起困难。上肢抬臂困难，不能梳头和穿衣。但总体而言，PM 少见，儿童更罕见，诊断 PM 应十分慎重。

（1）IMNM：临床上 IMNM 可表现为与 PM 完

表 4-28　ENMC 关于 IMNM 的分类诊断标准（2016）

临床亚型	血清学标准	肌活检特点	临床标准
抗 SRP 型肌病	抗 SRP 抗体阳性	不要求	高 CK 近端肌无力
抗 HMGCR 型肌病	抗 HMGCR 抗体阳性	不要求	高 CK 近端肌无力
肌炎抗体阴性的 IMNM	无肌炎特异性抗体	肌纤维坏死 不同的程度： • 坏死 • 肌细胞吞噬现象 • 肌细胞再生 少量淋巴细胞浸润	高 CK 近端肌无力

表 4-29 PM/DM 的鉴别诊断

应与 PM 作鉴别诊断的疾病	应与 DM 作鉴别诊断的疾病
（1）免疫介导的坏死性肌病	（1）系统性红斑狼疮
（2）包涵体肌炎	（2）银屑病
（3）感染相关性肌病、药物相关性肌病	（3）过敏性接触性皮炎
（4）肌营养不良	（4）皮肤 T 淋巴瘤
（5）代谢相关性肌病	（5）特应性皮炎
（6）内分泌疾病相关性肌病	（6）硬皮病
（7）酒精性肌病	（7）旋毛虫病：可引起眶周水肿
（8）横纹肌溶解症	（8）成人斯蒂尔病
（9）高强度运动锻炼所引起的肌肉损伤	（9）皮肤血管炎
（10）其他风湿免疫病引起的肌肉病变	

全相同的症状和体征，难以鉴别，需要结合 MASs 和肌肉病理才能区分（表 4-28）。

（2）感染相关性肌病：多种病毒、真菌、细菌及寄生虫感染均可诱发肌病的发生，其中以病毒感染最常见，主要包括 HIV、人 T 细胞病毒、柯萨奇病毒、巨细胞病毒、EBV、HBV 和流感病毒等。随着近年 HIV 感染发病率的增加，应特别注意 HIV 相关性肌病的鉴别。约 30% 的 HIV 感染者可发生 HIV 相关性肌病，容易误诊为 PM，因此拟诊 PM/DM 的患者，均应检测血清 HIV 抗体。HIV 肌病可表现出与 PM 十分相似的临床症状，如肌痛、肌无力和血清 CK 水平升高，皮疹少见。肌电图检查可为肌原性损害；患者病变的肌组织中一般不能检测到 HIV 的存在，肌活检常表现为肌细胞的变性和坏死，以及炎性细胞的浸润；免疫组化染色可见大量的 CD8$^+$ T 细胞浸润，但 CD4$^+$ T 细胞浸润少见，同时肌细胞表达 MHC I 分子也明显上调，这些表现与 PM 的病理改变十分相似，但 HIV 肌病可见有大量巨噬细胞的浸润。另有部分 HIV 肌病患者肌活检并无明显的肌细胞变性和坏死，炎性浸润也不明显，但可见到类似线粒体肌病中的特征性的碎片性红纤维（ragged red fibers，RRF）改变。

（3）散发型包涵体肌炎（sporadic inclusion body myositis，sIBM）：是临床上最易被误诊为 PM 的肌病之一。在病理学上 IBM 除了与 PM 有类似的表现以外，在肌细胞质和（或）细胞核内还可见到包涵体，这是本病的特征性改变。光镜下，在肌纤维内可见刚果红染色阳性的淀粉样镶边小泡；免疫组化染色在有小泡的肌纤维内可见 β- 淀粉样蛋白等沉积；电镜显示在肌细胞质或细胞核内有 15 ~ 18 nm 的管状或丝状包涵体，这是确诊 IBM 的主要依据。IBM 多见于老年人，是 50 岁以上患者最常见的肌病，男性多见。常隐袭起病，进展缓慢，病程大于 6 个月。常同时累及四肢的近端和远端肌肉，且具备以下特点：①手指屈肌无力萎缩；②腕屈肌无力比腕伸肌无力更明显；③股四头肌萎缩无力明显。IBM 被认为是最难治疗的一类肌病，激素及免疫抑制剂治疗常无效。

（4）肌营养不良症：是一组遗传性进展性疾病，每种类型的肌营养不良症都有其独特的表现型和遗传特点。① Duchenne 肌营养不良症（Duchenne muscular dystrophy）：是一种 X- 连锁隐性遗传病，多发生于男性。患者出生时即患病，到 3 ~ 5 岁时表现较明显，表现为明显肌无力，下肢比上肢明显，儿童期出现小腿增粗、假性肌肥厚，肌肉组织被脂肪和结缔组织取代。多数患者

10 岁后即不能行走，出现脊柱后侧凸，20～30 岁出现呼吸衰竭，可有心肌受累。肌肉活检病理可见细胞膜的骨架成分（dystrophin）缺乏及肌纤维被大量的结缔组织所替代。②Becker 肌营养不良症（Becker muscular dystrophy）：也是一种 X-连锁隐性遗传病，也称良性假性肥大性肌营养不良症。表现为明显的下肢近端肌无力，随病变进展可出现广泛的肌无力，肌肉假性肥大，以腓肠肌最为明显，还可有面肌无力。该病发病较晚，一般在 15 岁左右才被发现，患者可以保持劳动力到中年。患者的存活期相对较长，可达 40～50 年。肌肉活检见肌细胞 dystrophin 减少或形态有异常。③肢带型肌营养不良症（limb-girdle dystrophy）：男女均可患病，发病年龄为 10～40 岁。肢带肌受累呈进行性，影响骨盆带肌肉和肩胛带肌肉。膈肌无力可出现呼吸功能不全，偶有心肌受累。④面－肩－肱型肌营养不良症（faciocapulohumeral muscular dystrophy）：属常染色体显性遗传病，儿童及青年发病。开始的症状常为面肌无力、眼轮匝肌和口轮匝肌受累明显，患者不能笑，不能吹口哨，闭眼困难，上肢不能上举，出现翼状肩胛，但一般无其他器官系统受累。

（5）线粒体肌病：是由线粒体呼吸酶链的氧化代谢障碍引起的一组遗传性肌病。线粒体疾病呈现异质性并且常常不易诊断。临床表现因酶缺乏种类而异，累及骨骼肌为主者称为线粒体肌病；累及肌肉及脑者称为线粒体脑肌病。线粒体肌病可见于各年龄段人群，但以青少年多见，有的进展迅速，有的呈可逆型。主要表现为骨骼肌的极易疲劳，休息时缓解，大部分患者肌电图检查为肌原性改变；约 1/3 的患者血清肌酶水平升高，肌肉活检可见到特征性的 RRF 改变。

（六）治疗及预后

PM/DM 是一组异质性疾病，临床表现因人而异，治疗方案也应强调个体化的原则。

1. 糖皮质激素　到目前为止，糖皮质激素仍然是治疗 PM 和 DM 的首选药物，但激素的用法尚无统一标准，一般开始剂量为泼尼松 1～2 mg/（kg·d）（60～100 mg/d）或等效剂量的其他糖皮质激素。常在用药 1～4 周症状开始改善，病情最大程度改善需 1～6 个月，平均 2～3 个月。一般认为初始治疗时较大剂量的泼尼松应该持续应用到 CK 恢复正常水平及临床肌力改善（通常需要 1～2 个月），然后开始逐渐减量。激素减量无统一的方法，应遵循个体化原则，有学者主张在 6～8 个月内将泼尼松逐渐减至 5～10 mg/d 的维持量。若减药过快而出现病情复发，则须重新加大剂量控制病情。当上述常规治疗无效或恶化者，或患者出现严重的吞咽困难、心肌受累或有活动性肺间质病变时，可加用甲泼尼龙冲击治疗，方法是甲泼尼龙每日 800～1 000 mg，静脉滴注，连用 3 天。

对激素治疗无效的患者首先应考虑诊断是否正确；诊断正确者应加用二线药物治疗。另外，还应考虑是否为初始治疗时间过短或减药太快所致。

2. 免疫抑制剂

（1）氨甲蝶呤（methotrexate，MTX）：是治疗 PM/DM 常用的二线药。MTX 不仅对控制肌肉的炎症有帮助，而且对改善皮肤症状也有好处。用法一般为口服 7.5～20 mg/周。

（2）硫唑嘌呤（azathioprine，AZA）：既有细胞毒作用又有免疫抑制作用，治疗 PM/DM 的剂量为口服 2～3 mg/（kg·d）或 100～200 mg/d。AZA 起效时间较慢，通常应在用药 3～6 个月后才能判断是否有明显的治疗效果。

（3）环孢霉素 A（cyclosporine A，Cos A）：目前 CosA 用于 PM/DM 的治疗逐渐增多，主要用于 MTX 或 AZA 治疗无效的难治性病例或合并 ILD 的患者。CosA 常用的剂量为 100～150 mg，2 次/d［不应超过 5 mg/（kg·d）］，服药时应检测血药浓度，其谷浓度在 100～200 mg/mL 时不良反应较少见。用药期间主要应监测肾功能，当血清肌酐浓度增加 >30% 时应停药。

（4）霉酚酸酯（mycophenolate mofetil，MMF）：为次黄嘌呤单核苷酸脱氢酶抑制剂，可抑制嘌呤从头合成途径从而抑制淋巴细胞活化。目前也较多用于 PM/DM 的治疗，尤其是重症患者的治疗，但疗效并不确切。剂量通常为 1.5 ~ 2.0 g/d，2 次 /d，口服。长期应用发生感染的风险较大。

（5）环磷酰胺（cyclophosphamide，CTX）：在治疗肌炎中不如 MTX 和 AZA 常用，且单独对控制肌肉炎症可能无效，主要用于伴有 ILD 的病例。用法为口服 2 ~ 2.5 mg/（kg·d）或每月静脉滴注 0.5 ~ 1.0 g/m²，后者更为常用。

（6）抗疟药：主要用于控制 DM 的皮肤病变和减少 PM 患者激素的用量，但对肌肉病变无明显作用。治疗的剂量为 300 ~ 400 mg/d。应注意的是抗疟药可诱导肌病的发生，患者出现进行性肌无力，易与肌炎进展混淆。此时肌肉活检有助于确定肌无力的病因。

3. 静脉免疫球蛋白注射（intravenous immunoglobulin，IVIg）　近年来已被广泛用于治疗 PM/DM。有多项开放性试验证明 IVIg 治疗能降低 PM/DM 患者的肌酶水平、改善肌力，维持缓解。对于复发性和难治性 PM/DM 病例联合应用泼尼松、免疫抑制剂和 IVIg 比仅用泼尼松加免疫抑制剂治疗效果更明显。临床试验观察到 IVIg 治疗后肌力改善的维持时间一般不超过 4 ~ 8 周，因此需要定期反复 IVIg 以维持。IVIg 常规治疗剂量是每月 2 g/kg，分 5 天给药，每天注射 0.4 mg/kg。另有用小剂量治疗的方案，即 0.1 g/（kg·d），每月连用 5 天，共 3 个月；或每月 0.8 g/kg，连续用 6 ~ 12 个月。小剂量治疗主要用于 DM 难治性皮疹或维持肌病的缓解状态。总的来说，IVIg 的不良反应较少，常见的有头痛、寒战、胸部不适等表现，产生这些反应的机制尚不明确，可能与补体激活攻击 IVIg 内含有的免疫球蛋白成分及制备 IVIg 时所应用的各种稳定剂有关。心血管疾病和充血性心力衰竭患者降低注射速率可以避免急剧液体超负荷所带来的不良反应。有免疫球蛋白缺陷的患者应禁用 IVIg。

4. 生物制剂　近年来有不少用抗 TNF 单抗、抗 IL-6、抗 B 细胞抗体或抗补体 C5 治疗 PM/DM 的报道。但大部分研究都是小样本或个案报告，尚缺乏大样本的病例报道，确切的疗效有待进一步深入评估。

5. 血浆置换疗法　对 PM/DM 的疗效尚不确切，不少学者认为可能只有"生化的改善"，即短暂的肌酶水平下降而对整体病程无明显的作用。

6. 二线药物的联合应用　两种或两种以上二线药联合疗法主要用于复发性或难治性 PM/DM 病例，但目前只见于个案报道，无系统性临床研究结果。有报道 MTX+CosA 联合治疗激素抵抗型肌病有效；CTX+CosA 治疗 DM 的肺间质病变有效；激素 +CosA+IVIg 联合比激素 + CosA 治疗更易维持肌病的缓解状态。

7. 预后　激素及免疫抑制剂的应用使患者的生存率明显提高。一项小样本的 20 年随访研究报道，PM/DM 患者 5 年和 10 年的生存率分别为 95% 和 84%。影响患者预后的因素主要包括：老年、合并肿瘤、ILD 及心脏受累。按血清抗体分类：抗 Mi-2 抗体阳性者的预后较好，5 年生存率可达 95%；抗 MDA5 抗体阳性者预后最差，主要死于急性进展性肺间质病变导致的呼吸衰竭和感染。

（王国春）

第七节　系统性硬化病

诊疗路径：

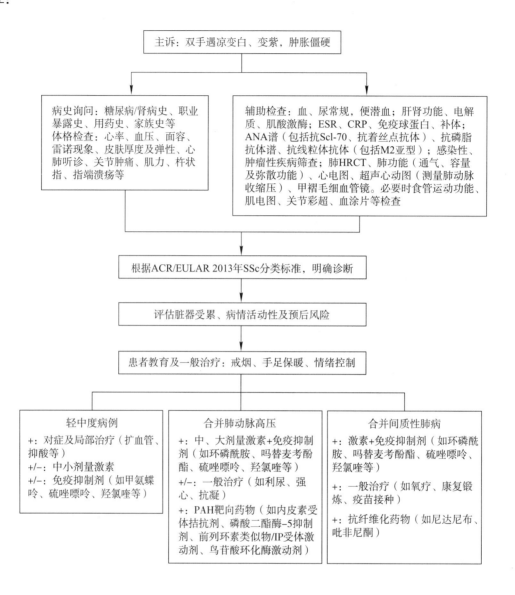

系统性硬化病（systemic sclerosis，SSc）是一种病因不明，以器官自身免疫性炎症、微血管病变和纤维化病变为主要特征的慢性进展性弥漫性结缔组织病。SSc 的临床表现各异，以皮肤增厚（硬皮）以及多脏器受累为特征，最显著的是肺、胃肠道、心脏和肾。SSc 早期阶段表现为组织和器官突出的炎症特点，随着时间延长，多个器官的微血管床出现舒缩功能异常和结构改变，伴有组织纤维化，最终导致器官功能障碍。

SSc 在全世界范围内均有分布，各种族均有发病。根据美国的流行病学调查，SSc 的患病率为286/百万，而年发病率为（9~19）/百万。因 SSc患病率低，诊断困难，我国的 SSc 流行病学资料较为缺乏，2018 年 SSc 被国家卫生健康委员会列入

《第一批罕见病目录》。年龄、性别以及种族是决定疾病易感性的重要因素。虽然 SSc 可发生在任何年龄，但最高发于 30～50 岁。黑种人比白种人发病率更高，起病年龄更早，更易出现内脏病变，预后更差。

☞典型病例 4-4（附分析）
患者面部皮疹伴发热

（一）病因

1. 遗传因素

（1）流行病学及家系调查显示：SSc 为非孟德尔遗传方式。虽然同卵双生子共患 SSc 的发病率相对较低（4.7%），但 1.6% 的 SSc 患者的一级亲属亦患有 SSc，明显高于普通人群，提示该疾病有遗传易感性。同时，SSc 患者的亲属罹患其他自身免疫病，如系统性红斑狼疮或类风湿关节炎的风险也增加，而无症状的抗核抗体（anti-nuclear antibody，ANA）阳性者比例则更高。

（2）易感基因遗传学研究显示：SSc 是多基因遗传模式。小规模研究显示 SSc 与编码以下生理功能蛋白的基因相关：①免疫细胞和细胞因子相关基因：如 CD19、单核细胞趋化蛋白 -1 及趋化因子受体、干扰素信号介质 STAT4 和 IRF5、迁移抑制因子、IL-1a、IL-4、TNF-α；②血管内皮功能相关基因：如血管紧张素转换酶、内皮素 -1 和一氧化氮合酶；③纤维化相关基因：如结缔组织生长因子（CTGF）、转移生长因子 β（TGF-β）、纤维连接蛋白等。

2. 环境因素

（1）药物、化学试剂：一些药物和毒物可降低 DNA 甲基化程度，或作为半抗原与体内蛋白结合，刺激淋巴细胞活化，从而诱发 SSc。20 世纪 80 年代在西班牙，约有 2 万人因食用被污染的油菜籽油，引起类似 SSc 的毒油综合征暴发。之后，又发现 L- 色氨酸可引起类似 SSc 的嗜酸粒细胞增多 - 肌痛综合征（EMS）。其他研究还提出二氧化硅、聚氯乙烯、环氧树脂及芳香族碳氢化合物、博来霉素、戊唑辛、可卡因以及隆乳术中采用的硅胶均可

能与 SSc 相关，但尚待证实。

（2）感染：SSc 患者血清中抗人巨细胞病毒抗体（hCMV）水平增加，SSc 的特异性抗体——抗拓扑异构酶 I（抗 Scl-70）抗体可识别 hCMV 来源的蛋白抗原表位。SSc 患者中也存在人细小病毒 B19 感染的证据。这些均提示分子模拟可能参与 SSc 的发病机制。

（二）发病机制

SSc 的发病机制主要由三个基本特征构成：炎症及免疫异常、血管病变及多器官进展性纤维化。自身免疫和改变的血管反应可能是 SSc 最早的表现。这些过程之间复杂的相互作用被认为启动然后增强了纤维化过程。

1. 炎症及免疫异常

（1）炎症及细胞免疫：在 SSc 的早期阶段，活化 T 细胞和单核 / 巨噬细胞聚集在损伤皮肤、肺和其他受累器官。内皮细胞表达细胞内黏附分子 1（ICAM-1）和其他黏附分子，促进白细胞自血管内向组织内迁移。活化巨噬细胞和 T 细胞呈现 Th2 极化免疫反应，并分泌 IL-4 和 IL-13。Th2 相关细胞因子诱导 TGF-β 的产生，促进胶原合成和其他促纤维化反应。TGF-β 可刺激自身以及 CTGF（也称为 CCN2）等细胞因子合成，从而建立一个自泌 / 旁泌刺激回路，以维持成纤维细胞和其他效应细胞的活化。调节性 T 细胞（Treg）对于维持正常免疫耐受非常重要，虽然 SSc 中 Treg 在外周血中增加，但其免疫抑制功能存在缺陷。

（2）体液免疫：几乎所有 SSc 患者血清中存在抗核抗体。SSc 特异性自身抗体是抗着丝点抗体、抗 Scl-70 和抗 RNA 多聚酶Ⅲ抗体。不同自身抗体与 SSc 的 HLA 单倍型相关，也与 SSc 的不同临床表型相关。自身抗体滴度水平与疾病严重性相关，随疾病活动性波动。此外，在 SSc 中还发现了针对成纤维细胞、内皮细胞、内皮素受体、血小板衍生生长因子（PDGF）受体及基质金属蛋白酶的自身抗体，但其致病作用尚有待确认。

SSc 中自身抗体的发生有多种可能的机制，如

蛋白表达、降解增加，或蛋白在细胞内定位的变化可能导致它们被免疫系统作为新生表位识别。SSc 患者的 B 细胞处于异常活化状态，其 CD19 表达增加而记忆 B 细胞和早期浆细胞数目减少。B 细胞除可产生自身抗体以外，还可产生 IL-6 和 TGF-β，调节 T 细胞和树突状细胞功能。

2. 血管病变 SSc 患者可出现多个器官的微血管病变，导致不同的特征性临床表现。雷诺现象是 SSc 早期阶段的典型表现，是指端微血管对冷刺激变化敏感而产生异常的可逆性收缩和舒张反应，并逐渐产生不可逆的血管壁结构和功能改变。雷诺现象的起始阶段与自主神经和外周神经系统的功能改变及血管平滑肌细胞上的 α2- 肾上腺素受体敏感性加强有关。超氧自由基、抗内皮细胞抗体和补体均可导致内皮细胞损伤，进而引起内皮来源的血管扩张（一氧化氮和前列环素）以及血管收缩（内皮素 –1）因子失衡，并伴有 ICAM-1 和其他表面黏附分子的表达增加。微血管病变导致血管渗透性增加、凝血和纤溶反应活化以及血小板聚集。血管壁平滑肌细胞样肌内膜细胞增生，基底膜增厚，外膜层纤维化。

SSc 患者的大血管及微血管均可受累，毛细血管及微动脉病变导致器官血流减少、组织缺血，促纤维因子产生。SSc 血管病变的特点是广泛的毛细血管畸形和缺失、中小动脉闭塞，以及血管损伤修复能力低下。

3. 纤维化 多器官纤维化是 SSc 不同于其他结缔组织病的重要特征。目前认为纤维化是自身免疫和血管损伤的结果，也是导致 SSc 并发症和患者死亡的主要原因。纤维化的启动源于 TGF-β 等致纤维化因子的活化，促进了成纤维细胞增生、迁移，分化成为肌成纤维细胞，进一步分泌生长因子和细胞因子，以及胶原等细胞外基质。这个原本是正常的自限性生理修复过程，在 SSc 病理情况下被持续放大，胶原基因转录表达增加，细胞因子和生长因子分泌增加，导致纤维组织不可逆地累积，并进而影响相应器官的生理功能。

除成纤维细胞外，上皮细胞和内皮细胞分化而来的平滑肌样肌成纤维细胞（尚有争议）和骨髓来源的循环间充质祖细胞也可以造成纤维化。大多数异常表达的纤维化相关基因都受到 TGF-β 的调控，但 CTGF、PDGF 以及 Wnts 的其他纤维化信号转导途径也在 SSc 中起作用。

（三）临床表现

硬皮病（scleroderma）是一组以皮肤增厚、变硬为主要临床特征的疾病谱，其病因和临床表现异质性极强，预后也差异很大。

目前硬皮病疾病谱包括：①局灶性硬皮病，包括滴状硬斑病、弥漫性硬斑病、线状硬皮病、剑伤性硬皮病、单侧面萎缩。②全硬化性硬斑病。③系统性硬化病（SSc），包括局限性皮肤型 SSc（lcSSc）、弥漫性皮肤型 SSc（dsSSc）。④重叠综合征，包括混合性结缔组织病、SSc/ 多发性肌炎。⑤其他，包括未分化结缔组织病、皮肤僵硬综合征、硬肿症和糖尿病硬肿症、硬化性黏液水肿（黏液水肿性苔藓）肾源性系统性纤维化（肾源性纤维性皮肤病）、慢性移植物抗宿主病、弥漫性筋膜炎伴嗜酸粒细胞增多（Shulman 病，嗜酸细胞性筋膜炎）、嗜酸粒细胞增多 – 肌痛综合征、化学诱导的硬皮病样疾病（氯乙烯诱导疾病、戊唑辛诱导的皮肤纤维化）、副肿瘤综合征。

局灶性硬皮病很少有雷诺现象或者内脏器官受累，主要根据皮肤硬化的形态分为硬斑病（孤立或多发环形斑块状皮肤增厚）、线状硬皮病（头面部或下肢条纹状皮肤增厚萎缩）等，可导致长骨的生长影响儿童发育，病变跨越关节时，可以出现明显的挛缩。

SSc 几乎累及人体的所有器官和系统，但临床表现差异很大。根据 SSc 皮肤受累的范围，可进一步将其分为弥漫皮肤型 SSc（diffused cutaneous SSc，dcSSc）和局限皮肤型 SSc（limited cutaneous SSc，lcSSc）。lcSSc 累及四肢肘、膝关节远端及头面部皮肤，常伴有多年持续的雷诺现象，皮肤病变发展缓慢的，仅内脏器官受累数量少；dcSSc 的皮肤累及范围则越过肘、膝关节向肢体近端及躯干发展，内脏器官病变发生较早，进展相对较快（表4-30）。还有极少数患者缺乏皮肤增厚变硬的表现，但具有雷诺现象、肺间质病变等SSc典型临床特征和特异性自身抗体，被命名为无硬皮的SSc（scleroderma sine systemic sclerosis，SSSS）。还有一组患者同时具有特征性SSc表现及另一种系统性自身免疫病（如多发性肌炎、侵蚀性多关节炎、系统性红斑狼疮或自身免疫性肝病）的临床和实验室证据，被称为"重叠综合征"。

表4-30 系统性硬化病（SSc）的亚型：局限皮肤型SSc与弥漫皮肤型SSc的比较

临床特征	局限皮肤型SSc	弥漫皮肤型SSc
皮肤病变	缓慢起病，局限在手指、肘远端、面部，缓慢进展	快速起病，弥漫性：手指、肢体、面部、躯干，快速进展
雷诺现象	先于皮肤受累，与重度缺血相关	和皮肤受累同时开始，可为轻度
肌肉骨骼病变	早期关节痛，乏力	严重的关节痛，腕管综合征，肌腱摩擦音
间质性肺病	偶尔，中度	常见，早期出现并且严重
肺动脉高压	常见，晚期出现，也许是单独的	可以发生，常与肺纤维化相关
肾危象	非常少见	发生在15%的患者，早期出现
皮肤钙质沉着	常见，显著	可以出现，轻度
自身抗体	抗着丝点抗体	抗拓扑异构酶Ⅰ（Scl-70）、抗RNA多聚酶Ⅲ

1. 早期预警症状 SSc最常见的早期表现是雷诺现象和手指肿胀（腊肠指）。约70%的患者首发症状为雷诺现象，可先于其他症状数年或与其他症状同时发生。

2. 皮肤病变 SSc最明显的临床表现是皮肤病变，也是患者最常就诊的原因。患者皮肤受累的范围和程度差异很大，但几乎所有病例出现对称性皮肤增厚和硬化。临床上皮肤病变可分为肿胀期、硬化期和萎缩期。肿胀期的临床特征为受累部位弥漫性水肿，可引起局部组织受压和关节活动障碍，如手部和前臂皮肤肿胀，可引起双手晨僵和腕管综合征样表现，还可伴有皮肤红斑、瘙痒和疼痛等炎症性表现。肿胀期持续数周，有些持续性活动病变可持续数月或几年。硬化期皮肤呈蜡样光泽，紧贴于皮下组织，不易捏起。萎缩期时皮肤纤维化延伸至更深的组织，导致皮下脂肪组织消失，皮肤薄缩，紧贴于骨面，呈现非炎症性束缚的外观。

硬化常从手部开始，手指、手背发亮、紧绷，手指褶皱消失，汗毛稀疏，继而面部、颈部受累。患者胸上部和肩部有紧绷的感觉，颈前可出现横向厚条纹，仰头时患者会感到颈部皮肤紧绷。受累皮肤可有色素脱失（白癜风样）或色素沉着（"椒盐征"）。面部皮肤受累可表现为面具样面容，口周出现放射状沟纹，口唇变薄，鼻端变尖，伸舌受限。缺血性纤维化或受损皮肤变薄导致皮肤溃疡，易出现在创伤部位，也可继发于潜在的血管病变和组织缺血。

lcSSc患者皮肤还常可在面部、手、口唇黏膜看到毛细血管扩张。皮肤萎缩可导致近端指间关节的伸侧、指尖掌垫以及肘、踝关节骨突处慢性痛性溃疡，并可继发感染，导致骨髓炎。缺血性指端溃疡的愈合会遗留特征性的凹陷性瘢痕（图4-25）。

3. 骨骼肌肉病变 SSc患者常见关节痛和关节炎，偶可出现侵蚀性关节炎。晚期可出现关节挛缩、手指远端骨吸收、骨溶解。关节挛缩和功能受限主要由于皮肤增厚且与其下关节紧贴所致，最常

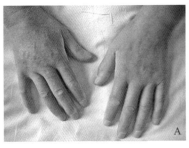
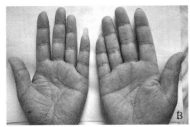
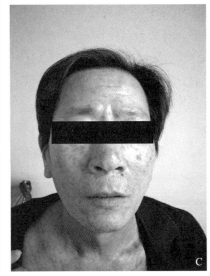

图 4-25   系统性硬化病（SSc）患者的皮肤表现

A. SSc患者的双手指呈弥漫性肿胀、皮肤增厚、变硬，伴色素沉着和脱失   B. SSc患者双手雷诺现象，
伴毛细血管扩张   C. SSc患者面具样面容，面部、颈部和前胸可见毛细血管扩张
（病例采自北京协和医院风湿免疫科）

见于近端指间关节、掌指关节和腕关节。大关节挛缩可伴随肌腱摩擦音，关节被动运动时可闻及皮革样爆裂音，是由于受累关节广泛纤维化和腱鞘、筋膜粘连所致。

SSc 早期可有肌痛、肌无力等非特异性症状，伴肌酶水平升高，有时难以与特发性多发性肌炎鉴别。晚期可出现肌肉萎缩，此时病理表现为肌纤维被纤维组织代替而无炎症细胞浸润，称为纤维化肌病。

骨吸收最常发生在末端指骨，引起远端指骨溶解。下颌骨髁状突的吸收可导致咬合困难。肋骨和远端锁骨也可发生骨溶解。

4. 消化系统病变   90% 的 SSc 患者存在消化道受累。消化道的任何部位均可受累，其中食管受累最为常见。平滑肌萎缩以及闭塞性小血管血管病的病理特征在整个胃肠道都是相似的。

（1）口腔：患者可因颜面及口部皮肤硬化、紧绷导致张口、进食受限和咀嚼困难。舌系带缩短可导致伸舌受限。约有 20% 的患者会伴发干燥综合征，导致口干、吞咽困难、龋齿、牙周及牙龈疾病。

（2）食管：是消化道最常受累的器官，占 70% ~ 90%。常见食管下 2/3 段的平滑肌萎缩、纤维化和扩张。临床上往往表现为食管动力低下、食管下端括约肌功能障碍和胃排空延迟所造成的吞咽困难、烧心、反酸和胃食管反流（gastroesophageal reflux disease，GERD）症状。值得注意的是，近 50% 的患者可以完全没有任何临床症状，而且症状的严重程度并不与食管病变必然相关。胃食管反流会导致食管黏膜炎症、糜烂、出血，甚至形成食管溃疡，造成瘢痕狭窄、瘘管形成、食管失弛缓样综合征及念珠菌性食管炎。此外，Barrett 食管与腺癌在 SSc 患者中患病率明显增高。另外一些研究还显示，未控制的胃食管反流会导致无症状吸入性肺炎，或许与间质性肺炎的发生和发展相关。

（3）胃：SSc 患者可出现胃窦血管扩张症（gastric antral vascular ectasia，GAVE）和胃轻瘫，表现为早饱、腹胀、消化不良、恶心、呕吐，严重的有胃出血。胃窦血管扩张在胃镜下表现具有特征性，呈红色条纹状沿黏膜皱襞顶部向幽门集中，因其外观类似西瓜皮上的条纹，故也称"西瓜胃"；还有一种表现为大小一致的红点，弥漫性分布于胃窦部。患者可长期消化道隐性出血，严重者可有黑便和便血，部分患者有恶性贫血。

（4）肠道：约40%的SSc患者会出现小肠病变。轻症患者可无任何症状或仅有腹胀感，重症者可出现呕吐、腹痛、假性肠梗阻。肠道运动功能障碍可导致肠道细菌过度生长，引起慢性腹泻。脂肪、蛋白、维生素 B_{12} 和维生素 D 吸收不良造成严重营养吸收不良和体重下降。结肠受累可引起严重便秘、大便失禁，也可因毛细血管扩张造成结肠出血。偶尔由于气体陷入肠壁造成肠壁囊样积气，破裂后引起良性气腹。

（5）肝：最常见者是SSc合并原发性胆汁性胆管炎（PBC），发生率为2%～18%。80%～96.5%的此类患者血清中存在抗着丝点蛋白 B 抗体，抗线粒体抗体、抗 sp100 抗体也有助于诊断。

5. 肺部病变　是SSc患者死亡的主要原因。SSc主要有两种肺部受累形式：间质性肺病（interstitial lung disease，ILD）和肺动脉高压（pulmonary arterial hypertension，PAH），两者占SSc相关死亡的60%～80%。其他肺部并发症还包括吸入性肺炎、胸膜病变和肿瘤。

（1）间质性肺病：ILD患者多起病隐匿，发病初期最常见的症状为刺激性干咳，胸痛不常见，咯血罕见。后期运动耐量进行性减低，出现活动后气短。常见的体征是杵状指和双肺底爆裂音。ILD往往呈进行性发展，从早期的间质性肺炎渐渐发展为肺纤维化，对免疫抑制治疗的反应也逐渐下降，因此早期筛查并确诊对于改善此类患者的预后至关重要。在dcSSc伴抗Scl-70抗体阳性的患者中，肺间质病变常常较重。高分辨率CT对早期诊断ILD具有决定性意义，表现为磨玻璃影、网格结节状影，常呈对称性分布于双侧肺底胸膜下区，后期则发展为纤维条索影、牵张性支扩和蜂窝肺（图4-26）。肺功能检查可用于随诊病情发展和评估疗效，呈限制性通气障碍，用力肺活量（FVC）和一氧化碳弥散量（DLco）减低。ILD的进展在病程早期（发病3年内）最快，每年FVC可下降

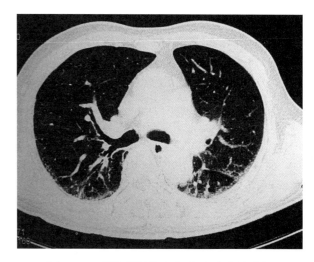

图 4-26　系统性硬化病（SSc）患者的肺部高分辨 CT 表现
（图片采自北京协和医院风湿免疫科）

30%。最近的研究显示，血清 KL-6 作为生物标志物可筛查及监测SSc患者的ILD病情，可能具有潜在临床应用价值。

（2）肺动脉高压：PAH定义为平均肺动脉压＞25 mmHg伴肺毛细血管锲压＜15 mmHg，且肺血管阻力＞3 Wood单位，是SSc的主要并发症，约占15%。PAH主要是由于肺血管内皮细胞舒缩功能障碍、血管壁重构导致血管腔狭窄，肺血管阻力增高所致。PAH起病隐匿，患者因劳力性呼吸困难就诊时往往已经处于心功能Ⅲ～Ⅳ级，重者伴有胸痛、晕厥，还会因扩张的肺动脉压迫喉返神经引起声音嘶哑。无创性超声心动图检查可早期筛查肺动脉高压，静息时动脉收缩压超过40 mmHg提示PAH。右心导管是确诊肺动脉高压的"金标准"，通过测定肺动脉压、心输出量和肺血管阻力，有助于判断患者的预后。PAH患者的肺功能可仅显示孤立的弥散功能降低而肺容量正常。血清 N 末端-尿钠肽原（NT-proBNP）水平有助于评估和监测肺动脉高压所致的右心功能不全。

需要注意的是，SSc还可因肺间质纤维化导致的低氧血症和肺血管床破坏引起肺动脉高压，或因心脏顺应性下降引起被动性肺动脉高压。此两者肺动脉高压因发病机制不同于上述以肺微动脉受累的

类型，从而治疗方法和预后均不相同。

6. 心脏病变 大多数 SSc 患者的心脏病变呈隐匿性进展，临床上常无自觉症状。心内膜、心肌及心包可分别或同时受累。当使用敏感性诊断工具时，如组织多普勒超声心动图（TDE）和心脏核磁共振图像（CMR）等，可发现心肌病变、心律失常、心包积液及瓣膜损伤。超声心动图可见心包肥厚或积液，但充血性心力衰竭和心包压塞不多见。尸检病理检查发现 80% 的患者有片状心肌纤维化。严重者可出现气短、胸闷、心悸、水肿。dcSSc 的患者较 lcSSc 患者更常出现心脏病变，通常在皮肤硬化起病后的 3 年内出现，往往提示预后不佳。

7. 肾病变 硬皮病肾危象（SSc renal crisis, SRC），几乎都发生在起病 4 年内，是 SSc 病死率最高的并发症。其发病机制包括肾微血管痉挛、闭塞，肾弓状动脉和叶间动脉管腔狭窄导致肾血流进行性减少，引起肾素分泌增加，血管紧张素激活，进一步肾血管收缩的恶性循环，最终引起全身多器官损害。SRC 的典型特征是恶性高血压、肾功能急剧恶化，伴随头痛、乏力、高血压性视网膜病变、脑病、肺水肿和血栓性微血管病。SRC 主要发生于 dcSSc 患者。接受大剂量糖皮质激素（泼尼松 > 40 mg/d）或钙调磷酸酶抑制剂（环孢素、他克莫司）治疗是发生 SRC 的危险因素，长期小剂量糖皮质激素也可能是 SSc 肾危象的危险因素。此外，男性、弥漫皮肤型 SSc 伴广泛进展的皮肤受累、抗 RNA 多聚酶 Ⅰ 和 Ⅲ 抗体阳性、心包积液、新发不明原因贫血及血小板减少均预示 SRC 的发生。lcSSc 的患者很少出现硬皮病肾危象。未经及时有效治疗的 SRC 患者生存率不足 10%，出现少尿或肌酐 > 30 mg/L 提示预后不佳，伴永久血透和高病死率。需要警惕的是，大约 10% 的 SRC 患者血压保持正常，此类患者预后反而不良。

8. 内分泌病变 SSc 患者最常见的内分泌疾病是甲状腺疾病，见于 10% ~ 15% 的 SSc 患者，甲状腺功能减退发生率较普通人增加 10 ~ 14 倍，这多与甲状腺纤维化或自身免疫性甲状腺炎有关，其病理表现为淋巴细胞浸润。半数患者血清中可有抗甲状腺抗体。CREST 综合征患者更容易出现甲状腺功能降低。勃起功能障碍在 SSc 男性患者中常见，可能是首发疾病表现，不能达到或保持阴茎勃起是由于血管功能不全和纤维化造成。

9. 神经病变 虽然中枢神经系统在 SSc 中很少受累，但可由于纤维化或血管病造成的感觉性三叉神经病，表现为半侧面部疼痛和麻木。在弥漫皮肤型 SSc 的早期阶段可出现正中神经受压、腕管综合征。SSc 可出现对称性周围神经病变，可能与胃肠道病变导致的营养不良、合并血管炎等有关。

10. 社会心理 SSc 相关的不良心理因素包括疼痛、抑郁和对容貌改变、生理功能和社会功能的焦虑。疾病的不可预测性和缺乏迅速有效的治疗导致不适症状持续存在，加重了患者的焦虑情绪。手指挛缩畸形和手功能障碍会给患者带来更大的痛苦。有效的社会支持可以提高患者的生活质量。需要早期识别和治疗患者的心理疾患。

（四）诊断与鉴别诊断

1. 实验室及影像学检查

（1）常规检查：由于慢性炎症造成的轻度正常细胞或小细胞贫血在 SSc 患者中很常见，但持续存在的小细胞低色素贫血往往提示可能存在 SSc 所致 GAVE 或慢性食管炎引起的胃肠道病变隐匿性出血，需要进一步化验大便隐血以确认；大细胞性贫血常因小肠细菌过度生长和吸收不良造成的叶酸和维生素 B_{12} 缺乏引起，或由药物如氨甲蝶呤或烷化剂引起；微血管病性溶血性贫血是 SRC 的标志。血小板减少和白细胞减少通常提示药物有毒性作用。

SRC 患者虽然血肌酐浓度迅速增高，但尿常规中少见潜血和大量尿蛋白；胆管酶水平增高多提示 SSc 合并胆汁性胆管炎，需要进一步评估是否存在肝硬化和门脉高压，尤其当患者存在激素治疗反应不佳的血小板减少时。红细胞沉降率可正常或轻度增高，也可有免疫球蛋白水平增高。

（2）血清学检查：90% 以上的 SSc 患者抗核抗体阳性，以核仁型为主（30% ~ 40%）。抗 Scl-70

抗体是本病的特异性抗体，见于 20%～56% 的病例，尤其是 dcSSc 患者。抗着丝点抗体（ACA）阳性多见于 lcSSc 患者，尤其在 CREST 综合征（以皮下钙化、雷诺现象、食管运动障碍、硬指和毛细血管扩张为特点的 lcSSc 亚型）较多见。抗 Scl-70 阳性者更易合并肺间质纤维化。此外抗 RNA 聚合酶 I／Ⅲ 抗体与 SRC 相关，抗 PM-Scl 抗体可见于 SSc 合并肌炎的重叠综合征（表 4-31）。

（3）影像学检查：食管受累者吞钡透视可见食管蠕动减弱、消失，以至整个食管扩张或僵硬。肺高分辨 CT 对发现早期肺间质病变较敏感，具有纤维化特征病变范围与预后相关。SSc 患者应每年行无创性超声心动图和肺功能检查，以早期筛查肺动脉高压，但确诊必须右心导管检查。

2. 诊断标准 以往采用 1980 年美国风湿病学会制定的 SSc 分类诊断标准用于临床诊断，该标准的具体内容如表 4-32 所示。

然而 1980 年美国风湿病学会制定的 SSc 分类诊断标准缺乏特异性，因此美国风湿病学会／欧洲风湿病联盟于 2013 年共同制定了新的分类标准（表 4-33）。

新标准适用于任何可疑患有 SSc 的患者，但不适用于除手指外皮肤增厚或临床表现以系统性硬化症样病变解释更为合理的患者（如肾源性硬化性纤维化、结节性硬斑病、嗜酸性筋膜炎、硬化病性渐进性坏死、硬化性黏液性水肿、卟啉症、苔藓样硬化症、移植物抗宿主疾病、糖尿病、手关节病变）。

3. 鉴别诊断 在疾病早期确诊 SSc 比较困难。dcSSc 患者最初的症状通常是非特异乏力、肌肉疼

表 4-31 系统性硬化病自身抗体和相关临床表型

自身抗体	ANA 分型	阳性比例	器官累及
抗 Scl-70 抗体	核颗粒型	10%～40%	肺间质纤维化
抗 RNA 聚合酶Ⅲ	核颗粒型、核仁型	4%～25%	肾、皮肤、恶性肿瘤
U3RNP 抗	核仁型	1%～5%	肺动脉高压、肌肉
抗着丝点抗体	着丝点型	15%～40%	肺动脉高压，食管疾病
PM-Scl 抗体	核仁型	3%～6%	肌肉
U1RNP 抗体	核颗粒型	5%～35%	肌肉
Th/To 抗体	核仁型	1%～7%	肺动脉高压、肺间质纤维化、小肠
抗 U1/U12 抗体	核仁型	1%～5%	肺间质纤维化
抗 ku 抗体		1%～3%	肌肉、关节

表 4-32 1980 年美国风湿病学会制定的 SSc 分类诊断标准

主要指标	次要指标
（1）近端皮肤硬化：对称性手指及掌指（或跖趾）关节近端皮肤增厚、紧硬，不易提起 （2）类似皮肤改变可同时累及肢体的全部、颜面、颈部和躯干	（1）指端硬化：硬皮改变仅限于手指 （2）指端凹陷性瘢痕或指垫变薄：由于缺血导致指尖有下陷区，或指垫消失 （3）双肺底纤维化：标准立位胸片双下肺出现网状条索、结节、密度增加，亦可呈弥漫斑点状或蜂窝状，并已确定不是由原发于肺部的疾病所致

注：具备上述主要指标或 ≥2 个次要指标者，可诊断为 SSc

表 4-33　2013 年美国风湿病学会 / 欧洲风湿病联盟制定的 SSc 分类标准

项目	亚项	权重 / 分数
1. 向掌指关节近端延伸的双手手指皮肤增厚（充分条件）	—	9
2. 手指皮肤增厚（只计算较高分）	（1）手指肿大	2
	（2）手指指端硬化（掌指关节远端，但近端指间关节近端）	4
3. 指尖病变（只计算较高分）	（1）指尖溃疡	2
	（2）指尖凹陷性瘢痕	3
4. 毛细血管扩张	—	2
5. 甲襞毛细血管异常	—	2
6. 肺动脉高压和 / 或间质肺疾病（最高得分是 2 分）	（1）肺动脉高压	2
	（2）间质肺疾病	2
7. 雷诺现象	—	3
8. SSc 相关自身抗体（最高得分 3 分）	（1）抗着丝点抗体	3
	（2）抗 Scl-70 抗体	
	（3）抗 RNA 聚合酶 III 抗体	

注：总分是每项目中最高得分的累计；患者总分≥9 诊断为 SSc

痛和僵硬，体格检查可以显示弥漫性手指肿胀，易被诊断为早期类风湿关节炎、系统性红斑狼疮、肌炎，更常见是被诊断为未分化结缔组织病。

许多疾病临床上也可表现为皮肤变硬和组织纤维化，易与系统性硬化病混淆。诊断 SSc 前需排除成人硬肿病、硬化性黏液水肿、嗜酸性筋膜炎、慢性移植物抗宿主病、肾源性系统性纤维化、硬化萎缩性苔藓和僵硬皮肤综合征等硬化病样疾病谱。

（五）治疗

近年来 SSc 的治疗取得较大进展，尤其是 SRC 通过积极使用血管紧张素转化酶抑制剂（ACEI）后，患者的预后得到显著改善。应用环磷酰胺、吗替麦考酚酯、利妥昔单抗、自体干细胞移植治疗 SSc 相关 ILD 的临床研究也陆续发表。然而，至今尚未能改变 SSc 的整体病程。因为 SSc 是一种复杂的异质性疾病，其发病机制尚未完全阐明，临床实践中的关键问题是早期诊断及临床分型，根据皮肤受累范围及程度、内脏器官受累的情况决定其预后。早期治疗的目的在于阻止进一步的皮肤和脏器受累，而进展期治疗目的在于改善已有的症状。治疗措施包括抗炎及免疫调节治疗、针对血管病变的治疗及抗纤维化治疗三个方面。

1. 抗炎及免疫调节治疗

（1）糖皮质激素：对延缓疾病进展效果不明确，但对控制早期常见的炎性症状有效。由于激素（大剂量或长疗程）可能导致 SRC，故应避免长期使用。通常激素须与免疫抑制剂联合，用于治疗皮肤病变的早期（肿胀期）、关节炎、腱鞘炎、肌炎、浆膜炎及间质性肺病的炎症期。应使用最低有效剂量，且需要密切监测血压和肾功能。

（2）免疫抑制剂：尽管证据较弱，早期 dcSSc 仍可使用免疫抑制剂，包括氨甲蝶呤、吗替麦考酚酯或环磷酰胺。部分病情进展快的患者可行自体造血干细胞移植治疗。皮肤病变可选用氨甲蝶呤治疗，其他选择包括吗替麦考酚酯、环酰酰胺或利妥昔单抗治疗。除环磷酰胺外，可考虑使用硫唑嘌呤（AZA）或吗替麦考酚酯维持治疗，以改善皮肤硬化和肺部功能。对于间质性肺病，推荐环磷酰胺和吗替麦考酚酯。近年来有临床试验数据显示利妥昔单抗和阿巴西普等生物制剂对治疗 SSc 相关 ILD 可能有效，但仍有待进一步证实。

2. 血管病变的治疗

（1）雷诺现象：治疗目的是减少发生，改善发作时的症状。所有患者应注意肢体和躯干部保暖，避免情绪波动、吸烟等诱发因素。当病情影响患者生活时，可采用二氢吡啶类的钙拮抗药、血管紧张素 II 受体阻断剂、静脉注射前列腺素类药物可减少雷诺现象发生的次数，并缓解症状，可显著改善患者的生活质量。用于治疗有发生大面积软组织损伤和截肢风险的严重指端缺血和皮肤溃疡患者。磷酸二酯酶 -5 抑制剂，如西地那非，也能改善雷诺现象。

（2）指端溃疡：首先推荐静脉前列环素类药物。磷酸二酯酶 -5 抑制剂及内皮素受体拮抗剂（如波生坦）也有助于减少新发溃疡。必要时予以镇痛对症治疗，出现伤口感染时必须尽快处理。对于病情严重、顽固的病例，可考虑手指（手掌）交感神经切除术。

（3）肺动脉高压：对于 WHO 心功能 II ~ III 级的 PAH 患者可选用内皮素受体拮抗剂（波生坦、安利生坦、马西腾坦）、磷酸二酯酶 -5 抑制剂（西地那非、他达拉非）以及鸟苷酸环化酶激动剂（利奥西呱）单药或联合用于治疗肺动脉高压，WHO 心功能 IV 级的 PAH 患者需要起始联合两种以上肺血管扩张剂，且应包含静脉用前列环素类药物（依前列醇、伊洛前列素和曲前列尼尔）。重症患者需同时应用利尿剂、地高辛及氧疗等对症支持治疗。华法林等抗凝类药物仅用于治疗明确血栓形成，一般不推荐使用。肺移植对药物治疗无效的 SSc 相关 PAH 患者仍然是个选择。

（4）系统性硬化病肾危象：应及早足量使用 ACEI，可显著改善预后。其他降压药可与血管紧张素转换酶抑制剂联合用于治疗系统性硬化病的顽固性高血压。激素与系统性硬化病肾危象风险增加相关，使用激素的患者应密切监测血压和肾功能。对于肾功能不能恢复的终末期肾病患者，应考虑肾脏替代或肾移植治疗。

3. 抗纤维化治疗 由于 dcSSc 中广泛的组织纤维化引起进展性器官损害，干扰纤维化过程的药物一直为临床所期盼。SSc 的回顾性研究显示 D- 青霉胺可稳定和改善皮肤硬化，阻止新发内脏器官受累，改善患者的存活率。然而，一项早期活动性 SSc 的随机对照临床试验发现在应用标准化剂量（750 mg/d）或非常低剂量（125 mg 隔日一次）D- 青霉胺治疗的患者之间皮肤受累的范围没有差别。近期的临床试验结果显示，抗纤维化药物尼达尼布可显著改善 SSc-ILD 患者的 FVC 年下降率，亦有病例（系列）报道吡啡尼酮对治疗 SSc 相关 ILD 可能有效。

4. 其他基于靶器官受累的治疗

（1）皮肤病变：在起病初期，皮肤瘙痒较为普遍且治疗棘手。皮肤毛细血管扩张也十分常见，通常累及双手及头面部，可能误诊为化妆品过敏。充分保湿是基础措施，特别是使用含羊脂油的保湿剂。抗组胺药常用于治疗瘙痒。目前治疗毛细血管扩张的手段包括激光或脉冲光治疗。有研究显示，氨甲蝶呤可改善早期 dcSSc 的皮肤硬化。小剂量激素也可用于 SSc 皮肤病变的肿胀期，但长期使用需要密切监测血压和肾功能。钙质沉着在 SSc 的治疗中也较为棘手。目前仅有限证据（主要为病例报道和小型队列）用以指导临床医师治疗 SSc 患者的钙质沉着。早期识别钙质沉着伴感染，予以合理抗生素治疗。对于严重且难治的钙质沉着，当引起器官功能障碍、影响生活质量时，需考虑外科干预。尚没有治疗方法被证实在阻止软组织沉积的形成或促进溶解有效。侵入性治疗方法包括体外冲击波碎石术、局部激素注射以及激光治疗。

（2）胃肠道病变：应指导患者抬高床头和少食多餐。推荐使用质子泵抑制剂和组胺 H_2 受体拮抗剂治疗胃食管反流和吞咽困难，可能需要长期服药。促胃动力药物可用于改善胃肠动力失调的症状（吞咽困难、食管反流、饱腹感、腹胀、假性肠梗阻等）。有严重的体重减轻或肠内营养效果不佳的患者可考虑行肠外营养。推荐间断给予广谱抗生素口服用于抑制小肠细菌过度生长，但需经常变换抗生素种类，以避免耐药。可使用止泻药（如洛哌丁胺）或泻药分别治疗患者的腹泻及便秘。由于胃窦血管扩张（西瓜胃）造成的反复胃肠道出血可以采用激光光凝治疗处理。

（六）预后

SSc 患者早发死亡的风险大幅度增长，年龄和性别调整的病死率高于普通人群 5 ~ 8 倍。dcSSc

患者的 5 年和 10 年生存率分别是 70% 和 55%，而 lcSSc 患者的 5 年和 10 年生存率分别是 90% 和 75%。SSc 患者的预后与皮肤受累的范围相关，而主要死亡原因是 PAH 和肺间质纤维化、胃肠道受累和心脏病。SRC 占 3 年内 SSc 死亡患者的 30%，但 ACEI 治疗使得有该并发症的患者的存活率显著增高，由以前的 1 年生存率不足 10% 增加到现在的 3 年生存率 >70%。肺癌和额外的心血管病变也增加了患者的病死率。

（王　迁）

第八节　混合性结缔组织病

诊疗路径：

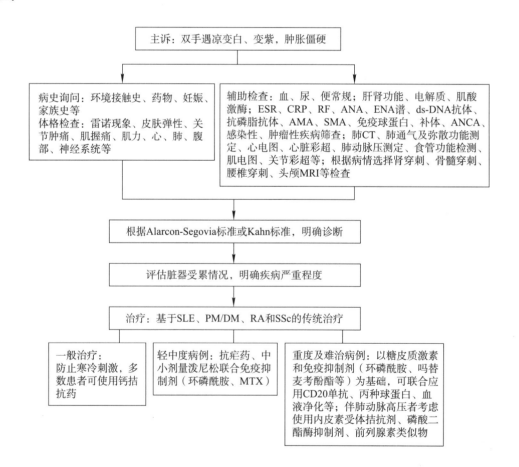

混合性结缔组织病（mixed connective tissue disease，MCTD）于 1972 年由 Sharp 等首次描述，由自身免疫介导兼具系统性红斑狼疮（systemic lupus erythematosus，SLE）、硬皮病（scleroderma，SSc）、炎性肌病（polymyositis /dermatomyositis，PM/DM）和类风湿关节炎（rheumatoid arthritis，RA）的临床特点，但尚不能分类为其中的任何一种疾病。MCTD 最常见的表现是雷诺现象，最主要的死亡原因是肺动脉高压，高滴度抗 U1RNP 抗体是其血清学特征。国外的流行病学数据表明，MCTD 发病率为 2.7/10 万~3.8/10 万，女性发病率可比男性高 15 倍，发病年龄为 4~80 岁，诊断的平均年龄在 37 岁，无明显种族差异。

（一）病因

1. 遗传因素　部分 MCTD 有家族聚集倾向。目前认为 HLA DRB1*0401、DRB4*0101、DQA1*0103、DQB1*0301 与 MCTD 发病相关。HLA-DR5 与 MCTD 患者进展为 SSc 相关；HLA-DR3 与 MCTD 患者的肺间质病变相关；抗 U1RNP 抗体（相对分子质量为 68 000）生成与 HLA-DR2、HLA-DR4 表型相关。

2. 环境因素　常是诱发免疫反应的启动因子，即便诱发因子消失，免疫反应仍可持续存在，主要因素如下。

（1）感染：病毒感染是最常见的环境诱发因素。常见的病毒包括人类流感 B 病毒、EBV、Ⅱ型腺病毒、Ⅰ型 HIV 等。这些病毒与自身抗原 U1RNP 具有同源性，刺激后产生的抗体与 U1RNP 有交叉反应。免疫反应一旦启动，在分子模拟作用下表位播散，使其他表位产生抗原性，免疫反应持续进行。

（2）药物、化学试剂：普鲁卡因胺治疗初期可导致抗 U1RNP 抗体一过性阳性，氯乙烯和二氧化硅与 MCTD 发病关系密切。

3. 性激素　女性 MCTD 患者比例明显高于男性，为（3~15）：1，发病平均年龄为 37 岁。有研究显示 MCTD 患者的病情可在妊娠期加重或在产后复发。

（二）发病机制

遗传背景与环境因素均参与 MCTD 的自身免疫过程，其中核糖核蛋白（ribonucleoproteins，RNP）的作用最为突出。其主要机制包括凋亡修饰和分子模拟，涉及 T 细胞、B 细胞、多种细胞受体、细胞因子及信号通路。

1. 亚细胞颗粒成分的自身免疫性　MCTD 的重要血清学特征是抗 U1RNP 抗体，其抗原主要是 RNP 剪接体的 2 种亚基，即小核糖核蛋白颗粒（snRNPs）和不均一核糖核蛋白颗粒（hnRNP）。剪接体参与前体信使 RNA（pre-mRNA）向成熟的"剪接 RNA"的转变过程。snRNPs 中的小 RNA 片段含有大量的尿嘧啶核苷酸，故称为 U-RNP。免疫沉淀可将 U-RNP 分为 5 种亚型：U1、U2、U4、U5 和 U6 RNP。它们的自身抗体主要针对其蛋白质成分。抗 Sm 抗体可沉淀出 5 种蛋白质多肽，相对分子质量分别为：28 000（B'B）、16 000（D）、13 000（E）、12 000（F）和 11 000（G），这 5 种多肽是 U1、U2、U4、U5 和 U6 RNP 共有；抗 U1RNP 抗体可沉淀出 3 种蛋白质，相对分子质量分别为：68 000（70K）、33 000（A'）和 22 000（C），与 U1RNP 特异性有关，特别是 70K 的抗 U1RNP 抗体被认为是 MCTD 的特异性抗体。

hnRNA 包含 pre-mRNA 和 30 个与结构相关的小分子量蛋白质，其 9 种核心蛋白分别为：A1、A2、B1a、B1b、B1c、B2、C1、C2 和 C3。以 33 000 hnRNP-A2 为靶抗原的抗体被称为抗 RA33 抗体，它可出现于约 1/3 的 RA、SLE 和 MCTD 患者血清中，与侵蚀性关节炎相关，对早期多关节炎进展为 RA 有预示作用。

核小体是染色质的基本组成单位。在细胞凋亡过程中染色质被裂解，释放出核小体颗粒至细胞质，随后迁移至死亡细胞表面。对凋亡释放物质的吞噬功能如有缺陷可导致自身免疫反应的发生。抗核小体抗体是针对完整的核小体上的抗原决定簇的抗体，而不是只针对核小体的某种组成成分（如 DNA 或组蛋白）。有研究表明，在 45% 的 MCTD

患者血清中可检测到抗核小体抗体。

蛋白酶体是一种亚细胞大颗粒，参与泛素化蛋白的降解，它由 MHC I 类分子呈递，成为自身免疫反应的靶点。MCTD 和 SLE 等患者血循环中可出现抗蛋白酶体亚单位抗体，20S 蛋白酶体亚单位可能与 MCTD 疾病活动有关。

2. B 细胞和 T 细胞功能异常　MCTD 患者的 B 细胞和 T 细胞介导的体液免疫和细胞免疫均存在异常。MCTD 患者血中可检测到高丙种球蛋白、高滴度抗 U1RNP 抗体、抗淋巴细胞毒抗体及循环免疫复合物。MCTD 患者的移行 B 细胞 [CD19$^+$CD27$^-$IgD$^+$CD38（high）]、幼稚 B 细胞 [CD19$^+$CD27$^-$IgD$^+$CD38（low）]、双阴（DN）B 细胞（CD19$^+$CD27$^-$IgD$^-$）的比例明显高于正常对照，且 DN B 细胞的数量与疾病活动性相关；浆细胞 [CD19$^+$CD27（high）IgD$^-$] 数量也明显增加。白细胞相关免疫球蛋白样受体 1（LAIR1）是一种属于免疫球蛋白（Ig）超家族的跨膜分子，能够结合胶原蛋白，在 MCTD 中检测到 LAIR1–CD20$^+$ B 细胞增加。这些外周血 B 细胞表型的变化证实了体液免疫功能异常在 MCTD 发病机制中的作用。

在细胞免疫方面，MCTD 患者血循环中 Treg 细胞数量减少，抗 U1RNP 抗体通过 CD4$^+$ T 细胞 Fc 受体进一步加剧了 Treg 细胞的功能缺陷。此外，Th17 细胞在 MCTD 反应和组织损伤的初始阶段有重要作用，通过分泌 IL-17、IL-21 和 IL-22 促进炎症的产生。Th17 细胞与 Treg 细胞的失衡促进了 MCTD 的进展。

3. 凋亡修饰　凋亡细胞表面的小囊泡中含有内质网碎片、核糖体和核糖核蛋白 Ro；大囊泡中含有核小体 DNA、Ro、La 和 snRNP。凋亡过程中，蛋白质在酶系统作用下裂解并被修饰，使其具有抗原性。在 MCTD 中，U1-70K 蛋白被半胱氨酸蛋白酶 3 裂解，暴露出一个 B 细胞表位，可激活自身免疫过程。

4. 分子模拟与表位扩展　通常抗原呈递细胞将外来抗原加工成 12～16 个氨基酸残基的短肽，并通过 MHC II 类分子呈递给 T 细胞受体（TCR）。但在某些异常条件下，来自 12～16 个氨基酸残基的子肽链对 T 细胞具有更强的免疫原性。由于子肽链更短，所以更容易被自身表位模拟从而引发自身免疫反应，即分子模拟现象。而一旦针对一种蛋白复合物组分的免疫应答发生，复合物上的其他表位可通过表位扩展而产生抗原性，从而使免疫反应持续进行，这种显现即为"表位扩展"或"表位播散"（epitope spreading）发生免疫反应。有研究证实，针对 U1RNP 复合物中某一组分的免疫反应可以使复合物中其他组分获得抗原性，诱导多种自身抗体的产生。

（三）临床表现

MCTD 是一种具有 SSc、SLE、PM/DM 和 RA 特征的重叠综合征（表 4-34）。血清中有高滴度的斑点型抗核抗体（ANA）和抗 U1RNP 抗体。临床上重叠的表现不一定同时出现。疾病早期的临床表现为手肿胀、关节炎、雷诺现象、炎性肌病和指端硬化。雷诺现象几乎见于所有 MCTD 患者，肺动脉高压是 MCTD 患者最主要的死亡原因。部分患者随疾病的进展可成为某种确定的弥漫性结缔组织病。

1. 早期症状　大多数患者在早期有易疲劳、肌痛、关节痛和雷诺现象。若患者出现手或手指肿胀、高滴度斑点型 ANA 时，应密切随访。急性起病的 MCTD 不多见，可表现为 PM、急性关节炎、无菌性脑膜炎、指趾坏疽、高热、急性腹痛和三叉神经病。

2. 发热　不明原因发热通常是 MCTD 的首发症状之一，也可能是 MCTD 最突出的临床表现。通常与肌炎、无菌性脑膜炎、浆膜炎、淋巴结病或感染有关。

3. 关节　关节疼痛和僵硬是 MCTD 常见的早期症状。约一半以上的患者最终发展为明确的关节炎，可伴有与 RA 相似的畸形，如尺侧偏斜、天鹅颈和纽扣花畸形。影像学检查提示多为非侵蚀性关节炎，但也有患者出现骨破坏。还有患者出现类似脊柱关节病（spondyloarthropathy，SpA）的表现，

表 4-34 MCTD 各种临床表现的发生率

临床表现	发生率（%）
雷诺现象	99
手肿胀	93
抗 RNP 阳性	100
SLE 样表现	
关节炎	79
面部红斑	41
白细胞减少	31
血小板减少	12
胸膜炎	14
心包炎	12
淋巴结病	不明
SSc 样表现	
硬指	34
肺纤维化（CT 显示）	35
食管运动功能减低或扩张	50
PM 样表现	
肌力下降	33
CK 增高	33
肌源性损害（肌电图提示）	不明
其他表现	
肺动脉高压	8～20
肾炎	3
贫血	27

数据来源于欧洲不同的队列研究结果

包括：腱鞘炎、骨水肿和关节周围炎。50%～70% 的患者类风湿因子（RF）阳性，其中部分患者可能符合 RA 的分类标准。

4. 皮肤黏膜　许多 MCTD 患者出现皮肤黏膜病变。雷诺现象是最早出现，也是最常见的症状之一，常伴有手指或全手肿胀（图 4-27）。有些患者出现狼疮样皮疹，尤其是蝶形红斑和盘状红斑。黏膜病变包括口腔溃疡、生殖器溃疡、口干、眼干、网状青斑、皮下结节和鼻中隔穿孔。

5. 肌肉　肌痛是 MCTD 常见的症状，但临床上大多数患者没有明显的肌无力、肌电图异常或肌酶的改变。组织病理学提示有血管受累和细胞浸润，这些特征与特发性炎性肌病（IIM）相似。MCTD 患者的病情活动时可出现肌炎急性发作，对短疗程大剂量糖皮质激素的治疗反应良好。

6. 心脏　心脏全层均可受累。心电图（ECG）异常可见于 20% 的患者，最常见的改变是右心室肥厚、右心房扩大和室内传导阻滞。10%～30% 的患者出现心包炎，是心脏受累最常见的表现，但很少出现心包填塞。部分患者出现心肌受累，通常继发于肺动脉高压（pulmonary arterial hypertension，PAH），而在疾病早期并无症状。对存在劳累性呼吸困难的患者，应注意筛查肺动脉高压，以便早期诊治。早期多普勒超声检查是最方便、有效的筛查方法，如有异常，需行右心导管检查，静息时平均肺动脉压 >25 mmHg 可确诊为 PAH（图 4-28）。

7. 肺　约 30% 的患者可有肺部受累，早期症状包括干咳、呼吸困难和胸膜炎性胸痛。患者可发生间质性肺病（interstitial lung disease，ILD），高分辨率 CT（HRCT）是诊断 ILD 最敏感的检查方法。

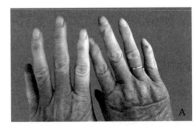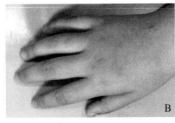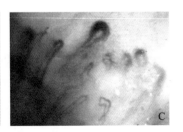

图 4-27　混合性结缔组织病（MTCD）患者的手表现

A. 雷诺现象和硬指　B. 手肿胀　C. 甲襞微循环检测示毛细血管袢扩张，袢顶增宽

（图片采自中国医科大学附属第一医院风湿免疫科）

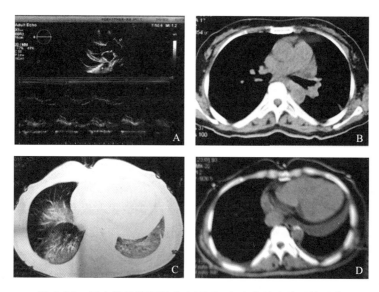

图 4-28 混合性结缔组织病（MTCD）患者的心肺系统改变
A. 心脏彩超示心包积液 B. CT示肺动脉增宽 C. CT示肺间质病变 D. CT示胸腔积液、心包积液
（图片采自中国医科大学附属第一医院风湿免疫科）

HRCT 的最常见早期征象是小叶间隔增厚、周边和下肺叶为主的磨玻璃样改变（图 4-28）。PAH 是 MCTD 肺受累最严重的表现，主要是由于肺动脉内膜增生和中膜肥厚所致；而 SSc 的 PAH 多继发于肺间质纤维化，而非肺动脉本身。

8. 肾 肾损害少见于 MCTD 患者。高滴度的抗 U1RNP 抗体对弥漫增殖性肾小球肾炎的发生和发展具有相对保护的作用。MCTD 引起的肾病变通常为膜性肾小球肾炎，多无症状，少部分患者可出现肾病综合征。也有患者可出现肾血管性高血压危象，与 SSc 肾危象类似。

9. 消化系统 最常见的表现为上消化道运动异常，食管上段和下段括约肌压力降低，食管远端 2/3 蠕动减弱，导致进食后有梗噎感和吞咽困难。也有报道显示，MCTD 患者可发生腹腔出血、胆道出血、十二指肠出血、巨结肠、胰腺炎、腹腔积液、蛋白丢失性肠病、原发性胆汁性肝硬化、自身免疫性肝炎、吸收不良综合征等。腹痛也是 MCTD 患者的常见症状之一，其原因可能是由于肠蠕动减退、腹膜炎、肠系膜血管炎、结肠穿孔或胰腺炎等所致。

10. 神经系统 最常见的是三叉神经病变和感音性耳聋。部分患者可出现脑膜刺激征，脑脊液检查提示为无菌性脑膜炎。其他不常见的神经系统病变包括横断性脊髓炎、马尾综合征、视网膜血管炎、眼神经病变、进行性多灶性脑白质病、重症肌无力、脱髓鞘病变、多发性周围神经病变、脑栓塞和脑出血等。精神病和抽搐在 MCTD 患者罕见。伴有脑病的 MCTD 患者 MRI 常表现为皮髓质交界处和脑室周围的异常信号。

11. 血管 雷诺现象几乎是所有患者的一个早期临床特征，典型的病理改变为中小血管内膜轻度增生和中层肥厚，这也是 MCTD 肺动脉高压和肾血管危象的特征性病理改变。血管造影显示 MCTD 患者中等大小血管闭塞的发生率高。甲襞毛细血管显微镜检查显示大多数患者存在血管袢扩张和缺失。抗内皮细胞抗体、抗心磷脂抗体和抗 U1RNP 抗体均与血管病变有关。

12. 血液系统 贫血可见于 75% 的患者，多为慢性炎症性贫血。60% 的患者 Coombs 试验阳性。但严重的溶血性贫血并不常见。75% 的患者可有白细胞减少，以淋巴细胞减少为主，并与疾病活动相关。少见的血液系统病变包括血小板减少、血栓性血小板减少性紫癜、红细胞发育不全。部分患者有低补体血症，但与其他临床表现无关。

13. 其他 患者可有干燥综合征（SS）、慢性淋巴细胞性甲状腺炎（桥本甲状腺炎）和持久的声音嘶哑，也可出现全身淋巴结肿大或肝脾大。

14. 妊娠期表现 有研究显示，MCTD患者的病情在妊娠期可能加重，病情平稳的患者在产后亦可复发。MCTD患者的生育率无明显变化，但产次和胎儿流产率均增加，抗内皮细胞抗体可能与自发流产有关。

（四）实验室检查

多数MCTD患者在疾病早期即出现抗U1RNP抗体，并持续存在。部分患者体内还可检测到RF、抗RA33抗体、抗组蛋白抗体和抗内皮细胞抗体等。抗心磷脂抗体或狼疮抗凝物可见于约15%的MCTD患者，但患者很少有高凝现象，这可能与MCTD的抗心磷脂抗体为非β2-GP1依赖性有关。

（五）诊断与鉴别诊断

在疾病早期，重叠表现很少同时出现，患者仅出现疲劳、肌痛、关节痛和雷诺现象等，此时诊断未分化结缔组织病（UCTD）更合适。如果患者出现高滴度的抗U1RNP抗体，提示演变为MCTD的可能。部分诊断MCTD患者最终可发展成为明确诊断的SLE、RA、SSc或PM。

1. 诊断标准 目前尚无统一的诊断标准，临床常用的标准为Alarcon-Segovia标准（1986年）和Kahn标准（1991年）（表4-35）。有研究显示，

这两种标准的敏感度和特异度最高，分别为62.5%和86.2%；如果用肌痛取代肌炎，敏感度将提升至81.3%。

2. 鉴别诊断

（1）典型结缔组织病：MCTD首先应与SLE、SSc、PM/DM、RA等典型的CTD鉴别（表4-36）。依据ACR或国际统一分类标准，可对典型的结缔组织病进行确诊。MCTD诊断的关键线索是存在高滴度抗U1RNP抗体，并有雷诺现象、滑膜炎或肌炎、手肿胀。把MCTD从那些尚未分化为典型的结缔组织病中区分出来，有着一定的临床意义。然而，MCTD的表现复杂多变，不同时期表现出不同的症状，一些患者最终转变为某一特定的结缔组织病。因此，即使对已确诊为MCTD的患者，仍要密切观察病情发展。

（2）UCTD和重叠综合征：MCTD需与UCTD、硬皮病重叠综合征、肌炎重叠综合征等相鉴别。结缔组织病早期可能仅表现出一两个可疑的临床和实验室特征，如雷诺现象、不明原因的多关节痛或肌痛、ANA阳性等，诊断某种明确的结缔组织病或MCTD的证据尚不充分，在这种情况下诊断为UCTD较为适当。硬皮病重叠综合征指存在SSc（可发生在没有明显皮肤受累的患者或局限型SSc）及SSc相关自身抗体，同时存在一个明确的其他结缔组织病。肌炎重叠综合征则是指符合炎性肌病的分类标准，同时合并其他结缔组织病的表现或具有

表4-35 MCTD诊断标准

项目	Alarcon-Segovia标准	Kahn标准
血清学标准	抗U1RNP≥1∶1 600（血凝法）	存在高滴度抗U1RNP抗体，相应斑点型ANA滴度≥1∶1 200
临床标准	（1）手肿胀 （2）滑膜炎 （3）肌炎（生物学或组织学证实） （4）雷诺现象 （5）肢端硬化	（1）手指肿胀 （2）滑膜炎 （3）肌炎 （4）雷诺现象
确诊标准	血清学标准及至少3条临床标准，必须包括滑膜炎或肌炎	血清学标准加上雷诺现象及至少2条剩下的临床标准

表 4-36　MCTD 与典型结缔组织病的鉴别

临床表现	MCTD	SSc	PM	SLE	RA
雷诺现象	++++	++++	+	++	−
指端硬化	++	++++		±	−
非指端皮肤增厚	−	+++	−	−	−
肌炎	+++	+	++++	+	+
侵蚀性关节炎	+	+	+−	+−	++++
食管运动功能障碍	+++	++++	+	+	±
浆膜炎	+++	+	−	++++	+
肺间质纤维化	++	+++	+++	+	++
肺动脉高压	+++	++	+	++	±
弥漫增殖性肾小球肾炎	+−	−	−	++++	
膜性肾小球肾炎	+−	−	−	+++	
癫痫或精神异常	−		−	+++	
无菌性脑膜炎	++	−		+++	+
三叉神经痛	++	+	−	+	
感音性耳聋	++	−		+	±
周围神经病变	++	+−	−	++	+
血管炎	+	+	+	++	+
非炎症性血管病	+++	++++	−	−	−

至少 1 种特异性自身抗体（包括抗合成酶抗体和硬皮病相关自身抗体）。

（六）治疗

目前 MCTD 的治疗尚无共识，推荐的治疗方案仍是以 SLE、PM/DM、RA 和 SSc 的治疗原则为主。总的原则为按照疾病活动度加用糖皮质激素及免疫抑制剂。在疾病缓解期应以最小糖皮质激素量维持。难治性患者可以考虑应用静脉滴注免疫球蛋白（IVIG）治疗、免疫吸附或血浆置换及 B 细胞清除等治疗。

1. 乏力和肌肉痛　患者可应用非甾体抗炎药（NSAID）、抗疟药、小剂量泼尼松（<10 mg/d）。以关节炎为主要表现者可加用氨甲蝶呤或肿瘤坏死因子（TNF）抑制剂。

2. 血管受累　有雷诺现象的患者应注意保暖，避免手指外伤和使用 β- 受体阻滞剂、戒烟等；应用二氢吡啶类钙通道阻滞剂，如硝苯地平（nifedipine），每日 30 mg；α- 受体阻滞剂，如哌唑嗪（prazosin）；难治性患者可考虑应用内皮素受体拮抗剂，如波生坦（bosentan）；对于急性起病的指端坏疽可行局部药物性交感神经阻断（受累指趾基部利多卡因浸润）、抗凝及硝酸盐类药物外用治疗；依据病情输注前列环素、口服内皮素受体拮抗剂。

3. 肌炎　慢性、轻症患者以泼尼松 10～30 mg/d 起步治疗；急性、重症患者以泼尼松 60 mg/d 起步治疗。免疫抑制剂如氨甲蝶呤、吗替麦考酚酯等有助于糖皮质激素减量。难治性肌炎可考虑 IVIG、血浆置换和 CD20 单抗治疗。

4. 肺部受累　肺动脉高压是 MCTD 患者常见的肺部病变，也是致死的主要原因，应该早期、积极治疗。无症状肺动脉高压患者可试用糖皮质激素和环磷酰胺、小剂量阿司匹林和血管紧张素转换酶抑制剂（ACEI）；酌情使用内皮素受体拮抗剂。有症状的肺动脉高压患者，可静脉注射前列环素，应用ACEI、抗凝、内皮素受体拮抗剂；试用西地那非。重症患者可考虑心肺移植。胸膜炎患者应用NSAID或短期应用泼尼松（20 mg/d）。

5. 心脏受累　心肌炎患者试用糖皮质激素和环磷酰胺，避免应用地高辛。心包炎患者应用NSAID或短期应用泼尼松（20 mg/d），如有心脏压塞需急行经皮穿刺或外科引流。不完全心脏传导阻滞患者应避免应用氯喹类药物。

6. 消化系统受累　食管运动功能障碍患者，轻症无需治疗；伴反流者应用质子泵抑制剂，反流严重者也可考虑尼森胃底折叠术；重症患者应用钙通道抑制剂或联合抗胆碱能药物治疗。肠蠕动减退者使用胃肠促动药，如甲氧氯普胺（胃复胺）。小肠细菌过度繁殖可应用四环素和红霉素。胃灼热、消化不良患者，应升高床的头部、戒烟、减重、避免咖啡因；应用H_2受体阻断药、质子泵抑制剂；酌情使用甲氧氯普胺和抗幽门螺杆菌药物。

7. 肾受累　膜性肾小球肾病患者，轻型无需处理；严重者试用泼尼松15～60 mg/d，加用吗替麦考酚酯或环磷酰胺冲击治疗（0.6～1 g，每月1次）；小剂量阿司匹林联合双嘧达莫预防血栓形成；ACEI减少蛋白丢失；必要时可进行透析或肾移植。硬皮病样肾危象患者需应用ACEI治疗。

8. 血液系统受累　自身免疫性贫血或血小板减少患者应使用大剂量激素治疗，约80 mg/d，根据病情逐渐减量；难治性血小板减少者应做骨髓穿刺活检，明确有无巨核细胞成熟障碍。若存在（大部分都有）则可用大剂量激素0.5～1.0 g/d，静脉滴注冲击3天；之后，甲泼尼龙1 mg/（kg·d）维持，并加用免疫抑制剂（环孢素或他克莫司）；

IVIG只能作为应急治疗，对因骨髓巨核细胞成熟障碍而引起的血小板减少无明显疗效。有考虑血浆置换或脾切除，但脾切除一定要慎之又慎，因骨髓抑制的问题，脾切除是无效的。

9. 神经系统受累　三叉神经病变患者，如出现麻木症状，尚无有效治疗方法；针对疼痛可试用抗癫痫药物（如加巴喷丁）或抗抑郁药物（如度洛西汀）。无菌性脑膜炎患者建议短期应用大剂量泼尼松，并停用NSAID。

目前认为，不是所有的MCTD患者都需要长期使用糖皮质激素，治疗过程中要持续进行风险评估，警惕医源性疾病如感染及心血管疾病的发生。

对于有妊娠需求的患者，应充分告知患者妊娠的风险；选择在病情缓解期计划妊娠以增加孕妇和胎儿的安全性；在妊娠期和产后，应对患者、胎儿及新生儿进行定期监测；对于复发患者，在充分评估风险后，应给予适当或必要的治疗。

（七）预后

MCTD患者具有高滴度的抗U1RNP抗体，很少发生严重的肾损害和致命性的中枢神经系统损害，通常认为MCTD的预后好于其他典型的结缔组织疾病。国内有研究报道，MCTD患者的5年生存率为80%。其中26.0%发展为其他结缔组织病。国外也有一项随访长达38年的研究显示，62%的MCTD患者预后良好，38%的患者疾病持续活动，死亡患者占23%。这些数据表明，大多数MCTD患者预后相对良好，与早期诊断、早期治疗有关。但并不是所有的MCTD患者预后都好，进行性肺动脉高压和心脏并发症是其致死的主要原因，重要脏器受累的患者预后较差。

（杨娉婷　吴春玲）

第九节 成人斯蒂尔病

诊疗路径：

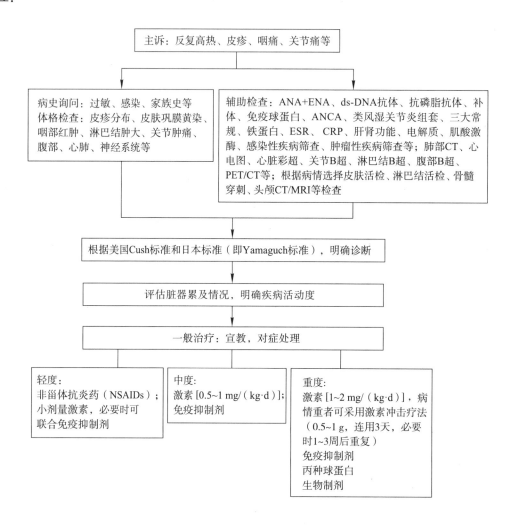

斯蒂尔病本是指系统型起病的幼年型慢性关节炎，但相似的疾病也可发生于成年人，称为成人斯蒂尔病（adult onset Still's disease，AOSD）。本病曾称为"变应性亚败血症"，1987 年以后统一称为 AOSD。本病的病因尚不清楚，临床特征为发热、关节痛和（或）关节炎、皮疹、中性粒细胞增多，严重者可伴系统损害。由于无特异性的诊断方法和标准，诊断及鉴别诊断较为困难。诸多资料证明某些疾病的早期阶段，如肿瘤、感染性疾病、类风湿关节炎（RA）、强直性脊柱炎（AS）、系统性红斑狼疮（SLE）、皮肌炎 / 多肌炎（PM/DM）、干燥综合征（SS）等风湿病，酷似 AOSD 样的特征。故需排除肿瘤、感染及其他结缔组织病后才考虑其诊断。某些患者即便诊断为 AOSD，也需要在治疗后密切随诊，以进一步除外上述疾病的可能。本病的男女患病率相近，散布于世界各地，无明显地域差异，好发年龄为 16 ~ 35 岁，亦可见到高龄发病，在日本和欧洲人群中，每百万人有 1 ~ 34 例 AOSD 患者。

（一）病因和发病机制

本病的病因尚不清楚，一般认为与遗传和免疫异常有关。

1. 易感性与遗传因素　虽然无文献报道证实 AOSD 的患病有家族倾向性，但一些研究发现 AOSD 患病的易感性与遗传因素密切相关，尤其是与特定的人白细胞相关抗原（human leucocyteantigen，HLA）基因型关联密切。有研究表明 AOSD 患者可能与 HLA-B17、HLA-B18、HLA-B35、HLA-DR2、HLA-DR5 和 HLA-DQ1 等基因型相关。另外，炎性因子基因多态性也与 AOSD 患病的易感性相关，例如，巨噬细胞移动抑制因子（macrophage migration inhibition factor，MIF）基因的多态性能够影响 AOSD 患者血清 MIF 水平，且可能会导致疾病易感性增加。

2. 免疫病理机制　AOSD 的特点是中性粒细胞和巨噬细胞活化。已有研究提示，中性粒细胞活化标志物白细胞分化抗原 64（cluster of differentiation64，CD64）、可溶性白细胞介素 2 受体（soluble interleukin-2 receptor，sIL-2R）、IL-6、IL-18、MIF 等升高与 AOSD 活动相关，可能是 AOSD 病情活动和疾病严重性的指标；IL-8 虽然是一种促炎细胞因子，在 AOSD 患者血清中浓度高于健康对照组，但与疾病活动性无关；而在 AOSD 慢性关节症状型患者中的水平升高则可预测关节炎持续存在。

（二）临床表现

1. 发热　是本病最常见、最早出现的症状。80% 以上的患者呈典型的弛张热，体温常达 39℃ 以上。

2. 皮疹　是本病的另一主要表现，约见于 85% 以上的患者，典型皮疹为橘红色斑疹或斑丘疹。有时皮疹形态多变，可呈荨麻疹样皮疹。皮疹主要分布于躯干、四肢，也可见于面部。本病皮疹的特征是常与发热伴行，常在傍晚开始发热时出现，次日晨热退后皮疹亦消失。

3. 关节及肌肉症状　几乎 100% 的患者有关节疼痛，关节炎在 90% 以上。膝、腕关节最常累及，其次为踝、肩、肘关节，近端指间关节、掌指关节及远端指间关节亦可受累。发病早期受累关节少，以后可增多呈多关节炎。不少患者受累关节的软骨及骨组织可出现侵蚀破坏，故晚期有可能出现关节僵直、畸形。肌肉疼痛常见，约占 80% 以上。多数患者发热时出现不同程度肌肉酸痛，部分患者出现肌无力及肌酶轻度增高。

4. 咽痛　多数患者在疾病早期有咽痛，有时咽痛存在于整个病程中，发热时咽痛出现或加重，退热后缓解。可有咽部充血，咽后壁淋巴滤泡增生及扁桃体肿大，咽拭子培养阴性，抗生素治疗无效。

5. 其他　AOSD 患者可出现周围淋巴结肿大、肝脾大、腹痛（少数似急腹症）、胸膜炎、心包积液、心肌炎和肺炎。较少见的有肾损害、中枢神经系统异常、周围神经系统损害。少数患者可出现急性呼吸衰竭、充血性心力衰竭、心包填塞、缩窄性心包炎、弥散性血管内凝血、严重贫血及坏死性淋巴结病。

（三）诊断与鉴别诊断

1. 诊断标准　本病无特异性诊断方法，常规诊断是建立在排除性诊断的基础上。国内外曾制定了许多诊断或分类标准，但至今仍未有公认的统一标准。推荐应用较多的是美国 Cush 标准和日本标准（即 Yamaguch 标准）。

（1）Cush 标准

必备条件：①发热，体温≥39℃；②关节痛或关节炎；③ RF<1∶80；④ ANA<1∶100。

另需具备下列任何 2 项：①血白细胞≥15×10⁹/L；②皮疹；③胸膜炎或心包炎；④肝大或脾大或淋巴结肿大。

（2）日本标准

主要条件：①体温≥39℃并持续 1 周以上；②关节痛持续 2 周以上；③典型皮疹；④血白细胞≥15×10⁹/L。

次要条件：①咽痛；②淋巴结肿大和（或）脾

大；③肝功能异常；④ RF 和 ANA 阴性。

此标准需排除：感染性疾病、恶性肿瘤及其他风湿性疾病。符合 5 项或更多条件（至少含 2 项主要条件），可做出诊断。

2. 诊断要点   如出现下列临床表现及阳性的实验室检查结果，应疑及本病：①发热是本病最突出的症状，出现也最早，典型的热型呈弛张热，一般每日 1 次。②皮疹于躯干及四肢多见，也可见于面部，呈橘红色斑疹或斑丘疹，通常与发热伴行，呈一过性。③通常有关节痛和（或）关节炎，早期呈少关节炎，也可发展为多关节炎。肌痛症状也很常见。④外周血白细胞显著增高，主要为中性粒细胞增高，血培养阴性。⑤血清学检查：多数患者 RF 和 ANA 均阴性。⑥多种抗生素治疗无效，而糖皮质激素治疗有效。

3. 鉴别诊断   在诊断 AOSD 之前应注意排除下列疾病。

（1）恶性肿瘤：白血病、淋巴瘤、恶性组织细胞病等血液系统肿瘤。65% 的 AOSD 患者可出现淋巴结病变。骨髓穿刺检查及淋巴结活检虽然在 AOSD 中无特异性，但本病诊断需排除其他疾病，对于反复发作、治疗效果不明显者，一定要多次行骨髓穿刺及淋巴结活检，以减少误诊、漏诊，尤其应注意淋巴瘤，还有随访报道支气管肺癌、纵隔肉瘤样癌、腹膜后网织细胞肉瘤等。常规体检基础上可予胸部 X 线片、腹部及妇科超声、胸腹部 CT、肿瘤标志物等筛查肿瘤，骨髓穿刺、骨扫描是排除肿瘤的有效手段，必要时辅以胃镜及肠镜等内镜、正电子发射计算机断层扫描（PET）、淋巴结活检及皮肤活检等病理组织检查。

（2）感染性疾病：在感染性疾病中要特别注意败血症、组织器官的脓肿和某些病毒感染。主要包括病毒感染（HBV、风疹病毒、微小病毒、柯萨奇病毒、EBV、巨细胞病毒、HIV 等）性疾病、亚急性细菌性心内膜炎、脑膜炎双球菌菌血症、淋球菌菌血症及其他细菌引起的菌血症或败血症、结核病、莱姆病（Lyme 病）、布鲁氏菌病、

梅毒和风湿热等。

（3）其他结缔组织病：RA、SLE、pSS、PM、MCTD，以及血管炎如结节性多动脉炎、韦格纳肉芽肿病、血栓性血小板减少性紫癜、大动脉炎等。这些疾病有各自特点，对于持续有关节炎症状的患者，应定期行 X 线摄片，检查 RF、抗核周因子（APF）、抗角蛋白抗体（AKA）、抗环瓜氨酸肽（CCP）抗体等自身抗体以排除 RA，并观察 AOSD 是否向 RA 转化，抗核抗体谱（ANAs）、抗中性粒细胞胞质抗体（ANCA）等自身抗体的检查有助于鉴别诊断。到目前为止，尚未发现 AOSD 存在相对特异的自身抗体，这对于与其他结缔组织病鉴别极为重要。

（四）治疗

本病尚无根治方法，但如能及早诊断、合理治疗，可以控制发作、防止复发。急性发热炎症期的治疗可首先单独使用非甾类抗炎药（NSAID）；对单用 NSAID 不缓解者，可加用糖皮质激素，常用泼尼松 $0.5 \sim 1$ mg/（kg·d）；仍不缓解或激素减量复发，加用改变病情抗风湿药物（DMARD），首选氨甲蝶呤（MTX）；病情控制不满意者，在 MTX 基础上联合其他 DMARD，部分难治或重症患者，可配合糖皮质激素冲击治疗，必要时予生物制剂。缓解后逐个减停 DMARD，到单予 MTX 维持，同时递减激素用量，过渡到仅予 NSAID，然后停药观察。

1. NSAID   急性发热炎症期的治疗可首先单独使用，约有 1/4 的 AOSD 患者经合理使用 NSAID 可以控制症状，使病情缓解，通常这类患者预后良好。一般 NSAID 需用较大剂量，病情缓解后应继续使用 $1 \sim 3$ 个月，再逐渐减量。定期复查肝功能、肾功能及血常规，注意不良反应。

2. 糖皮质激素   对单用 NSAID 无效、症状控制不好者，常用泼尼松 $0.5 \sim 1$ mg/（kg·d）治疗，待症状控制、病情稳定 $1 \sim 3$ 个月后方可逐渐减量，然后以最小有效剂量维持。有系统损害、病情较重应使用中到大剂量糖皮质激素。病情严重者，如有顽固性发热、重要脏器损害、严重血管

炎、红细胞沉降率极快，需用使用大剂量激素〔泼尼松≥1.0 mg/（kg·d）〕，也可用甲泼尼龙冲击治疗。通常剂量每次 500~1 000 mg，缓慢静脉滴注（≥1 h），可连用 3 天。必要时 1~3 周后可重复使用，间隔期和冲击后继续口服泼尼松。长期服用激素者应注意感染、骨质疏松等并发症。应及时补充防治骨质疏松的相关药物，如抑制破骨细胞的双膦酸盐、活性维生素 D。

3. DMARD　激素仍不能控制发热或激素减量即复发者，或关节炎表现明显者，应尽早加用 DMARDs。使用 DMARDs 时首选 MTX；单用 MTX 仍不缓解或转入以关节炎为主要表现的慢性期时，在此基础上，采用联合其他 DMARDs 策略。如患者对 MTX 不能耐受或疗效不佳可改用或联合使用来氟米特（LEF），在使用 LEF 基础上还可与其他 DMARDs 联合。常用的 DMARDs 如下。

（1）MTX：口服、肌内注射或静脉注射均有效。口服 60% 可吸收，每日给药可导致明显的骨髓抑制和毒性作用。临床多采用每周 1 次给药。常用剂量为 7.5~20 mg/ 周，个别重症患者可以酌情加大剂量。常见的不良反应有恶心、口腔炎、腹泻、脱发、皮疹，少数出现骨髓抑制、肝功能受损和肺间质病变，也可引起流产、畸胎和影响生育能力。服药期间，应定期查血常规和肝功能。

（2）LEF：剂量为 10~20 mg/d。主要不良反应有腹泻、瘙痒、高血压、肝酶增高、皮疹、脱发和一过性白细胞、血小板减少等。也有引起间质性肺炎的报道，服药初期应定期查肝功能和血常规。因该药有致畸作用，孕妇禁服。

（3）抗疟药：有氯喹（每片 250 mg）和羟氯喹（每片 100 mg 或 200 mg）两种。该药起效慢，服用后 3~4 个月疗效达高峰，有效后可减量维持，连服 6 个月无效应停用。用法为：氯喹 250 mg/d，羟氯喹 200~400 mg/d。本药有蓄积作用，服药半年左右应查眼底。另外，为防止心肌损害，用药前应常规查心电图，有窦房结功能不全、心率缓慢、传导阻滞等心脏病患者应禁用。其他不良反应有头晕、头痛、皮疹、瘙痒和耳鸣等。国外报道显示，羟氯喹的安全性明显高于氯喹。

（4）硫唑嘌呤（AZA）：口服后约 50% 吸收。常用剂量 1~2 mg/（kg·d），一般 100 mg/d，维持量为 50 mg/d。不良反应有脱发、皮疹、骨髓抑制（包括白细胞及血小板减少、贫血）。胃肠道反应有恶心、呕吐，可有肝损害等。服药期间应定期查血常规和肝功能等，用药初期前 8 周，应每周至少复查全血细胞计数 1 次。

（5）柳氮磺吡啶（SASP）：一般服用 4~8 周后起效。从小剂量逐渐加量有助于减少不良反应。使用方法：每日 250~500 mg 开始，之后每周增加 500 mg，直至每日 2 g，如疗效不明显可增至每日 3 g，如 4 个月内无明显疗效应改变治疗方案。主要不良反应有恶心、呕吐、厌食、消化不良、腹痛、腹泻、皮疹、无症状性转氨酶增高和可逆性精子减少，偶有白细胞、血小板减少，对磺胺过敏者禁用。服药期间应定期查血常规和肝功能。

（6）环孢素 A（CsA）：口服起始量为 3~5 mg/（kg·d），维持量为 2~3 mg/（kg·d）。常见的不良反应包括高血压、肝毒性、肾毒性、神经系统损害、继发感染及胃肠道反应等。

此外，重症患者还可使用环磷酰胺（CTX）治疗。CTX 有冲击疗法及小剂量用法，两者相比较，冲击疗法不良反应较小。冲击疗法为 500~1 000 mg/m² 体表面积，每 3~4 周 1 次，均经静脉滴注。小剂量为 1~2 mg/（kg·d），一般 100 mg/d，维持量为 50 mg/d。常见的不良反应包括恶心呕吐、骨髓抑制、出血性膀胱炎及膀胱癌（我国较少见）、肝损害及黄疸、脱发、感染、致畸和性腺抑制。

DMARDs 用药过程中，应密切观察所用药物的不良反应，如定期观察血常规、红细胞沉降率、肝功能、肾功能。还可定期观察血清铁蛋白，如临床症状和体征消失，血常规和红细胞沉降率正常，血清铁蛋白降至正常水平，则提示病情缓解。病情缓解后首先要将激素减量，但为继续控制病情，防止复发，DMARDs 应继续应用较长时间，剂量可酌减。

4. 生物制剂　研究表明，T 细胞和巨噬细胞过度活化产生高水平的促炎细胞因子，包括 IL-1、IL-6、IL-18、MIF、TNF-α 和干扰素 -γ，在 AOSD 的发病机制和临床症状中具有关键作用，这促使 TNF、IL-1、IL-6 抑制剂等生物药物在 AOSD 治疗中的应用。生物制剂为难治性 AOSD 及其并发症的治疗带来了希望。

（1）TNF-α 抑制剂：是被报道用于治疗 AOSD 的第一种生物制剂，目前主要使用的 TNF-α 抑制剂有英夫利昔单抗（infliximab，IFX）、依那西普（etanercept，ETA）和阿达木单抗（adalimumab，ADA）。

1）英夫利昔单抗：IFX 是一种人鼠嵌合型 IgG1 抗 TNF 单克隆抗体，是治疗以关节症状为主的难治性 AOSD 的可选药物。IFX 可快速缓解 AOSD 患者的全身及关节症状，促进激素减量，其对于激素和氨甲蝶呤耐药的患者有效，且对于合并重症肝炎、膜性肾小球肾炎、自身免疫性肝炎的 AOSD 患者效果较好。

2）依那西普：ETA 是与免疫球蛋白 G 的 Fc 段连接的人 TNF-α 受体的重组可溶形式，已被用于难治性 AOSD 的治疗，可有效缓解 AOSD 患者的关节炎症，其对于激素、DMARDs 等常规治疗反应不佳的患者效果良好。临床研究显示，ETA 联合激素及 DMARDs 可有效控制患者病情，减少激素用量，且不良反应轻微。

3）阿达木单抗：ADA 是抑制 TNF-α 的完全人源化单克隆抗体，关于 ADA 治疗效果的临床数据较缺乏。临床报道显示 ADA 可有效治疗难治性 AOSD。

目前已有的研究显示，TNF-α 抑制剂对于 AOSD 及其并发症效果良好，而对关节症状的功效优于全身症状。但也有 TNF-α 抑制剂治疗无效的病例报道。所以，TNF-α 抑制剂在 AOSD 治疗中的安全性及有效性仍需进一步临床研究来评估。

（2）IL-6 抑制剂：托珠单抗（tocilizumab）是针对 IL-6 受体的人源化单克隆抗体，其能够识别 IL-6 受体的膜结合和可溶形式，能特异性阻断 IL-6 的活动。临床研究显示，托珠单抗对于难治性 AOSD 患者全身和关节症状均有较好效果，且激素节减作用显著，应用托珠单抗后患者治疗反应迅速，可获得持续的临床缓解，停药后功效还可持续 ≥6 个月，且安全性和耐受性良好。托珠单抗还可用于合并巨噬细胞活化综合征的难治性 AOSD 患者的治疗。托珠单抗通常以 5 ~ 8 mg/kg 的剂量每 2 ~ 4 周一次皮下注射，但仍需更大的随机研究以进一步确定托珠单抗的最佳治疗方案。

（3）IL-1 抑制剂：被认为是难治性 AOSD 的主要生物治疗药物，可显著改善 AOSD 患者的临床症状和实验室指标，国际上已有相关药物开始应用于临床，但尚未在国内上市，包括阿那白滞素（anakinra，ANK）、康纳单抗（canakinumab）和利纳西普（rilonacept）。

（4）静脉注射免疫球蛋白（intravenous immunoglobulins，IVIG）：研究显示 IVIG 对于 AOSD 具有治疗作用，但由于缺乏随机对照试验，IVIG 对于 AOSD 的治疗功效仍不确切。对孕期 AOSD 患者或出现危及生命的并发症时可尝试进行 IVIG 治疗。

5. 其他　部分植物制剂，如雷公藤多苷、青藤碱、白芍总苷已被应用于多种风湿病的治疗。在本病慢性期，以关节炎为主要表现时亦可使用。

（五）预后

AOSD 患者的病情、病程呈多样性，少部分患者首次病情缓解后不再复发，有自限倾向，而大多数患者缓解后易反复发作。还有慢性持续活动的类型，最终表现为慢性关节炎，出现软骨和骨质破坏，酷似 RA。需强调指出的是，AOSD 是一种排除性诊断的疾病，至今仍无特定的统一诊断标准。即使在确诊后，仍要在治疗、随访过程中随时调整药物，以改善预后。同时，需要长期观察随访，注意后期是否逐渐明确为肿瘤、感染和其他疾病等，从而修订诊断，改变治疗方案。

（王苏丽　吕良敬）

第十节　IgG4 相关性疾病

诊疗路径：

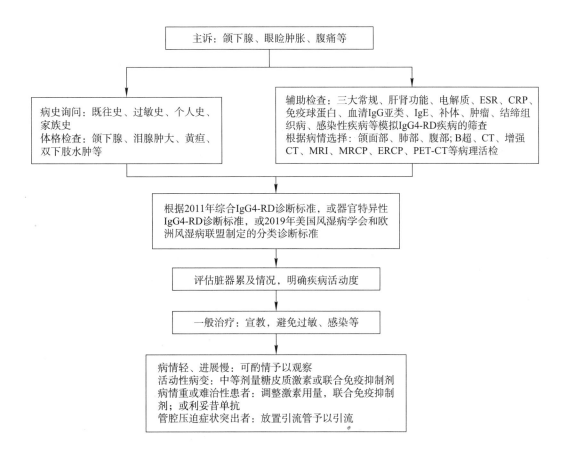

IgG4 相关性疾病（IgG4-related disease，IgG4-RD）是新近认识的一种慢性炎症伴有纤维化的系统性疾病，可以累及全身多个器官和系统，通常以多个或单个器官肿大或压迫症状起病，绝大多数患者出现血清 IgG4 水平升高。IgG4-RD 受累器官组织中可见大量 IgG4 阳性浆细胞浸润和纤维化。

该病的历史可追溯至 1892 年报道的首例 Mikulicz 病（Mikulicz disease，MD），以及 1961 年报道的自身免疫性胰腺炎（autoimmune pancreatitis，AIP）。随后学者发现上述疾病常合并出现，且受累组织病理相似。1991 年日本学者 Kawaguchi 首次提出淋巴浆细胞性胰腺炎的概念。2001 年 Hamano

等发现自身免疫性胰腺炎患者血清中 IgG4 升高；2003 年 Kamisawa 等报道，在自身免疫性胰腺炎患者中，IgG4 阳性浆细胞不仅存在于胰腺，也可出现在胰周组织、胆道、胆囊、涎腺和淋巴结等部位，且激素治疗可以明显降低血清 IgG4 浓度，进而提出 IgG4-RD 这一概念、以及该病是一种独立疾病的观点。随后，IgG4-RD 的概念逐渐得到国际认可。2010 年《自身免疫病杂志》正式认可 IgG4-RD 为一类新的临床综合征。历史上 IgG4-RD 曾有过多个命名，如 IgG4 相关性硬化性疾病（IgG4-related sclerosing disease）、IgG4 相关性自身免疫性疾病（IgG4-related autoimmune disease）、IgG4 相关性多器官淋巴增殖性综合征（IgG4-related multi-organ lymphoproliferative syndrome，IgG4-MOLPS）、IgG4 相关多灶性系统性纤维化（IgG4-associated multifocal systemic fibrosis）以及系统性 IgG4 浆细胞综合征（systemic IgG4 plasmacytic syndrome，SIPS）等，2010 年后统一命名为 IgG4-RD。

IgG4-RD 的患病率尚不清楚，但发病率较低，已被列入国际罕见病和我国罕见病目录。日本流行病学调查显示，IgG4-RD 的患病率为（0.28 ~ 1.08）/10 万，每年有新发患者 336 ~ 1 300 名，主要见于男性，中位发病年龄为 58 岁。其他国家和地区目前尚无 IgG4-RD 患病率的报道。

（一）病因和发病机制

IgG4-RD 的病因尚不清楚，可能与遗传、环境因素（如感染、过敏原等）、肠道微生态等相关。上述原因导致免疫系统紊乱，B 细胞活化并转化为分泌 IgG4 的浆细胞，最终导致相应的组织器官出现损伤。

最近研究发现，IgG4-RD 可能的致病机制包括以下几方面。

1. 固有免疫细胞的参与　在持续性抗原（如微生物、自身抗原、环境因素等）刺激下，嗜酸性粒细胞、巨噬细胞、树突状细胞等固有免疫细胞及记忆性 B 细胞激活并分泌炎性细胞因子，同时将抗原刺激信号呈递给初始 T 细胞并使其活化。

2. T 细胞在发病中的作用　初始 T 细胞在诱导因素作用下分化为辅助性 T 细胞 2（helper T cell 2，Th2 细胞）、CD4$^+$ 细胞毒性 T 细胞（cytotoxic T lymphocyte，CTL）、滤泡辅助性 T 细胞（follicular helper T cell，Tfh 细胞）及调节性 T 细胞（regulatory T cell，Treg 细胞）等，上述几种 T 细胞亚类在 IgG4-RD 发病中起着重要作用，可进一步导致 B 细胞发生抗体类别转换，体细胞高频突变并分化为产生免疫球蛋白特别是 IgG4 的浆母细胞。

（1）Th2 细胞：Th2 细胞及其释放的细胞因子如 IL-4、IL-5、IL-10、IL-13 等参与 IgG4-RD 的发生及发展。其中，IL-4 及 IL-10 是促进初始 B 细胞向 IgG4$^+$ 浆细胞类别转换的主要促进因子，且与 IgG4/IgG 比例成正相关；IL-13 和 TGF-β 主要参与活化纤维母细胞，导致细胞外基质沉积。此外，Th2 细胞还可通过分泌 IL-21 促进生发中心形成和 IgG4 产生。

（2）CD4$^+$ CTL：在 IgG4-RD 患者的血液和受累组织中，发现 CD4$^+$ CTL 的寡克隆扩增，这些 T 细胞表达 SLAMF7、IL-1β、TGF-β1 和 IFN-γ 等，可能促进纤维化的发生。同时，CD4$^+$ CTL 也可释放一些细胞毒性颗粒，如颗粒酶、穿孔素等，直接造成受累组织损伤。

（3）Tfh 细胞：IgG4-RD 患者受累组织中生发中心 Tfh 细胞增多，其数目与患者外周血 IL-4、IgG4 水平、器官受累个数及 IgG4-RD 反应指数评分等呈正相关。Tfh 细胞能有效促进初始 B 细胞向浆细胞转化，进而引起抗体类别转换及亲和力成熟，导致 IgG4 阳性抗体产生增多。上述过程中，Tfh2 亚类起着重要作用。

（4）Treg 细胞：IgG4-RD 患者受累组织中发现 Treg 细胞大量浸润，其产生的 IL-10 可能促进 IgG4 类别转换，而产生的 TGF-β 则与组织纤维化密切相关。而外周血中仅部分患者观察到 Treg 细胞表达增多，且其与血 IgG4 水平并未呈现出良好的相关性。

3. B 细胞和浆母细胞的作用　IgG4-RD 患者外周血中 B 细胞增多，特别是记忆 B 细胞和浆母细胞比例显著升高，其中浆母细胞与血清 IgG4 水平呈正相关，经糖皮质激素或利妥昔单抗治疗后，浆母细胞比例下降。因此，目前认为浆母细胞比例升高是该病的重要标志。

（二）临床表现

IgG4-RD 可累及几乎全身各个器官和组织，器官受累多为相继出现，亦可出现多个器官同时受累。由于本病为一类新近认识的疾病，许多患者的诊断存在延迟，我国报道确诊时半数以上患者的受累器官超过 3 个，单个器官受累仅为少数。最常见的受累组织 / 器官为淋巴结、颌下腺、泪腺和胰腺，其他器官受累包括肺、胆管、鼻窦、腮腺、腹膜后组织、大动脉、肾，少见受累的组织 / 器官包括皮肤、甲状腺、垂体、硬脑膜 / 硬脊膜、心包、纵隔等（表 4-37）。IgG4-RD 患者中较多合并过敏史，其过敏种类多样，包括过敏性鼻炎、哮喘、药物或食物过敏及荨麻疹等。IgG4-RD 临床分型目前尚未统一，本文按照不同解剖区域主要器官受累的临床表现及影像学特点进行介绍。

1. 头颈部

（1）唾液腺：包括腮腺、颌下腺、舌下腺。累及唾液腺的 IgG4 相关性疾病又称 IgG4 相关性唾液腺炎，是 IgG4-RD 最常见的临床表现之一，也是该病最常见的首发症状之一。典型表现为双侧或单侧唾液腺（颌下腺最常见，其次为腮腺）无痛性肿大，质中偏硬，常伴颌下淋巴结肿大。腺体分泌功能常有轻度至中度下降，导致患者轻度口干。超声显示肿大腺体中有多个低回声区域。Asai 等报道了颌下腺肿大的两种模式，即局部肿块形成和弥漫性病灶累及。MRI 显示等信号和低信号的 T_2WI，病变均匀强化，无血管闭塞或压迫迹象（图 4-29）。

（2）泪腺和眶周组织：眼附属器受累在 IgG4-RD 较常见，发生率仅次于颌下腺。病变最易累及的部位为泪腺，典型表现为单侧或双侧长期无痛性眼睑肿胀，伴或不伴有眼干、眼球压迫感，偶有眶周疼痛等。部分患者同时出现眼外肌增厚，眼球运动不受限或仅轻微受限，视力通常无损害。影像学

表 4-37　IgG4 相关性疾病不同器官受累发生率

受累组织 / 器官		发生率（%）
最常见受累	淋巴结	14.0 ~ 76.0
	颌下腺	28.0 ~ 52.6
	泪腺 / 眶周	22.4 ~ 46.5
	胰腺	19.2 ~ 60.0
常见受累	肺	5.5 ~ 32.0
	胆道	5.5 ~ 32.0
	鼻窦	4.0 ~ 23.4
	腹膜后	1.7 ~ 32.0
	腮腺	14.5 ~ 21.7
	前列腺	3.2 ~ 20.9
	大动脉	1.7 ~ 24.0
	肾	2.8 ~ 44.0
少见受累	皮肤	1.6 ~ 6.4
	胸膜增厚 / 胸水	6.1
	甲状腺	4.0 ~ 5.6
	胃肠黏膜 / 肠系膜	2.6
	垂体	2.3 ~ 8.0
	硬脑膜 / 硬脊膜	1.4 ~ 1.6
	心包积液 / 增厚	1.2 ~ 1.6
	纵隔占位	0.3 ~ 1.6
	颅内病变	0.3

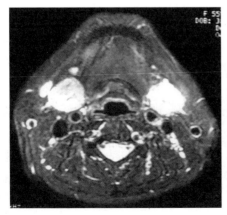
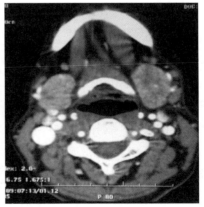

图 4-29　MRI 示双侧颌下腺肿大

表现为泪腺区肿块，合并或不合并眼外肌肿大。眼部CT影像学研究显示该病不仅累及双侧泪腺，还可累及三叉神经分支（额、眶上或眶下神经）、眼外肌、眼眶脂肪组织、眼睑，甚至包括鼻泪管及眶周骨成分（图4-30）。MRI检查显示，眼附属器损伤表现为边缘明确，具有均匀内部结构的T_1WI等信号和T_2WI低信号，并且无骨破坏。据此可将IgG4-RD与浸润眼眶的其他疾病相鉴别。

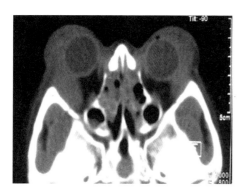

图4-30　CT平扫示双侧泪腺及眼外肌受累

（3）鼻及鼻窦：IgG4-RD可累及鼻和鼻窦，主要表现为鼻塞、流涕、嗅觉减退、慢性鼻窦炎。颌面部CT检查示副鼻窦炎、鼻息肉、鼻窦壁增厚等。鼻部受累的患者常伴有泪腺及唾液腺受累，且在具有过敏病史的患者中更为常见。

（4）甲状腺：IgG4-RD累及甲状腺主要表现为甲状腺肿大、质地坚韧，严重者可导致呼吸困难、颈痛、吞咽困难，部分伴有甲状腺功能减退的症状，血清中可检测出抗甲状腺抗体。

（5）中枢神经系统：IgG4-RD累及中枢神经系统极少见，可引起IgG4相关性垂体炎、肥厚性硬脑膜/硬脊膜炎及颅内炎性假瘤。IgG4相关性垂体炎主要表现为头痛、视觉障碍、多个垂体轴内分泌功能的异常和尿崩症。肥厚性硬脑膜/硬脊膜炎患者表现为严重的头痛、脑神经麻痹、脊髓受压症状等。影像学方面，IgG4相关性垂体炎的MRI表现为垂体前叶增大或垂体柄增粗，蝶鞍区及蝶鞍旁占位；肥厚性硬脑膜炎的MRI典型表现为硬脑膜等弥漫性或局限性增厚，T_1WI呈等或略

低信号，T_2WI呈低信号，增强后明显增厚强化，有时可伴有病变周围水肿，也可表现为脑膜结节状强化。炎性假瘤则表现为颅内占位。

2. 胸部器官受累

（1）肺和胸膜：IgG4-RD患者的肺、胸膜、纵隔及肺门/纵隔淋巴结均可受累。患者可无症状，或出现咳嗽、哮喘、气短、胸闷或胸痛等。肺和胸膜受累在CT影像上的改变主要分为5种类型：①支气管血管束和小叶间隔增厚；②肺部实性结节和肿块，单发或多发，病变边界清楚，也可伴有结节周围毛刺征，周边可伴局限性边界清楚的磨玻璃状阴影；③间质受累，表现为弥漫性磨玻璃影、网格状阴影，伴有蜂窝样改变，牵拉性支气管扩张；④圆形毛玻璃样阴影；⑤胸膜增厚或胸膜结节。胸腔积液较为罕见。肺部受累的患者可有肺门和（或）纵隔淋巴结肿大。纵隔受累，即硬化性纵隔炎，主要表现为纵隔内软组织占位影或包绕主动脉，临床可表现为胸背痛或胸闷及刺激性咳嗽。

（2）心脏：IgG4-RD中极少出现心脏受累，但有个例报道冠状动脉周围软组织包绕、导致冠状动脉周围炎和压迫症状。患者表现出心前区憋闷、活动后胸痛等心肌缺血症状。

3. 腹部器官

（1）胰腺：是IgG4-RD最常受累的内脏器官之一。该病累及胰腺主要表现为1型自身免疫性胰腺炎（autoimmune pancreatitis，AIP）。临床多表现为无痛性梗阻性黄疸、乏力、定位模糊的腹痛、脂肪泻及体重减轻，少数患者可表现为新发糖尿病。胰腺受累在CT及MRI影像学表现为局灶性（56%）和弥漫性（44%）病变（图4-31）。局灶性病变类似瘤样肿块，易与恶性胰腺肿瘤混淆；弥漫性病变胰腺增大呈腊肠样，胰腺正常的羽毛状结构模糊消失，边缘水肿呈现包壳样，钙化少见，MRI检查显示T_1WI表现为低信号，在增强扫描中表现为延迟强化。少数患者可出现胰腺假性囊肿。胰胆管逆行造影（ERCP）特征为主胰管弥漫性或节段性狭窄。胆管受累时通常伴有近端肝内外胆管不同

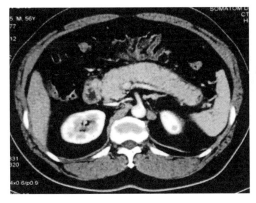
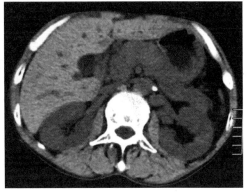

图 4-31 AIP 患者 CT 平扫示胰腺呈腊肠样肿大

程度扩张。

（2）胆道：IgG4-RD 累及胆道时称为 IgG4 相关性硬化性胆管炎，是以胆管壁炎症、IgG4 阳性浆细胞浸润和显著纤维化为特征的一种硬化性胆管炎，病变也可累及胆囊。约 90% 的患者同时合并 1 型 AIP。主要临床表现为以胆管酶升高为主的肝功能异常、梗阻性黄疸、腹痛、体重下降、脂肪泻等。超声或放射影像学表现为胆总管或肝内胆管局灶性或多发性狭窄及胆管壁增厚强化，远端胆管扩张。根据胆道受累部位将其分为 4 种类型：1 型，局限于远端胆总管的狭窄；2 型，涉及肝内胆管的狭窄；3 型，狭窄涉及肝门和远端胆总管；4 型，仅有肝门部胆管狭窄。其中 1 型最为常见。有研究报道，胆囊受累和胆总管壁厚度超过 2.5 mm 可能有助于区分 IgG4-RD 与其他炎性胆道疾病。

（3）腹膜后组织：IgG4-RD 累及腹膜后组织可发生腹膜后纤维化、腹主动脉炎或腹主动脉周围炎。临床主要表现为腰腹部酸痛或钝痛。腹膜后炎性纤维化组织可压迫单侧或双侧输尿管，导致肾盂积水甚至肾脏萎缩；压迫下腔静脉时可导致下肢水肿、阴囊水肿等；偶可压迫肠管导致完全性或不完全性肠梗阻。腹膜后纤维化典型影像学表现为腹膜后不规则的软组织病变，边界清晰或模糊，呈对称或非对称性分布，包绕腹主动脉、髂动脉、下腔静脉、输尿管及腰大肌等，伴或不伴肾盂积水、输尿管扩张（图 4-32）。较多患者合并腹主动脉钙化，部分出现腹主动脉瘤样扩张。

（4）泌尿系统：IgG4-RD 泌尿系统受累包括肾小管间质肾炎、肾小球肾炎、肾实质肿块或皮质多发结节、肾盂占位、肾盂或输尿管壁增厚等。2.8%~44.0% 的全身多系统受累患者存在肾受累，即 IgG4 相关肾病（IgG4-related kidney disease, IgG4-RKD）。多数患者肾病变表现为单纯小管质炎，部分患者可以肾病综合征起病，肾穿刺活检病理示膜性肾病；其他肾小球肾炎类型相对少见。腹膜后纤维化肿块压迫肾盂或输尿管或输尿管本身的炎症及增厚等病变均可引起输尿管扩张和肾盂积水，进而导致肾功能异常。部分 IgG4-RKD 患者肾 CT 可见异常病变，最常见的表现是多发性低密度病灶，其次为弥漫性双侧肾肿胀和肾盂壁弥漫性增厚。增强 CT 扫描中可将肾病变分为大型孤立性肿块、小型多发性外周皮质结节、楔形或圆形病变或弥漫性斑片状累及，肾 MRI 对疾病的诊断亦有一定价值。需要注意的是，淋巴瘤、肾盂肾炎、转移性肿瘤或血管炎亦可出现类似影像学表现，因此肾穿刺活检在鉴别诊断中至关重要。

（5）其他腹腔器官受累：肝、胃肠道、肠系膜、前列腺和宫颈等受累较少见，仅有少量文献报道。IgG4 相关肝受累可表现为肝部肿块（如肝门区的炎性假瘤），胃肠道受累表现为胃肠黏膜溃疡或息肉样改变等。IgG4 相关肠系膜受累表现为硬化性肠系膜炎。此外，偶有报道女性患者可发生硬

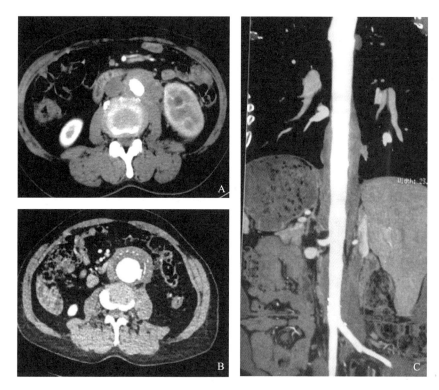

图 4-32   腹膜后纤维化／腹主动脉周围炎（A、C），伴主动脉瘤（B）

化性宫颈炎。

4. 其他部位受累

（1）淋巴结：淋巴结肿大在 IgG4-RD 患者中很常见，多数（约 60%）IgG4-RD 患者浅表或深部淋巴结肿大，多伴发于其他器官受累；极少数患者仅出现淋巴结受累。淋巴结肿大为无痛性，查体边界清晰，质地偏韧或硬。

（2）皮肤病变：IgG4-RD 累及皮肤时临床表现多样而无特异性，可表现为皮肤斑疹、斑丘疹、紫癜样皮疹、银屑病样皮疹、荨麻疹样皮疹、皮下结节或缺血病变，多见于头面部和四肢。确诊需皮肤病理活检支持。

（3）前列腺：IgG4 相关性硬化性前列腺炎主要表现为前列腺弥漫性增大，导致排尿困难、尿频等症状。

（4）乳腺：乳腺受累主要表现为硬化性乳腺炎，单侧或双侧乳腺单一部位或多部位无痛性肿块。

（三）辅助检查

1. 实验室检查   IgG4-RD 患者实验室检查的典型异常表现为血清 IgG4 水平升高，此外，绝大多数患者总 IgE 水平升高；约 2/3 的患者血清 IgG 升高，疾病活动期红细胞沉降率（ESR）、C 反应蛋白（CRP）等炎症指标升高；约 1/3 患者外周血嗜酸性粒细胞轻度或中度增多。合并胰腺或胆道病变的患者可出现肝功能异常、胆红素升高。肾脏受累者出现尿检或肾功能异常；累及垂体、甲状腺等应进行相应内分泌功能检查。其他实验室检查，包括血清抗核抗体（ANA）、抗中性粒细胞胞质抗体（ANCA）、肿瘤标记物、免疫固定电泳等多为阴性，主要用于鉴别诊断。

（1）血清 IgG4 水平：升高是 IgG4-RD 的重要特征，也是该病诊断标准之一。90% 左右的 IgG4-RD 患者血清 IgG4 升高，敏感度较高。但 IgG4 升高可见于多种其他疾病，如恶性肿瘤、弥漫性结缔组织病、慢性感染、过敏性疾病、罗道病、Castleman 病等，对 IgG4-RD 诊断的特异性和阳性预测值均较低。也有部分患者血清 IgG4 水平正常，病理活检证实为该病。因此，诊断 IgG4-RD

时需要联合临床、病理学证据，而不应过度依赖血清 IgG4 浓度。既往多个研究报道，血清 IgG4 水平与受累器官数呈正相关，受累器官数量越多，血清 IgG4 水平越高。糖皮质激素治疗后几乎所有患者血清 IgG4 水平均可下降，但许多患者不能降至正常。此外，治疗前血清 IgG4 浓度高以及治疗后 IgG4 水平仍较高的患者复发率显著高于基线 IgG4 水平偏低及治疗后 IgG4 水平正常的患者。

（2）自身抗体和补体：在 IgG4-RD 患者中尚未发现特异性自身抗体，近期国外学者报道抗半乳糖凝集素 3 抗体可能参与了 IgG4-RD 的发病。少数患者外周血可检测出低滴度的抗核抗体和 RF。除合并结缔组织病的患者外，IgG4-RD 患者血清特异性抗体如抗 ENA、抗双链 DNA 或抗中性粒细胞胞质抗体均呈阴性。低补体血症在 IgG4-RD 患者中并不少见，20.3%～41% 的患者出现补体降低，低补体血症在 IgG4-RKD 患者中更为常见。

2. 影像学表现　超声、CT 和 MRI 对 IgG4-RD 的诊断起着重要的作用，对判断治疗反应亦有一定价值。

超声检查多用于初筛，也可帮助判断治疗后受累器官的变化，监测治疗反应。IgG4-RD 患者通常在 CT 影像上表现为受累器官肿大或类似肿瘤样压迫、挤压周围器官。这些病变在 MRI 的 T_2WI 上通常表现为低信号。有些器官受累具有特征性的影像学表现，如胰腺受累可呈现腊肠样病变，但也有许多器官受累无特异性，如肺部结节或肺间质病变等。ERCP 和 MRCP 有助于判断胆道和胰腺的病变特点和类型。PET/CT 对 IgG4-RD 的诊断、鉴别诊断、判断疾病活动性和治疗反应等具有一定价值（图 4-33）。

（四）组织病理学

病理学检查是 IgG4-RD 诊断最重要的依据。IgG4-RD 受累组织典型病理特征为：①受累组织中大量淋巴细胞和浆细胞浸润，IgG4$^+$ 浆细胞 > 10 个 /HPF，IgG4$^+$/IgG$^+$ 浆细胞比例 > 40%；②纤维组织增生，特征性表现为席纹状或轮辐状纤维化；

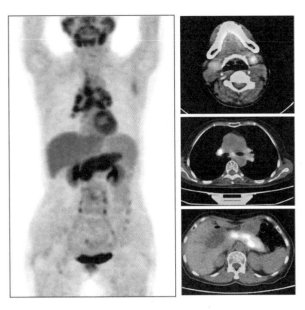

图 4-33　PET/CT 检查提示 IgG4-RD 患者的病变累及双侧颌下腺、纵隔淋巴结和胰腺

③闭塞性静脉炎（图 4-34）。另外，嗜酸性粒细胞浸润和管腔未闭塞的静脉炎对 IgG4-RD 的诊断也有帮助，可作为诊断的 2 个次要病理学特征。上述特点在不同组织各不相同，如席纹状纤维化和闭塞性静脉炎在胰腺、胆道、腹膜后纤维化的病理中更为突出，在淋巴结组织中少见；而大量淋巴细胞浸润特别是生发中心形成者在唾液腺更常见。此外，由于其他一些病理改变如肿瘤、慢性感染等部位周边组织可出现反应性 IgG4 阳性浆细胞浸润，模拟本病的特征，因此，即使具备上述病理特征的患者亦需在排除其他模拟 IgG4-RD 的疾病后方能诊断 IgG4-RD。

（五）诊断

IgG4-RD 的诊断标准包括器官特异性标准和综合诊断标准。为了慎重地判断多器官病变或临床表现不特异的病变，应根据详细的临床病史、体格检查、内脏器官病变、血液检查所见、病理学特征、影像学特征、激素治疗反应，以及除外需鉴别的疾病等来诊断 IgG4-RD。

IgG4-RD 的综合诊断标准（2011）如下：①临床检查显示一个或多个器官存在典型的弥漫性 / 局限性肿大或团块，或存在脏器损伤证据；②血清

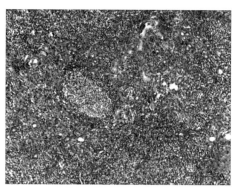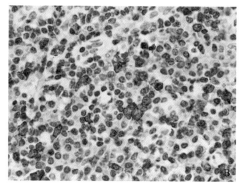

图 4-34　IgG4-RD 的典型病理表现

A. Mikulicz 病受累泪腺中大量淋巴及浆细胞浸润，形成生发中心，伴纤维化；B. 免疫组化：IgG4 阳性细胞

学检查显示血清 IgG4 浓度增高（≥1 350 mg/L）；③组织病理学检查显示：a. 显著的淋巴细胞和浆细胞浸润和纤维化；b. IgG4$^+$ 浆细胞浸润，IgG4$^+$/IgG$^+$ 细胞比例 >40% 并且 >10 个 IgG4$^+$ 浆细胞 /HPF。确诊，符合上述①＋②＋③；很可能，符合①＋③；可能，符合①＋②。对于"很可能"和"可能"的患者，如果满足器官特异性诊断标准，如 IgG4 相关 Mikulicz 病，IgG4 相关 AIP、IgG4-RKD、IgG4 相关性自身免疫性垂体炎等，亦可诊断 IgG4-RD。

（六）鉴别诊断

IgG4-RD 的鉴别诊断如下：

1. 受累脏器相似的疾病　2 型 AIP 为导管中心性慢性胰腺炎，不属于 IgG4-RD 范畴，1 型与 2 型 AIP 常需要进行鉴别。出现泪腺、唾液腺肿大和口眼干燥时，应注意与干燥综合征等进行鉴别：后者血中抗核抗体阳性，抗 SSA/SSB 抗体阳性，而血清中 IgG4 水平不高。器官肿大，如胰腺局灶性肿块、肺部结节、肾盂或肾实质结节肿块、淋巴结肿大等需与相应部位的恶性肿瘤进行鉴别。

2. 血清中 IgG4 升高的疾病　血清 IgG4 升高可见于肿瘤、慢性感染、结缔组织病、多中心 Castleman 病、结节病、嗜酸细胞升高相关的疾病及窦组织细胞增生伴巨大淋巴结病等，需要鉴别。

3. 组织病理中 IgG4 阳性浆细胞浸润的疾病　一些肿瘤、慢性感染、抗中性粒细胞胞质抗体相关性血管炎、Castleman 病、结节病、窦组织细胞增生伴巨大淋巴结病、嗜酸性粒细胞增多性淋巴肉芽肿等的病理改变可模拟 IgG4-RD 的病理改变，需要进行鉴别。

（七）病情评估

2012 年学者提出了 IgG4-RD 活动度评分系统（IgG4-RD RI），2015 年进行了更新，用于评价疾病初始活动度及评估治疗反应及复发（表 4-38）。该系统根据受累脏器病变活动度、是否需要紧急医疗干预、是否存在不可逆器官损伤对 IgG4-RD 进行整体评分。其中器官评分分别为 0~4 分：0 分 = 未受累或完全缓解，1 分 = 部分缓解，2 分 = 持衡、未缓解，3 分 = 停药后新发或复发，4 分 = 治疗期间加重或新发。对于需要紧急医疗处理的患者，该受累器官评分应加倍。

（八）治疗

1. 治疗原则　IgG4-RD 异质性较强，少数患者不经治疗可有自发缓解或暂时缓解的趋势，但大多数患者病情持续进展，或反复发作，且不同部位受累患者的临床反应评分及药物治疗反应各不相同。因此，IgG4-RD 的治疗应个体化，根据受累器官、严重程度、疾病进展情况等，综合判断后续应采取继续观察、药物治疗或其他干预措施。

IgG4-RD 治疗原则：病情活动进展的患者均需要治疗。病情严重者需积极治疗，否则病变可进展为慢性和不可逆的纤维化阶段，造成器官功能障碍（表 4-39）。对于无症状性淋巴结病或轻度浅表腺

表 4-38 IgG4 相关性疾病活动度评分

受累部位	活动度			是否存在组织损伤	
	组织 / 脏器评分（0~4分）	是否有症状（是 / 否）	需紧急治疗（是 / 否）	（是 / 否）	是否有损伤症状（是 / 否）
硬脑膜					
垂体					
眶周受累					
泪腺					
腮腺					
颌下腺					
其他涎腺					
乳突炎 / 中耳炎					
鼻腔占位					
鼻窦炎					
其他耳鼻喉损伤					
甲状腺					
肺					
淋巴结					
主动脉 / 大血管					
心脏 / 心包					
腹膜后纤维化					
硬化性纵隔炎					
硬化性肠系膜炎					
胰腺					
肝					
胆管					
肾					
皮肤					
全身性症状（体重下降、发热、乏力）					
其他脏器（前列腺、乳腺、胆囊等）					
总分					

体肿大，且疾病进展缓慢的患者，可暂不用药，密切观察病情变化，一旦加重及时治疗。

2. 治疗药物

（1）糖皮质激素：被认为是 IgG4-RD 缓解诱导的一线药物，无禁忌的情况下可作为治疗首选。常用起始剂量为中等剂量，即 0.5 ~ 0.6 mg/（kg·d），剂量可根据患者体重或受累脏器的严重程度进行调整。临床症状较轻的患者可以使用低剂量糖皮质激素；病情严重的患者可加大剂量，如肺部、胰腺、肾及腹膜后受累的患者，则可选择较高剂量的糖皮质激素。绝大多数患者治疗反应良好，可达到部分缓解或完全缓解。

表 4-39　需要积极治疗的 IgG4-RD

受累脏器	原因
胰腺炎	未治疗可能会导致不可逆的胰腺外分泌和内分泌功能障碍
近端胆管狭窄	未治疗可导致反复感染性胆管炎，以及最终的不可逆纤维化和肝硬化
小管间质性肾炎	未及时治疗可能导致不可逆的肾衰竭
主动脉炎，尤其合并主动脉瘤	炎症性主动脉瘤会继续增大，有破裂的风险
腹膜后纤维化	进展性疾病可能会导致不可逆的神经损伤、疼痛和（或）输尿管梗阻/肾衰竭
硬脑膜炎	有神经缺陷和（或）癫痫的风险
心包炎	心包填塞或缩窄性心包炎

初始糖皮质激素剂量应维持 2~4 周，以后逐渐减少至最小维持量，或停药。由于糖皮质激素剂量递减或停用后疾病复发风险较高，因此很多医师推荐使用低剂量糖皮质激素维持数年。

（2）传统免疫抑制剂：免疫抑制剂能起到辅助激素减量及维持疾病稳定作用。国内进行的一项前瞻性研究表明，免疫抑制剂联合糖皮质激素治疗反应率较单用激素高，复发也较单用激素患者减少，特别是对于初始治疗时受累器官多、病情活动指数高以及血清 IgG4 水平高者。

常用的免疫抑制剂包括：环磷酰胺、吗替麦考酚酯、硫唑嘌呤、氨甲蝶呤、来氟米特、艾拉莫德及环孢素、他克莫司等。可根据患者的病情轻重、是否有重要脏器受累、肝肾功能情况以及对免疫抑制剂的耐受情况等进行选择。通常重要脏器受累者选择较强的免疫抑制剂，如环磷酰胺、吗替麦考酚酯等，而症状轻者考虑氨甲蝶呤、来氟米特或艾拉莫德等。

（3）生物制剂：抗 CD20 单克隆抗体，即利妥昔单抗（rituximab），可清除体内 B 细胞，在控制 IgG4-RD 疾病进展、降低血清 IgG4 水平及减轻受累器官损伤中均有显著疗效。可用于传统治疗失败或不能耐受者。

其他生物制剂：如硼替佐米（bortezomib）、英夫利昔单抗（infliximab）、IL-6 受体抑制剂、选择性 T 细胞共刺激分子调节剂阿巴西普等，也有少量报道用于治疗 IgG4-RD。针对 B 细胞表面分子 CD19 及 Fc 段受体Ⅲb 等的单克隆抗体也在进行临床试验，但其临床效果还有待研究。目前针对 CD4$^+$ CTL 及浆母细胞的靶向治疗、抗纤维化治疗及 B 细胞受体拮抗剂等靶向药物的临床研究正在进行中。

（4）手术治疗：除药物以外，部分患者需外科治疗缓解症状。如输尿管或胆道梗阻时可置入 D-J 管或胆管支架，缓解压迫症状。主动脉受累瘤样扩张破裂风险较高时，可选择主动脉置换术。甲状腺受累出现呼吸道压迫症状时可选择进行甲状腺切除术等。此外，对于单器官肿大，如累及胰腺、肾、肺、胆道及前列腺等部位的单器官肿大，有时很难与肿瘤性疾病区别，需外科手术活检；部分 IgG4 相关脏器受累的诊断在病灶切除后才得以明确。

综上，随着学界对 IgG4-RD 认识不断深入，未来将会有更多药物用于治疗 IgG4-RD，改善患者的预后。

（滕　菲　张　文）

数字课程学习

📥 教学PPT　　　📝 自测题　　　▶️ 视频　　　🖥️ 典型病例

第五章

脊柱关节病

关键词

强直性脊柱炎	银屑病关节炎	反应性关节炎	Reiter综合征
溃疡性结肠炎	克罗恩病	银屑病	炎性关节病
骶髂关节炎	HLA-B27	生物制剂	

第一节　强直性脊柱炎

诊疗路径：

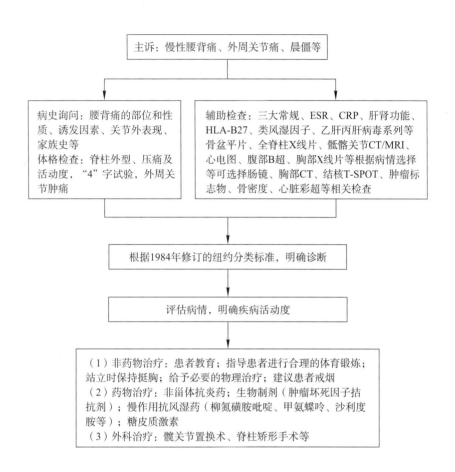

主诉：慢性腰背痛、外周关节痛、晨僵等

病史询问：腰背痛的部位和性质、诱发因素、关节外表现、家族史等
体格检查：脊柱外型、压痛及活动度，"4"字试验，外周关节肿痛

辅助检查：三大常规、ESR、CRP、肝肾功能、HLA-B27、类风湿因子、乙肝丙肝病毒系列等骨盆平片、全脊柱X线片、骶髂关节CT/MRI、心电图、腹部B超、胸部X线片等根据病情选择等可选择肠镜、胸部CT、结核T-SPOT、肿瘤标志物、骨密度、心脏彩超等相关检查

根据1984年修订的纽约分类标准，明确诊断

评估病情，明确疾病活动度

（1）非药物治疗：患者教育；指导患者进行合理的体育锻炼；站立时保持挺胸；给予必要的物理治疗；建议患者戒烟
（2）药物治疗：非甾体抗炎药；生物制剂（肿瘤坏死因子拮抗剂）；慢作用抗风湿药（柳氮磺胺吡啶、甲氨蝶呤、沙利度胺等）；糖皮质激素
（3）外科治疗：髋关节置换术、脊柱矫形手术等

强直性脊柱炎是一个古老的疾病，从公元前两三千年的古埃及人骨骼标本中曾发现从第4颈椎至尾椎的所有椎体全部融合连接成一块骨骼。在古希腊与阿拉伯文著作中，都曾有类似的记载。我国在2000多年前的黄帝内经《素问·痹论篇》中记载言："肾痹者，善胀，尻以代踵，脊以代头"，描述的就是强直性脊柱炎的症状。1963年国际抗风湿联盟（International Leagues Against Rheumatism, ILAR）将此病定名为强直性脊柱炎（ankylosing spondylitis，AS）。1982年我国第一次风湿病专题学术会议肯定了AS这一国际统一的命名。目前认为AS是一种慢性炎症性疾病，主要侵犯骶髂关节、脊柱骨突、脊柱旁软组织及外周关节，并可伴有关节外表现。临床主要表现为腰、背、颈、臀、髋部疼痛僵硬及关节肿痛，病程呈慢性进展性。病情控制不佳的患者晚期可发生脊柱畸形和关节强直，严重影响生存质量。我国AS的患病率为0.3%左右。本病可以发生在任何年龄，高峰在20～30岁。男性多于女性，男女患病之比为（2～3）：1。

（一）病因

AS的病因还不确定，但目前认为是多种因素交互作用而造成，包括遗传变异、免疫紊乱、后天的感染等。流行病学研究显示，AS具有明显的家族聚集现象，并与抗原呈递的MHC I 类分子

HLA-B27 密切相关。*HLA-B27* 在 AS 中的阳性率高达 90% 以上，而普通人群中仅占 5% 左右。近年的研究证实产生 *IL-17* 的 CD4[+] T 细胞在 AS 发病机制中起关键作用。而且 60% 的 AS 患者被观察到有亚临床的肠道炎症，提示 AS 的发病机制中可能潜在有肠 – 关节轴。肠道可能是抗原暴露发生的第一 "场所"，后续活化关节的炎症病理机制。近年来研究 AS 病因的研究主要集中在三个方面：由 *HLA-B27* 呈递的细胞内抗原肽处理加工和呈递的过程；微生物及其与免疫系统相互作用的过程；3 型免疫的异常。

（二）发病机制

AS 的发病机制至今未明，遗传和环境的交互作用导致的免疫失衡反应在疾病的发生中发挥关键作用。近年来的遗传学和免疫学研究为 AS 的病因学提供了重要线索。

1. AS 的遗传学研究　自 1973 年发现至今，*HLA-B27* 毫无疑问是 AS 最主要的遗传学危险因素。我国 AS 患者 *HLA-B27* 阳性率高达 90% 左右，而健康人群 B27 阳性率只有 5% 左右。但是，在带有主要易感基因 *HLA-B27* 的人群中，只有 5%~10% 的人罹患 AS，提示应该有 *HLA-B27* 以外的基因参与发病。随着其他与 AS 相关的 *HLA-B27* 以外的 *MHC* 基因（*HLA-B60*、*IL-1A/B*、*CYP2D6*、*ANKH*、*TLR4*）的发现，AS 是一个多基因复杂遗传性疾病的属性才逐渐被揭示。但是，AS 发病机制研究真正的突破在于发现了非 *HLA* 基因对其遗传度的贡献。例如 2007 年的一项遗传学研究发现了一些非 *HLA* 基因变异蛋白是 AS 的主要危险因素，如内质网氨肽酶 1（ERAP1）。而后又发现许多非 *HLA* 基因与 AS 相关，包括 *CARD9*、*EOMES*、*IL-1R1*、*IL-1R2*、*IL-6R*、*IL-7R*、*IL-12B*、*IL-27*、*NKX2-1*、*PTGER4*、*RUNX3*、*TBX21*、*TYK2* 和 *ZMIZ1*，这其中许多基因都与产生 *IL-17* 的 3 型免疫相关。此外，2016 年发现与 AS 相关的很多基因在炎症性肠病中有多效性作用，这支持了 AS 是由宿主微生物与免疫系统相互作用而发病的理论。

随着更多基因的被发掘，新发现的分子通路有助于我们理解 AS 的发病机制。目前至少已经鉴定了 113 个基因变异与 AS 相关，其中 48 个基因达到全基因组显著关联水平。但截至目前，全基因组关联研究（GWAS）中的基因位点只能解释 AS 约 28% 的遗传度。因此，不同种族的大规模全基因组测序分析将发掘更多的基因，这将对生物学研究具有重要的指导意义。可以明确的是，许多遗传变异仍未被发现，进一步地发掘这些变异将很有意义，从中可以发现重要的生物学通路。

2. MHC 及抗原加工和呈递在 AS 发病中的作用　在上述与 AS 相关的基因中，*HLA-B27* 在 85%~90% 的患者中呈阳性，具有最高的遗传风险度。*HLA-B27* 最显著的生理学功能是在有核细胞中结合肽段并呈递到细胞表面，从而被 CD8[+] T 细胞识别。有假说认为能触发免疫反应的 "关节炎肽" 与 AS 相关的 *HLA-B27* 亚型的结合能力要强于 AS 不相关的亚型，具有潜在的引起异常免疫反应的能力。总共找到了 26 种 *HLA-B27* 不相关亚型呈递量比较低的肽段，其中有两种肽段（ARYVFQSENTF 和 ARVLLVPDNTF）的呈递量最低。尽管大多数肽段呈递量差异很小，但研究认为不同亚型之间结合能力的微小差异可以引起病理性的免疫反应。另外，有报道发现 *HLA-B27* 的非正常形式比如自由重链（FHCs）在脊柱关节病（SpA）患者的肠道和滑膜组织富集。FHC 在内质网聚集后会导致内质网压力增加，从而促发未折叠蛋白反应（unfolded protein response，UPR）。UPR 与很多炎症因子的产生相关，特别是 IL-23，其与 AS 尤为相关。锌金属肽酶家族的 3 个基因（*ERAP1*、*ERAP2* 和 *NPEPPS*）也与 AS 相关，这些基因编码的蛋白的功能是剪切肽段至合适的长度以呈递给 *HLA* 分子。*ERAP1* 和 *ERAP2* 的保护性变异体会减少肽段剪切的概率和具有不同的功能效应，从而可能导致获得抗原肽的能力增加或者减少，这取决于氨肽酶剪切后产生了肽段还是破坏了肽段。获得抗原肽能力的改变对于 *HLA* 抗原呈递、*HLA-B27* FHC 的表达以

及与 *KIR* 相互作用的 Th17 细胞的活化等过程都会产生不同的效应。

3. AS 中的 IL-17 和 3 型免疫　3 型免疫是由固有免疫和适应性免疫中能表达核受体 RORγt 和产生 IL-17 家族细胞因子的效应性细胞所参与的一类免疫。IL-17 在 AS 中的意义相关研究进展非常快。IL-17 在 AS 患者的血清、滑液、关节和 CD4⁺（Th17）细胞中升高，在这之后 GWAS 很快就发现很多 IL-17 相关基因是 AS 发展的危险因素。有多种产生 IL-17 的细胞参与 AS 发病，包括粒细胞、适应性免疫淋巴细胞、天然免疫样的淋巴细胞和天然淋巴细胞。Th17 细胞是最常见的产生 IL-17 的适应性免疫细胞。在 AS 患者中，Th17 细胞升高。也有研究认为 IL-17⁺ CD8⁺ T 细胞参与了 AS 发病。天然免疫样淋巴细胞比如有黏膜相关 T 细胞（mucosal-associated invariant T cells，MAIT）和 γδT 细胞亦可产生 IL-17。近年来研究发现，AS 的 MAIT 产生 IL-17 的水平高于健康对照，而且 MAIT 在炎性关节明显升高。γδT 细胞在 AS 中升高，并能产生 IL-17 和表达 IL-23R。此外，3 型天然淋巴细胞如 ILCs（innate lymphoid cells）能产生 IL-17 和 IL-22，它在 AS 的外周血和组织中是升高的。因此，AS 中 IL-17 上调并不是细胞特异性的，而是可能反映了产生 IL-17 的 3 型免疫细胞的整体失调。目前，在 AS 中靶向 3 型免疫细胞因子的治疗就是抑制 IL-17。在一个 AS 的 3 期临床试验中，苏金单抗（secukinumab，IL-17 的单克隆抗体）与 TNF 抑制剂同样有效。

总之，AS 发病机制的研究进展是非常迅速的。研究发现超过 100 个基因位点与 AS 相关，但合在一起也只解释了 AS 不到 30% 的遗传度。许多参与抗原加工和呈递过程的基因都与 AS 相关，包括 *ERAP1*、*ERAP2*、*HLA-B27* 和 *SEC16A*。3 型免疫的作用越来越多地被人们认识，未来的研究应该将参与疾病的关键细胞类型鉴定出来。对 AS 病理机制信号通路的理解，以及对 TNF 和 IL-17 的调控信号通路的理解，有助于提高对 AS 的诊疗水平。

（三）临床表现

AS 的发病隐袭，急骤者少见。典型病例累及中轴关节，附着肌腱及外周关节。背痛是本病的常见症状，不同于普通机械性背痛，AS 患者的背痛通常在 40 岁之前发病，持续时间至少 3 个月。常伴有臀部疼痛和腰背部僵硬感、夜间痛、翻身困难，晨起时明显，活动后可改善。晨僵持续的时间与病情轻重有关，轻者数分钟可缓解，重者则长达数小时甚至全天。由于下腰痛发生缓慢，钝痛状，往往被诊断为腰肌劳损或腰椎间盘突出而耽误诊断和治疗。多数患者随病情进展由腰椎向胸、颈部脊椎发展，则出现相应部位疼痛、活动受限或脊柱畸形。当胸椎受累和出现胸肋关节或胸骨柄附着点病变时，患者在咳嗽、打喷嚏时会感到胸痛；胸痛时常伴有胸肋关节连接处触痛。

除了中轴关节的症状之外，患者的外周关节也会出现不同程度的受累。24%～75% 的 AS 患者在病初或病程中出现髋关节和外周关节病变，其中膝、踝和肩关节居多，肘及手、足小关节偶有受累。外周关节病变多为非对称性，常只累及少数关节或单关节，下肢大关节的关节炎为本病外周关节炎的特征之一。外周关节发病率的高低与患者的年龄有关，呈现发病年龄越小，外周关节受累越明显。髋关节和肩关节是 AS 患者常见的受累关节，髋关节受累为本病的主要致残因素之一。髋关节受累占 38%～66%，表现为局部疼痛、活动受限、屈曲挛缩及关节强直，其中大多数为双侧，而且 94% 的髋部症状起于发病后前 5 年内。发病年龄较小及以外周关节起病者易发生髋关节病变。儿童患者髋关节受累更常见，在 8～10 岁的男孩中，髋关节疾病是慢性关节炎最常见的一种类型。因此，患儿如主诉髋部疼痛，行走困难，应高度警惕 AS 的发生。附着点炎是 AS 的另一典型表现。所谓附着点炎是指韧带附着于骨质部位的炎症反应，常见的触痛点是胸肋关节、脊柱棘突、髂嵴、大转子、坐骨结节、胫骨结节、足跟（跟腱炎或足底筋膜炎）。X 线片检查可发现这些部位有"骨刺"存在。

AS 的关节外受累也十分常见。患者可有全身表现，诸如疲倦、体重下降、发热等。一部分患者出现关节外重要脏器的受累，这也是影响患者生命健康或致残的重要原因。1/4 的患者在病程中发生眼色素膜炎，单侧或双侧交替，可反复发作甚至可致视力障碍。关节疾病活动性与关节外表现之间的关系还不清楚。眼部炎症通常呈急性发作、典型的累及单侧，但也可交替患病，表现为眼部红肿、疼痛及视力损害，也可有畏光、流泪。如果不治疗或者延迟治疗，可能发展成后虹膜粘连和青光眼。如果在疾病的早期治疗，上述症状在 4～8 周内消退而不留后遗症。患急性前葡萄膜炎的人更易患 AS。因此，如出现反复前葡萄膜炎发作的患者同时存在关节疼痛症状，需警惕是否患有 AS。

AS 可出现肾受累。需要注意的是，部分患者肾脏的病变可能是长期使用非甾体类抗炎镇痛药或传统改善病情药物如柳氮磺胺吡啶所致。所以对存在肾损伤的患者需具体分析类型和原因。其他常见的关节外受累还包括心血管和肺部表现。极少数患者出现肺上叶纤维化，有时伴有空洞形成而被误认为结核，也可因并发真菌感染而使病情加剧。主动脉瓣闭锁不全及传导障碍见于 3.5%～10% 的患者。部分患者则会出现慢性腹泻或血便、便秘、腹痛等肠道表现及生殖道或泌尿道炎症。神经系统症状来自压迫性脊神经炎或坐骨神经痛、椎骨骨折或不全脱位以及马尾综合征，后者可引起阳痿、夜间尿失禁、膀胱和直肠感觉迟钝、踝反射消失。

（四）诊断与鉴别诊断

对 AS 诊断的主要线索基于患者的症状、体征、关节外表现和家族史。

1. 诊断线索

（1）临床症状：AS 最常见和特征性的早期主诉为下腰背晨僵和疼痛。由于腰背痛是普通人群中极为常见的一种症状，但大多数为机械性非炎性背痛，而本病则为炎性疼痛。2009 年国际 AS 评估工作组（ASAS）炎性背痛专家推荐诊断炎性背痛标准为：慢性背痛≥3 个月，且满足以下至少 4 项：①发病年龄＜40 岁；②隐匿起病；③活动后改善；④休息后不能改善；⑤夜间痛（起床后改善）。其敏感度为 79.6%，特异度为 72.4%。

（2）体格检查：骶髂关节和椎旁肌肉压痛为本病早期的阳性体征。随病情进展可见腰椎前凸变平，脊柱各个方向活动受限，胸廓扩展范围缩小，颈椎后突。以下几种方法可用于检查骶髂关节压痛或脊柱病变进展情况：①枕－墙距。患者背及双足跟贴墙直立，双腿伸直，收颏，眼平视，测量枕骨结节与墙之间的水平距离：正常应为 0，>0（即枕部触不到墙）为异常。此距离的测量常可发现脊柱早期受累的情况，颈僵直和（或）胸椎段急性后凸者该间隙增大。②胸廓扩展。患者直立，用刻度皮尺测其第 4 肋间隙水平与深吸气和深呼气之胸围差，大于 2.5 cm 为正常。胸椎受累和出现胸肋关节受累广泛受累时胸廓扩展范围减小。③Schöber 试验。患者直立，在背部正中线髂嵴水平做标记为零，向下 5 cm 做标记，向上 10 cm 再做另一标记，然后让患者弯腰（注意保持双膝直立），测量两个标记间的距离，若增加＜4 cm，提示腰椎活动度降低。④指－地距。患者直立、弯腰、伸臂，测量指尖与地面之间的距离（应注意，该距离仅反映总的适应性和髋部状态，不代表脊柱本身的运动）。⑤骨盆按压。患者侧卧，从另一侧按压骨盆可引起骶髂关节疼痛。⑥Patrick 试验（下肢"4"字试验）。患者仰卧，一侧膝屈曲并将足跟放置到对侧伸直的膝上。检查者用一只手下压屈曲的膝（此时髋关节在屈曲、外展和外旋位），并用另一只手压对侧骨盆，可引出对侧骶髂关节疼痛则视为阳性。有膝或髋关节病变者也不能完成"4"字试验。

（3）影像学检查：影像学证实的骶髂关节炎是诊断 AS 的重要条件，目前临床上有多种影像学方法辅助该疾病的诊断（表 5-1）。传统的影像学检查主要是 X 线片，脊柱的病变在 X 线片上可表现为生理曲度消失、椎体方形变或广泛的韧带骨赘形成后呈现典型的"竹节样脊柱"。实际上对 AS 诊

表 5-1 骶髂关节炎成像技术诊断能力（Braun J，2002 年）

成像技术	急性病变	慢性病变	炎性病变	骨病变
骨盆 X 线片	－	＋	＋	＋
CT	－	＋＋	＋	＋＋
MRI	＋＋	＋	＋＋	＋
MRI-T_1 和梯度回波	＋	＋	＋	＋
MRI- 脂肪抑制	＋＋	－	＋＋	－

断最有意义的是骶髂关节的摄片，但多数患者骶髂关节炎的 X 线片表现出现在发病后数月乃至数年，韧带骨化最早也需要在发病后 3 年才出现。与 X 线片相比，骶髂关节 CT 检查具有更高的空间分辨力和密度分辨力，有利于观察骶髂关节面骨质的微小改变，对 X 线片疑诊病变，CT 可排除或肯定诊断。骶髂关节 MRI 检查比 CT 能更敏感地发现骶髂关节滑膜软骨和关节面下骨的形态和信号改变，达到早期发现和诊断的目的。肌肉骨骼超声具有方便、直观、可动态观察的特点，逐渐成为炎性关节炎评估的有力方法，在 AS 的疾病活动性、预后及治疗效果等方面的评估上均有其独特的优势。

（4）实验室检查：活动期患者可见红细胞沉降率（ESR）增快，C 反应蛋白（CRP）增高，轻度贫血和免疫球蛋白轻度升高。类风湿因子（RF）多为阴性，但 RF 阳性并不排除 AS 的诊断。虽然 AS 患者 HLA-B27 阳性率达 90% 左右，但无诊断特异性，因为健康人也有部分阳性。HLA-B27 阴性患者若临床表现和影像学检查符合诊断标准，也不能排除 AS 可能。

2. 诊断标准 近年来较多用 1984 年修订的 AS 纽约标准（表 5-2）。对一些暂时不符合上述标准者，可参考 2009 年 ASAS 推荐的中轴型 SpA 的分类标准（表 5-3）。

表 5-2 修订的 AS 纽约标准（1984 年）

项目	内容
临床指标	①下腰痛至少持续 3 个月，活动后减轻，休息后不缓解 ②腰椎前屈、侧屈和后伸活动受限 ③扩胸度范围较健康同龄人和同性别者减少
放射性学标准	①单侧骶髂关节炎 3～4 级 ②双侧骶髂关节炎 2～4 级
诊断	（1）肯定 AS：满足放射学标准和临床标准①～③中的任何 1 条 （2）可能 AS：符合 3 项临床标准；或符合放射学标准而不具备任何临床标准，除外其他原因所致骶髂关节炎者

随着 MRI 在临床上应用的增多，已经成为诊断早期 AS 的一项重要的工具。基于早期诊断、早期治疗以及系统评价 SpA 的目的，国际 AS 评估工作组在 2009 年推出最新分类标准，提出了中轴型 SpA 和外周型 SpA 的概念，表 5-3 是中轴型 SpA 的分类标准。

3. 鉴别诊断

（1）椎间盘突出：是引起腰背痛的常见原因之一。该病限于脊柱，无疲劳感、消瘦、发热等全身表现，多为急性发病，多只限于腰部疼痛，活动后加重，休息缓解；站立时常有侧曲。触诊在脊柱骨突有 1～2 个触痛扳机点。实验室检查指标均正常。

表5-3　ASAS中轴型SpA分类标准（2009年）

影像学提示骶髂关节炎	SpA 的特征
① MRI 提示骶髂关节活动性（急性）炎症，高度提示与 SpA 相关的骶髂关节炎 ② 明确的骶髂关节炎放射学改变（根据 1984 年修订的纽约标准）	① 炎性腰背痛 ② 关节炎 ③ 肌腱端炎（足跟） ④ 葡萄膜炎 ⑤ 指（趾）炎 ⑥ 银屑病 ⑦ 克罗恩病 / 溃疡性结肠炎 ⑧ 对 NSAIDs 治疗反应好 ⑨ 有 SpA 家族史 ⑩ HLA-B27 阳性 ⑪ CRP 升高

起病年龄 < 45 岁和腰背痛 ≥ 3 个月的患者，加上符合下列中 1 种标准：①影像学提示骶髂关节炎加上 ≥ 1 个上述的 SpA 特征；② HLA-B27 阳性加上 ≥ 2 个上述的其他 SpA 特征

它和 AS 的主要区别可通过 CT、MRI 或椎管造影检查得到确诊。

（2）弥漫性特发性骨肥厚（DISH）综合征：发病多在 50 岁以上男性，也有脊椎痛、僵硬感及逐渐加重的脊柱运动受限。其临床表现和 X 线片所见常与 AS 相似。但是，该病在 X 线片上可见韧带钙化，常累及颈椎和低位胸椎，经常可见连接至少 4 节椎体前外侧的流注形钙化与骨化，而骶髂关节和脊椎骨突关节无侵蚀，晨起僵硬感不加重，ESR 正常及 HLA-B27 多为阴性。

（3）髂骨致密性骨炎：多见于中、青年女性，尤其是有多次怀孕、分娩史或从事长期站立职业的女性。主要表现为慢性腰骶部疼痛，劳累后加重，有自限性。临床检查除腰部肌肉紧张外无其他异常。诊断主要依靠前后位 X 线片，典型表现为在髂骨沿骶髂关节之中下 2/3 部位有明显的骨硬化区，呈三角形者尖端向上，密度均匀，不侵犯骶髂关节面，无关节狭窄或糜烂，界限清楚，骶骨侧骨质及关节间隙正常。

（4）类风湿关节炎（RA）：AS 在男性多发，而 RA 女性居多；AS 多有骶髂关节受累，RA 则无；AS 为全脊柱自下而上地受累，RA 易侵犯颈椎；外周关节炎在 AS 为少数关节、非对称性，且以下肢关节为主，而 RA 则为多关节、对称性且四周大小关节均可受累。

（5）其他：AS 是 SpA 的原型，在诊断时必须与骶髂关节炎相关的其他 SpA 如银屑病关节炎、肠病性关节炎或赖特综合征等相鉴别。此外，脊柱骨关节炎和结核累及骶髂关节或脊柱时，需进一步根据相关的其他临床特征加以鉴别。

（五）疾病评估

本病在临床上表现的轻重程度差异较大，有的患者病情反复持续进展，有的长期处于相对稳定状态。不同疾病进程及疾病活动度对药物的治疗反应以及预后均有不同。因此，对 AS 患者的病情评估尤为重要。目前临床上常用的疾病活动度评估及影像学评估见表5-4至表5-8。

表5-4　强直性脊柱炎活动度评价标准 BASDAI（Braun J，2003 年）

问题	严重程度
（1）总体而言，你的疲劳程度如何	无——非常严重
（2）总体而言，AS 引起的颈、背或者髋部疼痛程度如何	无——非常严重
（3）颈、背或者髋部，其他关键疼痛 / 肿胀程度如何	无——非常严重
（4）有触痛或压痛的部位引起的不适有多严重	无——非常严重
（5）你醒来后的晨僵有多严重	无——非常严重
（6）你醒来后的晨僵持续多长时间	0 h—0.5 h—1 h—1.5 h—2 h 或更长

注：每项分数 0~10 分，总分为前 4 项之和，加上（5）（6）项的平均值，再将总分除以 5，一般 4 分以上提示病情活动

表 5-5　强直性脊柱炎机体功能评估 BASFI（Calin A，1994 年）

问题	严重程度
（1）在无人或物帮助下穿袜或内衣	容易——做不到
（2）在无人帮助下向前弯腰捡地上一支笔	容易——做不到
（3）在无人或物帮助下能够够到高处的搁板	容易——做不到
（4）不用手或其他帮助，从椅子上站起来	容易——做不到
（5）在无帮助的情况下做仰卧起坐	容易——做不到
（6）无支持地站立 10 min 而无不适	容易——做不到
（7）不借助栏杆上 12～15 级楼梯	容易——做不到
（8）能转头看肩部而无需转动身体	容易——做不到
（9）能做一些体力活动	容易——做不到
（10）能在家中或单位从事一整天工作	容易——做不到

注：每项评分 0～10 分，总分为（1）~（10）项评分总和。

表 5-6　强直性脊柱炎疾病活动指数（ASDAS，2009 年）

名称	计算公式
ASDAS-ESR	$0.079 \times$ 腰背痛 $+0.069 \times$ 晨僵持续时间 $+ 0.113 \times$ 患者总体评价 $+ 0.086 \times$ 外周关节疼痛 / 肿胀 $+ 0.293 \times$ ESR 的平方根
ASDAS-CRP	$0.121 \times$ 腰背痛 $+0.058 \times$ 晨僵持续时间 $+0.110 \times$ 患者总体评价 $+ 0.073 \times$ 外周关节疼痛 / 肿胀 $+0.579 \times$（CRP $+ 1$）的自然对数
计算值	病情活动度
< 1.3	不活动
< 2.1	中度活动
< 3.5	高度活动
$\geqslant 3.5$	非常活动

注：腰背痛、患者总体评价、晨僵持续时间、外周关节疼痛 / 肿胀及疲倦采用 10 cm 的 VAS 来衡量，评分 0～10 分；腰背痛、晨僵持续时间和疲倦分别为 BASDAI 第 2 个、第 6 个和第 1 个问题

表 5-7　骶髂关节病变 X 线片分级标准（纽约，1966 年，1984 年）	表 5-8　Stoke As 及修订的放射学评分标准 SASSS，mSASSS（Averns，1996 年；Creemers，2005 年）

分级	X 线描述
0 级	正常
Ⅰ 级	可疑正常
Ⅱ 级	轻度异常，可见局限性侵蚀和硬化
Ⅲ 级	明显异常，出现侵蚀、硬化、增宽、狭窄或部分强直
Ⅳ 级	严重异常，关节完全强直

分级	放射学描述
0 级	正常
1 级	侵蚀或方形变或硬化
2 级	韧带骨赘
3 级	完全性骨桥

注：评分范围 0～72 分；SASSS 评分范围为从 T_{12} 下缘到 S_1 的上缘椎体的前角和后角；mSASSS 评分范围为整个腰椎的前部以及从 C_2 下缘到 T_1 上缘的椎体的前角

（六）治疗

AS 患者的治疗目标是：缓解症状和体征，恢复功能，防止关节损伤，提高患者的生活质量以及防止脊柱疾病的并发症等。治疗上采取非药物、药物和手术等综合治疗（表 5-9）。

1. 一般治疗

（1）对患者及其家属进行疾病知识的教育是整个治疗计划中不可缺少的一部分，有助于患者主动参与治疗并与医师的合作。长期计划还应包括患者的社会心理和康复的需要。

（2）劝导患者要坚持进行合理的体育锻炼，以取得和维持脊柱关节的最好位置，增强椎旁肌肉和增加肺活量，游泳和陆上运动都有益。

（3）站立时应尽量保持挺胸、收腹和双眼平视前方的姿势。坐位也应保持胸部直立。应睡硬板床，多取仰卧位，避免促进屈曲畸形的体位。枕头要低，一旦出现上胸或颈椎受累应停用枕头。

（4）对疼痛或炎性关节或软组织给予必要的物理治疗。

（5）建议吸烟者戒烟，患者吸烟是功能预后不良的危险因素之一。

2. 药物治疗

（1）非甾体抗炎药（NSAID）：如西乐葆、扶他林、莫比可等。这类药物起效较快，可迅速改善患者各种临床症状，对早期或晚期 AS 患者的症状治疗都是首选一线用药。活动期患者推荐连续给药，稳定期患者推荐按需给药。但是这类药物对胃有刺激作用，长期使用还会增加心血管事件的发生，所以在服用时一定要注意保护胃黏膜，同时监测心血管功能。该类药物种类繁多，应当针对每例患者的具体情况选用一种 NSAID，同时使用两种或以上不仅不会增加疗效，反而会增加药物的不良反应。

（2）改善病情的抗风湿药：如柳氮磺吡啶、氨

表 5-9　强直性脊柱炎治疗建议（ASAS/EULAR，2010 年）

项目	治疗建议
一般治疗	AS 治疗应依据现有的临床表现（中轴关节炎、外周关节炎、肌腱端炎、关节外症状和体征）及严重程度和其他特征
疾病监控	患者的病史（如采用调查表方式）、临床指标、实验室检查结果及影像学改变，以上指标均根据临床表现和 ASAS 评分等级设置；监控的频率应依据患者各自的临床表现、病情严重程度和药物治疗情况
非药物治疗	其基础是宣教和常规锻炼，家庭锻炼非常有效
关节外表现和并发症	常见的关节外表现如银屑病、色素膜炎等需请相应专科会诊
非甾体抗炎药（NSAID）	作为有关节痛和晨僵 AS 患者的一线用药，疾病活动、有症状者需持续应用
镇痛药	对乙酰氨基酚和阿片类药物可以在上述治疗无效或疗效差时使用
糖皮质激素	肌肉骨骼的局部炎症可考虑予以局部激素注射，证据并不支持全身应用激素治疗中轴关节病变
改善病情的抗风湿药	对于单纯的中轴关节病变，没有证据表明柳氮磺胺吡啶和氨甲蝶呤有效。对于外周关节炎可考虑应用柳氮磺胺吡啶
抗 TNF 治疗	对于应用 ASAS 推荐的传统治疗方法无效或不能控制病情活动的患者，可应用 TNF 抑制剂治疗，但对于中轴关节病变的患者，尚无证据支持 TNF 抑制剂治疗之前或同时必须加用 DMARD。也无证据支持哪种 TNF 抑制剂对中轴和外周关节炎更有效。当一种 TNF 抑制剂无效时，更换第二种还会起效
手术治疗	对于难治性疼痛或功能受损和有放射学证据的结构破坏，无论年龄多大都应该考虑全髋关节置换术；脊柱外科治疗，如截骨矫形术和骨固定术在符合条件的患者中可能有价值

甲蝶呤、沙利度胺等。这类药物起效慢，一般需6～8周或几个月见效。虽然对病情有控制作用，但对 AS 中轴关节病变的治疗作用及改善疾病预后的作用均缺乏证据。单用时缓解率不高，往往需联合使用。不良反应较大，所以在使用这类药物时需遵从医嘱，并定期复查血尿常规和肝肾功能。

（3）糖皮质激素：其口服治疗在 AS 患者中并不提倡。对全身用药效果不好的顽固性外周关节炎（如膝）积液，可行关节腔内糖皮质激素注射治疗，重复注射应间隔 3～4 周，一般不超过 2～3 次／年。

（4）生物制剂：目前临床常用的是 TNF 抑制剂，包括依那西普、英夫利昔单抗、阿达木单抗、戈利木单抗等在治疗 AS 上显现出传统治疗药物不具备的优势。该类药物起效快，通常几天内即可产生治疗效果，而不同于传统药物那样需要几周甚至几个月。临床试验证明 TNF 抑制剂对中轴关节炎、外周关节炎和肌腱端炎都有确定的疗效，进而能显著地改善患者的生活质量。TNF 抑制拮抗剂的不良反应主要是感染和过敏反应的发生，在用药前要排除潜在性结核和病毒性肝炎的存在。脱髓鞘病、充血性心力衰竭的加重也有报道，但发生率较低。用药期间要注意监测血常规和肝肾功能。

目前还有一些其他非 TNF 抑制剂的生物制剂能有效治疗 AS，如 IL-17 单克隆抗体苏金单抗（secukinumab）于 2016 年被 FDA 批准用于 AS，此外还有 IL-23 拮抗剂。

（5）其他药物：小分子化合药物 Janus 激酶（JAK）抑制剂如托法替布（tofacitinib），目前的适应证主要为 RA，但在临床实践中发现托法替布对 AS 亦疗效显著，2019 年已进行全球多中心扩大适应证用于 AS 的研究，有望将来获得可用于 AS 的适应证。

3. 外科治疗　髋关节受累引起的关节间隙狭窄、强直和畸形是本病致残的主要原因。对于存在髋关节严重受累或者脊柱畸形的患者必要时可建议外科手术治疗。人工全髋关节置换术是最佳选择，置换术后绝大多数患者的关节痛得到控制，部分患者的功能恢复正常或接近正常，置入关节的寿命 90% 达 10 年以上。对于脊柱严重畸形导致明显生活障碍患者，可考虑脊柱手术矫形，但该类手术风险及创伤较大，对于畸形并不严重者不建议手术纠正，应在内科积极治疗下，进行康复锻炼。

（七）预后

本病在临床上表现的轻重程度差异较大，有的患者病情反复持续进展，有的长期处于相对稳定状态；疾病活动度通常存在个体差异。该病的症状通常持续几十年，少数可出现疾病活动的"平息期"，并随后达到长期缓解。研究证实有多个指标对判断 AS 患者的预后有参考价值，髋关节炎、腊肠样指（趾）、对 NSAID 疗效反应欠佳、寡关节炎和发病年龄 <16 岁及严重的关节外并发症提示预后不良。其他一些因素也可能与 AS 患者的预后不良相关，如吸烟、进行性加重的放射学改变、活动性病变（由疾病活动指数评定）、功能障碍（自我报告评估）及存在一些关节外并发症状（如银屑病、炎症性肠病）。另外，AS 初诊时的疾病阶段、起始的治疗、患者的配合程度都会影响预后。对于早期诊断及治疗及时的轻症患者生存期和普通人群相当。总之，应强调早期诊断、早期治疗，并在专科医师指导下长期随诊。

（徐沪济）

第二节　银屑病关节炎

诊疗路径：

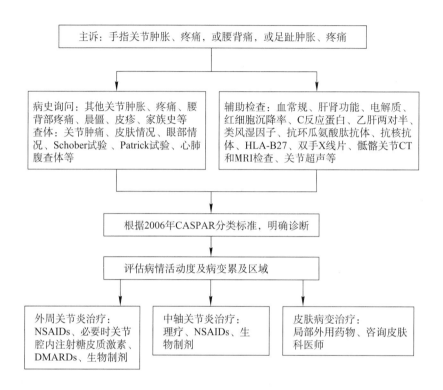

银屑病关节炎（psoriatic arthritis，PsA）是一种与银屑病相关的炎性关节病，临床上可表现为寡关节炎或多关节炎，部分患者可有骶髂关节炎和（或）脊柱炎。附着点炎、指（趾）炎、非对称性寡关节炎是 PsA 的特征性表现，且起病隐匿，但其中近 1/3 关节炎患者呈急性起病。该病病程迁延、易复发，晚期可出现关节强直，导致残疾。约 75% PsA 患者的皮肤病变出现在关节病变之前，同时出现者约 10%，皮肤病变出现在关节病变后者约 15%。该病可发生于任何年龄，高峰年龄为 30~50 岁，无性别差异，但脊柱受累以男性较多。北美的 PsA 患病率为 0.16%，我国的 PsA 患病率估计为 0.02%。在银屑病患者中 PsA 的患病率为6%~40%，中国地区的银屑病患者中 PsA 的患病率为 5.8%。

（一）发病机制

PsA 一直被认为是一种自身免疫病，但经典的自身免疫病以自身抗体存在为主要特征，而在 PsA 中组织特异性的自身抗体尚未得到明确。银屑病及 PsA 与 MHC-Ⅰ类抗原相关，而与 MHC-Ⅱ类分子不相关，并且注射自身抗原并不能诱导 PsA 的动物模型。最近的研究认为，PsA 兼具自身免疫性疾病和自身炎症性疾病的特点，其发病是由遗传、环境和免疫相关因素三者共同作用的结果。

1. 遗传学机制　在复杂的风湿性疾病中，除了强直性脊柱炎之外，PsA 是目前已知的在一级亲属之间发病风险极高的疾病，一级亲属发病风险介于 30%~48%。

（1）HLA 区域的候选基因研究：全基因组关

联研究（GWAS）表明，主要组织相容性复合体（MHC）区域的基因型是 PsA 发生的高危因素，占整个遗传贡献的 1/3。其中 *HLA-I* 类基因与银屑病和 PsA 相关性最强。一般认为 *HLA-C* 等位基因与银屑病的关联度更大，而 *HLA-B* 等位基因与 PsA 的关联度更高。*HLA-B27* 与 PsA 相关而与银屑病不相关，它在 PsA 中的阳性率有 20%，可作为 PsA 的独立遗传标志。而 *HLA-B27* 阳性者常常发生严重的 PsA 类型，如中轴型关节炎、关节炎发病早、关节损伤进展快等。近来研究显示 *HLA-B38*、*HLA-B*08* 和 *B39* 在 PsA 中的出现频率较高，提示可作为银屑病患者中发生 PsA 的特异性遗传标志物。

（2）非 HLA 区域的候选基因研究：有研究支持肿瘤坏死因子 α（TNF-α）启动子基因的单核苷酸多态性和 PsA 相关联。*IL-23R* 基因多态性的研究显示，次要等位基因 *rs11209026* 与 PsA 和银屑病都存在显著相关性。目前已经发现数个杀伤细胞免疫球蛋白样受体（KIR）基因（例如 *KIR2DS2*）与 PsA 相关。信号转导子和转录激活子 3（STAT3）和 *RUNX3* 基因的变异亦与 PsA 具有相关性。全基因组相关研究识别出与 PsA 相关的非 HLA 基因包括 *IL-12B*、*IL-23R*、*TRAF3IP2*、*FBXL19*、*TNIP1*、*REL*。

2. 免疫学机制

（1）适应性免疫与固有免疫：适应性免疫中，Th1 或 Th17 应答很可能是银屑病的驱动因素。除了 Th17 细胞外，其他很多细胞亦可以产生 IL-17。在 PsA 滑膜中，IL-17A 阳性细胞数量最多的为肥大细胞。在其他脊柱关节炎的椎体小关节中，IL-17A 染色阳性细胞中主要是中性粒细胞（髓过氧化物酶阳性）。在 PsA 关节液中有许多 IL-17⁺CD8⁺ T 细胞（Tc17 细胞），但类风湿关节炎的关节液中几乎没有 IL-17⁺CD8⁺ T 细胞。

固有免疫在病理性侵袭尤其是感染初期应答中起到关键作用。树突状细胞（dendritic cells，DC）是机体功能最强的专职抗原呈递细胞，γδT 细胞是执行固有免疫功能最主要的 T 细胞，NK 细胞的杀伤活性无 MHC 限制，不依赖抗体。PsA 患者的外周血及滑液中 DC、γδT 细胞、NK 细胞、固有淋巴样细胞的数量和功能均有不同程度的异常。

（2）细胞因子：来源于 DC、单核细胞和 T 细胞的细胞因子如 IL-1β、IL-2、IL-10、IFNγ、TNFα、IL-17 和 IL-22 等共同构成了银屑病的皮肤病变和滑膜炎症的细胞因子网络。与银屑病皮损相比，PsA 滑膜中 IFNγ、IL-2、IL-10 的水平更高。而 IL-17、IFNγ、IL-22 和 TNFα 可共同引起角质形成细胞的增殖和关节滑膜增厚、血管翳形成。

TNF-α 的表达量显著增加是 PsA 滑膜组织病变的特征之一，其表达水平也与疾病严重程度相关。TNF-α 导致 PsA 的主要病理过程为促进血管生成和细胞迁移、促进滑膜成纤维细胞的增殖、由滑膜成纤维细胞释放致炎细胞因子和趋化因子、分泌基质金属蛋白酶，同时还可促进破骨细胞的成熟与激活，介导骨破坏。

IL-12/IL-23/IL-17 轴也是自身免疫性疾病和自身炎症性疾病中的主要细胞因子。在银屑病患者中，IL-23 通路被激活，并且 Th17 细胞数量也增加。在 PsA 的滑膜中聚集了大量能产生 IL-17 的效应性记忆 T 细胞，且滑膜大量表达 IL-17 受体。研究人员还证实，T 细胞亚群分泌的 IL-23 与血管翳形成和关节骨侵蚀相关。

3. 骨关节重构机制　　残毁性关节炎是 PsA 的严重类型，关节破坏严重，受累指、掌、跖骨出现骨溶解。还有相当一部分患者在骨膜和关节周围区域出现新骨形成。因此，除了滑膜炎症，还需要了解 PsA 骨关节重构的机制。

（1）骨吸收机制：PsA 患者的血管翳-骨接头处存在大量破骨细胞，PsA 的滑膜组织中核因子 κB 受体活化因子配体（RANKL）蛋白表达明显增高，而其拮抗剂骨保护素表达降低。TNF-α 还可诱导单核细胞表达破骨细胞相关受体并增强细胞因子 RANKL 的作用。同时，抗 TNF-α 治疗可降低 PsA 患者外周血中的破骨细胞前体细胞的数量。

Th17细胞表面表达RANKL同样可以诱导破骨细胞的活化，它不但能直接产生RANKL，还可以由IL-17间接诱导滑膜成纤维细胞产生RANKL，进而促进骨侵蚀。

（2）骨形成机制：有研究显示在银屑病皮损处Wnt信号通路被激活。同时有研究支持BMP信号参与了脊柱关节炎新骨形成的机制，但其作用仍有待进一步研究。此外，前列腺素E2以及机械应力在PsA新骨形成中的作用仍有待进一步探讨。

（二）临床表现

本病起病隐匿，约1/3呈急性发作，起病前常无诱因。

1. 关节表现

（1）非对称性寡关节炎（少关节炎）：受累关节数目≤4个，表现为关节肿胀、有压痛，以手足远端或近端指（趾）间关节、掌指（跖趾）关节为主（图5-1）。膝、踝、髋、腕关节均可受累，分布不对称。起病初期常以寡关节炎多见，但随着病程的进展，此型中1/3~1/2可演变为多关节炎。

（2）多关节炎：指两侧肢体中≥5个关节受累，其分布可对称或不对称，常被误诊为类风湿关节炎。远端指间关节受累及伴随的腊肠指（趾）改变有助于与类风湿关节炎相鉴别。

（3）远端指（趾）间关节炎：即受累部位为手指/足趾的末端关节肿胀、压痛，为PsA的特征性表现，该表现与指（趾）甲银屑病之间的联系最为密切。如没有皮肤病变，远端指间关节炎需要与骨关节炎加以鉴别。

（4）指（趾）炎：又称为"腊肠指（趾）"，表现为一个或者多个手指或足趾的完全肿胀，足趾受累比手指更为常见。有文献报道，16%~30%的患者以指（趾）炎为首发表现，48%的患者在随访过程中出现指（趾）炎。有指（趾）炎者易出现侵蚀性关节损害。滑膜炎、腱鞘炎、附着点炎也与该临床特征的发生相关。

（5）附着点炎：即关节囊、肌腱或韧带附着于骨质部位的炎症。约38%的PsA患者有附着点炎的表现。最常表现为足底筋膜炎、跟腱炎、骨盆韧带附着点炎、髌骨下方附着点炎、肱骨外上髁或内上髁炎。患者可以出现上述部位的疼痛、压痛，有时可有肿胀。

（6）脊柱炎：男性患者较为多见，以脊柱关节炎和骶髂关节病变为主，常为单侧，脊柱炎表现为韧带骨赘形成，严重时可引起脊柱融合，骶髂关节面模糊、关节间隙狭窄甚至融合，可影响颈椎导致寰枢关节半脱位。韧带骨赘亦可发生在无骶髂关节病变患者中，通常不发生在边缘而是在椎体的前面和侧面。PsA患者的颈椎较易受累，少数PsA患者

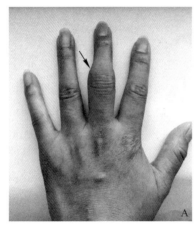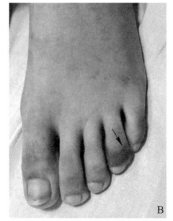

图5-1　银屑病关节炎患者的关节表现

A. PsA患者左手第3指近端指间关节肿胀　B. PsA患者左第4足趾远端指间关节肿胀

（图片采自上海交通大学附属第六人民医院风湿免疫科）

可发生典型的强直性脊柱炎。PsA 患者的脊柱炎与强直性脊柱炎的不同点主要表现在 PsA 常为非对称性骶髂关节炎，其非边缘性骨赘、粗短骨赘更为常见，腰椎受累较少。

（7）毁损性关节炎：为晚期 PsA 的表现形式，表现为关节畸形、破坏，常伴有受累指、趾的缩短。发生毁损性关节炎者往往起病年龄更小，皮疹一般早于关节炎、合并甲病变较常见。

2. 关节外表现

（1）皮肤表现：根据银屑病皮疹的临床特点，一般可以分为寻常型、脓疱型、关节病型（有 PsA 表现）及红皮病型。皮肤银屑病好发于头皮及四肢伸侧，尤其是肘、膝部分，呈散在或泛发分布，同时需特别注意隐藏部位的皮损，如头皮、会阴、臀、脐部等；皮肤表现为丘疹或斑块，表面有丰富的银白色鳞屑，去除鳞屑后为发亮的薄膜，去除薄膜可见点状出血（Auspitz 征），该特征对银屑病具有诊断意义。皮肤病变的严重性和关节病变程度无直接关系，皮肤病变的范围与关节炎的病变程度也不相关。各种类型的皮肤病变患者均可发生 PsA，其发生率高低与皮肤银屑病类型之间无相关性。

（2）指（趾）甲表现：常表现为顶针样凹陷、高低不平、有横沟及纵嵴，还可有甲板增厚、甲板甲床分离、甲床过度增生、甲表面呈碎屑状、油污状、末端细条状出血或有白甲。PsA 患者的整个病程中有 80% 合并指（趾）甲病变，而无关节炎的银屑病患者中仅 20% 有指（趾）病变。因此，指（趾）甲病变为 PsA 的特征之一。

（3）其他表现：PsA 出现系统性损害者少于类风湿关节炎。少数患者有发热、体重减轻和贫血等症状。

除了皮肤和甲表现，PsA 的关节外表现以眼部损害为常见，可表现为结膜炎、葡萄膜炎。葡萄膜炎常见于脊柱受累的患者，其发生率低于强直性脊柱炎；葡萄膜炎的发生多为双侧。PsA 并发主动脉瓣病变非常少见，一般不累及肺。在 PsA 患者中炎症性肠病的发生率高，罕见肾和胃肠道继

发淀粉样变。

3. PsA 的临床分型　依据受累关节的不同，Moll 和 Wright 于 1973 年将 PsA 归入 5 个不同的临床类型。但这种临床类型的划分只是相对的，因为 PsA 的受累关节分布并不是一成不变的，随着病程延长，60% 的患者与最初起病的类型不同。

（1）远端指间关节炎型：约占 5%，病变以累及远端指（趾）间关节为主，为典型的 PsA，通常与另外两个特征性病变即指（趾）炎和银屑病甲病变相伴随。有研究显示，该类型患者病程短于其他类型，关节侵蚀程度也相对较轻。

（2）单关节炎或非对称性寡关节炎型：占 70%，受累关节数目≤4 个，以手足远端或近端指（趾）间关节、掌指关节散在受累为主，分布不对称。

（3）对称性多关节炎型：占 15%，受累关节数 >4 个，与类风湿关节炎极为相似，但类风湿因子阴性。该型关节侵蚀程度高于其他类型。

（4）脊柱关节炎型：约占 5%，该型的主要临床特点与强直性脊柱炎相似，可伴有或不伴有外周关节炎。约 20% 的外周型 PsA 患者可伴有骶髂关节炎。

（5）残毁性关节炎型：占 5%，是 PsA 的最严重类型。受累关节发生强直、畸形，甚至指、趾骨可有骨溶解，出现严重的指、趾缩短畸形。

（三）辅助检查

1. 实验室检查　高达 40% 的 PsA 患者外周血白细胞轻度增高，长期病情活动的患者可出现正细胞正色素性贫血。在病情活动期往往出现血小板数升高。同时，在疾病诊断和进展过程中，约有 50% 的 PsA 患者存在急性时相反应物升高，包括红细胞沉降速率（ESR）、C 反应蛋白（CRP）和血浆黏度（PV）。由于 PV 不受患者的年龄、性别以及是否伴随贫血的影响，因此它较 ESR 反映病情活动度更有优势。相较于传统的 CRP 测定，高敏 CRP 可以准确检测较低浓度的血清 CRP。因此，高敏 CRP 是一种更为敏感的炎症标志物。

大部分 PsA 患者的类风湿因子为阴性。约 5%

的 PsA 患者可出现类风湿因子阳性，这点与正常人群类似。抗环瓜氨酸肽抗体（ACPA）对 PsA 患者有一定的预后判断价值，但不如对 RA 的价值大。PsA 患者的 ACPA 阳性率明显低于 RA 患者。研究结果显示，ACPA 是 PsA 预后较差的标志。

有研究认为，PsA 患者的血清 IL-6 水平升高，且它比高敏 CRP 或 ESR 能更好地反映炎症水平。自身抗体的检测在 PsA 防治中的应用较为局限。但是抗核抗体、抗双链 DNA 抗体和抗组蛋白抗体的检测，有助于检测改变病情抗风湿药物或 TNF 抑制剂在治疗过程中有无并发药物性狼疮。

2. 影像学检查

（1）放射学检查：PsA 的典型特征是关节周围骨量没有减少，在大多数情况下可以恢复正常矿化，而关节中可同时存在骨侵蚀和骨增生；关节间隙的均匀变窄或关节边缘出现骨侵蚀。X 线片上可表现为"笔尖 - 笔帽征"样改变，这是由于骨侵蚀广泛发生，破坏到软骨下骨，导致关节间隙增宽，骨末端变得尖锐而导致的。在残毁性关节炎中 X 线片上可见两侧关节面明显的骨溶解≥50%。PsA 累及中轴关节时，可表现为不对称的骶髂关节炎、非边缘性和不对称的韧带骨赘、椎旁骨化

（图 5-2），常累及颈椎。

（2）超声检查：超声可以用来检测肌肉骨骼软组织的病理性血流信号，以探测局部是否存在活动性炎症。超声科用来评估各个关节的滑膜炎情况，同时可检测关节周围组织，以确定是否存在腱鞘炎、指（趾）炎和（或）附着点炎。

（3）MRI 检查：可显示 PsA 的关节炎症和结构损伤，显示的异常主要包括滑膜炎、附着点炎、腱鞘炎、关节周围炎症、骨髓水肿、骨侵蚀和骨质增生。滑膜炎的 MRI 特征为增厚的滑膜在注射钆对比剂后被强化。附着点炎、腱鞘炎和关节周围炎症的特征是 T_2 加权脂肪抑制或短时间反转恢复序列（STIR）的高信号；骨髓水肿在 STIR 序列呈现高信号。骨侵蚀在 T_1WI 主要表现为骨皮质低信号的缺失以及骨髓内脂肪组织高信号的缺失；骨质增生在 T_1WI 表现为肌腱端附着点处异常骨形成，或跨越关节的异常骨形成（关节强直）。指（趾）炎在钆对比剂增强后可见腱鞘肿胀增厚。对于中轴 PsA，MRI 可以显示的异常主要为骨髓水肿/骨炎、附着点炎、脂肪浸润、骨侵蚀、骨质增生和关节强直。MRI 可显示 PsA 外周关节炎症和结构的破坏性变化，但缺乏特异性。

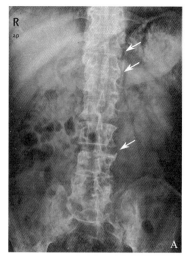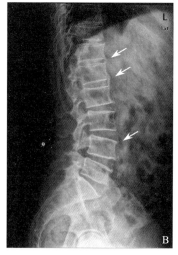

图 5-2　银屑病关节炎患者的腰椎 X 线片表现

后前位平片（A）和侧位平片（B）可见腰椎的粗短骨赘形成，部分椎体间形成骨桥，呈不连续分布

（图片采自上海交通大学附属第六人民医院风湿免疫科）

（四）诊断与鉴别诊断

1. 诊断　由于 PsA 的临床表现多样化，易与其他关节病相混淆，给早期诊断、早期治疗带来了一定的困难。因此，结合该病特异性的临床、实验室及影像学指标，制订简易、具有较好特异性和敏感性的疾病诊断/分类标准，对该病的防治有重要的意义。

（1）Moll-Wright 提出的 PsA 分类标准：1973年 Moll 和 Wright 最早提出了 PsA 的分类标准，该标准最为简单，在 2006 年以前应用最为广泛。但该标准对于关节炎早于皮损、甲损发生者无法做出诊断。

1）处以上炎症性关节炎并持续 3 个月以上，包括外周关节炎、骶髂关节炎或脊柱炎。

2）至少有银屑病皮损和（或）1 个指（趾）甲上有 20 个以上顶针样凹陷和（或）甲板、甲床分离。

3）血清类风湿因子阴性（滴度 < 1∶80）。

同时符合以上三项者分类为 PsA。

（2）CASPAR 提出的 PsA 分类标准：2006 年，来自新西兰、加拿大等国的风湿病学专家组成的

研究小组（CASPAR），通过对 588 例 PsA 患者和 536 例其他炎性关节炎患者的临床、实验室以及影像学指标分析，发现与 PsA 相关的独立危险因素包括：现患银屑病、银屑病家族史和既往史；现患指（趾）炎、指（趾）炎和既往史；类风湿因子阴性；影像学关节周围新骨形成。对上述独立预测指标进行分析，CASPAR 建立了一个分类标准（表 5-10）。该标准已在临床上得到广泛应用，是现今诊断 PsA 的主流标准。

2. 鉴别诊断

（1）反应性关节炎：是发生于泌尿道、生殖道或肠道感染之后而出现的关节炎，除关节表现外，常常具有关节外表现。该病好发于 18~40 岁青壮年，也可见于儿童及老人。常以急性关节炎首发，症状出现在尿道或肠道感染后 1~6 周，也可出现腊肠趾。受累关节呈发热、肿胀、疼痛和触痛，需要与 PsA 的非对称性少关节炎型相鉴别。

（2）SAPHO 综合征：主要包括滑膜炎、痤疮、脓疱病、骨肥厚、骨炎的一组特殊症候群。该病临床表现包括骨关节病变和皮肤病变，两者不一定平行。骨关节肿痛最常累及胸锁关节、胸肋关节、肩

表 5-10　CASPAR 分类标准（2006 年）

炎症性关节病（关节炎、脊柱炎或肌腱端附着点炎），并且以下 5 项中得分≥3 分者，可诊断为银屑病关节炎

1. 银屑病的证据（以下 3 项之一）	
（1）现病史（2 分）	就诊时经风湿科医师或皮肤科医师判断，有银屑病皮疹或头皮病变表现
（2）个人史（1 分）	由患者本人、家庭医师、皮肤病医师、风湿病医师或其他有资质的医护人员证实，曾患有银屑病
（3）家族史（1 分）	患者报告其一级或二级亲属中有银屑病病史
2. 银屑病甲萎缩（1 分）	体检发现典型的银屑病甲萎缩，包括甲剥离、顶针样改变、过度角化等
3. 类风湿因子检查阴性（1 分）	类风湿因子检测可用凝胶法之外的其他任何方法，但最好采用 ELISA 试验或比浊法。结果判读须依据当地实验室检查的参考范围
4. 指（趾）炎（以下 2 项之一）	
（1）现病史（1 分）	整根手指（足趾）肿胀
（2）既往史（1 分）	由风湿病医师记录的指（趾）炎病史
5. 放射学示近关节端新骨形成（1 分）	手足 X 线片可见关节边缘边界不清的骨化（需排除骨赘）

注：敏感度 0.914，特异度 0.987

关节、髂骨、耻骨等。常见表现为对称性前上胸壁肿痛，1/3 的患者可存在多关节炎和不对称关节炎。病变最具特征的为骨肥厚和骨炎。80% 的患者有皮肤表现，主要为掌跖脓疱病和严重的痤疮。脓疱以手掌和足底最具有特征性，病变部位表皮脱落和脱屑。全身骨显像上典型的"牛头征"形态，对于该疾病谱有很高的特异性。而放射学检查上 PsA 一般没有骨肥厚的骨炎表现。许多学者认为，SAPHO 综合征是 PsA 的一种特殊亚型。

（3）白塞病相关关节炎：典型表现是仅持续数日至数周的非侵蚀性外周单关节炎或寡关节炎，常累及掌指关节、膝关节、踝关节。一般合并白塞病的其他表现，例如反复发作的口腔溃疡、生殖器溃疡、结节性红斑、假性毛囊炎、痤疮、血栓性静脉炎、葡萄膜炎等。

（4）痛风性关节炎：好发于 40 岁以上男性，多见于第一跖趾关节，也可发生于踝部等其他大关节。典型的痛风性关节炎与 PsA 不难鉴别，但发作在踝关节、膝关节、远端指间关节等部位的 PsA 易被误诊为痛风性关节炎，因 PsA 患者伴发高尿酸血症的比例较高，需要详细检查有无银屑病皮疹或银屑病甲改变，另可行关节超声或双能 CT 等检查，根据有无痛风性关节炎的特征性表现予以排除。

（5）类风湿关节炎：为慢性、对称性、侵蚀性关节炎，与 PsA 的多关节炎型表现类似。但类风湿关节炎常常累及近端指间关节等小关节，自身抗体检查可有抗环瓜氨酸肽抗体、类风湿因子、抗角蛋白抗体阳性等，而无银屑病的皮损等表现，放射学上以骨侵蚀性损害为特征。

（6）骨关节炎：手骨关节炎与 PsA 均可累及远端指间关节，但手骨关节炎以骨性肥大为主，疼痛较轻，常常为多个关节，对称性受累，可有远端指间关节处的 Heberden 结节和近端指间关节处的 Bouchard 结节，结节处可有红肿、疼痛、压痛，晚期可有"蛇形手"畸形。膝关节骨关节炎以关节间隙狭窄、关节边缘骨赘、骨擦高为主要特征。

（五）病情评估

2009 年银屑病和 PsA 研究组（GRAPPA）建议采用以下核心指标进行病情评估。①评估压痛关节数和肿胀关节数：关节评估应在原来 68 个压痛关节、66 个肿胀关节的基础上加上远端趾间关节、第一腕掌关节，故包含 78 个压痛关节、76 个肿胀关节。②疼痛评估：如 VAS 评分或分类分级量表。③生活质量评估：可采用皮肤科生活质量评估、PsA 生活质量评估表等。④疲劳感：可采用患者自评，或慢性病功能评价量表等。⑤急性期反应物：CRP 或 ESR 等。此外，还应记录患者和医师对病情的总体评分。

PsA 病情活动度的综合评估尚缺乏经过广泛验证的标准。最低疾病活动度（minimal disease activity，MDA）、银屑病关节炎活动性指数（disease activity index for psoriatic arthritis，DAPSA）、银屑病关节炎活动度复合指数（composite psoriatic disease activity index，CPDAI）被初步用于综合评价 PsA 的病情活动度。

GRAPPA 在 2009 年发布 PsA 的治疗推荐时，还提出了 PsA 的严重程度分级（表 5-11）。

（六）治疗

1. 治疗原则　由于 PsA 的临床表现涉及许多方面，应加强患者健康宣教，根据病情制订个体化治疗方案，GRAPPA 的治疗推荐意见强调了外周关节炎、皮肤表现、指甲表现、肌腱端炎、指（趾）炎、中轴关节受累以及相关合并症，并给出了治疗推荐。同时应重视多学科协作及早期治疗的重要性。在治疗策略中，目前"上台阶"治疗方案仍是首选。根据是否存在不良预后因素，推荐初始使用一种改变病情的抗风湿药物（DMARD）治疗，随后序贯使用第二种 DMARD 单药或联合治疗，或逐步升级到生物制剂治疗。

2. 药物治疗　PsA 是一种异质性疾病，不同患者临床表现之间的差异性决定治疗方案应该个体化。多项研究表明，采用积极治疗方案尽早达到病情缓解或低疾病活动度的患者，其远期关节结构损

表 5-11　PsA 的严重程度分级

	轻度	中度	重度
外周关节	受累关节数 < 5 个；X 线片未见破坏；无躯体功能障碍；生活质量轻度下降；患者自为评估为轻度	受累关节数 ≥ 5 个（肿胀或压痛）；X 线片可见破坏；躯体功能轻度受损；对治疗轻度不应答；生活质量中度下降；患者自为评估为中度	受累关节数 ≥ 5 个；X 线片可见严重破坏；躯体功能严重受损；对治疗中度不应答；生活质量重度下降；患者自评为重度
皮肤病变	BSA < 5；PASI < 5；无症状	对外用药物无应答；DLQI ≤ 10；PASI < 10	BSA > 10；DLQI > 10；PASI > 10
脊柱病变	轻度疼痛；无功能受损	功能有损或 BASDAI > 4	对治疗无应答
附着点炎	1 ~ 2 处；无功能受损	> 2 处或功能受损	> 2 处或功能受损，且对治疗无应答
指（趾）炎	无疼痛或轻度疼痛；功能正常	侵蚀性病变或功能受损	对治疗无应答

注：BSA，体表面积；DLQI，皮肤病生活质量指数；PASI，银屑病面积和严重程度指数；BASDAI，强直性脊柱炎疾病活动指数。

害明显轻于治疗未达标者。

（1）非甾体抗炎药（NSAID）：是 PsA 治疗中最为常见的药物，该类药物只有缓解症状的作用，并不能阻止疾病的进展。NSAID 主要通过抑制环氧化酶（COX）活性而抑制前列腺素的合成发挥消炎止痛作用。还可抑制细胞膜相关的酶活性、细胞膜离子转运、花生四烯酸前体的摄取、胶原酶释放和中性粒细胞的功能。在滑膜腔内 NSAID 的浓度较血浆浓度变化慢，滑液半衰期明显长于血浆半衰期。在 DMARD 起效后，NSAID 可减量或停用。其常见不良反应有腹部不适、恶心、呕吐、腹泻、胃出血或穿孔等。选择性 COX-2 抑制剂的胃肠道损害风险有所减轻，但可能增加心血管事件的风险。

（2）改善病情的抗风湿药（传统类）：在全球范围内，传统的 DMARD 是治疗 PsA 的一线药物，主要包括氨甲蝶呤、柳氮磺吡啶、来氟米特、环孢素等。常用于类风湿关节炎治疗的抗疟药羟氯喹因为可能加重皮疹，一般不用于 PsA 的治疗。

1）氨甲蝶呤（MTX）：是现有 DMARD 中应用最广泛的药物。MTX 的口服生物利用度为 70%，吸收后主要经过肾排泄。小规模的随机对照试验和观察性研究表明，MTX 对 PsA 的外周关节和皮疹均有效，但对于关节的放射学损害尚无明确结论。美国 FDA 和欧洲一些国家均批准 MTX 可用于严重、难治的银屑病，但未批准其用于 PsA 的治疗。尽管缺少 MTX 治疗 PsA 的可靠证据，但它常用作 PsA 的一线用药，也常常与生物制剂合用。服用 MTX 的常见不良反应主要有恶心、口炎、腹泻、脱发、皮疹、肝功能受损等，也可引起流产、畸胎和影响生育力。服药期间应定期查血常规和肝功能。

2）柳氮磺吡啶（SSZ 或 SASP）：总体上，SSZ 对 PsA 的外周关节炎和中轴病变的症状改善均有效，对皮疹可能无效，对指（趾）炎、肌腱端附着点炎无明显效果，对 PsA 的放射学损害进展似乎无效。美国 FDA 尚未批准 SSZ 用于治疗银屑病或 PsA。其主要不良反应有恶心、厌食、消化不良、腹痛、腹泻、皮疹、转氨酶增高等。

3）来氟米特：在体内迅速转化为活性代谢产物，抑制淋巴细胞的嘧啶合成。总体上，来氟米特对 PsA 的外周关节炎和皮疹均有一定疗效，对指（趾）炎和指甲损害方面也可能有效，对 PsA 的放射学损害进展尚缺乏研究。美国 FDA 尚未批准来氟米特用于银屑病或 PsA，但欧洲药品局已批准其用于治疗 PsA，推荐剂量为 20 mg/d。其不良反应轻微，主要有腹泻、恶心、脱发、皮肤瘙痒、转氨酶升高、白细胞减少、血压增高、感染风险增高等。

4）环孢素（CsA）：为强效免疫抑制剂，选择性作用于 T 细胞。多项临床研究表明环孢素能快速改善银屑病皮疹，但只有少量研究表明环孢素对 PsA 有一定疗效，对骨质破坏是否有抑制作用尚缺乏证据。美国 FDA 批准环孢素用于治疗难治性银屑病皮疹。环孢素有肾毒性和升高血压的作用，一般推荐短期（<12 个月）使用。

5）雷公藤：主要活性成分为雷公藤甲素。现代药理证实其有抗炎、抗免疫、抗肿瘤、影响生育等作用。多用于治疗脓疱型、红皮病型银屑病和 PsA，也可用于寻常型银屑病的急性加重期。雷公藤治疗 PsA 尚缺乏循证医学证据。常见的不良反应有腹泻、皮疹、口炎、色素沉着、白细胞和血小板降低等，减量或停药后一般可恢复。特别需要注意其生殖系统不良反应，可致女性月经不调和闭经，男性精子减少甚至不育。

（3）改善病情的抗风湿药（生物制剂）：第一个研发成功并被批准用于 PsA 治疗的生物制剂是 TNF-α 抑制剂。该类药物可显著改善患者的关节炎、附着点炎、指（趾）炎、脊柱炎、皮肤和指甲病变等，并且可以抑制关节结构破坏，改善关节功能，提高生活质量。由银屑病和 PsA 研究小组（GRAPPA）和欧洲抗风湿病联盟（EULAR）等国际组织制定的 PsA 治疗建议均推荐使用生物制剂治疗中重度疾病活动的 PsA 患者。

1）TNF-α 抑制剂：目前的 TNF-α 抑制剂分为受体融合蛋白类和单克隆抗体类，它们之间略有差异。

依那西普（etanercept）：为受体融合蛋白类 TNFα 抑制剂，也是首个被批准用于 PsA 的 TNF-α 抑制剂。用法：25 mg 皮下注射，每周 2 次。在刚开始的 12 周经常使用更高剂量（50 mg 皮下注射每周 2 次）。依那西普可以单独使用，但多推荐与氨甲蝶呤联合使用，也可与其他传统 DMARD 联合使用。

英夫利昔单抗（infliximab）：其分子结构组成含有 75% 人源序列和 25% 鼠源序列，是第一个被批准用于银屑病的单克隆抗体制剂。英夫利昔单抗为静脉注射制剂，与氨甲蝶呤联用可增加其疗效，并减少其免疫原性。用于治疗银屑病和 PsA 的推荐剂量为：每次 5 mg/kg，在第 0、2、6 周分别给药一次，之后每间隔 8 周给药维持治疗。

阿达木单抗（adalimumab）：属于全人源化抗 TNF-α 单克隆抗体。为皮下注射制剂，与氨甲蝶呤联用可增加其疗效，还可以与其他传统 DMARDs 联用。用法与用量：40 mg 皮下注射，每 2 周一次。

戈利木单抗（golimumab）：亦为全人源化抗 TNFα 单克隆抗体。为皮下注射制剂，推荐用法为 50 mg 皮下注射，每月 1 次，可以与氨甲蝶呤联用。在使用戈利木单抗期间，禁止接种活病毒疫苗。

培塞利珠单抗（certolizumab）：是由人源化免疫球蛋白的 Fab 片段构成的独特抗体，不含抗体的 Fc 段，因此理论上它不会锚定补体或引起抗体依赖的细胞介导的细胞毒作用。用法：200 mg 皮下注射，每 2 周 1 次，或 400 mg 皮下注射，每 4 周 1 次。

TNF-α 抑制剂的主要不良反应有以下几方面：①输液与注射部位反应，输液反应主要表现为头痛、恶心、发热、寒战、皮肤瘙痒或荨麻疹、胸痛等，可通过减慢输液速度或使用抗组胺药物缓解。皮下注射部位可出现局部红肿、硬结、疼痛等。②长期使用可能会增加感染尤其是机会感染的风险。③免疫原性，可有抗药物抗体的产生。④少数患者可能产生自身抗体和药物性狼疮。⑤长期应用 TNF 抑制剂是否会增加淋巴瘤或恶性肿瘤的发生风险仍值得关注。从临床试验中恶性肿瘤的发生和长期随访数据上看，接受 TNF 抑制剂治疗的患者中恶性肿瘤的发生率并无增高。目前无充分证据支持该类药物使淋巴瘤或恶性肿瘤的发病风险增加。⑥合并充血性心力衰竭的患者，尤其是心功能 Ⅲ、Ⅳ 级的患者，最好避免接受 TNF 抑制剂治疗。

⑦ TNF 抑制剂可能增加中枢神经系统脱髓鞘病变的风险。

2）IL-12/IL-23 拮抗剂：乌司奴单抗（ustekinumab）可抑制 IL-12 和 IL-23 的活性，临床研究表明，乌司奴单抗可使关节炎、附着点炎、指（趾）炎、皮肤和指甲病变、机体功能和生活质量均得到改善。乌司奴单抗分别于 2009 年和 2013 年被美国 FDA 批准用于银屑病和 PsA 的治疗。

3）IL-17 拮抗剂：司库奇优单抗（secukinumab）是针对 IL-17A 的人类抗 IgG1κ 的单克隆抗体。初步临床研究表明，它在关节炎、附着点炎、指（趾）炎、皮肤损害、延缓放射学进展、关节功能改善和生活质量改善等方面均优于安慰剂。美国 FDA 于 2015 年批准其治疗银屑病，于 2016 年批准用于 PsA 和强直性脊柱炎。

4）其他：阿巴西普（abatacept）即 CTLA-4 的胞外区和免疫球蛋白 IgG1 的 Fc 段结合形成的融合蛋白，是一种选择性共刺激信号阻断剂。研究表明，阿巴西普对 PsA 的关节炎、附着点炎和指（趾）炎有效，并可能抑制结构损伤，但对于银屑病的皮肤症状改善不明显。美国 FDA 于 2017 年批准其治疗 PsA。利妥昔单抗对 PsA 患者的关节炎或皮疹疗效较弱。阿那白滞素（anakinra）是重组的人 IL-1 受体拮抗剂，对 PsA 的疗效不显著。

（4）改变病情抗风湿药（靶向小分子药物）

1）磷酸二酯酶 4 抑制剂：阿普斯特（apremilast）是口服小分子药物，选择性抑制磷酸二酯酶 4，减少环单磷酸腺苷（cAMP）的降解，下调 IL-8、TNF-α、IL-6、IL-17 和 IL-23 的产生，抑制炎症反应。阿普斯特可以改善关节肿胀、压痛、皮损和提高生活质量，对指（趾）炎和肌腱端附着点炎也有效。2014 年美国 FDA 批准其用于治疗 PsA。

2）Janus 激酶（JAK）抑制剂：托法替布（tofacitinib）主要抑制 JAK1 和 JAK3，对关节炎、皮损、甲损均有效，于 2017 年被美国 FDA 批准用于治疗 PsA。鉴于其长期安全性，2015 年 FDA

没有批准托法替布治疗银屑病的申请。最常见（≥5%）的不良反应包括鼻咽炎、上呼吸道感染和头痛。FDA 给了托法替布黑框警告，提醒医务人员它有引起感染、导致淋巴瘤或其他肿瘤甚至死亡的风险。

（5）糖皮质激素：全身应用糖皮质激素治疗 PsA 缺乏循证医学证据，而且停药后有银屑病加重的风险。专家意见指出，关节腔内局部注射糖皮质激素非常有效，特别是对于单关节炎或寡关节炎型患者在充分的全身性治疗后仍有一个或几个关节的炎症控制不佳者。

（七）预后

PsA 导致的关节疼痛、僵直、功能受限和畸形不仅可导致患者的生活质量明显下降，同时对患者的心理也有负面影响。有研究表明，约 47% 的患者在最初的 2 年内即发现了骨侵蚀病变。在放射学损害及患者自身感受方面，PsA 均与类风湿关节炎相类似。PsA 的多关节受累，可以作为将来发生关节畸形和骨侵蚀的预测因素，伴有指（趾）炎的关节也更容易发生骨侵蚀。活动性炎症累及的关节数 >5 个、ESR 和 CRP 持续性升高、经过多种药物治疗仍有活动性关节炎，均提示关节炎将来并发结构损害的程度较重。银屑病家族史、20 岁前发病、女性、HLA-B27 阳性、HLADR7 阳性、HLA-B39 阳性、侵蚀性或多关节病变、广泛皮肤病变、ACPA 阳性等提示预后较差。另一方面，越来越多的证据表明，PsA 患者与多种疾病的发生风险增高有关，常见的合并症包括高血压、糖尿病、脂代谢异常、代谢综合征、冠心病等。与普通人群相比，PsA 患者的病死率升高，约为其 1.36 倍，预期寿命缩短 6 年，起病时的病情高活动度、病情严重度高是病死率升高的预测因素，而通过有效的治疗，可降低 PsA 患者的心血管病发病风险和病死率。

（王 倩 戴生明）

第三节　反应性关节炎

诊疗路径：

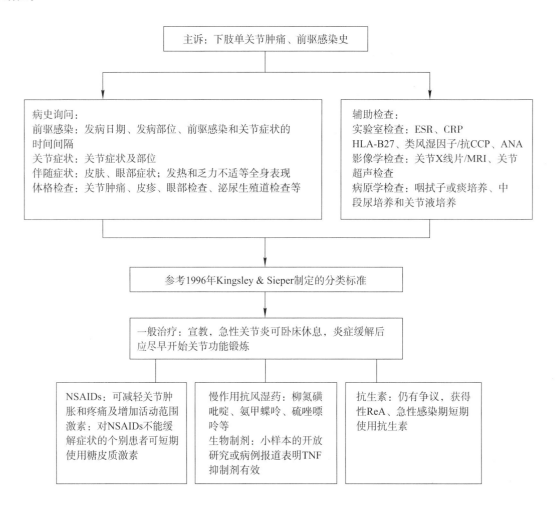

反 应 性 关 节 炎（reactive arthritis，ReA）是一种发生于某些特定部位（如肠道、泌尿、生殖道）感染后数日到数周出现的关节炎，但受累关节中不能培养出病原体，与HLA-B27具有高度相关性，一般被视为脊柱关节炎（spondyloarthritis，SpA）中外周型的一个类型，其定义仍在不断演变。本病多见于青年男性，以非对称性单关节受累为主。由于定义和人群的不同，患病率的报告差异很大，国外报道的患病率在0.06%～1%，占所有SpA的1.2%～1.4%，国内尚无相关的流行病学数据报道。

（一）病因及发病机制

1. 遗 传 因 素　50%～80% 的 ReA 患 者 中HLA-B27基因阳性，HLA-B27阳性的个体反应性关节炎发病率较高，提示遗传在本病中发挥了重要作用。研究显示，HLA-B27阳性的ReA患者发病急，症状持续时间长，关节外症状及慢性症状更多。目前，HLA-B27在SpA中的确切作用机制不清。HLA-B27错误折叠假说认为HLA-B27分子在内质网进行折叠的过程中，α3结构域的折叠速度很快，并通过 *Cys203* 和 *Cys259* 间形成二硫键而得到稳固；而 α1 和 α2 结构域的折叠速度很慢，往往会产生半胱氨酸的错误结合，因此 HLA-B27 分子很容易发生错误折叠。错误折叠的 HLA-B27 分子在内质网中的积累，触发内质网的急性应激反应，激活未折叠蛋白反应，进一步活化包括 IL-23、INF-β、IL-1α 在内的多种促炎因子。分子模拟假说认为某些微生物肽可模拟自身抗原，引起 HLA-B27 特异性的 CD8⁺ T 细胞的反应性，导致自身免疫性炎症和组织损伤。此外，HLA-B27 重链二聚体假说也被认为在 SpA 的发病机制中起重要作用。

2. 免疫因素　ReA 中感染原可能通过损伤或病原体相关分子模式（damage/pathogen associated molecular pattern，DAMPs/PAMP）诱导免疫反应。Toll 样受体（Toll-like receptor，TLR）是模式识别受体中的信号转导受体，是连接天然免疫与适应性免疫的桥梁。TLR-4 可以识别脂多糖，在 ReA 发病机制中扮演重要作用；TLR-2 也与 ReA 发病相关。DAMPs/PAMPs 与 TLRs 识别、结合后可分别通过 MyD88 依赖或非依赖途径，通过 IKK 和 MAPK 活化转录因子 NF-κB 和 AP-1 引起促炎基因转录。研究认为，ReA 中持续的泌尿生殖器官感染原可能是 DAMPs 和 / 或 PAMPs 的来源，这些分子模式可以刺激 TLRs，诱导免疫反应。

3. 感染　许多细菌被认为是 ReA 的触发因素。一项关于由鼠伤寒沙门菌引起反应性关节炎的研究表明，沙门菌外膜蛋白能够刺激滑膜细胞产生 IL-17/IL-23，导致关节炎症。与反应性关节炎相关的病原体见表 5-12。

表 5-12　反应性关节炎前驱感染相关的病原体

部位	病原体
胃肠道	耶尔森菌、沙门菌、志贺菌、空肠弯曲菌
泌尿道	沙眼衣原体、淋病奈瑟菌、生殖支原体、解脲支原体
其他	艰难梭菌、红嘴鸥弯曲杆菌、鹦鹉热衣原体、肺炎衣原体

4. 肠道微生态　ReA 患者的肠道微生态与健康人之间存在明显差异，ReA 患者肠道中存在低丰度的消化球菌和高丰度的欧文菌和假单胞菌。欧文菌与各种沙门菌、志贺菌和耶尔森菌具有 97% 以上的同源性。肠道微生态的改变可以诱发针对肠道菌群的异常免疫反应，破坏肠道稳态，引起炎症及 SpA。

（二）临床表现

1. 全身症状　一般在感染后数天至周出现不适、体重下降、倦怠无力。这些症状多发生于疾病急性期，可自行缓解。

2. 关节症状　典型表现为急性起病的非对称性寡关节炎，常累及下肢，尤其是膝关节。约 50% 的患者具有上肢关节炎，一些患者表现出小关节的多关节炎。少数情况下可发生中轴关节炎，受累部位包括任何水平的脊柱以及骶髂关节。受累关节局部热、肿、痛，查体有触痛。膝关节常有明显的肿胀及大量积液。关节炎一般持续 1~3 个月，少数在 6 个月内未缓解的患者通常被视为慢性。

3. 附着点炎　可发生于反应性关节炎或其他形式的 SpA 患者，附着点炎在反应性关节炎患者中的发病率为 20%~90%。典型的症状之一是跟腱炎，表现为足跟肿胀。一些患者也会发生指（趾）炎，典型的表现为腊肠指（趾）。

4. 眼部症状　常表现为结膜炎，少数病例会出现前葡萄膜炎、巩膜炎和角膜炎；常发生于疾病早期，呈间歇性发作，表现为眼睛疼痛、发红和畏光。

5. 泌尿生殖道表现　发生于不洁性交或腹泻后数天至 1 个月左右，尿道炎常为非淋菌性，表现为尿频和尿道烧灼感，尿道口红肿，可见黏液样分泌物。旋涡状龟头炎为阴茎龟头和尿道口无痛的浅表性红斑溃疡，见于 20%~40% 的男性患者，可作为诊断 ReA 的依据。前列腺炎、出血性膀胱炎、附睾炎及睾丸炎见于 20% 的患者。女性患者可表现为无症状或症状轻微的膀胱炎和宫颈炎，常易被忽略。

6. 皮肤黏膜表现　超过 50% 的患者可出现各种皮肤黏膜症状。脂溢性皮肤角化病见于 5% ~ 30% 的患者，通常位于足底区域、手掌、阴囊、躯干和头皮。类似于银屑病的指（趾）甲改变也可见于 ReA 患者，但一般不存在银屑病中常见的凹坑甲。30% ~ 60% 的患者可能出现口腔和咽部黏膜的红斑、糜烂和出血，这些病变多表浅、无痛。结节红斑主要见于耶尔森菌感染所致的女性 ReA 患者。

7. 心脏表现　约 10% 的 ReA 患者有心脏症状，尤其见于病程较长的慢性患者。常见的心脏表现包括主动脉瓣关闭不全、心脏传导紊乱和心包炎。

8. 其他　肾及中枢神经系统受累较少见。蛋白尿、镜下血尿或无菌性脓尿、肾小球肾炎和 IgA 肾病是肾脏受累时的表现。颅神经和周围神经病是慢性病患者少见的并发症。

（三）诊断与鉴别诊断

ReA 缺乏特异的临床表现，也无实验室检测可以确诊，给诊断带来了极大的挑战。ReA 的诊断必须基于一系列特征性的症状、体征和实验室检查结果。前驱感染的证据、关节炎症、急性炎症指标升高、HLA-B27 阳性是本病的诊断要点。

1. 实验室检查

（1）病原体检查：有尿道炎症状者可做尿培养和沙眼衣原体的检测；有肠道症状者可行粪便培养检测志贺菌、沙门菌等。另外，免疫学的抗体检测以及核酸的 PCR 鉴定对于诊断亦有帮助。

（2）炎症指标：急性期可有 ESR、CRP 等急性期反应物升高，一些患者表现为外周血白细胞增多和粒细胞数量增加。具体情况取决于全身受累程度和疾病的急性程度及活动性。

（3）HLA-B27 检测：对本病的诊断有辅助价值。ReA 患者中 HLA-B27 阳性率大致为 50% ~ 80%，不同研究中的阳性率差别较大，故不能单独用于诊断 ReA。

（4）关节液检查：无特异性，急性期表现为中性粒细胞增多为主，关节滑液革兰氏染色和培养有助于除外化脓性关节炎。

2. 影像学检查　X 线片检查中没有可确立反应性关节炎诊断的特异性表现。有炎症性关节炎时，X 线片上通常仅存在和关节肿胀有关的改变。在慢性关节疾病患者中，超声检查或 MRI 等影像学检查也可识别出符合外周滑膜炎、附着点炎或骶髂关节炎的变化。

3. 诊断标准　ReA 的诊断主要依靠病史及临床特点。实验室及影像学检查不具有特异性。Kingsley 与 Sieper 在 1996 年提出的 ReA 的分类标准对诊断有一定意义（表 5-13）。1999 年在第四次国际反应性关节炎研讨会上，Sieper 与 Braun 等人再次修改了分类标准（表 5-14）。

4. 鉴别诊断　急性炎性单关节炎或少关节炎可见于多种疾病，因此 ReA 需与多种疾病鉴别，如细菌性关节炎、风湿热、痛风和 SpA 的其他类型（银屑病关节炎、强直性脊柱炎、肠病性关节炎等）。

（1）细菌性关节炎：多为单关节炎，急性发病，常伴有高热、乏力等感染中毒症状。关节局部多有比较明显的红、肿、热、痛的炎症表现，滑液为重度炎性改变，白细胞计数常 >50 × 10^9/L，中性粒细胞多占 75% 以上，滑液培养可以发现致病菌。与 ReA 较为相似的是淋病性关节炎，均可出现泌尿生殖道症状、急性关节炎及皮肤黏膜表现，但后者关节炎培养可获得阳性结果，上肢受累多见，无附着点炎、皮肤角化及漩涡状龟头炎，HLA-B27

表 5-13　反应性关节炎（ReA）的分类标准
（Kingsley & Sieper，1996 年）

典型外周关节炎	前驱感染的证据
下肢为主的非对称性少关节炎	（1）如果 4 周前有临床典型的腹泻或尿道炎，则实验室证据可有可无 （2）如果缺乏感染的临床证据，必须有感染的实验室证据
除外引起单或寡关节炎的其他原因，如其他脊柱关节炎、感染性关节炎、莱姆病及链球菌反应性关节炎等	

表 5-14　反应性关节炎（ReA）的分类标准（Sieper & Braun，1999 年）

主要标准	次要标准
（1）关节炎，有以下 2~3 个特征 非对称性 单关节或寡关节炎 下肢 （2）前驱感染，有以下 1~2 个特征 肠炎（关节炎发病前 6 周内有腹泻，至少持续 1 天，常为 3 天到 6 周） 尿道炎（关节炎发病前 6 周内有排尿困难或尿道分泌物，至少持续 1 天，常为 3 天到 6 周） 明确的 ReA：符合 2 条主要标准和 1 条次要标准 可能的 ReA：①符合 2 条主要标准；②1 条主要标准和 1~2 条次要标准 需除外其他原因所致的急性关节炎	（1）前驱感染的证据 晨尿和泌尿生殖道拭子查沙眼衣原体阳性 便培养阳性 （2）持续滑膜感染的证据 免疫组化或 PCR 检查关节液衣原体阳性

多为阴性，梅毒抗体阳性，对青霉素治疗有效。

（2）风湿热：大多发生于青少年，发病较急，起病前 2~3 周多有链球菌感染史，临床上常有咽痛、发热和四肢大关节为主的游走性关节炎，极少出现骨侵蚀及畸形，患者还常伴有皮肤环形红斑、心脏炎、皮下结节，ASO 效价高，RF 阴性。

（3）痛风：由于尿酸盐结晶沉积于关节所致，多发于中老年男性，典型表现为夜间突发关节红肿热痛，多有高嘌呤饮食史，血尿酸水平往往升高，滑液中有尿酸盐结晶。

（4）银屑病关节炎：本病好发于中年人，起病多较缓慢，ReA 主要应与其 5 种临床类型中的非对称性少关节炎相鉴别。此型常累及近端指（趾）间关节、掌指关节、跖趾关节及膝和腕关节等四肢大小关节，少数可以遗留关节残毁。银屑病关节炎患者常有特征性的皮肤和指（趾）甲病变。

（5）强直性脊柱炎：本病好发于青年男性，主要侵犯脊柱，但也可以累及外周关节，在病程的某一阶段甚至出现类似 ReA 的急性非对称性少关节炎，但患者常同时有典型的炎性下腰痛和 X 线片证实的骶髂关节炎。

（6）肠病性关节炎：溃疡性结肠炎和克罗恩病出现类似 ReA 的急性非对称性少关节炎外，还伴有明显的胃肠道症状，如反复腹痛、脓血便、里急后重等，需要进行肠镜等检查明确。

（7）白塞病：本病基本病理改变为血管炎，全身大小动静脉均可受累，有复发性口腔溃疡、生殖器溃疡、眼炎及皮肤损害。虽有关节炎，但通常较轻。本病有较为特异的皮肤损害，如针刺反应、结节红斑等，可有动脉栓塞和静脉血栓形成。

（四）治疗

目前尚无特异性或根治性治疗方法，和其他炎性关节病一样，治疗需考虑急性期症状、关节及关节外症状。治疗目的在于控制和缓解疼痛，防止关节破坏，保护关节功能。

1. 一般治疗　急性关节炎可卧床休息，但应避免固定关节夹板，以免引起纤维强直和肌肉萎缩。当急性炎症缓解后，应尽早开始关节功能锻炼。

2. 药物治疗

（1）非甾体抗炎药（NSAID）：可减轻关节肿胀和疼痛及增加活动范围，是早期患者对症治疗的主要药物，可选用吲哚美辛、扶他林（双氯芬酸）、萘普生等传统的 NSAID，还有 COX-2 抑制剂如西乐葆等。接受 NSAID 治疗的患者应警惕胃肠道、肾、肝和心血管的不良反应风险。

（2）糖皮质激素：对 NSAID 不能缓解症状、全身炎症症状严重的患者可短期使用糖皮质激素，病情好转后逐渐减量至停药。外用糖皮质激素和角质溶解剂对溢脓性皮肤角化症有用。关节内注射曲安奈德（膝关节等大关节给予 40 mg，小关节采用较低剂量）或其他等效剂量的糖皮质激素一般能有效减轻关节炎症、缓解症状。

（3）慢作用抗风湿药：当 NSAIDs 不能控制关节炎，关节症状持续 3 个月以上或存在关节破坏的证据时，可加用慢作用抗风湿药。目前应用最广泛的是柳氮磺吡啶，对于重症不缓解的慢性 ReA 可试用氨甲蝶呤等免疫抑制剂。

（4）生物制剂：TNF 抑制剂如依那西普、英夫利西单抗和阿达木单抗，已经成功地用于治疗其他类型的脊柱关节炎，如强直性脊柱炎、银屑病关节炎等，但对 ReA 尚缺乏随机对照的研究验证其有效性和安全性。一些小样本的开放研究或病例报道表明其可能有效。

（5）抗生素：该治疗方法仍有争议。对于患有生殖系统衣原体感染 ReA 患者应用阿奇霉素或多西环素可预防 ReA 的发生，并且有证据显示四环素（多西环素 100 mg，每日 2 次，3 个月）治疗可能缩短衣原体后反应性关节炎的病程。对于肠道感染的引起的 ReA，抗生素仅推荐用于重症、老年和免疫抑制状态的患者，如果有明确证据证明存在持续的泌尿生殖道感染，可以加用抗生素作为基础治疗。单纯轻症肠道感染不推荐应用抗生素；不推荐对于病原体未明的 ReA 患者长期使用抗生素。

（五）预后及随访

ReA 的自然病程因人而异，可能与感染的特殊微生物和宿主因素，如 HLA-B27 是否阳性有关。部分患者可以在 6~12 个月内达到完全缓解，15%~20% 的患者发展为慢性 ReA。长期随访发现，部分患者可出现包括外周关节炎、肌腱端炎、虹膜炎或其他关节外症状的复发。髋关节受累、持续炎性指标升高以及对 NSAIDs 反应不好提示预后不良。

本病急性期需要规律随访，随访内容包括症状的改善、炎症指标的变化，以及药物潜在不良反应的观察。尤其是对于急性期反复发作的患者，仔细查找感染部位及致病微生物更为重要。慢性期的随访同强直性脊柱炎。

（穆　荣）

第四节　炎症性肠病相关关节炎

诊疗流程：

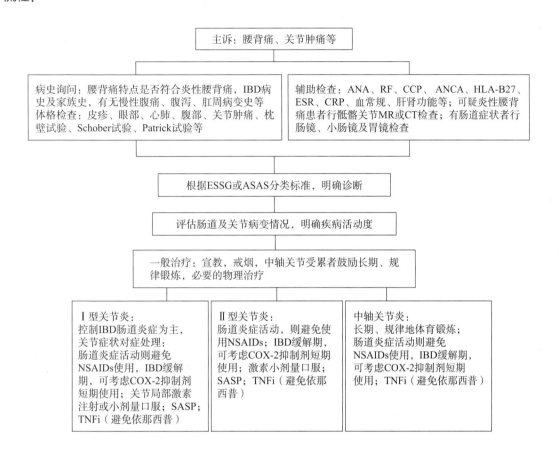

炎症性肠病（inflammatory bowel disease，IBD）包括溃疡性结肠炎（ulcerative colitis，UC）和克罗恩病（Crohn disease，CD），是一种慢性复发性肠道炎症性疾病。IBD 是欧美国家的常见病，虽缺乏流行病学调查资料，近十多年来我国 IBD 的确诊人数明显增加，可能与生活方式及环境的改变相关。IBD 患者中肠外表现多见，可累及关节、口腔、眼、皮肤、骨骼、肾及胆道，包括外周型和中轴型关节炎（关节）、结节红斑、坏疽性脓皮病、Sweet 综合征（皮肤）、原发性硬化性胆管炎（胆道）、巩膜炎、葡萄膜炎（眼）等，其中以关节受累最为常见。1930 年开始出现 IBD 中关节炎多发的报道，1960 年左右通过对临床病例的不断总结，逐渐认识到 IBD 相关关节炎是在临床、影像及血清学上不同于类风湿关节炎的一类疾病。2009 年国际强直性脊柱炎评估工作组（Assessment of Spondyloarthritis International Society，ASAS）制定的分类标准中，将 IBD 列为中轴型及外周型脊柱关节病的重要临床特征。IBD 相关外周型关节炎的发病率为 10%～20%，其中在 CD 患者中的发病率高于 UC。1998 年 Orchard 等根据临床特点将 IBD 相关外周关节炎分为 2 型，即 Ⅰ 型（少关节型）和 Ⅱ 型（多关节型）。

（一）病因及发病机制

关节炎是 IBD 最常见的关节外表现，而肠黏膜急、慢性炎症可见于一半以上的脊柱关节病患者，长期随访中 7%~12% 的患者可能进展为 IBD。这提示脊柱关节病的发生与肠黏膜炎症可存在密切关联。活化的肠黏膜淋巴细胞、巨噬细胞定位迁移至关节滑膜诱导关节炎症的发生，是可能的机制之一。研究报道，关节滑膜中黏附分子 VAP-1、P-selectin 可介导肠黏膜淋巴细胞、巨噬细胞向关节滑膜的黏附、迁移；肠病相关脊柱关节病患者肠黏膜和关节滑膜中发现了相同的 T 细胞克隆。

遗传因素可能参与 IBD 相关关节炎的发生。据报道，IBD 患者中骶髂关节炎的发生率可高达 27%，其中包括较多无临床症状的患者，而强直性脊柱炎的发生率为 4%~10%，这类患者中 HLA-B27 阳性率为 25%~78%，提示 IBD 相关中轴型脊柱炎发病机制与强直性脊柱炎相似。IBD 相关外周关节炎中，HLA-B27、HLA-B35、HLA-DR103 与 I 型关节炎相关，而 HLA-B44 与 II 型关节炎相关。

（二）临床表现

1. 关节炎　根据临床特点可分为两型，即 I 型（少关节型）和 II 型（多关节型），如表 5-15 所示。I 型关节炎累及关节少于等于 4 个，急性发作，呈自限性，一般不超过 10 周，常累及膝关节、踝关节、腕关节、肘关节等关节，与 IBD 肠道炎症活动度相关，通常伴随 IBD 复发同时出现。但是，少数 I 型关节炎患者关节症状也可持续存在，呈慢性化。II 型关节炎累及关节数≥5 个，可持续数年，以累及小关节为主，最常累及掌指关节，与

IBD 肠道炎症活动度无关，部分患者关节症状早于 IBD 的诊断。

2. 关节痛　无关节肿胀等关节炎表现，CD 患者中发病率约 14%，UC 患者中发病率约 5%，通常多关节受累，与 IBD 疾病活动相关，多在疾病复发时出现。此外，激素减量过程中也可能出现关节痛表现。

3. 炎性腰背痛　提示中轴型脊柱关节受累的有力依据，目前应用较为广泛的是 2009 年 ASAS 制定的诊断标准：①发病年龄 <40 岁；②隐匿起病；③腰背痛于活动后好转；④休息后不能缓解；⑤夜间痛。符合上述 5 条标准中的 4 条，考虑为炎性腰背痛。

4. 肠道病变　是 IBD 的主要表现，包括慢性腹痛、腹泻、血便或黏液脓血便、肛瘘或肛周脓肿等。全身表现有体重减轻、发热、贫血、食欲不振等。CD 的并发症有瘘管、腹腔脓肿、肠狭窄和梗阻、肛周病变等。UC 的并发症包括中毒性巨结肠、肠穿孔、下消化道大出血、上皮内瘤变和癌变等。

5. 皮肤黏膜　结节红斑是 IBD 最常见的肠外表现，发病率 10%~15%，CD 患者多见，常与 I 型关节炎伴发，多表现为双下肢肌腹的痛性皮下结节，直径 1~5 cm，少数可累及躯干、上肢、颈部和面部，其发病与 IBD 疾病活动相关，呈自限性，消失后无瘢痕形成；坏疽性脓皮病是 IBD 比较严重的肠外表现，发病率在 CD 患者中为 0.1%~1.2%，在 UC 患者中为 1%~5%，而坏疽性脓皮病患者中

表 5-15　炎症性肠病相关外周关节炎的临床特征

特征	I 型（少关节型）	II 型（多关节型）
发病率	UC：3.6%	UC：2.5%
	CD：6%	CD：4%
受累关节	<5 个，下肢、非对称、大关节为主，膝关节多见	≥5 个，对称、小关节为主，掌指关节多见
病程	急性起病，自限性（<10 周），与肠道炎症活动相关，无关节侵蚀	慢性（可持续数年），与肠道炎症活动无关，可能出现关节侵蚀
遗传相关性	HLA-B27、B35、DR103	HLA-B44

约 50% 患有 IBD，病变最初表现为单个丘疹，迅速进展为痛性、深大溃疡，中央无菌性坏死，边缘呈紫色，边界不清。坏疽性脓皮病常发生在曾经有创伤的部位，甚至静脉穿刺或者活检等微小创伤部位，下肢多见，也可累及头部、生殖器等部位。坏疽性脓皮病发病与 IBD 的疾病活动无关。

6. 眼部病变 主要表现为巩膜外层炎、巩膜炎和葡萄膜炎，发病率为 2%~5%，常与 IBD 相关关节炎伴发。巩膜炎外层炎和巩膜炎与 IBD 疾病活动相关的，而葡萄膜炎与肠道炎症活动无固定关系，亦可发生在 IBD 诊断前。

7. 口腔黏膜病变 表现为口腔阿弗他溃疡或增殖性脓性口炎，在 IBD 患者中发病率约 10%。口腔阿弗他溃疡可累及颊黏膜、唇黏膜、舌及咽部。增殖性脓性口炎可累及口腔各处，表现为鹅卵石样多发脓疱，出血性糜烂，病理可见微脓肿形成。两种病变均与 IBD 疾病活动相关。

此外，原发性胆汁淤积性胆管炎、Sweet 综合征也是 IBD 的常见肠外表现。

（三）诊断与鉴别诊断

1. 检查

（1）肠镜检查：肠镜检查并活检是诊断 UC 和 CD 的主要依据。结肠镜下 UC 的病变呈连续、弥漫性分布，多从直肠开始，典型表现为弥漫性、多发性糜烂、溃疡。CD 的肠道病变表现为节段性、非对称性黏膜病变，可累及整个消化道，回盲部常受累。因此，结肠镜检查应达末段回肠，并应明确小肠及上消化道累及情况。

（2）影像学检查：IBD 相关外周关节炎 X 线片检查多无侵蚀性关节炎表现。据报道，IBD 患者骶髂关节受累多见，但多为无症状或单侧受累，如 IBD 患者出现可疑炎性腰背痛，建议骶髂关节 MR 或 CT 检查，排查骶髂关节受累情况。

（3）实验室检查：IBD 相关关节炎无特异性实验室指标，患者常伴有贫血，疾病活动时 CRP、ESR 常升高，亦与肠道炎症活动相关。RF、ANA 多为阴性。HLA-B27 在 IBD 相关中轴型脊柱炎患

者中阳性率为 25%~78%，而在 IBD 伴单纯骶髂关节炎患者中仅为 7%~15%。

2. 诊断 目前尚无针对 IBD 相关关节炎的分类标准，诊断主要依靠 ESSG 或 ASAS 关于脊柱关节炎的分类标准。UC 或 CD 患者出现炎性腰背痛、滑膜炎可考虑 IBD 相关脊柱关节炎，包括外周关节炎和中轴关节炎（骶髂关节炎、强直性脊柱炎）。

临床实践中，IBD 相关关节炎需风湿科医师和消化科医师的协同诊治。炎性腰背痛或外周关节炎患者如出现慢性腹痛、腹泻、肛瘘或肛周脓肿史及 IBD 家族史，除风湿科诊疗外，建议消化科排除 IBD。IBD 患者如出现慢性腰背痛（>12 周），关节炎，附着点炎及指/趾炎，建议风湿科进行 IBD 相关关节炎的筛查。

3. 鉴别诊断

（1）感染性关节炎：多为单关节炎，关节局部红、肿、热、痛，急性起病，可伴发热、乏力等全身中毒症状。一般无肠道症状、眼炎、骶髂关节炎及皮肤黏膜损害。关节滑液内有大量白细胞，以中性粒细胞为主，培养可发现致病菌。

（2）痛风性关节炎：单关节炎常见，常表现为反复发作的急性关节炎，最常累及足第一跖趾关节和跗骨关节，关节红肿，疼痛剧烈，大多伴血尿酸水平增高，关节滑液中有尿酸结晶。

（3）反应性关节炎：继发于其他部位感染的急性非化脓性关节炎，肠道、泌尿生殖系感染后出现最为常见。多为单关节或少关节，非对称分布，下肢膝、踝关节多见，可伴随皮肤黏膜损坏（如溢脓性皮肤角化症）和眼部损害（如结膜炎、巩膜炎、角膜炎）等。

（4）银屑病关节炎：与银屑病相关的慢性、炎症性关节病变，可累及外周及中轴关节，关节病变可分为 5 个基本类型，以非对称性寡关节炎型最为常见，皮肤损害、指甲病变及腊肠指/趾改变可作为鉴别点。

（四）治疗

IBD 肠外表现累及多个系统，有时处理其肠外

表现较肠道本身疾病更为棘手。通常与疾病活动相关的肠外表现，控制肠道炎症的同时肠外表现即可得到控制，而与疾病活动不相关的肠外表现则需要多学科联合诊治。对于 IBD 相关关节炎的治疗亦是如此，Ⅰ型关节炎与疾病活动相关，治疗以控制 IBD 肠道炎症为主；而Ⅱ型关节炎及中轴型关节炎与疾病活动无关，则以治疗关节病变为主，但需考虑药物对肠道炎症的影响。

1. 非药物治疗　包括对患者及家属进行疾病知识科普教育，提高对疾病的认识；戒烟；坚持长期、规律、合理的体育锻炼，对于中轴型脊柱关节受累患者十分重要；可考虑必要的物理治疗。

2. 药物治疗

（1）NSAID：作为控制关节炎症及症状的常用药，因 NSAID 存在诱发、加重 IBD 肠道炎症的风险，应避免使用。选择性 COX-2 抑制剂可能相对安全，对于 IBD 缓解期患者出现的关节炎可考虑短期内使用，密切观察肠道症状。目前尚缺乏 IBD 活动期患者中选择性 COX-2 抑制剂使用的资料，应尽量避免使用。

（2）糖皮质激素：可静脉、口服或灌肠，用于诱导 IBD 肠道炎症缓解，剂量及疗程需根据患者病情，参照相关指南制定。在 IBD 相关关节炎治疗中激素主要用于外周关节炎的治疗，Ⅰ型关节炎多呈自限性，与 IBD 疾病活动相关，主要在控制肠道炎症基础上对症治疗，可考虑受累关节的关节腔内激素注射，或小剂量激素口服；Ⅱ型关节炎多与 IBD 疾病活动无关，可小剂量激素口服作为"桥接"治疗。

（3）生物制剂：TNF 抑制剂包括英夫利昔单抗、阿达木单抗、赛妥珠单抗、戈利木单抗和依那西普。对于脊柱关节炎的治疗，各类制剂疗效无明显差异，但有研究报道依那西普对于克罗恩病治疗无效，并有可能诱导新发 CD 或 UC，因此 IBD 相关关节炎中，不推荐使用依那西普治疗。此外，国外 IL-17a 单抗被批准用于治疗强直性脊柱炎，但研究报道其对于 CD 无效。

（4）柳氮磺胺吡啶：氨基水杨酸制剂，在轻、中度 IBD 治疗中常用，同样在外周型脊柱关节病中有较好疗效。因此，其在 IBD 相关关节炎患者治疗中较 5- 氨基水杨酸新型制剂如美沙拉嗪，更有优势。

（五）预后

与类风湿关节炎和银屑病关节炎不同，IBD 相关外周关节炎大多无关节破坏，仅约 10% 的患者呈慢性、侵蚀性关节炎表现。IBD 相关中轴型关节炎患者的预后与其他脊柱关节病患者相似。

（郭　强　徐安涛）

数字课程学习

⬇ 教学PPT　　　📝 自测题　　　📺 视频　　　🖥 典型病例

第六章

晶体诱导的和炎性复合物介导的炎症

关键词

痛风　　高尿酸血症　　自身炎症性疾病

第一节 痛 风

诊疗路径：

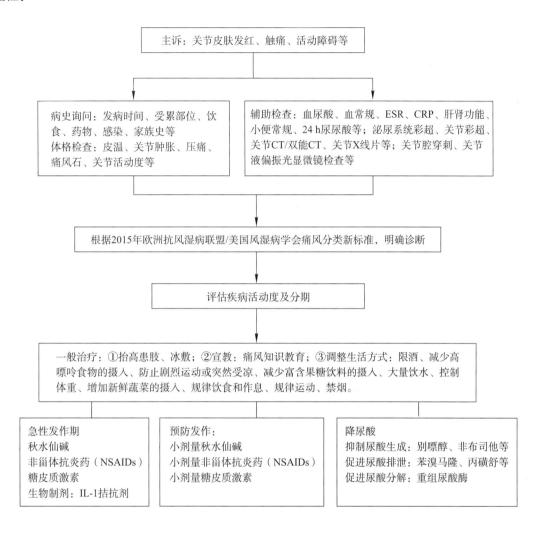

主诉：关节皮肤发红、触痛、活动障碍等

病史询问：发病时间、受累部位、饮食、药物、感染、家族史等
体格检查：皮温、关节肿胀、压痛、痛风石、关节活动度等

辅助检查：血尿酸、血常规、ESR、CRP、肝肾功能、小便常规、24 h尿尿酸等；泌尿系统彩超、关节彩超、关节CT/双能CT、关节X线片等；关节腔穿刺、关节液偏振光显微镜检查等

根据2015年欧洲抗风湿病联盟/美国风湿病学会痛风分类新标准，明确诊断

评估疾病活动度及分期

一般治疗：①抬高患肢、冰敷；②宣教：痛风知识教育；③调整生活方式：限酒、减少高嘌呤食物的摄入、防止剧烈运动或突然受凉、减少富含果糖饮料的摄入、大量饮水、控制体重、增加新鲜蔬菜的摄入、规律饮食和作息、规律运动、禁烟。

急性发作期
秋水仙碱
非甾体抗炎药（NSAIDs）
糖皮质激素
生物制剂：IL-1拮抗剂

预防发作：
小剂量秋水仙碱
小剂量非甾体抗炎药（NSAIDs）
小剂量糖皮质激素

降尿酸
抑制尿酸生成：别嘌醇、非布司他等
促进尿酸排泄：苯溴马隆、丙磺舒等
促进尿酸分解：重组尿酸酶

痛风（gout）是一种单钠尿酸盐（monosodium urate，MSU）沉积所致的晶体相关性关节病，与嘌呤代谢紊乱及（或）尿酸排泄减少所致的高尿酸血症直接相关，属代谢性风湿病范畴。临床表现为反复发作的急性关节炎、痛风石形成、慢性痛风性关节炎，严重者出现关节破坏，晚期可并发肾病变，导致肾功能不全，常伴发高脂血症、高血压病、糖尿病、动脉粥样硬化等。本病可见于世界各地，不同国家人群的发病率不一，美国人群发病率为3.76%，英国人群发病率为2.49%，目前我国人群的发病率为1%～3%，呈逐年上升趋势。痛风好发于40～60岁男性，我国痛风患者的平均年龄为48.28岁（其中男性47.95岁，女性53.14岁），男女比例为15∶1。

（一）病因

1. 高尿酸血症 尿酸（uric acid）是嘌呤（purine）代谢的终产物，发挥着一定的生物学作用。尿酸生成和（或）排泄平衡出现紊乱，可导致血尿酸水平异常增加，血尿酸水平受年龄、性别、种族、遗传、饮食习惯、药物、环境等多种因素影响。37℃时尿酸盐在血液中的饱和度为 420 μmol/L，超过此值可引起尿酸盐结晶析出，在关节腔和其他组织中沉积。因此在正常饮食下，非同日 2 次空腹血尿酸水平 > 420 μmol/L（7 mg/dL）定义为高尿酸血症（hyperuricemia，HUA）。

（1）尿酸生成：尿酸在肝内产生。人体中的尿酸 80% 来源于内源性的嘌呤代谢，20% 来源于富含嘌呤或核酸蛋白的食物。嘌呤分解产生黄嘌呤，在黄嘌呤氧化酶的作用下生成尿酸，嘌呤补救途径可重新利用嘌呤代谢产物生成嘌呤减少尿酸生成。嘌呤代谢酶及能量代谢异常均可导致尿酸生成异常，如：磷酸核糖焦磷酸（phosphoribosyl pyrophosphate，PRPP）合成酶活性过高、次黄嘌呤 – 鸟嘌呤磷酸核糖转移酶（hypoxanthine-guanine phosphoribosyl transferase，HGPRT）缺陷、能量代谢遗传缺陷如葡萄糖 –6– 磷酸酶缺乏症、果糖 –1– 磷酸醛缩酶缺乏等，均可致血尿酸生成增加。

多种疾病可继发血尿酸增加，如自身免疫性疾病、溶血性贫血、骨髓增生异常综合征、白血病、淋巴瘤、浆细胞病、部分实体肿瘤及肿瘤溶解综合征等，可引起核酸转化增加，导致血尿酸增加。此外，剧烈及长时间运动、癫痫持续状态、急性心梗、脓毒血症等可引起血尿酸一过性增加。

饮食是引起血尿酸增加的重要因素。高嘌呤饮食是日常嘌呤的主要来源，但不同的嘌呤食物增加尿酸的风险不一。富含嘌呤的海鲜、动物内脏等可显著增加血尿酸水平，而富含嘌呤的绿色植物则不增加血尿酸。富含果糖的饮品及含糖饮料均可增加血尿酸水平，增加痛风的风险。大量的流行病学数据显示，乙醇的摄入可显著增加血尿酸水平，而牛奶和奶制品则具有排尿酸的作用。

（2）尿酸排泄：尿酸通过胃肠道和肾排泄，胃肠道仅占 20%～30%，肾是其主要排泄途径。尿酸经肾小球滤过、近端肾小管重吸收、分泌和分泌后再吸收，未吸收部分从尿液中排出。肾脏排泄相关基因表达异常引起尿酸排泄下降导致血尿酸增加，如 ABC 转运蛋白 2（ATP binding cassette superfamily G member 2，ABCG2）缺陷致肾小管泌酸功能障碍，使尿酸排泄减低；尿调节素基因突变导致尿调节素表达缺乏或降低引起家族性幼年高尿酸血症肾病。

此外，多种继发因素也可导致尿酸排泄降低。其中年龄和性别是关键因素，儿童血尿酸水平很低。青春期血尿酸水平显著增加，男性的水平显著高于女性。而女性在绝经期后雌激素水平下降，致尿酸排泄下降，使男女血尿酸水平相当。各种原因导致的急性或慢性肾功能不全，可导致尿酸排泄下降。体内各种形式引起的有机酸堆积如乳酸酸中毒、酮症酸中毒等可导致尿酸在近端肾小管重吸收增加，降低尿酸的排泄。另外，血容量不足，部分代谢或内分泌疾病如甲状腺功能减退症、甲状腺功能亢进症、甲状旁腺功能亢进症、肥胖症等均可引起血尿酸增加。

部分药物可导致尿酸排泄下降，常见的药物包括：利尿剂（噻嗪类和髓袢利尿剂），可抑制尿酸的排泄；具有有机酸特性的药物（低剂量水杨酸类药物，降脂药烟酸，抗结核药物吡嗪酰胺），可促进尿酸的重吸收；免疫抑制剂环孢素 A，可减少尿酸从肾小球滤过。重金属铅、铍中毒可引起肾小球和肾小管病变，导致尿酸排泄减少。

根据痛风发病原因，可分为原发性痛风和继发性痛风。原发性痛风由遗传因素和环境因素共同致病，具有一定的家族易感性，多数病因未明，常与肥胖症、糖尿病、高血压、动脉粥样硬化等疾病聚集。继发性痛风主要由于继发性原因导致尿酸生成增加或排泄下降，最终引起血尿酸升高，如骨髓增生性疾病、慢性肾脏疾病、代谢内分泌疾病、部分药物等。

2. 遗传因素　流行病学及家系调查显示痛风具有家族性，其家族发病率为 11%～80%，英国和美国研究显示 40% 的痛风患者有家族史。

目前已知多种易感基因与痛风相关，这些

遗传变异多与尿酸的排泄能力相关。研究显示，*SLC22A12*、*SLC17A1*、*SLC17A3*、*SLC2A9/GLUT9* 及 *ABCG2* 变异与家族性高尿酸血症密切相关。

（二）发病机制

1. 尿酸盐晶体的形成及沉积 MSU 晶体的形成是高尿酸血症发展为痛风的关键因素。98% 的 MSU 以可溶性形态存在，体温 37℃时尿酸在血液中的饱和浓度为 420 μmol/L，超过此值的 MSU 可形成针状结晶析出。pH、温度等环境因素可影响 MSU 晶体的形成。因关节组织中血管较少，关节滑膜处毛细血管迂回曲折，血流缓慢，易形成涡流及关节中组织液 pH 较低，MSU 晶体容易沉积在关节及周围软组织中。

2. 痛风急性发作 在痛风急性发作过程中，MSU 晶体激活局部免疫细胞产生细胞趋化因子，致炎症细胞快速在关节聚集。炎症关节内，中性粒细胞吞噬 MSU 后产生大量的炎症介质（氧自由基、金属蛋白酶）和细胞因子 IL-1β、IL-8、白三烯 B4（LTB4）、钙结合蛋白（S100A8/A9）、前列腺 E2 等。此外，MSU 晶体可刺激中性粒细胞形成中性粒细胞胞外陷阱（neutrophil extracellular traps，NETs），释放组蛋白、颗粒蛋白酶（如髓过氧化物酶、弹性蛋白酶）及多种细胞因子，进一步放大炎症反应。同时，NETs 可释放损伤相关分子模式（damage associated molecular pattern molecules，DAMPs）激活 Toll 样受体（TLR）和 NLRP3（NLR family，pyrin domain containing 3）炎性小体等进一步激活炎症细胞。关节滑膜巨噬细胞吞噬 MSU 晶体后释放及产生细胞因子：IL-1β、IL-8、肿瘤坏死因子（TNF）和 IL-6 等，并合成多种基质金属蛋白酶和氧自由基。单核细胞产生大量细胞因子，如 IL-1、IL-6 和 IL-8 等。肥大细胞可释放组胺引起血管通透性增加及血管扩张。

NLRP3 炎症小体是胞内模式识别受体等多种蛋白质参与组装形成的多蛋白复合体，由 NLRP3 受体分子、凋亡相关斑点样蛋白（apoptosis-associated speck-like protein，ASC）接头分子和半

胱 - 天冬氨酸特异性蛋白酶 -1（caspase-1）效应分子组成。MSU 可促进 NLRP3 炎性小体形成及活化，上调 IL-1β 表达，引起痛风炎症反应。

多种细胞因子参与痛风急性发作。IL-1β 在痛风急性发作中发挥关键作用，可激活巨噬细胞，增强其吞噬和杀伤作用。此外，IL-1β 可触发 NLRP3 炎性体的组装，将无活性的 IL-1β 切割成有活性 IL-1β，进一步扩大炎症。IL-8 等趋化因子具有趋化和激活中性粒细胞的作用，募集中性粒细胞进入炎症部位。TNF-α 可促进炎症细胞表达黏附分子，增强白细胞和血管内皮细胞的黏附，促进白细胞炎性渗出，增强中性粒细胞、单核 - 巨噬细胞的吞噬和杀伤作用。

3. 急性痛风的缓解 大多数急性痛风在发作后数小时或数天内可自行缓解。巨噬细胞可吞噬和清除晶体，抑制炎症细胞和炎症因子的激活；清除细胞凋亡小体，中止炎症瀑布的产生；分泌转化生长因子 -β（transforming growth factor-β，TGF-β）；中和 IL-1 等。此外，抗炎因子的释放、促炎细胞蛋白水解酶的产生、炎症细胞表面受体表达下降等均可加速炎症缓解。最近研究显示，关节腔内中性粒细胞聚集诱导产生大量 NETs，形成聚集性 NETs（aggregate NETs，aggNETs）。体外和体内实验均证实聚集性 NETs 具有降解促炎因子、趋化因子和抑制晶体诱导的炎症作用。

4. 慢性痛风 主要表现为慢性滑膜炎、骨侵蚀、软骨破坏和痛风石形成，多种机制参与其中。滑膜中的 MSU 晶体刺激软骨形成各种炎症因子，促进破骨细胞形成。破骨细胞释放炎症因子促进骨破坏的同时抑制自体骨形成。长期痛风发作的患者，即使在无症状的痛风缓解期，也存在低水平的慢性炎症，导致慢性滑膜炎、软骨及骨破坏。

痛风石是由尿酸盐晶体、各种炎症细胞、纤维结缔组织形成的肉芽肿。中心区为尿酸盐晶体和碎片；中心区周围浸润各种炎症细胞如巨噬细胞、肥大细胞和浆细胞；外围由结缔组织和聚集性 NETs

包裹，形成纤维血管区。痛风石不仅可存储 MSU 晶体，而且具有破坏组织的作用。痛风石中的炎症细胞可产生多种细胞因子、蛋白酶等，促进破骨细胞的成熟和活化，促进炎症和骨破坏。

5. 尿酸对系统疾病的影响　除急慢性痛风性关节炎外，高尿酸血症对机体具有有害和有益双重作用。可溶性尿酸促进氧自由基生成、损伤血管内皮细胞、上调内皮素并下调一氧化氮合酶的表达，导致血管舒缩功能失调；引起低密度脂蛋白－胆固醇（low density lipoprotein-cholesterol，LDL-C）氧化修饰；损害线粒体、溶酶体功能，引起肾小管上皮细胞和心肌细胞凋亡；激活肾素－血管紧张素系统，引起肾间质和肾小管的炎症。这些效应可引发高血压、动脉粥样硬化，增加肾功能不全和心肌梗死的风险。此外，尿酸可促进脂肪细胞的胰岛素抵抗，是糖尿病和其他代谢性疾病的高危因素。然而，尿酸又可对抗神经系统类疾病，如痴呆、多发性硬化、帕金森病等。

（三）临床表现

根据病程，痛风可分为 4 期：①无症状 HUA 期；②痛风性关节炎急性发作期；③痛风性关节炎发作间歇期；④慢性痛风性关节炎期。

1. 无症状 HUA 期　患者仅血尿酸水平升高超过 420 μmol/L，不伴随临床症状，临床上 5%~15% 的高尿酸血症患者可发展为痛风。从血尿酸增加到症状出现可能长达数年至数十年，有些患者可终生不出现症状，但部分患者可向急性痛风转变。此外，血尿酸增加导致尿液中尿酸排泄增加，致肾结石形成风险增加。

2. 痛风性关节炎急性发作期　急性关节炎是 MSU 结晶沉积在关节部位导致的炎症反应，是痛风最常见的首发症状。其特点为发作急骤，多于夜间熟睡时出现，数小时内达到高峰，出现关节红、肿、热、痛伴功能障碍，可出现关节积液，伴随发热、乏力等非特异性的全身症状。发作具有自限性，部分在数小时或 1~2 天内缓解，少数可持续数天或数周。饮酒、进食高嘌呤饮食、剧烈运动、

突然受冷、劳累、脚扭伤、穿紧鞋、感染及手术等均是其常见的诱发因素。首次急性发作 85%~90% 以单关节为主，仅 3%~14% 累及多关节。易累及下肢关节，最常受累关节为第一跖趾关节，其次为足背、踝关节、足跟、膝关节、腕关节、手指和肘关节。很少累及髋、肩和脊柱。在膝、踝等大关节处，皮肤症状可不明显，但通常伴随关节肿胀及压痛。关节红肿消退后出现皮肤暗红色，伴脱屑及瘙痒。炎症可累及关节周围软组织包括鹰嘴囊炎和跟腱炎。缓解后，患者不伴随任何症状，进入间歇期。

3. 痛风性关节炎发作间歇期　指两次痛风发作之间的时期。间隙期患者不伴随临床症状。自首次发作后，多数患者在 6 个月至 2 年内出现第 2 次痛风急性发作，部分患者 5~10 年后出现，少数患者终生不再出现。给予正规降尿酸治疗后该期可以显著延长，若未给予特殊治疗，痛风发作频率增加且症状加重。12.5%~90% 的痛风患者间歇期进行关节积液检测可发现 MSU 晶体，提示即使进入间隙期 MSU 晶体仍可能继续破坏关节。

4. 慢性痛风性关节炎期　痛风反复发作后期，因未经治疗或治疗不规范，导致 MSU 晶体在关节内外和其他组织中沉积增多，出现多关节受累且无间隙期，严重者导致关节破坏与畸形，称为慢性痛风性关节炎（chronic gouty arthritis，CGA）。从首次发作到进入慢性痛风性关节炎期，间隔 3~42 年，平均 11.6 年。

痛风石又称痛风结节，是痛风特异性表现。痛风石出现的概率随病程时间延长而增加，首次发作 10 年后约 50% 的患者出现 MSU 晶体沉积，20 年后约 72% 的患者出现痛风石。血尿酸水平升高、肾脏病变加重均可致 MSU 晶体沉积加快。MSU 晶体可沉积在软骨、滑膜、肌腱、软组织及其他部位，而痛风石可沉积在身体的不同部位，最常累及第一跖趾关节、跟腱、腓骨肌腱、耳郭、鹰嘴囊和指垫（图 6-1）。沉积在手指、手掌、膝关节形成不规则的肿块；沉积在前臂尺侧，形成鹰嘴

滑囊的囊性肿胀；沉积在肌腱、耳郭形成梭形肿胀。痛风石可延伸至骨内部进一步引起骨破坏，痛风石沉积处伴发关节破坏最终导致关节畸形。痛风石突出皮肤表面呈黄白色，大小不一，初起质软，后纤维增生坚硬如石。痛风石表面皮肤张力高，皮肤菲薄易破溃，破溃后可排出白色、糊状的 MSU 晶体（图 6-1）。此外，MSU 晶体偶尔可沉积在心肌、心瓣膜、心脏传导系统及眼等部位。

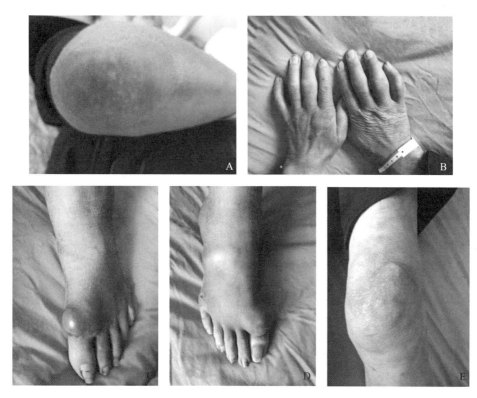

图 6-1　痛风石
A. 肘关节鹰嘴　B. 双手指　C、D. 第一跖趾关节　E. 膝关节

5. **痛风性肾病**　肾疾病是除关节以外，高尿酸血症最常见的并发症。肾功能不全可引起尿酸的排泄降低，血尿酸水平增高进一步加剧肾功能不全。男性患者尿酸超过 773.5 μmol/L（13 mg/dL）或女性患者尿酸超过 595 μmol/L（10 mg/dL）时，高尿酸血症本身可导致慢性肾功能不全。多项临床研究显示，给予正规降尿酸治疗可改善肾功能，增加肾小球滤过率。

尿酸盐性肾病（urate nephropathy）是指 MSU 晶体沉积在肾髓部和锥体的间质，周围伴随白细胞和巨噬细胞浸润。早期仅表现为间歇性蛋白尿和显微镜下血尿，病情进展后，逐渐出现持续性蛋白尿，夜尿增多，血压升高，血尿素氮增加，后期发展为肾衰竭。临床上，部分患者以肾病变为首发表现。高血压、原有的肾功能不全、动脉粥样硬化及缺血性心脏病等对尿酸盐性肾病发病起着重要作用，这些综合因素是导致 17%～25% 的痛风患者死于尿毒症的原因。

尿酸性肾病（uric acid nephropathy）是指急性肿瘤溶解、癫痫发作后、高温下剧烈运动和冠状动脉旁路移植术后等原因，导致血 / 尿尿酸水平短时间急剧升高，大量 MSU 晶体沉积在集合管和输尿管中，导致少尿、无尿及氮质血症，甚至急性肾衰竭。

尿酸性肾结石（uric acid nephrolithiasis）可出现在 40% 的高尿酸血症患者以及 10%～25% 原发性痛风患者中。尿酸性肾结石的产生与血尿酸增加和尿尿酸排泄增加相关。超过半数以上出现尿酸性肾结石的痛风患者血尿酸超过 773.5 μmol/L（13 mg/dL）或 24 h 尿尿酸的排泄量超过 1 100 mg。肾结石的成分以纯尿酸结石为主，X 线片不显影；部分与草酸钙、磷酸钙混合，X 线片显影。小的泥沙样结石可经肾排出，不伴临床症状；较大结石排出受阻可出现肾绞痛、血尿及尿路感染症状。

在临床上，以痛风为临床表现的家族性肾病变应引起重视。家族性青少年高尿酸肾病（familial juvenile hyperuricaemic nephropathy，FJHN）是一种常染色体显性遗传疾病，基因位于 16p12-p11，患者 20 多岁出现肾功能异常，中年进展为终末期肾病，伴随痛风症状。肾病理显示肾小管间质炎症伴肾小管基底膜增厚。尿酸排泄显著降低（尿酸排泄率低于 5%）是其主要诊断标准。常染色体显性髓质囊性肾病（autosomal dominant medullary cystic kidney disease，ADMCKD）是另一种常染色体显性遗传疾病，目前研究发现与 ADMCKD1（位于 1 号染色体）和 ADMCKD2（位于 16p）的基因位点突变相关，其肾功能不全出现时间较 FJHN 晚，同样具有痛风临床表现。肾病理显示多发性肾皮质、髓质囊性变，伴髓质结缔组织增生。

6. 痛风与代谢综合征　代谢综合征（metabolic syndrome，MS）是以腹型肥胖、高血压、血脂异常、糖代谢异常、微量白蛋白尿等多种疾病状态在个体聚集为特征的一组临床症候群，存在多种致动脉粥样硬化危险因素，最终导致心脑血管疾病的发生和发展。MS 常与痛风伴发，目前将高尿酸血症与痛风列入 MS 范畴。此外，痛风患者易合并甲状腺功能减低。女性正常妊娠 24 周后及产后 12 周血尿酸水平增加，血尿酸水平增加与先兆子痫相关，会增加围产期病死率。

（四）实验室检查和其他检查

1. 血清学检查

（1）血尿酸：非同日 2 次空腹血尿酸水平 > 420 μmol/L 定义为 HUA。尽管高尿酸血症是痛风的一个临床特点，但值得注意的是在痛风急性发作期，血尿酸水平可能下降至正常范围，所以即使血尿酸水平正常也不能排除痛风的诊断。

（2）其他：痛风急性发作时，C 反应蛋白（CRP）水平显著增加，外周血中性粒细胞非特异性升高。需同时检测与痛风相伴随疾病的功能状态，如血清肌酐清除率、血脂水平、糖化血红蛋白、血糖等。

2. 关节滑液

（1）MSU 晶体：关节滑液或痛风石中检出 MSU 晶体是诊断痛风的"金标准"。偏振光显微镜可用于检测关节滑液中的 MSU 晶体。痛风急性发作期至慢性痛风性关节炎期，关节滑液中均可检出尿酸盐晶体。获得关节滑液后应尽早送检，最好在 6 h 内。在普通的光学显微镜下，MSU 晶体呈针形，大小不一。偏振光下 MSU 显示为负性双折射细长针状晶体。

（2）其他检测：关节滑液还需进行体液常规、体液生化及细菌培养检查。急性痛风性关节炎中关节滑液为黄色，浑浊且无黏性。关节液中细胞以中性粒细胞为主。生化检查示糖含量处于正常范围，注意在感染性关节炎中细菌大量消耗糖可出现低糖。出现痛风的关节中可能并发出现关节感染，在诊断时一定要注意鉴别。关节液的培养对于排除感染显得尤其重要。

3. 尿尿酸　24 h 尿尿酸的排泄总量对于寻找高尿酸血症的病因非常重要。成人无嘌呤饮食时 24 h 尿酸排泄量达 600 mg 属于正常范围，800 ~ 1 000 mg 为临界点，大于 1 000 mg 则提示尿酸排泄增加。

4. 影像学检查　对于痛风的诊断和随访起着重要作用。

（1）X 线片：早期发作时，X 线片检查显示正常或仅表现为受累关节周围软组织肿胀。在慢性痛风性关节炎中，可出现以下影像学改变（图 6-2）：①关节或关节周围软组织中出现高密度的结节——痛风石；②MSU 晶体沉积在软骨部位；③晚期出现关节间隙狭窄；④出现特征性骨侵蚀改变，局

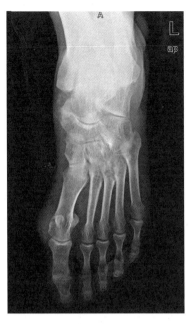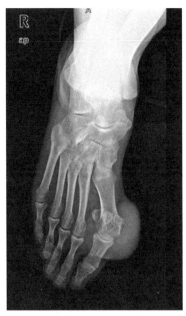

图 6-2 双足 X 线片显示痛风石的典型表现

关节周围可见高密度的痛风石影像、软组织变形，伴硬化边缘和虫蚀样骨侵蚀

限在关节或近关节处出现圆形或不整齐的穿凿样、虫蚀样透明缺损；⑤关节周围出现不规则骨质增生，不伴随骨量减少；⑥钙化的 MSU 晶体沉积可渗入骨骼。X 线摄影灵敏度低（31%），特异度高（93%）。

（2）关节超声：超声可较好地反映骨质侵蚀、滑膜病变及 MSU 结晶 / 痛风石沉积情况，便于早期发现痛风性关节炎损害程度，对于诊断和监测疾病及治疗反应至关重要。对临床表现不典型的痛风疑似患者，可考虑使用超声检查受累关节及周围肌腱和软组织情况。

彩超检查显示，在痛风性关节炎中存在非特异性和特异性两种改变（图 6-3）。非特异性改变包括：①关节积液。微量 MSU 晶体聚集在关节积液中，彩超下表现为散在或多个点状高回声。当对皮肤表面施加压力时，它们往往会漂浮在关节间隙中，有时会出现"暴雪征"（snowstorm sign）。②滑膜增生和滑膜血供丰富或不丰富。③骨侵蚀。彩超可检测出 < 2 mm 的骨侵蚀病变。特异性改变包括：①双轨征（double contour sign，DCS），是痛风

性关节炎的特征性表现。表现为关节软骨表面的异常高回声带，与超声角度无关，可以是不规则的或规则的，连续的或间歇性的，是 MSU 晶体沉积在软骨表面的超声表现。DCS 可出现在无症状的关节或无症状的高尿酸血症患者中。当尿酸持续 7 个月降至 357 μmol/L（6 mg/dL）以下，DCS 可以消失。②MSU 沉积（痛风石和 MSU 聚集）。关节内云雾状 / 点状强回声及强回声团伴声影是痛风石的常见表现。MSU 聚集体是一种非均质高回声点。

（3）双能（源）CT（dual-energy CT，DECT）：特异性区分组织与关节周围尿酸盐结晶，具有诊断价值。DECT 是一种快速、无创的检测手段，可直观且精确地显示出沉积在关节、肌腱、韧带和软组织中的 MSU 晶体（图 6-4）。与关节彩超不同的是，DECT 不能显示沉积在软骨表面的 MSU 结晶。

（4）常规 CT：具有分辨率高、对比度高的特点。在慢性痛风中，与 MRI、X 线片相比，它能更好地显示骨侵蚀。骨侵蚀影像学表现为骨溶解穿孔伴硬化，突出边缘的骨质侵蚀（图 6-5）。

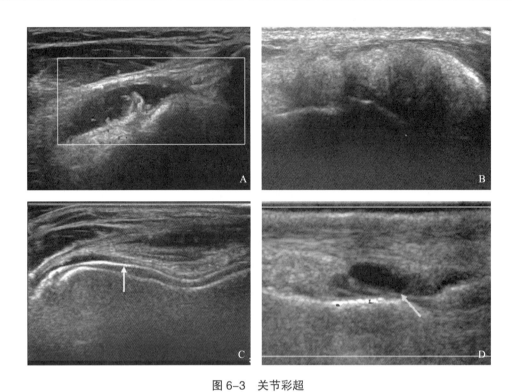

图 6-3　关节彩超

A. 左膝髌上囊点状、斑片状血流信号　　B. 踝关节云雾状强回声　　C. 左股四头"双轨征"　　D. 左足掌趾关节1积液

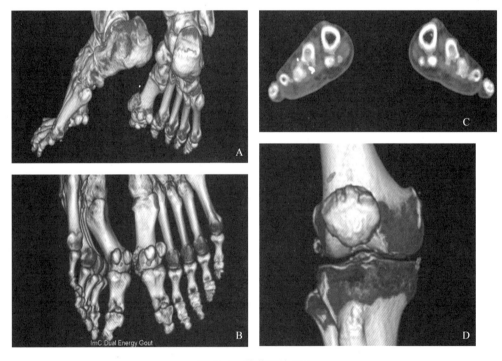

图 6-4　关节双能 CT

A. 掌趾关节2~5三维重建　　B. 掌趾关节1三维重建　　C. 掌趾关节2~5横切面　　D. 膝关节三维重建

深色表示尿酸盐沉积

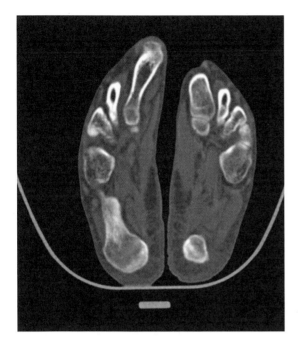

图 6-5　足部 CT
可见典型的骨溶解穿孔伴硬化、突出边缘的骨质侵蚀

（5）MRI：关节 MRI 显示非特异性炎症，表现为滑膜增厚、积液、侵蚀及骨髓水肿。

（6）PET/CT：在痛风中可检测关节和关节周围 FDG（18F - 氟 -2- 脱氧 - 葡萄糖）的摄取，用于协助诊断一些非特异性的痛风。

（五）诊断标准

当前国内外有多个痛风分类标准。2016 中国痛风诊疗指南推荐采用 2015 年美国风湿病学会（American College of Rheumatology，ACR）和欧洲抗风湿联盟（European League Against Rheumatism，EULAR）更新的痛风分类标准诊断痛风。该分类标准较其他标准更加科学、系统与全面。该标准适用于至少发作过 1 次外周关节肿胀、疼痛或压痛的痛风疑似患者。对已发作关节炎的关节液、滑囊或痛风石中找到 MSU 结晶者，可直接诊断痛风。该标准包含 3 个方面，8 个条目，共计 23 分，当得分≥8 分时，可诊断痛风（表 6-1）。注意本分类标准的特殊之处在于有 2 个分类项目为负值。若关节液中 MSU 晶体阴性，则需在总分中减去 2 分；若血尿酸水平 <4 mg/mL（<240 μmol/L），需要在总分

中减去 4 分。

（六）鉴别诊断

诊断痛风之前，需要与其他晶体沉积性关节炎、感染性疾病、肿瘤性疾病及其他自身免疫病等相鉴别。

1. 二水焦磷酸钙盐（calcium pyrophosphate，CPP）晶体沉积病　其中急性 CPP 晶体关节炎（也称为假性痛风）与痛风急性发作特点相似。CPP 晶体沉积病发病率随着年龄增长而增加，多数好发于 55 岁以后，以女性患者为主。假性痛风通常只有一个大关节起病，膝关节常见，腕和踝关节次之。与痛风发作不同，第一跖趾关节很少受累。此外，CPP 晶体沉积病可表现为 CPP 骨关节炎、慢性 CPP 晶体炎性关节炎及无症状 CPP 晶体沉积病，影像学上 CPP 骨关节炎表现为膝关节、髋关节或肩关节等多个关节破坏，部分关节可出现软骨钙质沉积。可采用偏振光显微镜鉴别 MSU 晶体与 CPP 晶体。

2. 感染性关节炎　患者表现为发热、白细胞升高，可能有明确的感染灶。临床表现与痛风急性发作难以区分。关节积液常规、生化、培养检测尤为重要。早期诊断、早期治疗对于避免后期关节畸形尤其重要。值得注意的是，痛风和感染可能同时在一个关节中出现。

3. 蜂窝织炎　关节表面皮肤发红与痛风急性发作时皮肤变红易混淆。通常情况下，关节无积液，如果合并软组织水肿，临床检查可能会很困难。关节超声检查可协助排除关节积液。

4. 类风湿关节炎　患者表现为多关节炎，慢性起病，病程长。病情严重者易出现类风湿结节，与痛风石易混淆。此外，与多关节尤其以手部受累为主的痛风更易混淆。类风湿因子（RF）、抗环瓜氨酸多肽（anti-cyclic peptide containing citrulline，抗 CCP）抗体、关节彩超、双源 CT 及结节活检均有助于鉴别。

5. 骨关节炎　主要累及手、膝、臀和第一跖趾关节。拇外翻、跖趾关节疼痛、Heberden 结节需

表 6-1　2015 年美国风湿病学会 / 欧洲抗风湿联盟痛风分类标准

临床特点	评分
受累关节分布：曾有急性症状发作的关节 / 滑囊部位（单或寡关节炎）*	
踝关节或足部（非第一跖趾关节）关节受累	1
第一跖趾关节受累	2
受累关节急性发作时症状：①皮肤发红（患者主诉或医生查体）；②触痛或压痛；③活动障碍	
符合上述 1 个特点	1
符合上述 2 个特点	2
符合上述 3 个特点	3
典型的急性发作：①疼痛达峰 < 24 h；②症状缓解≤14 天；③发作间期完全缓解；符合上述≥2 项（无论是否抗炎治疗）	
首次发作	1
反复发作	2
痛风石证据：皮下灰白色结节，表面皮肤薄，血供丰富；典型部位：关节、耳郭、鹰嘴滑囊、手指、肌腱（如跟腱）	
没有痛风石	0
存在痛风石	4
实验室检查	
血尿酸水平：非降尿酸治疗中、距离发作＞4 周时检测，可重复检测；以最高值为准	
< 240 μmol/L（ < 4 mg/dL）	−4
240 ~ 360 μmol/L（4 ~ 6 mg/dL）	0
360 ~ 480 μmol/L（6 ~ 8 mg/dL）	2
480 ~ 600 μmol/L（8 ~ 10 mg/dL）	3
≥600 μmol/L（ ≥10 mg/dL）	4
关节液分析：由有经验的医生对有症状关节或滑囊进行穿刺及偏振光显微镜镜检	
未做检查	0
尿酸钠晶体阴性	−2
影像学特征	
（曾）有症状的关节或滑囊处尿酸钠晶体的影像学证据：关节超声"双轨征"**，或双能 CT 的尿酸钠晶体沉积***	
无（两种方式）或未做检查	0
存在（任一方式）	4
痛风相关关节破坏的影像学证据：手 / 足 X 线片存在至少一处骨侵蚀（皮质破坏，边缘硬化或边缘突出）****	
无或未做检查	0
存在	4

　　适用标准（符合准入标准方可应用本标准）：存在至少 1 次外周关节或滑囊的肿胀、疼痛或压痛

　　确定标准（金标准，无须进行分类诊断）：偏振光显微镜镜检证实在（曾）有症状关节或滑囊或痛风石中存在尿酸钠晶体

　　分类标准（符合准入标准但不符合确定标准时）：累计≥8 分可诊断痛风

　　*急性症状发作：外周关节或滑囊发作肿胀、疼痛和（或）触痛；**双轨征：透明软骨表面的不规则强回声，且与超声探头角度无关，如在改变超声探头角度后"双轨征"消失则为假阳性；***双能 CT 尿酸钠晶体沉积：通过 80 kV 和 140 kV 两个能量进行扫描，采用特定软件进行物质分解算法，将关节及关节周围的 MSU 晶体标上绿色伪色，需鉴别甲床、皮肤、运动、射线硬化和血管伪影与尿酸钠沉积的区别；****骨侵蚀需除外远端趾间关节和"鸥翼征"

要与痛风进行鉴别,骨关节炎不出现急性发作的疼痛,不具备突发、突止的临床特点。

6. 银屑病关节炎 表现为对称性多关节炎,可累及远端指间关节。关节表面可覆盖红斑,伴特异性指甲改变和指炎。

7. 肉瘤样病变 Lofgren 综合征是发生于肉瘤样病变患者中的一种良性、自限性的急性关节病。伴结节红斑、游走性的多关节炎,易累及踝关节、膝、腕、手等。但痛风患者不合并肺门淋巴结病和肺部受累等临床特征。

(七)疾病评估

目前用于评估痛风生命质量量表分为普适性量表和特异性量表,由于两种量表均具有自己的特点和局限性,常组合使用评估痛风患者的生命质量。普适性量表主要用于评估痛风患者一般健康状况,包括健康状况调查问卷(SF-36)、世界卫生组织生存质量测定量表简表(WHO-QOL-BREF)、斯坦福健康评估问卷(Health Assessment Questionnaire,HAQ)。特异性量表主要对患者疼痛体验、主观情绪、恐惧心理、生活自理能力及自我成就感等方面进行评价,同时也是观察患者治疗前后病情变化的敏感指标,包括痛风评估量表(gout assessment questionnaire,GAQ)、痛风石影响问卷20条(tophus impact questionnaire-20.TIQ-20)、痛风患者自我管理能力问卷等。

(八)治疗

1. 一般治疗

(1)患者管理:包括:①普及 HUA 及痛风相关常识;②给予饮食、运动等方面的健康指导,制订个体化的生活方式;③筛查并预防痛风相关并发症;④与专科医师合作,多学科共同制订共患病治疗方案,尽量避免使用引起血尿酸升高的药物;⑤告知患者生活中避免痛风可能的诱发因素,提出正确的预防措施,并制订个体化的急性发作时的紧急处理方案;⑥痛风急性发作缓解后再考虑开始药物降尿酸治疗,已接受降尿酸药物治疗者急性期无须停药,初始药物降尿酸治疗者应给予预防痛风急

件发作的药物。

(2)非药物治疗:治疗的总原则是调整生活方式,包括饮食控制、减少饮酒及肥胖者减轻体重等;其次是控制痛风相关伴发病及危险因素,如高脂血症、高血压、高血糖、肥胖症和吸烟。

1)限酒:任何类型的酒精(包括啤酒与白酒)摄入均与痛风急性发作风险增高相关。红酒对于尿酸的影响目前循证医学证据不一,有些研究表明红酒可增加尿酸水平,也有些研究提示中剂量的红酒不增加尿酸。

2)减少高嘌呤食物的摄入:大量食用肉类、海鲜(如贝类)、动物内脏引起血尿酸水平增加,痛风急性发作风险增高;而食用大量乳制品和植物蛋白可降低痛风发作的风险,鼓励饮食中包含脱脂奶和(或)低脂奶;高嘌呤的新鲜蔬菜和黄豆、豆浆、豆腐等新鲜豆制品不增加血尿酸水平,痛风患者可以食用。

3)防止剧烈运动或突然受凉:剧烈运动是我国男性和女性痛风患者发作的第三位诱因。突然受凉是女性痛风发作的第二位诱因,是男性痛风发作的第五位诱因。

4)减少富含果糖饮料的摄入:含糖饮料(包括含果糖饮料,如橙汁和苹果汁)是新发现的痛风危险因素。痛风患者可以吃果糖含量较低的水果,如青梅、青瓜、西瓜、椰子水、葡萄、草莓、樱桃、菠萝、桃子、李子、橄榄等;但应尽量少吃果糖含量较高的水果,如苹果、无花果、橙子、柚子、荔枝、柿子、桂圆、香蕉、杨梅、石榴等。

5)大量饮水(每日 2 000 mL 以上):饮水过少是高尿酸血症和痛风的危险因素。大量饮水 > 2 500 mL/d 的痛风患者可缩短痛风关节炎症状缓解时间;有尿路结石病史的痛风患者,应每天喝水超过 2 000 mL,避免脱水;建议痛风患者每天饮水量维持在 2 000 mL 以上,具体可以饮水、茶、不加糖的咖啡,但应避免饮用含糖饮料、果汁、浓汤。

6)控制体重:肥胖是痛风的独立危险因素。

痛风患者应强调控制体重，尤其是肥胖者，其理想的体重是维持正常体重指数（BMI）（18.5～24 kg/m²）。对于超重者，应鼓励调整饮食以达到体重逐步减轻以及之后维持。

7）增加新鲜蔬菜的摄入：经常性食用新鲜蔬菜是痛风发病的保护因素，鼓励富含蔬菜和纤维的饮食习惯。

8）规律饮食和作息：饮食不规律，作息不规律的人发生痛风/高尿酸血症的风险增加。

9）规律运动：痛风患者规律运动干预后 BMI、腰围、甘油三酯、血糖、血尿酸、痛风发作次数均可改善；痛风患者适合游泳、步行和骑自行车。需要注意的是，痛风急性发作期应制动，以避免加重疼痛。

10）禁烟：吸烟和被动吸烟均是发生痛风/高尿酸血症的高危因素。

2. 药物治疗

（1）痛风急性发作：治疗的主要原则是快速控制关节炎症和疼痛。急性期应卧床休息，尽早采取药物治疗，最好在发作 24 h 内开始用药。目前痛风急性发作期的一线治疗药物有秋水仙碱和非甾体抗炎药（NSAID），当秋水仙碱和 NSAID 存在治疗禁忌或治疗效果不佳时，也可考虑短期应用糖皮质激素抗炎。若单药治疗效果不佳，可选择上述药物联合治疗。近些年，国外也有应用 IL-1 受体拮抗剂作为痛风急性发作期的治疗（图 6-6）。药物选择的原则应基于禁忌证、既往的试验性治疗、痛风初始发病时间以及受累关节的数目和类型调整。强烈推荐痛风患者随身携带治疗痛风发作的药物。

1）秋水仙碱：通过抑制白细胞趋化、吞噬作用及减轻炎性反应发挥止痛作用。秋水仙碱应在痛风急性发作最初的 12 h 内使用，超过 36 h 后疗效显著降低。起始负荷剂量为 1.0 mg 口服，1 h 后追加 0.5 mg，12 h 后按照 0.5 mg，1～3 次/天。症状缓解不明显者可联合使用 1 种 NSAID 或糖皮质激素类药物。秋水仙碱不良反应随剂量增加而增加，常见有恶心、呕吐、腹泻、腹痛等胃肠道反

应，症状出现时应立即停药；少数患者可出现肝功能异常、转氨酶水平升高，超过正常值 2 倍时须停药；肾脏损害可见血尿、少尿、肾功能异常，肾功能损害患者须酌情减量。秋水仙碱可引起骨髓抑制，出现中性粒细胞减少。使用时应注意定期监测肝、肾功能及血常规。使用强效 P- 糖蛋白和（或）CYP3A4 抑制剂（如环孢素 A 或克拉霉素）的患者禁用秋水仙碱。

肾功能不全可减少秋水仙碱的排泄，因根据肾功能调整秋水仙碱的用量。估算肾小球滤过率（estimated glomerular filtration rate，eGFR）30～60 mL/min 时，秋水仙碱最大剂量为 0.5 mg/d；eGFR15～30 mL/min 时，秋水仙碱最大剂量为隔日 0.5 mg；eGFR < 15 mL/min 或透析患者则禁用。

2）NSAID：痛风急性发作应尽早应用足量 NSAID 的速效剂型，主要包括非特异性环氧化酶（COX）抑制剂和特异性 COX-2 抑制剂。足剂量使用 NSAIDs 时，可联合使用质子泵抑制剂（proton pump inhibitor，PPI）。非选择性 COX 抑制剂主要存在消化道溃疡、胃肠道穿孔、上消化道出血等胃肠道不良反应，对于不耐受非选择性 COX 抑制剂的患者或具有消化道高危因素的患者可选用 COX-2 抑制剂。COX-2 抑制剂可能引起心血管事件的危险性增加，合并心肌梗死、心功能不全者避免使用。NSAIDs 使用过程中需监测肾功能，严重慢性肾病（G4～5 期）未透析患者不建议使用。

3）糖皮质激素：主要用于严重急性痛风发作伴有较重全身症状，秋水仙碱、NSAID 治疗无效或有使用禁忌证及肾衰竭患者，能够起到与 NSAID 相同的疗效。一般推荐泼尼松 0.5 mg/（kg·d）连续用药 5～10 天停药，或用药 2～5 天后逐渐减量，总疗程 7～10 天，不宜长期使用。应用糖皮质激素注意高血压、高血糖、高血脂、水钠潴留、感染、胃肠道风险、骨质疏松等不良反应。急性发作仅累及 1～2 个大关节，全身治疗效果不佳者，可给予关节腔内或局部长效糖皮质激素治疗，如复方倍他米松和曲安奈德，但需注意避免短期内反复注射，

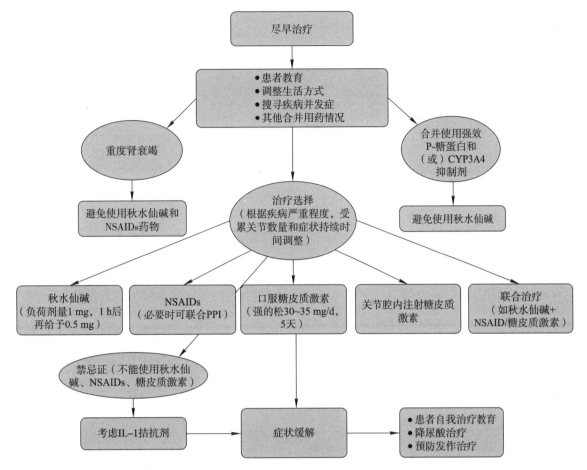

图 6-6　EULAR 关于控制急性痛风发作推荐

并排除关节感染。

4）IL-1 阻滞剂：对痛风频繁发作，无法耐受或禁忌使用秋水仙碱、NSAIDs 和糖皮质激素类药物（口服及注射均禁忌）的患者，可考虑使用 IL-1 阻滞剂控制痛风发作。IL-1 受体拮抗剂通过抑制中性粒细胞在炎症部位的聚集缓解痛风急性发作症状。值得注意的是，使用 IL-1 阻断剂会增加脓毒血症的风险。近期感染史是该药使用的禁忌证之一。

（2）降尿酸治疗（urate lowering therapy，ULT）：对于痛风性关节炎发作≥2 次，或痛风性关节炎发作 1 次且同时合并下述任何一项：年龄 < 40 岁、血尿酸 > 480 μmol/L、有痛风石或关节腔尿酸盐沉积证据、尿酸性肾石症或肾功能损害 eGFR < 90 mL/min、高血压、糖耐量异常或糖尿病、血脂紊乱、肥胖症、冠心病、卒中、心功能不全，则立即开始药物降尿酸治疗。降尿酸治疗的原则是：规范使用降尿酸药物，将痛风患者血尿酸水平逐渐降至达标水平，且维持足够长的时间。一般痛风患者的降尿酸治疗目标为血尿酸 < 360 μmol/L，并长期维持；若患者已出现痛风石、慢性痛风性关节炎或痛风性关节炎频繁发作，降尿酸治疗目标为血尿酸 < 300 μmol/L，直至痛风石完全溶解且关节炎频繁发作症状改善，再将治疗目标改为血尿酸 < 360 μmol/L，并长期维持，不建议长期控制血尿酸 < 180 μmol/L。临床上常用的降尿酸药物包括抑制尿酸合成和促进尿酸排泄两类，需根据病因、合并症及肝、肾功能选择药物（图 6-7）。

1）抑制尿酸生成药物：该类药物通过抑制黄嘌呤氧化酶活性，减少尿酸合成。常用药物包括别

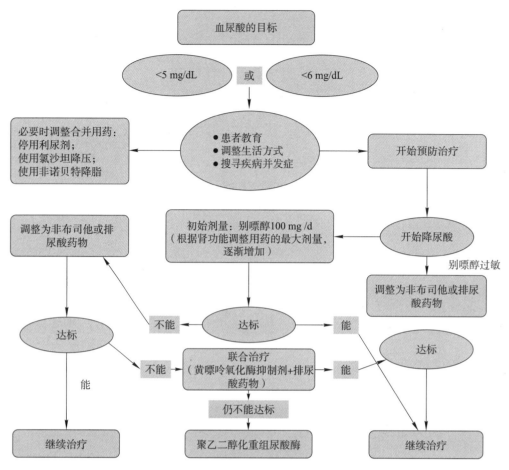

图 6-7　EULAR 关于降尿酸治疗推荐

嘌醇和非布司他等。

别嘌醇：成人初始剂量 50～100 mg/d，每 4 周左右测血尿酸水平 1 次，未达标患者每次可递增 50～100 mg，最大剂量 600 mg/d。G3～4 期患者推荐剂量为 50～100 mg/d；G5 期患者禁用。别嘌醇可引起皮肤过敏反应及肝肾功能损伤，严重者可发生致死性剥脱性皮炎。HLA-B*5801 基因阳性、应用噻嗪类利尿剂和肾功能不全是别嘌醇发生不良反应的危险因素。

非布司他：是新型非嘌呤类选择性黄嘌呤氧化酶抑制剂。对不能耐受别嘌醇或肾功能损害使用别嘌醇剂量不足难以达到治疗目标时，可选择非布司他。初始剂量 20～40 mg/d，每 4 周左右评估血尿酸水平，未达标者可逐渐递增加量，最大剂量 80 mg/d。因其主要通过肝清除，在肾衰竭和

肾移植患者中具有较高的安全性，轻、中度肾衰竭（G1～3 期）患者无须调整剂量，重度肾衰竭（G4～5 期）患者慎用。不良反应包括肝功能损害、恶心、皮疹等。

2）促进尿酸排泄药物：苯溴马隆通过抑制肾小管尿酸转运蛋白-1（uric acid transporter 1，URAT1），抑制肾小管尿酸重吸收而促进尿酸排泄，降低血尿酸水平。成人起始剂量 25～50 mg/d，每 4 周左右监测血尿酸水平，若未达标，则缓慢递增剂量至 75～100 mg/d。可用于轻、中度肾功能异常或肾移植患者，eGFR 20～60 mL/min，患者推荐 50 mg/d；eGFR < 20 mL/min 或尿酸性肾石症患者禁用。不良反应有胃肠不适、腹泻、皮疹和肝功能损害等。

丙磺舒可经胃肠道迅速吸收。使用的初始剂

量为 250 mg，2 次 /d；1 周内增加到 1 g，2 次 /d。大剂量丙磺舒具有中枢神经系统毒性。肾功能正常或轻度损害患者可选择丙磺舒（500 ~ 2 000 mg/d）。

雷西那德是一种选择性 URAT1 抑制剂。在美国和欧洲的推荐剂量为 200 mg/d，可作为抑制尿酸生成药物不能有效达标时的辅助药物，使用过程中可能出现一过性血肌酐增加。

此外，维生素 C 补充剂（500 ~ 1 500 mg/d）也具有弱尿酸排泄作用。

3）新型降尿酸药物：包括尿酸酶和选择性尿酸重吸收抑制剂。

尿酸酶：将尿酸分解为可溶性产物排出。对难治性痛风、其他药物疗效不佳或存在禁忌证、血液系统恶性肿瘤或放化疗所致的急性血尿酸显著升高时，可考虑使用尿酸酶。主要不良反应包括严重心血管事件、输液反应和免疫原性反应等。该类药物包括拉布立酶（rasburicase）和普瑞凯希（pegloticase）。

新型降尿酸药物 RDEA594（lesinurad）：通过抑制肾小管尿酸转运蛋白 -1 和有机酸转运子发挥作用，如果单一足量使用黄嘌呤氧化酶抑制剂仍不能达标的痛风患者，可与黄嘌呤氧化酶抑制剂联合使用。服药的同时加强水化，服药前需评估肾功能，eGFR < 45 mL/min 者不建议使用。

（3）预防急性痛风发作：由于血尿酸水平波动易诱发痛风急性发作，痛风患者初始降尿酸治疗时应使用药物预防痛风发作。首选口服小剂量秋水仙碱，推荐剂量 0.5 ~ 1.0 mg/d，轻度肾功能不全无须调整剂量，定期监测肾功能；中度肾功能不全患者剂量减半，0.5 mg 隔日 1 次口服或酌情递减；重度肾功能不全或透析患者避免使用。对不能耐受秋水仙碱患者，可考虑使用低剂量 NSAIDs，注意胃肠道不良反应。秋水仙碱和 NSAIDs 疗效不佳或存在使用禁忌时改用小剂量泼尼松或泼尼松龙（≤10 mg/d）。预防治疗维持 3 ~ 6 个月，根据患者的痛风性关节炎发作情况酌情调整。

（4）合并症药物选择：痛风常伴随其他系统疾病，如其他代谢性疾病、肾脏疾病、心脑血管疾病等，其中多种治疗药物可干预尿酸的排泄导致血尿酸增加。当痛风患者合并其他并发症时，应尽量选择不增加血尿酸或具有弱排尿酸的药物。合并高血压时，应优先考虑利尿剂以外的降压药物，可选择具有弱促尿酸排泄的降压药物如氯沙坦、氨氯地平；合并高血糖时，磺脲类、噻唑烷二酮类、达格列净、卡格列净等钠 – 葡萄糖协同转运蛋白 2（SGLT-2）抑制剂均能降低血尿酸水平，但糖苷酶抑制剂阿卡波糖可增加血尿酸水平；合并高脂血症时，推荐使用具有弱降尿酸作用的他汀类药物和贝特类降脂药物；合并冠心病时，应考虑阿司匹林对血尿酸的影响。小剂量阿司匹林（75 ~ 325 mg/d）可轻度升高血尿酸，但考虑到低剂量阿司匹林对心、脑血管的保护作用，对合并高尿酸血症的患者不建议停用；合并心力衰竭时，首选非噻嗪类利尿剂，同时摄取适量的水分并碱化尿液。

（5）并发症治疗：痛风除了对关节造成损伤外，尿酸盐也可沉积在泌尿系统，导致急性或慢性尿酸性肾病、尿酸性尿路结石，而肾病可影响尿酸排泄，进一步加重肾病。

1）慢性尿酸盐肾病：一旦确诊即开始非药物治疗，疗效不佳者根据尿酸水平及合并症开始药物降尿酸治疗。

2）急性尿酸性肾病：积极静脉补液，心肾功能允许情况下将尿量维持在 80 ~ 100 mL/（m·h）。首选重组尿酸酶，或黄嘌呤氧化酶抑制剂将血尿酸控制在 300 μmol/L 以下。确诊急性尿酸性肾病患者需要紧急处理，必要时血液透析治疗。及时有效的治疗下肾功能有望恢复正常。

3）尿酸性肾石症：可采用排石疗法、体外冲击波碎石和（或）手术治疗。

4）痛风石：合并痛风石的患者，应持续降低血尿酸水平，最好低于 300 μmol/L。经降尿酸治疗后血尿酸持续达标者，其痛风石可逐渐减少甚至消失。痛风石局部合并皮肤溃疡、感染，或严重关节损害伴功能障碍（不能穿鞋或戴手套、行走困难等），产生压迫症状、窦道形成、影响美观时，可考虑手术切除痛风石。单纯痛风石切除治疗的术后并发症较多，可出现切除部位皮肤愈合不良、坏死等。

（九）预后

痛风是一种可治愈的疾病。基于对痛风病因和发病机制的研究较为清楚，目前痛风的诊断并不困难。预防发作和治疗均有很好的疗效，但目前存在患者依从性差，大部分患者痛风治疗不规范。如果及早给予正规治疗，大部分痛风患者可正常工作和生活。对于慢性痛风性关节炎或存在痛风石的患者，积极降尿酸后痛风石可缩小或消失，关节及相关脏器的功能可得到部分缓解。但发病年龄小，有家族史，血尿酸升高明显，痛风发作频繁，伴发高血压、糖尿病及肾脏病变的患者，提示预后不佳。

（黎艳红　赵　毅）

第二节　自身炎症性疾病

自身炎症性疾病（autoinflammatory diseases，AIDs）是最近十年被逐渐认识的一组罕见的疾病，常与遗传有关，以往又被称为"遗传性周期性发热""自身炎症发热综合征"等。由于其遗传性特点，大多数患者发病较早，从出生后数小时到青少年期均可发病，也有一部分患者成年后发病。

AIDs 绝大多数是单基因病，也包括多基因病，如幼年特发性关节炎全身型、成人斯蒂尔病等。绝大多数患者表现为不明原因周期性发热、皮疹、浆膜炎、淋巴结肿大和关节炎等，伴红细胞沉降率（ESR）加快、C 反应蛋白（CRP）升高等急性期反应。由于其症状涉及多系统，无特异临床特征和生物学标志物，被定义为临床疑难杂症。

AIDs 包含了一大组疾病，其中许多疾病是少见病或者罕见病，疾病名称经常采用一些英文首字母缩写，以简化称呼。AIDs 中的单基因遗传病包括几组疾病。

1. 周期性发热　主要包括 3 种疾病：家族性地中海热（familial mediterranean fever，FMF）、甲羟戊酸激酶缺乏症［mevalonate-kinase deficiency，MKD，曾被称为高 IgD 综合征（HIDS）］、肿瘤坏死因子受体相关周期性综合征（tumor necrosis factor receptor-associated periodic syndrome，TRAPS）。见表 6-2。

2. cryopyrin 相关周期性综合征（cryopyrin-associated periodic syndromes，CAPS）　又称为冷炎素相关周期性综合征，为 NLRP3 基因突变，多于婴幼儿期发病，成人临床表现不典型，表现为反复发热、受冷后荨麻疹和中枢神经系统炎症，抗 IL-1 治疗有效。根据临床表现由轻到重，又可分为 3 种疾病：家族性冷自身炎症综合征（familial cold autoinflammatory syndrome，FCAS）、Muckle-Wells 综合征（Muckle-Wells syndrome，MWS）、慢性婴儿神经皮肤关节综合征（chronic infantile neurological cutaneous and articular syndrome，CINCA）（表 6-2 和表 6-3）。

3. 肉芽肿性疾病　主要指 Blau 综合征，发病早，临床表现为三联征——关节炎、皮炎和葡萄膜炎（非干酪样坏死性肉芽肿炎症），类似结节病。

4. 化脓性疾病　包括 3 种疾病：化脓性关节炎 - 坏疽性脓皮病 - 痤疮综合征（pyogenic arthritis，pyoderma gangrenosum，acne syndrome，PAPA 综合征）、Majeed 综合征、白介素 1 受体拮抗剂缺乏症（deficiency of the interleukin-1 receptor antagonist，DIRA）。

5. 脂膜炎诱发脂营养不良相关疾病　这组疾病与蛋白酶体缺陷有关，又称蛋白酶体相关自身炎症综合征。包括三种临床综合征：中条 - 西村综合征（NNS）、关节挛缩 - 肌肉萎缩 - 小细胞贫血 - 脂膜炎相关脂营养不良（JMP）、慢性非典型中性粒细胞皮病伴脂营养不良及高温（CANDLE）。这三种临床综合征在临床上有很多相似的地方，如冻疮样皮疹、结节样红斑、脂膜炎、杵状指、基底

表 6-2 经典遗传性周期热疾病的临床特征

疾病名称	基因 / 染色体	蛋白	遗传方式	起病年龄	临床特征	治疗
FMF	*MEVF*/16p 13.3	热蛋白（pyrin）	常染色体隐性	<20 岁	周期性发热：持续 24~48 h；腹部（无菌性腹膜炎）或者胸部症状；丹毒样皮疹；肾淀粉样变性常见	秋水仙碱治疗效果好，IL-1 阻滞剂可能有效
MVK	*MVK*/12q24	甲羟戊酸激酶	常染色体隐性	<10 岁	发病早（大部分 <12 个月）；周期性发热：持续 4~5 天；发作期间症状严重：腹痛剧烈、呕吐腹泻；脾大；淀粉样变少见	激素治疗效果好；有自限性
TRAPS	*TNFRSF1A*/12p13	P55 TNFR	常染色体显性	<20 岁	周期性发热：持续 1~3 周；眶周水肿；筋膜炎；淀粉样变性出现比率为 15%~25%	TNF 和 IL-1 阻滞剂有效
CAPS（FCAS/MWS/CINCA）	*CIAS1*/1q44	cryopyrin	常染色体显性	<20 岁	FCAS：寒冷刺激后发热、皮疹、关节痛 MWS：复发或者亚临床荨麻疹样皮疹、感觉神经性耳聋、淀粉样变性 CINCA：以上 + 精神发育迟滞，或慢性无菌性脑膜炎，或关节畸形	IL-1 阻滞剂有效

表 6-3 Eurofever 基于 AIDs 临床表现的诊断分类标准

疾病名称	出现相关临床表现	得分	无相关临床表现	得分	诊断界限值（分）
家族性地中海热①	发作时间 <2 d	9	阿弗他口腔炎	9	≥60
	胸痛	13	荨麻疹样皮疹	15	
	腹痛	9	颈部淋巴结肿大	10	
	东地中海人种②	22	发作时间 >6 天	13	
	北地中海人种③	7			
甲羟戊酸激酶缺乏症	发病年龄 <2 岁	10	胸痛	11	≥42
	阿弗他口腔炎	11			
	弥漫淋巴结肿大或脾大	8			
	痛性淋巴结	13			
	腹泻（有时 / 经常）	20			
	腹泻（总是）	37			
冷炎素相关性周期热综合征	荨麻疹样皮疹	25	渗出性咽炎	25	≥52
	神经感觉性听力丧失	25	腹痛	15	
	结膜炎	10			

续表

疾病名称	出现相关临床表现	得分	无相关临床表现	得分	诊断界限值（分）
肿瘤坏死因子受体相关周期热综合征	眶周水肿	21	呕吐	14	≥43
	发作时间 > 6 d	19	阿弗他口腔炎	15	
	迁移性皮疹	18			
	肌痛	6			
	亲属受累	7			

注：①临床特征为典型的周期性发热（应除外并发感染或存在其他疾病）；②东地中海人种是指土耳其人、亚美尼亚人、非德系犹太人、阿拉伯人；③北地中海人种是指意大利人、西班牙人、希腊人

节区钙化、癫痫、肌无力等，主要与 PSMB8 基因突变有关。

6. 伴血管病疾病　如 ADA2 缺陷症和幼年起病的 STING 相关血管病（SAVI），临床有血管炎样改变。

7. 干扰素介导的自身炎症性疾病　IFN-1 通路基因突变所致，如 IFIH1、TREX1、SAMHD1、RNASEH2A、RNASEH2B、RNASEH2C、ADAR 等，可导致 Aicardi-Goutières 综合征临床表现，该组疾病可尝试使用 JAK 激酶抑制剂（表 6-4）。目前，更多新的自身炎症性疾病正在被逐渐认识和命名，如核苷酸寡聚化域 2（NOD2）相关自身炎症性疾病（NOD2-associated autoinflammatory disease,

NAID）、NOD 样受体蛋白 12（NLRP12）相关自身炎症性疾病等。对于临床表现符合某种自身炎症疾病的患者，基因测序可帮助明确诊断，但是测序也会发现意义不明的各种突变，需要谨慎解读所发现的突变。

AIDs 相关的临床表现和致病基因，其关联的炎症通路和信号分子与儿童病、免疫缺陷病和自身免疫性疾病之间，可能存在重叠和交叉等复杂性课题，需要多学科之间密切研究和合作（表 6-5）。近年来，国内从基础到临床多学科、多方位的通力合作，以及前瞻性的多中心临床合作必将为我国儿童疑难杂症的临床路径和科学诊疗带来前沿性的成果。

表 6-4　单基因干扰素病

疾病	基因	蛋白	缺陷	基本特征
AGS1	*TREX1*	TREX1	LOF，核酸外切酶	中枢神经系统（CNS）深部钙化、慢性神经系统损伤、冻疮或青斑疹、肝脾大
AGS2	*RNASEH2B*	RNH2B	LOF，RNA 酶	
AGS3	*RNASEH2C*	RNH2C		
AGS4	*RNASEH2A*	RNH2A		
AGS5	*SAMHD1*	SAMH	LOF，核酸酶	
AGS6	*ADAR*	ADAR	LOF，RNA 脱氨酶	
AGS7	*IFIH1*	MDA5	GOF，RNA 感受器	
PRAAS/CANDLE	*PSMB8*	PSMB8	LOF，蛋白酶体	结节性脂膜炎、脂肪萎缩、发热、肌炎、肝脾大

续表

疾病	基因	蛋白	缺陷	基本特征
SAVI	*TMEM173*	STING	GOF，DNA 感受器	CNS/ 小血管梗死、发热、间质性肺疾患、肢端皮肤梗死、紫癜
ISG15def	*ISG15*	ISG15	LOF，蛋白修饰	基底节钙化、分枝杆菌感染
SPENCDI	*ACP5*	TRAP	LOF，磷酸酶	骨骼发育不良、钙化、痉挛、自身免疫性疾病

注：AGS：Aicardi-Goutières 综合征；PRAAS/CANDLE：蛋白酶体相关自身炎症综合征 / 伴有脂肪萎缩和发热的慢性非典型中性粒细胞皮病；SAVI：干扰素基因刺激分子相关的婴儿期发病血管病变；ISG：干扰素刺激应答基因；SPENCDI：脊柱软骨发育异常伴有免疫调节异常；LOF：功能丧失；GOF：功能获得

表 6-5 IL-1 介导的 AIDs 和 IFN 介导的 AIDs 特征鉴别

临床表现		IL-1 介导的 AIDs	IFN 介导的 AIDs
全身反应	C 反应蛋白	病程中一直存在	仅在疾病发作时升高
	外周血白细胞	发作时有中性粒细胞增多	发作时有淋巴细胞减少或白细胞减少
中枢神经系统	脑膜炎	无菌性中性粒细胞浸润	轻度淋巴细胞浸润
	影像学	耳蜗炎症，严重病例有蛛网膜粘连	基底节钙化、白质病变
其他	皮肤	荨麻疹伴成熟中性粒细胞浸润	伴有不成熟中性粒细胞浸润的脂膜炎、脂肪萎缩
	肌肉骨骼	骨髓炎、骨增生	肌炎
	心血管	无原发疾病	高血压、肺动脉高压、血管炎、血管闭塞
	眼	结膜炎、前葡萄膜炎	角膜结膜炎
	肺	浆膜炎包括胸膜炎、心包炎	肺纤维化 / 间质性肺疾患
	自身抗体	少见，治疗后狼疮抗凝物转阴	常见，但是没有自身免疫性疾病的滴度高

（扶 琼）

数字课程学习

⬆教学PPT　　　📝自测题　　　▶视频　　　🖥典型病例

第七章

骨与软骨疾病

关键词

骨关节炎　　软骨退变　　非甾体抗炎药　　骨质疏松症

复发性多软骨炎　　软骨结构发作性炎症　　Ⅱ型胶原

第一节　骨关节炎

诊疗路径：

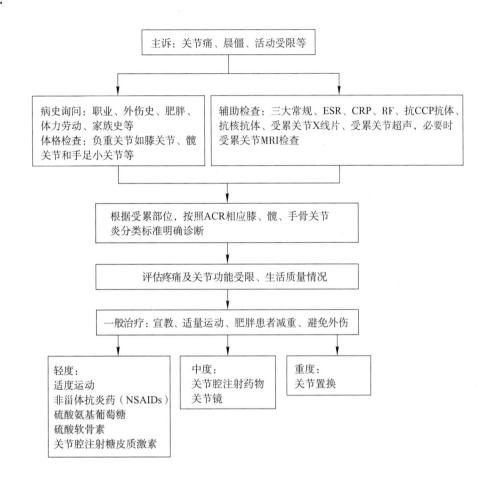

骨关节炎（osteoarthritis，OA）是与关节软骨完整性遭到破坏、软骨下骨及关节间隙结构改变有关的一组累及全关节的异质性疾病，可引起关节疼痛、僵硬、畸形及功能障碍，最终导致残疾。OA是一种主要发生于老年人的最常见的慢性关节疾病，也是一种被严重忽视的最常见的风湿病。随着人口老龄化和肥胖患病率的增高，OA的患病率必将越来越高，进而导致巨大的医疗负担。

OA好发于负重大、活动多的关节，如膝、髋、脊柱（颈椎和腰椎）、手和第一跖趾等关节。据估计，40岁以下人群的发病率约为5%，60岁以上人群中患病率可达50%，75岁以上人群中则达80%。在50岁以上人群中，OA在导致长期残疾的疾病中仅次于心血管疾病，排名第二。

（一）病因及发病机制

OA一般的易感因素包括高龄、女性、肥胖、遗传易感性、关节力线不良和创伤等。长期从事反复使用某些关节的职业或剧烈的文体活动也可造成特定部位的OA。

OA的病因和发病机制尚不完全清楚，可能与以下因素有关。

1. 年龄　目前认为增龄是OA危险因素中最强相关的一个。随着年龄的增长，关节的接触面积逐渐增加、关节负重分布发生改变等，最终导致软骨细胞损伤、软骨破坏。

2. 遗传因素　有研究表明，某些易感基因和基因变异与 OA 有关，有 Heberden 结节和 Bouchard 结节的患者多有家族聚集倾向。

3. 肥胖　肥胖增加了负重关节的负荷，导致身体姿势及步态的改变，影响了关节的生物力学，促进了疾病的发生。

4. 炎症　多种细胞因子的参与导致了关节炎性改变，也可能是 OA 发生的一个因素。

5. 其他因素　如关节的过度使用、创伤、性激素等，与 OA 的发生都有一定关系。

（二）病理

OA 可以累及整个关节，包括软骨、软骨下骨、滑膜和关节周围肌腱、韧带，以软骨损害为特征性表现。晚期可导致软骨纤维化、断裂、溃疡及整个关节面的损害。软骨变性是 OA 最基本的病理改变，初期表现为局灶性软化，弹性减退，逐渐出现微小裂隙、粗糙、糜烂、溃疡，软骨大片脱落可致软骨下骨裸露。软骨下骨可出现增厚和硬化，关节边缘出现骨赘。部分患者可出现滑膜炎，但一般较类风湿关节炎程度轻。OA 是一种异质性疾病，可能存在不同亚型。

（三）临床表现

OA 的临床表现随累及关节而异，一般起病隐匿，进展缓慢。主要临床表现是关节疼痛、肿胀、僵硬、功能障碍等，关节疼痛为最主要的症状。发病早期关节活动后出现疼痛、酸胀、不适，休息后可以减轻或消失。疼痛缓慢进展，呈轻度至中度间歇性疼痛。随后疼痛逐渐加重，可呈持续性，夜间可痛醒，受累关节做被动活动亦可诱发疼痛。关节压痛常局限于损伤严重的关节，关节肿胀可由关节积液、滑囊增厚、软骨及骨边缘增生形成骨赘所致。晨僵时间较短，一般不超过 30 min，可有短暂的关节胶化现象，即关节从静止到活动有一段不灵活的时间，如久坐后站立行走，需站立并缓慢活动片刻才能迈步等。关节活动时可出现骨摩擦感，一般是由关节表面粗糙不平引起。典型骨关节炎的畸形包括 Heberden 结节（手远端指间关节背面的骨性突出物）、Bouchard 结节（手近端指间关节背面的骨性突出物）、蛇样畸形、方形手等。关节附近肌腱和韧带破坏或关节炎症病变，骨赘形成及关节内游离体可导致关节活动受限，致使持物、行走和下蹲困难。

（四）诊断与鉴别诊断

OA 诊断主要依据临床表现和 X 线检查结果，实验室检查一般无明显异常，红细胞沉降率（ESR）可轻度增高。常规 X 线片检查结果是广泛使用且相对廉价的检查方法。目前多沿用 ACR 提出的关于手、膝和髋 OA 的分类标准。

1. 手 OA 分类标准（1990 年）

临床标准：有手疼痛、酸痛和晨僵，并具备以下 4 项中至少 3 项可诊断手 OA：

（1）双手第 2/3 远指、近指关节和第一腕掌关节 10 个关节中有骨性膨大 ≥ 2 个；

（2）远指关节骨性膨大 ≥ 2 个；

（3）掌指关节肿胀 < 3 个；

（4）上述 10 个指定关节中关节畸形 ≥ 1 个。

2. 膝 OA 分类标准（1986 年）

（1）临床标准：有膝痛并具备以下 6 项中至少 3 项可诊断膝 OA：

1）年龄 ≥ 50 岁；

2）晨僵持续时间 < 30 min；

3）有骨摩擦音；

4）骨压痛；

5）骨性肥大；

6）触之不热。

（2）临床加放射学标准：具有膝痛和骨赘并具备以下 3 项中至少 1 项可诊断膝 OA：

1）年龄 ≥ 40 岁；

2）晨僵持续时间 < 30 min；

3）有骨摩擦音。

3. 髋 OA 分类标准（1991 年）

临床加放射学标准：具有髋痛并具备以下 3 项

中至少 2 项可诊断髋 OA：

（1）红细胞沉降率（ESR）< 20 mm/h；

（2）X 线片示股骨和（或）髋臼骨赘；

（3）X 线片示关节间隙狭窄（上部、轴向和 / 或内侧）。

诊断标准也可参照最新的 2018 年骨关节炎诊疗指南（参照美国风湿病学会和欧洲抗风湿联盟制定的标准并经部分骨科专家讨论确定的标准）。详见表 7-1 ~ 表 7-3。

表 7-1　髋关节骨关节炎的诊断标准

序号	症状、实验室或 X 线片检查结果
（1）	近 1 个月内反复的髋关节疼痛
（2）	红细胞沉降率（ESR）≤ 20 mm/h
（3）	X 线片示骨赘形成，髋臼边缘增生
（4）	X 线片示髋关节间隙变窄

注：满足诊断标准（1）+（2）+（3）条或（1）+（3）+（4）条，可诊断髋关节骨关节炎

表 7-2　膝关节骨关节炎的诊断标准

序号	症状或体征
（1）	近 1 个月内反复的膝关节疼痛
（2）	X 线片（站立位或负重位）示关节间隙变窄、软骨下骨硬化和（或）囊性变、关节边缘骨赘形成
（3）	年龄≥50 岁
（4）	晨僵持续时间≤30 min
（5）	活动时有骨摩擦音（感）

注：满足诊断标准（1）+（2）~（5）条中的任意 2 条可诊断膝关节骨关节炎

目前依据这些分类标准，无法识别早期的骨关节炎，针对早期骨关节炎还没有一致公认的定义。

临床上 OA 需与类风湿关节炎（RA）、银屑病关节炎、慢性痛风性关节炎、假性痛风等疾病鉴别。OA 的关节肿胀以骨性肥大为主，RA 的关节

表 7-3　指间关节骨关节炎的诊断标准

序号	症状或体征
（1）	指间关节疼痛、发酸、发僵
（2）	10 个指间关节中有骨性膨大的关节≥2 个
（3）	远端指间关节骨性膨大≥2 个
（4）	掌指关节肿胀 < 3 个
（5）	10 个指间关节中有畸形的关节≥1 个

注：满足诊断标准 1+（2）~（5）条中的任意 3 条可诊断指间关节骨关节炎；10 个指间关节为双侧示、中指远端及近端指间关节、双侧第一腕掌关节

肿胀常由滑膜炎和关节积液引起。RA 很少累及远指关节。大部分 OA 患者 RF 阴性，部分患者也可以出现 RF 阳性，需要根据情况综合分析，RA 的其他自身抗体如抗 CCP 抗体可以协助鉴别诊断。

（五）治疗

目前还没有可靠的手段可以干预 OA 的自然进程及阻止疾病进展。因此，目前的治疗目的是减轻症状，改善或恢复关节功能。总体治疗原则是非药物与药物治疗相结合，必要时手术治疗，治疗应遵循个体化原则。

1. 非药物治疗　OA 患者的非药物治疗包括患者教育，关节炎的自助课程，评估焦虑和抑郁的状况；肥胖患者降低体质量；适量活动，减少不合理的运动，避免不良姿势，避免长时间跑、跳、蹲，减少或避免爬楼梯，选择合适的体育锻炼方式，包括肌肉力量训练、水上锻炼、陆地有氧训练、固定脚踏车、低冲撞的有氧舞蹈、平地健身走、八段锦和太极拳等；注意减少受累关节负重，可采用手杖、拐杖、助行器关节辅助工具；还可根据 OA 所伴发的内翻或外翻畸形情况，采用相应的矫形支具或矫形鞋，以平衡各关节面的负荷。理疗包括热疗、水疗、超声波、针灸、按摩、牵引、经皮神经电刺激等，可起到增加局部血液循环、减轻炎症反应的作用。局部的急性损伤或疼痛明显的时候可以给予冷敷。热疗可以缓解疼痛、僵硬、肌肉痉挛和预防挛缩。

2. 药物治疗

（1）控制症状的药物：对症状较轻或年龄大于 75 岁的患者，建议应用局部外用 NSAIDs 制剂或辣椒碱乳剂，可减轻关节疼痛，不良反应小。最常用的控制症状的药物是 NSAIDs，其中非选择性 NSAIDs 包括布洛芬、萘普生、双氯芬酸、洛索洛芬、吲哚美辛等，选择性 COX-2 抑制剂包括塞来昔布、依托考昔、艾瑞昔布等。对常规治疗疼痛不缓解的患者，可给予阿片类镇痛剂如盐酸曲马多，不良反应包括恶心、便秘和嗜睡。通常不需要全身应用糖皮质激素，关节内注射长效激素如倍他米松能迅速缓解关节疼痛，但每年单关节注射间隔时间应不短于 3 个月。

（2）改善病情的药物：目前还没有公认的改善 OA 患者病情的药物。临床应用较广泛的药物包括透明质酸、氨基葡萄糖、硫酸软骨素、双醋瑞因等。

氨基葡萄糖（每次 0.5 g，3 次 /d，口服）和硫酸软骨素作为关节的营养补充剂，对轻、中度 OA 患者有缓解疼痛和改善功能的作用。对于轻、中度 OA 患者，关节腔注射透明质酸，每次 2 ~ 3 mL，每周 1 次，连续 3 ~ 5 次，称为黏弹性物补充疗法，可以较长时间地缓解症状和改善功能。双醋瑞因（每次 0.05 g，2 次 /d，口服）是 IL-1 抑制剂，能有效减轻疼痛、改善关节功能，还有研究认为其具有结构调节的作用。

此外，目前 OA 治疗也提到个体化、阶梯化的药物治疗。

3. 手术治疗　外科手术治疗包括关节软骨修复术、关节镜下清理手术、截骨术、关节融合术及人工关节置换术，适用于非手术治疗无效、影响正常生活的患者。手术的目的是减轻或消除患者疼痛症状、改善关节功能和矫正畸形。置换的关节使用时间为 10 ~ 15 年，可能需要翻修手术。

（六）预后

骨关节炎患者大多数预后良好，严重关节畸形和功能障碍者仅属少数。

（赵彦萍　张志毅）

第二节　骨质疏松症

诊疗路径：

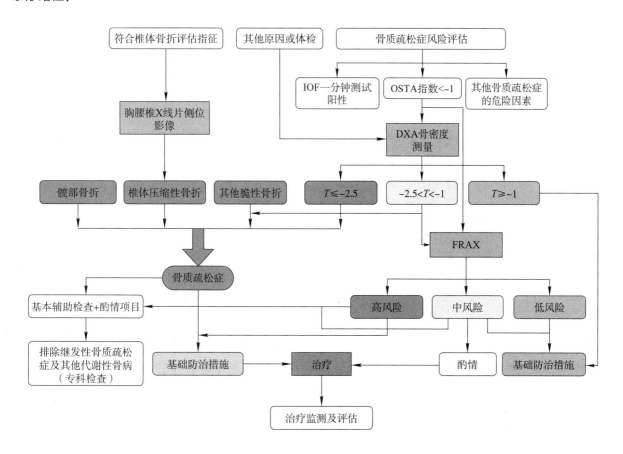

（一）概述

骨质疏松症（osteoporosis，OP）是最常见的骨骼疾病，是一种以骨量低、骨组织微结构损坏导致骨脆性增加、易发生骨折为特征的全身性骨病。骨质疏松症可发生于任何年龄，但多见于绝经后女性和老年男性。OP分为原发性和继发性两大类。原发性OP包括绝经后OP（Ⅰ型）、老年OP（Ⅱ型）和特发性OP（包括青少年型）。绝经后OP一般发生在女性绝经后5~10年内。老年OP一般指70岁以后发生的骨质疏松。特发性OP主要发生在青少年，病因尚未明。继发性OP指由任何影响骨代谢的疾病和（或）药物及其他明确病因导致的骨质疏松。本章主要介绍原发性OP。

（二）流行病学

OP是一种与增龄相关的骨骼疾病。我国50岁以上人群OP的患病率女性为20.7%，男性为14.4%；60岁以上人群OP患病率明显增高，女性尤为突出。骨质疏松性骨折（或称脆性骨折）指受到轻微创伤或日常活动中即发生的骨折，是OP的严重后果。国内基于影像学的流行病学调查显示，50岁以上女性椎体骨折患病率约为15%，50岁以后椎体骨折的患病率随增龄而渐增，80岁以上女性椎体骨折患病率可高达36.6%。目前，我国OP诊疗率在地区间、城乡间还存在显著差异，整体诊治率均较低。即使患者发生了脆性骨折（椎体骨折和髋部骨折），OP 的诊断率也仅为 2/3 左右，接受有效抗骨质疏松药物治疗者尚不足 1/4。

（三）发病机制

骨骼需有足够的刚度和韧性维持骨强度，以承载外力，避免骨折。骨骼完整的层级结构，包括 I 型胶原的三股螺旋结构、非胶原蛋白及沉积于其中的羟基磷灰石。骨骼的完整性由不断重复、时空耦联的骨吸收和骨形成过程维持，此过程称为"骨重建"。骨重建由成骨细胞、破骨细胞和骨细胞等组成的骨骼基本多细胞单位（basic multicellular unit, BMU）实施。成年前骨骼不断构建、塑形和重建，骨形成和骨吸收的正平衡使骨量增加，并达到骨峰值；成年期骨重建平衡，维持骨量；此后，随年龄增加，骨形成与骨吸收呈负平衡，骨重建失衡造成骨丢失。

绝经后 OP 主要是由于绝经后雌激素水平降低，雌激素对破骨细胞的抑制作用减弱，破骨细胞的数量增加、凋亡减少、寿命延长，导致其骨吸收功能增强。尽管成骨细胞介导的骨形成亦有增加，但不足以代偿过度骨吸收。骨重建活跃和失衡致使小梁骨变细或断裂，皮质骨孔隙度增加，导致骨强度下降。雌激素减少降低骨骼对力学刺激的敏感性，使骨骼呈现类似于失用性骨丢失的病理变化。

老年性 OP 一方面由于增龄造成骨重建失衡，骨吸收/骨形成比值升高，导致进行性骨丢失；另一方面，增龄和雌激素缺乏使免疫系统持续低度活化，处于促炎性反应状态。炎性反应介质肿瘤坏死因子 α（TNF-α）、白介素（IL）-1、IL-6、IL-7、IL-17 及前列腺素 E2（prostaglandin E2, PGE2）均可诱导巨噬细胞集落刺激因子（macrophage colony-stimulating factor, M-CSF）和核因子 -κB 受体活化体配体 [receptor activator of nuclear factor-κB（NF-κB）ligand, RANKL] 的表达，刺激破骨细胞，并抑制成骨细胞，造成骨量减少。雌激素和雄激素在体内均具有对抗氧化应激的作用，老年人性激

素结合球蛋白持续增加，使睾酮和雌二醇的生物利用度下降，体内的活性氧化物（reactive oxidative species, ROS）堆积，促使间充质干细胞、成骨细胞和骨细胞凋亡，使骨形成减少。老年人常见维生素 D 缺乏及慢性负钙平衡，导致继发性甲状旁腺功能亢进症。年龄相关的肾上腺源性雄激素生成减少、生长激素 - 胰岛素样生长因子轴功能下降、肌少症和体力活动减少造成骨骼负荷减少，也会使骨吸收增加。此外，随增龄和生活方式相关疾病引起的氧化应激及糖基化增加，使骨基质中的胶原分子发生非酶促交联，也会导致骨强度降低。OP 及其骨折的发生是遗传因素和非遗传因素交互作用的结果（图 7-1）。遗传因素主要影响骨骼大小、骨量、结构、微结构和内部特性。峰值骨量的 60%～80% 由遗传因素决定，多种基因的遗传变异被证实与骨量调节相关。非遗传因素主要包括环境因素、生活方式、疾病、药物、跌倒相关因素等。OP 是由多种基因 - 环境因素等微小作用积累的共同结果。

（四）危险因素及风险评估

OP 的危险因素分为不可控因素与可控因素，前者主要有种族（患 OP 的风险：白种人高于黄种人，而黄种人又高于黑种人）、老龄化、女性绝经、脆性骨折家族史。后者包括不健康的生活方式、疾病、药物等。不健康的生活方式包括体力活动少、吸烟、过量饮酒、过多饮用含咖啡因的饮料、营养失衡、蛋白质摄入过多或不足、钙和（或）维生素 D 缺乏、高钠饮食、体质量过低等。影响骨代谢的疾病包括性腺功能减退症等多种内分泌系统疾病、风湿病、胃肠道疾病、血液系统疾病、神经肌肉疾病、慢性肾及心肺疾病等。影响骨代谢的药物包括糖皮质激素、抗癫痫药物、芳香化酶抑制剂、促性腺激素释放激素类似物、抗病毒药物、噻唑烷二酮类药物、质子泵抑制剂和过量甲状腺激素等。

临床上评估骨质疏松风险的方法较多，推荐国际骨质疏松基金会（International Osteoporosis Foundation, IOF）骨质疏松风险一分钟测试

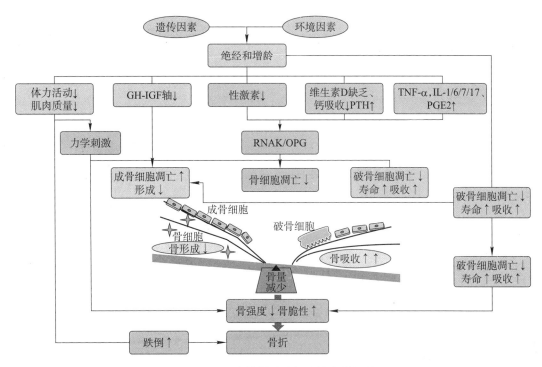

图 7-1 原发性骨质疏松症的发病机制

题（表 7-4）和亚洲人骨质疏松自我筛查工具（osteoporosis self-assessment tool for Asians，OSTA）（表 7-5、图 7-2），作为疾病风险的初筛工具。

世界卫生组织（WHO）推荐的骨折风险评估工具（fracture risk assessment tool，FRAX），根据患者的临床危险因素及股骨颈骨密度建立模型，用于评估患者未来 10 年髋部骨折及主要骨质疏松性骨折（椎体、前臂、髋部或肩部）的概率。FRAX 的计算参数主要包括部分临床危险因素和股骨颈骨密度（表 7-6）。

表 7-4 国际骨质疏松基金会（IOF）骨质疏松风险一分钟测试题

危险因素		问题	回答
不可控因素	（1）	父母曾被诊断有骨质疏松或曾在轻摔后骨折	是□否□
	（2）	父母中一人有驼背	是□否□
	（3）	实际年龄超过 40 岁	是□否□
	（4）	是否成年后因为轻摔后发生骨折	是□否□
	（5）	是否经常摔倒（去年超过一次），或因为身体较虚弱而担心摔倒	是□否□
	（6）	40 岁后的身高是否减少超过 3 cm 以上	是□否□
	（7）	是否体质量过轻（BMI 值少于 19 kg/m² ）	是□否□
	（8）	是否曾连续服用类固醇激素超过 3 个月	是□否□
	（9）	是否患有类风湿关节炎	是□否□
	（10）	是否被诊断出有甲亢或是甲旁亢、1 型糖尿病、克罗恩病或乳糜泻等胃肠疾病或营养不良	是□否□

续表

危险因素		问题	回答
	（11）	女性回答：是否在 45 岁或以前就停经	是□否□
	（12）	女性回答：除了怀孕、绝经或子宫切除外，是否曾停经超过 12 个月	是□否□
	（13）	女性回答：是否在 50 岁前切除卵巢又没有服用雌 / 孕激素补充剂	是□否□
	（14）	男性回答：是否出现过阳痿、性欲减退或其他雄激素过低的相关症状	是□否□
可控因素	（15）	是否经常大量饮酒（乙醇摄入量 > 2 U/d，相当于啤酒 500 mL 或葡萄酒 150 mL 或烈性酒 50 mL）	是□否□
	（16）	目前吸烟，或曾经吸烟	是□否□
	（17）	每天运动量少于 30 min（包括做家务、走路和跑步等）	是□否□
	（18）	是否不能食用乳制品，又没有服用钙片	是□否□
	（19）	每天从事户外活动时间是否少于 10 min，又没有服用维生素 D	是□否□
结果判断		上述问题，只要其中有一题回答结果为"是"，即为阳性，提示存在骨质疏松症的风险，并建议进行骨密度检查或 FRAX 风险评估	

注：BMI，体质量指数；FRAX，骨折风险评估工具

表 7-5　OSTA 指数评价骨质疏松风险级别

风险级别	OSTA 指数
低	> -1
中	-1 ~ -4
高	< -4

注：OSTA 指数 =（体质量 - 年龄）× 0.2

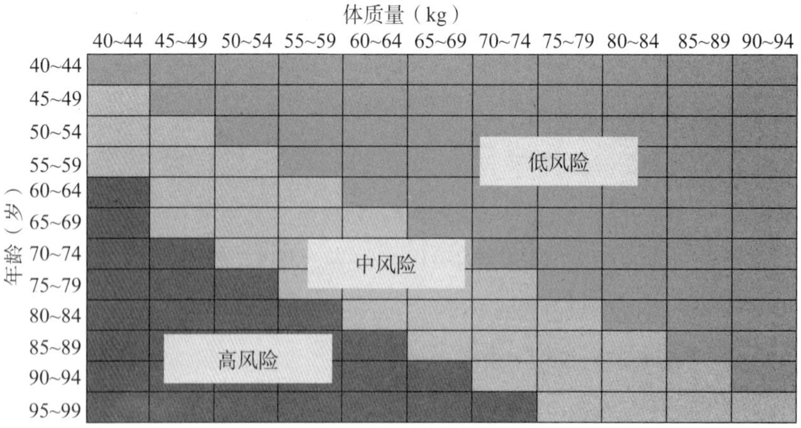

图 7-2　年龄、体质量与骨质疏松风险级别的关系（OSTA）

表 7-6 FRAX 计算依据的主要临床危险因素、骨密度值及结果判断

危险因素	解释
年龄	模型计算的年龄是 40 ~ 90 岁，低于或超过此年龄段，按照 40 岁或 90 岁计算
性别	选择男性或女性
体质量	填写单位是 kg
身高	填写单位是 cm
既往骨折史	指成年期自然发生或轻微外力下发生的骨折，选择是与否
父母髋部骨折史	选择是与否
吸烟	根据患者现在是否吸烟，选择是与否
糖皮质激素	如果患者正在接受糖皮质激素治疗或接受过相当于泼尼松 > 5 mg /d 超过 3 个月，选择是
类风湿关节炎	选择是与否
继发性骨质疏松	如果患者具有与骨质疏松症密切关联的疾病，选择是 这些疾病包括 1 型糖尿病、成骨不全症的成人患者、长期未治疗的甲状腺功能亢进症、性腺功能减退症或早绝经（ < 45 岁）、慢性营养不良或吸收不良、慢性肝病
过量饮酒	乙醇摄入量 ≥3 U/d 为过量饮酒 1 U 的酒相当于 8 ~ 10 g 乙醇或 285 mL 啤酒或 120 mL 葡萄酒或 30 mL 烈性酒
骨密度	先选择测量骨密度的仪器，然后填写股骨颈骨密度的实际测量值（ g /cm^2），如果患者没有测量骨密度，可以不填此项，系统将根据临床危险因素进行计算
结果判断	FRAX 预测的髋部骨折概率 ≥3% 或任何主要骨质疏松性骨折概率 ≥20% 时，为骨质疏松性骨折高危患者，建议给予治疗；髋部骨折风险 > 1% 和 < 3% 或任何主要骨质疏松性骨折概率为 10% ~ 20% 时，为骨质疏松性骨折中风险；髋部骨折风险 ≤1% 或任何主要骨质疏松性骨折概率 < 10%，为骨质疏松性骨折低风险

注：FRAX，骨折风险评估工具

（五）临床表现

1. 疼痛 OP 患者可出现腰背疼痛或全身骨痛。疼痛通常在翻身时、起坐时及长时间行走后出现，夜间或负重活动时疼痛加重，并可能伴有肌肉痉挛，甚至活动受限。

2. 脊柱变形 因椎体压缩性骨折，严重 OP 患者可出现身高变矮或驼背等脊柱畸形。多发性胸椎压缩性骨折可导致胸廓畸形，甚至影响心肺功能；严重的腰椎压缩性骨折可能会导致腹部脏器功能异常，引起便秘、腹痛、腹胀、食欲减低等不适。

3. 骨折 骨质疏松性骨折属于脆性骨折，通常指在日常生活中受到轻微外力时发生的骨折。骨折发生的常见部位为椎体（胸、腰椎），髋部（股骨近端），前臂远端和肱骨近端；其他部位如肋骨、跖骨、腓骨、骨盆等部位亦可发生骨折。骨质疏松性骨折发生后，再骨折的风险显著增加。

4. 对心理状态及生活质量的影响 OP 及其相关骨折对患者心理状态的危害常被忽略，主要的心理异常包括恐惧、焦虑、抑郁、自信心丧失等。老年患者自主生活能力下降，以及骨折后缺少与外界接触和交流，均会给患者造成巨大的心理负担。

（六）诊断及鉴别诊断

1. 诊断 OP 的诊断基于全面的病史采集、体格检查、骨密度测定、影像学检查及必要的

生化测定。

骨密度是指单位体积（体积密度）或者是单位面积（面积密度）所含的骨量。目前临床和科研常用的骨密度测量方法有双能 X 线吸收检测法（dual energy X-ray absorptiometry，DXA）、定量计算机断层照相术（quantitative computedtomography，QCT）、外周 QCT（peripheral quantitative computed tomography，pQCT）和定量超声（quantitative ultrasound，QUS）等。目前公认的 OP 诊断标准是基于 DXA 测量的结果。

骨转换标志物（bone turnover markers，BTMs），是骨组织本身的代谢（分解与合成）产物，简称骨标志物。骨转换标志物分为骨形成标志物和骨吸收标志物（表 7-7），前者反映成骨细胞活性及骨形成状态，后者代表破骨细胞活性及骨吸收水平。原发性 OP 患者的骨转换标志物水平往往正常或轻度升高。如果骨转换生化标志物水平明显升高，需排除高转换型继发性 OP 或其他疾病的可能性，如原发性甲状旁腺功能亢进症、畸形性骨炎及某些恶性肿瘤骨转移等。

表 7-7　骨转换生化标志物

骨形成标志物	骨吸收标志物
血清碱性磷酸酶（ALP）	空腹 2 h 的尿钙 / 肌酐比
骨钙素（OC）	血清抗酒石酸酸性磷酸酶（TRACP）
骨碱性磷酸酶（BALP）	血清 I 型胶原交联 C- 末端肽（S-CTX）
I 型原胶原 C- 端前肽（PICP）	尿吡啶啉（Pyr）
I 型原胶原 N- 端前肽（PINP）	尿脱氧吡啶啉（D-Pyr）
	尿 I 型胶原交联 C- 末端肽（U-CTX）
	尿 I 型胶原交联 N- 末端肽（U-NTX）

注：国际骨质疏松基金会（IOF）推荐 I 型原胶原 N- 端前肽（PINP）和血清 I 型胶原交联 C- 末端肽（S-CTX）是敏感性相对较好的二个骨转换生化标志物

DXA 测量的骨密度是目前通用的 OP 诊断指标。对于绝经后女性、50 岁及以上男性，建议参照 WHO 推荐的诊断标准，基于 DXA 测量结果（表 7-8）：骨密度值低于同性别、同种族健康成人的骨峰值≤1 个标准差属正常；降低 1～2.5 个标准差为骨量低下（或低骨量）；降低≥2.5 个标准差为骨质疏松；骨密度降低程度符合骨质疏松诊断标准，同时伴有一处或多处脆性骨折为严重骨质疏松。骨密度通常用 T 值（T-Score）表示，T 值 =（实测值 – 同种族同性别正常青年人峰值骨密度）/ 同种族同性别正常青年人峰值骨密度的标准差。基于 DXA 测量的中轴骨（腰椎 1～4、股骨颈或全髋）骨密度或桡骨远端 1/3 骨密度对 OP 的诊断标

准是 T 值≤-2.5。

对于儿童、绝经前女性和 50 岁以下男性，其骨密度水平的判断建议用同种族的 Z 值表示，Z

表 7-8　基于双能 X 线吸收检测法（DXA）测定骨密度
分类标准

诊断	T 值
正常	≥-1.0
低骨量	-2.5～-1.0
骨质疏松	≤-2.5
严重骨质疏松	≤-2.5+ 脆性骨折

注：T 值 =（实测值 – 同种族同性别正常青年人峰值骨密度）/ 同种族同性别正常青年人峰值骨密度的标准差

值 =（骨密度测定值 – 同种族同性别同龄人骨密度均值）/ 同种族同性别同龄人骨密度标准差。将 Z 值 ≤ –2.0 视为"低于同年龄段预期范围"或低骨量。

脆性骨折是指受到轻微创伤或日常活动中即发生的骨折。如髋部或椎体发生脆性骨折，不依赖于骨密度测定，临床上即可诊断 OP。而在肱骨近端、骨盆或前臂远端发生的脆性骨折，即使骨密度测定显示低骨量（–2.5 < T 值 < –1.0），也可诊断 OP。OP 的诊断标准（符合以下三条之一者）：①髋部或椎体脆性骨折；② DXA 测量的中轴骨骨密度或桡骨远端 1/3 骨密度的 T 值 ≤ –2.5；③骨密度测量符合低骨量（–2.5 < T 值 < –1.0）+ 肱骨近端、骨盆或前臂远端脆性骨折。

2. 鉴别诊断　需要鉴别的病因主要包括：影响骨代谢的内分泌疾病（甲状旁腺疾病、性腺疾病、肾上腺疾病和甲状腺疾病等），类风湿关节炎等免疫性疾病，影响钙和维生素 D 吸收和代谢的消化系统和肾病、神经肌肉疾病、多发性骨髓瘤等恶性疾病，多种先天和获得性骨代谢异常疾病，长期服用糖皮质激素或其他影响骨代谢药物等（表 7–9）。

表 7–9　鉴别诊断的疾病及相关检查

鉴别诊断的疾病	检查项目
贫血	血常规、红细胞沉降率
慢性肾病	肌酐、尿素氮及估算的肾小球滤过率
原发性甲状旁腺功能亢进症、肿瘤、骨软化症及佩吉特病	钙、磷、碱性磷酸酶、白蛋白
慢性肝病及酒精性肝病	肝功能
性功能低下	雌激素、雄激素、黄体生成素和卵泡刺激素
麦胶性肠病（乳糜泻）	抗组织谷氨酰转移酶 IgA 抗体或抗肌内膜 IgA 抗体
单克隆丙种球蛋白血症	免疫球蛋白、本周蛋白、血清游离轻链

续表

鉴别诊断的疾病	检查项目
维生素 D 缺乏症	血清 25– 羟维生素 D
甲状腺功能亢进症	血清促甲状腺激素

（七）防治

骨质疏松性骨折会增加致残率或致死率，因此 OP 的预防与治疗同等重要。OP 的主要防治目标包括改善骨骼生长发育，促进成年期达到理想的峰值骨量；维持骨量和骨质量，预防增龄性骨丢失；避免跌倒和骨折。OP 的防治措施主要包括基础措施、药物干预和康复治疗。

1. 基础措施　包括调整生活方式和骨健康基本补充剂。

（1）调整生活方式

1）加强营养，均衡膳食：建议摄入富含钙、低盐和适量蛋白质的均衡膳食，推荐每日蛋白质摄入量为 0.8 ~ 1.0 g/kg 体质量，并每天摄入牛奶 300 mL 或相当量的奶制品。

2）充足日照：建议上午 11：00 到下午 3：00 间，尽可能多地暴露皮肤于阳光下晒 15 ~ 30 min（取决于日照时间、纬度、季节等因素），每周 2 次，以促进体内维生素 D 的合成，尽量不涂抹防晒霜，以免影响日照效果。但需注意避免强烈阳光照射，以防灼伤皮肤。

3）规律运动：建议进行有助于骨健康的体育锻炼和康复治疗。运动可改善机体敏捷性、力量、姿势及平衡等，减少跌倒风险。运动还有助于增加骨密度。适合于 OP 患者的运动包括负重运动及抗阻运动，推荐规律的负重及肌肉力量练习，以减少跌倒和骨折风险。肌肉力量练习包括重量训练，其他抗阻运动及行走、慢跑、太极拳、瑜伽、舞蹈和乒乓球等。

4）戒烟。

5）限酒。

6）避免过量饮用咖啡。

7）避免过量饮用碳酸饮料。

8）尽量避免或少用影响骨代谢的药物。

（2）骨健康基本补充剂

1）钙剂：充足的钙摄入对获得理想骨峰值、减缓骨丢失、改善骨矿化和维护骨骼健康有益。2013 版中国居民膳食营养素参考摄入量建议，成人每日钙推荐摄入量为 800 mg（元素钙），50 岁及以上人群每日钙推荐摄入量为 1 000 ~ 1 200 mg。尽可能通过饮食摄入充足的钙，饮食中钙摄入不足时，可给予钙剂补充。

2）维生素 D：充足的维生素 D 可增加肠钙吸收、促进骨骼矿化、保持肌力、改善平衡能力和降低跌倒风险。维生素 D 不足可导致继发性甲状旁腺功能亢进症，增加骨吸收，从而引起或加重 OP。同时补充钙剂和维生素 D 可降低骨质疏松性骨折发生的风险。

2. 抗 OP 药物　按作用机制可分为骨吸收抑制剂、骨形成促进剂、其他机制类药物及传统中药（表 7-11）。通常首选使用具有较广抗骨折谱的药物（如阿仑膦酸钠、唑来膦酸、利塞膦酸钠和迪诺塞麦等）。对低、中度骨折风险者（如年轻的绝经后妇女，骨密度水平较低但无骨折史）首选口服药物治疗。对口服不能耐受、禁忌、依从性欠佳及高骨折风险者（如多发椎体骨折或髋部骨折的老年患者、骨密度极低的患者）可考虑使用注射制剂（如唑来膦酸、特立帕肽或迪诺塞麦等）。如仅椎体骨折高风险，而髋部和非椎体骨折风险不高的患者，可考虑选用雌激素或选择性雌激素受体调节剂（selected estrogen receptor modulators，SERM）。

新发骨折伴疼痛的患者可考虑短期使用降钙素。迪诺塞麦（denosumab）是 RANKL 的抑制剂，为单克隆抗体，国外已经广泛使用。中药具有改善临床症候等作用，但降低骨质疏松性骨折的证据尚不足。

（1）双膦酸盐（bisphosphonates）：是焦磷酸盐的稳定类似物，其特征为含有 P-C-P 基团，是目前临床上应用最为广泛的抗 OP 药物。双膦酸盐与骨骼羟磷灰石的亲和力高，能够特异性结合到骨重建活跃的骨表面，抑制破骨细胞功能，从而抑制骨吸收。不同双膦酸盐抑制骨吸收的效力差别很大，因此临床上不同双膦酸盐药物使用剂量及用法也有所差异。目前用于防治 OP 的双膦酸盐主要包括阿仑膦酸钠、唑来膦酸、利塞膦酸钠、伊班膦酸钠、依替膦酸二钠和氯膦酸二钠等。双膦酸盐类药物总体安全性较好，应注意胃肠道、肾毒性等不良反应，下颌骨坏死罕见。唑来膦酸为静脉制剂，每年静脉滴注 1 次，静脉滴注至少 15 min 以上，药物使用前应充分水化；低钙血症者慎用，首次输注药物后可能出现一过性发热、肌肉关节疼痛等流感样症状，多数在 1 ~ 3 天内缓解，严重者可予以非甾体类解热镇痛药对症处理。

（2）降钙素（calcitonin）：是一种钙调节激素，能抑制破骨细胞的生物活性、减少破骨细胞数量，减少骨量丢失并增加骨量。降钙素类药物的另一突出特点是能明显缓解骨痛，对 OP 及其骨折引起的骨痛有效。目前应用于临床的降钙素类制剂有两种：鳗鱼降钙素类似物和鲑降钙素。降钙素总体安

表 7-11　防治骨质疏松症的主要药物

骨吸收抑制剂	骨形成促进剂	其他机制类药物	中药
双膦酸盐	甲状旁腺激素类似物	活性维生素 D 及其类似物	骨碎补总黄酮制剂
降钙素		维生素 K_2 类	淫羊藿苷类制剂
雌激素		锶盐	人工虎骨粉制剂
选择性雌激素受体调节剂			
RANKL 抑制剂			

全性良好，少数患者使用后出现面部潮红、恶心等不良反应，偶有过敏现象。鲑降钙素连续使用时间一般不超过 3 个月。

（3）绝经期激素治疗（menopausal hormone therapy，MHT）类药物：能抑制骨转换，减少骨丢失。临床研究已证明，MHT 包括雌激素补充疗法（estrogen therapy，ET）和雌、孕激素补充疗法（estrogenplus progestogen therapy，EPT），能减少骨丢失，降低骨质疏松性椎体、非椎体及髋部骨折的风险，是防治绝经后 OP 的有效措施。

绝经妇女正确使用绝经激素治疗，总体是安全的，以下几个是人们特别关注的问题。

1）子宫内膜癌：对有子宫的妇女长期只补充雌激素，证实可能增加子宫内膜癌的风险。研究表明，对有子宫妇女补充雌激素的同时适当补充孕激素，子宫内膜癌的风险不再增加。所以，有子宫的妇女应用雌激素治疗时必须联合应用孕激素。

2）乳腺癌：是绝经激素治疗的禁忌证。

3）心血管疾病：绝经激素治疗不用于心血管疾病的预防。无心血管疾病危险因素的女性，60 岁以前或绝经不到 10 年开始激素治疗，可能对其心血管有一定的保护作用；已有心血管损害，或 60 岁后再开始激素治疗，则没有此保护作用。

4）血栓：绝经激素治疗轻度增加血栓风险。血栓是激素治疗的禁忌证。

5）体重增加：雌激素为非同化激素，常规剂量没有增加体重的作用。只有当大剂量使用时才会引起水钠潴留、体重增加。绝经后激素治疗使用的低剂量一般不会引起水钠潴留。雌激素对血脂代谢和脂肪分布都有一定的有利影响。

鉴于对上述问题的考虑，建议激素补充治疗遵循以下原则：①明确治疗的利与弊；②绝经早期开始用（<60 岁或绝经 10 年之内），收益更大，风险更小；③应用最低有效剂量；④治疗方案个体化；⑤局部问题局部治疗；⑥坚持定期随访和安全性监测（尤其是乳腺和子宫）；⑦是否继续用药应根据每位妇女的特点，每年进行利弊评估。

（4）选择性雌激素受体调节剂类（selective estrogenreceptor modulators，SERM）：不是雌激素，而是与雌激素受体结合后在不同靶组织导致受体空间构象发生不同改变，从而在不同组织发挥类似或拮抗雌激素的不同生物效应。如 SERMs 制剂雷洛昔芬在骨骼与雌激素受体结合，发挥类雌激素的作用，抑制骨吸收，增加骨密度，降低椎体骨折发生的风险；而在乳腺和子宫则发挥拮抗雌激素的作用，因而不刺激乳腺和子宫，有研究表明其能够降低雌激素受体阳性浸润性乳腺癌的发生率。雷洛昔芬药物总体安全性良好。有静脉栓塞病史及有血栓倾向者，如长期卧床和久坐者禁用。对心血管疾病高风险的绝经后女性的研究显示，雷洛昔芬并不增加冠状动脉疾病和卒中风险。雷洛昔芬不适用于男性 OP 患者。

（5）甲状旁腺素类似物（parathyroid hormone analogue，PTHa）：是当前促骨形成的代表性药物，特立帕肽是重组人甲状旁腺素氨基端 1-34 活性片段（recombinant human parathyroidhormone 1-34，rhPTH1-34）。间断使用小剂量 PTHa 能刺激成骨细胞活性，促进骨形成，增加骨密度，改善骨质量，降低椎体和非椎体骨折的发生风险。患者对 rhPTH1-34 的总体耐受性良好。临床常见的不良反应为恶心、肢体疼痛、头痛和眩晕。特立帕肽治疗时间不宜超过 24 个月，停药后应序贯使用抗骨吸收药物治疗，以维持或增加骨密度，持续降低骨折风险。

（6）锶盐：锶（strontium）是人体必需的微量元素之一，参与人体多种生理功能和生化效应。锶的化学结构与钙和镁相似，在正常人体软组织、血液、骨骼和牙齿中存在少量的锶。雷奈酸锶是合成锶盐，体外实验和临床研究均证实雷奈酸锶可同时作用于成骨细胞和破骨细胞，具有抑制骨吸收和促进骨形成的双重作用，可降低椎体和非椎体骨折的发生风险。雷奈酸锶药物总体安全性良好。常见的不良反应包括恶心、腹泻、头痛、皮炎和湿疹，一般在治疗初始时发生，程度较轻，多为暂时性，可耐受。罕见的不良反应为药物疹伴嗜酸性粒细胞增多和系统症状（drug rash with eosinophilia and systemic symptoms，DRESS）。具有高静脉血栓风险的患者，包括既往有静脉血栓病史的患者，以及有药物过敏史者，应慎用雷奈酸锶。同时，需要关注该药物可能引起心脑血管严重不良反应。

（7）活性维生素 D 及其类似物：目前国内上市用于治疗 OP 的活性维生素 D 及其类似物（vitamin D analogue）有 1α 羟维生素 D3（α- 骨化醇）和 1,25 双羟维生素 D3（骨化三醇）两种，国外上市的尚有艾迪骨化醇。因其不需要肾 1α 羟化酶羟化就有活性，故得名为活性维生素 D 及其类似物。活性维生素 D 及其类似物更适用于老年人、肾功能减退及 1α 羟化酶缺乏或减少的患者，具有提高骨密度、减少跌倒、降低骨折风险的作用。

（8）维生素 K 类：四烯甲萘醌（menatetrenone）是维生素 K_2 的一种同型物，是 γ —羧化酶的辅酶，在 γ —羧基谷氨酸的形成过程中起着重要作用。γ —羧基谷氨酸是骨钙素发挥正常生理功能所必需的，具有提高骨量的作用。

（9）RANKL 抑制剂：地舒单抗（denosumab）是一种核因子 kappaB 受体活化因子配体（RANKL）抑制剂，为特异性 RANKL 的完全人源化单克隆抗体，能够抑制 RANKL 与其受体 RANK 的结合，减少破骨细胞形成、功能和存活，从而降低骨吸收、增加骨量、改善皮质骨或松质骨的强度。地舒单抗现已被美国 FDA 批准治疗有较高骨折风险的绝经后 OP。

（10）中医中药治疗：根据中医药"肾主骨""脾主肌肉"及"气血不通则痛"的理论，治疗 OP 以补肾益精、健脾益气、活血祛瘀为基本治法。中药治疗 OP 多以改善症状为主，经临床证明有效的中成药可按病情选用。可能改善本病证候且药物有效成分较明确的中成药主要包括骨碎补总黄酮、淫羊藿苷和人工虎骨粉。

（赵东宝　高　洁）

第三节 复发性多软骨炎

诊疗路径:

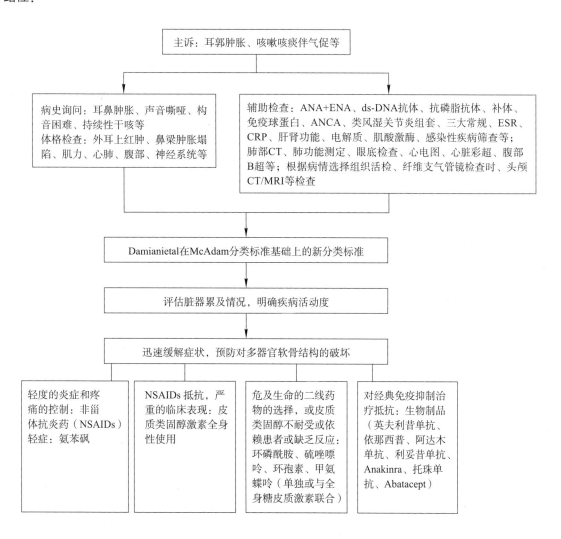

主诉:耳郭肿胀、咳嗽咳痰伴气促等

病史询问:耳鼻肿胀、声音嘶哑、构音困难、持续性干咳等
体格检查:外耳上红肿、鼻梁肿胀塌陷、肌力、心肺、腹部、神经系统等

辅助检查:ANA+ENA、ds-DNA抗体、抗磷脂抗体、补体、免疫球蛋白、ANCA、类风湿关节炎组套、三大常规、ESR、CRP、肝肾功能、电解质、肌酸激酶、感染性疾病筛查等;肺部CT、肺功能测定、眼底检查、心电图、心脏彩超、腹部B超等;根据病情选择组织活检、纤维支气管镜检查时、头颅CT/MRI等检查

Damianietal在McAdam分类标准基础上的新分类标准

评估脏器累及情况,明确疾病活动度

迅速缓解症状,预防对多器官软骨结构的破坏

轻度的炎症和疼痛的控制:非甾体抗炎药(NSAIDs)
轻症:氨苯砜

NSAIDs抵抗,严重的临床表现:皮质类固醇激素全身性使用

危及生命的二线药物的选择,或皮质类固醇不耐受或依赖患者或缺乏反应:环磷酰胺、硫唑嘌呤、环孢素、甲氨蝶呤(单独或与全身糖皮质激素联合)

对经典免疫抑制治疗抵抗:生物制品(英夫利昔单抗、依那西普、阿达木单抗、利妥昔单抗、Anakinra、托珠单抗、Abatacept)

复发性多软骨炎(relapsing polychondritis,RP)是一种少见且病因不明的自身免疫病,其特征是累及耳、鼻、上呼吸道、胸壁及关节的软骨结构的反复发作性炎症,近1/3的RP伴发于血管炎或骨髓增生异常综合征。发病率约为3.5/100万。各人种均可发病,无性别差异,无明显的家族遗传倾向。RP可发生在任何年龄的患者,但发病的平均年龄在40～50岁。RP的器官受累情况及治疗的并发症不同,预后差别大,5年生存率为45%～95%。

(一)病理

软骨结构包括软骨细胞及由Ⅱ型胶原、其他胶原、亲水蛋白聚糖和一系列基质蛋白构成的细胞外基质。其中Ⅱ型胶原(collagen type Ⅱ,CⅡ)占软骨总胶原含量的95%;基质蛋白matrilin-1是细胞间的一种基质蛋白质,在气管、鼻、耳和软骨-胸骨软骨中高度表达,但在正常成人关节软骨中没有表达;软骨寡聚基质蛋白(cartilage oligomeric matrix protein,COMP)主要存在于软骨、韧带和肌腱的细胞外基质中。软骨内无血管，故从邻近组织中吸收营养。软组织结构受到外部压力影响。正常成年人的软骨成分更新缓慢，且伴随不完全修复过程。随着患者年龄的增长，蛋白水解酶和其抑制物失衡导致胶原纤维逐渐降解。

在RP中，HE染色典型特征为正常软骨嗜碱性细胞减少，软骨膜有大量淋巴细胞、中性粒细胞、嗜酸性粒细胞、浆细胞等炎性细胞的浸润。有时可见软骨结构缺失或坏死，软骨被纤维组织取代。免疫荧光可见软骨周围组织及血管中免疫球蛋白及补体沉积。

（二）发病机制

RP是一种以软骨结构为目标的复杂疾病，发病涉及体液和细胞介导的免疫系统。在RP患者中检测到了抗胶原Ⅱ、Ⅸ和ⅪΙ的自身抗体，提示软骨特异性自身免疫在RP的发病机制中可能起到重要作用。CⅡ可能是自身免疫的主要目标，1/3的活动性RP患者的血清中能检测到抗CⅡ抗体，抗体滴度与疾病严重程度呈正相关。其他已知的目标自身抗原还有matrilin-1和COMP。Saxne和Heinegard的研究表明，在随访的RP患者中，这两种软骨基质蛋白的血清水平成反比。在疾病急性加重或发作的过程中，matrilin-1水平升高，可能与受损软骨的释放增加相关；COMP血清水平与疾病的活动性呈负相关，即急性期减少，而在疾病的临床缓解过程中逐渐增加，推测其高水平可能反映软骨的组织修复和从头合成相关。此外，与正常人相比，活动性RP患者的某些特殊细胞因子升高，如单核细胞趋化蛋白-1、巨噬细胞炎性蛋白-1β及IL-8。人类白细胞抗原（human leukocyte antigen，HLA）Ⅱ型也与RP相关。RP患者表达HLA-DR4是正常人的2倍，但是还未找到其特异性亚型。

（三）临床特征

复发性软骨炎可出现下列各种临床表现。

1. 耳鼻病变 单侧或常见的双侧耳软骨炎是RP最常见的特征，90%的患者在病程中可出现耳软骨炎，20%的病例是首发症状。患者可出现外耳上2/3软骨急性疼痛、红肿，而不累及耳垂。可单侧或双侧受累，数周内自发缓解。急性炎症发作往往在几天或几周内自行消退，以不同的时间间隔复发。长期的反复发作，软骨基质严重受损，并被纤维结缔组织取代。耳逐渐失去其正常形态，呈结节状或疣状，软硬或硬化以钙化。在少数的患者中，耳郭畸形类似于职业拳击手的"花椰菜耳"。耳软骨炎导致外耳道肿胀可引起短暂的传导性耳聋。如并发内听动脉或其分支血管炎，则可出现感音神经性耳聋，还可伴随眩晕。24%的患者在首诊时可出现鼻软骨炎，53%的患者在疾病发展过程中出现该症状。炎症发展过程中累及鼻梁，呈急性发红、疼痛和压痛，通常不像累及耳朵那么明显。有时可伴有鼻出血。鼻软骨的进行性破坏导致鼻梁呈特征性扁平化，最终导致无痛、不可逆的"鞍鼻"畸形，这在女性患者和50岁以下的患者中更常见。

2. 呼吸道病变 喉气管支气管受累在初发时仅占10%，但随着疾病的发展最终可累及一半的患者，更多见于女性，并与预后差相关。当炎症局限于喉部时，最初的症状包括甲状腺软骨和气管上的疼痛和压痛，导致喉软化或狭窄，伴有声音嘶哑、咳嗽、呼吸困难、喘鸣和喘息，紧急时需气管切开，予以临时的或永久的气管套管，患者预后差，是死亡的主要原因。软骨环破坏的气管壁增厚是其特点。气管软化症最终导致气道塌陷。肉芽组织和支气管周围纤维化可致的狭窄。慢性炎症引起的气道狭窄，可能引起声门下炎症、气管塌陷和继发性肺部感染。经常需要通过气囊扩张、支架置入、气管切开或上述技术的组合进行气道干预。肋软骨的累及发生在35%的患者，肋软骨炎可导致胸痛，进一步加重呼吸道症状。

3. 心血管病变 RP中约25%的患者存在心血管并发症，尤其是男性，是病死率第二高的因素。临床范围包括心脏瓣膜病、主动脉瘤、主动脉夹层、心肌炎、心包炎、房室传导阻滞和系统性血管炎。心脏瓣膜关闭不全约占10%，4%~6%的患者报告有主动脉瓣反流，继发于主动脉环扩张合并主动脉原部扩张。2%～4% 的患者可出现二尖瓣反流。由于瓣膜损伤发展缓慢，无症状，RP 患者需要定期进行超声心动图检查。主动脉瘤并不少见，可能是多发性的，位于主动脉的任何部位，甚至在无症状的患者中导致致命的破裂。其他表现包括梗阻性病变和无症状性心肌梗死。可见任何血管的血管炎，临床范围从皮肤白细胞碎屑性血管炎到大血管炎，类似于 Churg-Strauss 综合征、结节性多动脉炎和肉芽肿合并多血管炎。

4. 眼部病变 50%～60% 的 RP 患者会出现眼部病变，但很少在疾病的早期出现。通常是轻度持续性的，巩膜外层炎（单侧或双侧）、巩膜炎和结膜炎最常见。葡萄膜炎、视网膜血管炎和视神经炎少见。合并干燥综合征的患者可出现干燥性角膜结膜炎。PR 还可出现眼外肌麻痹、球旁水肿和眼球突出。有时眼睛是受累的初始表现，并且由于大多数眼部炎症患者倾向于发展为多种系统性表现，因此可以被视为严重性的标志。

5. 肾病变 RP 的肾累及少见，约 22% 的 RP 患者会出现微量血尿和（或）蛋白尿，但据报道，少于 10% 的患者活检证实肾病。肾受累与预后不良有关，10 年生存率为 10%。肾病理可表现为系膜扩张、IgA 肾病、肾小管间质性肾炎、节段性坏死性新月体肾炎和膜性肾病。据报道，肾活检标本的免疫荧光显微镜显示 IgA、IgG、IgM 和补体沉积在基底膜、毛细血管壁和系膜上，提示免疫复合物的沉积在 RP 肾小球病变的发病机制中起重要作用。

6. 神经病变 3% 的 RP 患者累及神经系统，最常见的是累及 V 和 VII 颅神经。症状通常与中枢或外周神经系统的血管炎相关。临床表现包括头痛、脑膜炎、肢体脑炎、脑梗死、偏瘫、共济失调、癫痫发作、精神错乱、精神病和痴呆。关于认知功能障碍，有研究认为存在两种不同的表型。一种是暴发性、多系统表现，亚急性认知功能衰退类似于中枢神经系统血管炎；而另一种是隐匿性认知功能衰

退，无相关体质或全身症状。

7. 皮肤病变 17%～37% 的 RP 患者有皮肤表现，通常与软骨炎同时发生或之后发生，RP 伴发骨髓异常增生时更易出现皮肤病变。口腔溃疡最常见。约 15% 的患者可出现类似结节性红斑的外周结节。少见的皮肤病变包括肢体溃疡、网状青斑、脂膜炎、血栓性浅静脉炎、荨麻疹和血管神经性水肿。组织学表现为白细胞碎裂性血管炎、皮肤血管血栓形成或间隔性脂膜炎。

8. 关节病变 肌肉骨骼表现较常见，50%～85% 的患者在疾病发展过程中会出现肌肉骨骼表现，33% 的患者会在初发时出现。关节受累的主要表现为急性不对称间歇性多关节炎或少关节炎，影响掌指关节、近端指间关节、膝盖，较少见的是踝、腕、跖趾关节和肘关节。通常情况下，关节侵蚀性破坏或变形，报道了多次破裂的情况。轴关节很少累及，仅在少数病例报告肌腱病和腱鞘炎。

9. 其他表现 据报道，与 RP 相关的疾病，发病率约为 30%。它包括自身免疫病（系统性红斑狼疮、系统性硬化病、混合性结缔组织病、干燥综合征、皮肌炎）、风湿病（脊椎关节病，常见的类风湿关节炎）和血管炎。越来越多的 RP 病例被描述为与恶性肿瘤有关，特别是骨髓增生异常综合征（MDS）、实体瘤（膀胱、乳腺、肺、结肠、胰腺）或其他血液恶性肿瘤（淋巴瘤）。RP 与 MDS 的相关性在文献中已有报道，多达 27% 的 RP 患者伴有 MDS。

（四）诊断

RP 的诊断是对临床医生的一个真正的挑战，因为该病起病隐匿，表现多样。当累及耳和鼻软骨的典型症状出现时，诊断可能已经延误，尤其在疾病的早期阶段。在儿童中，RP 缓解-复发的自然病史和儿科医生对这种情况的了解不足可能导致平均 5 年的诊断误延。RP 的诊断仍然是基于临床依据（表 7-12），因为没有特定的实验室测试、组织学模式或成像。根据 McAdam 等人的建议，如

表 7-12　复发性软骨炎诊断标准

临床分类特征	McAdam 标准	Damiani 标准
（1）双侧耳郭的复发性软骨炎	6 条中 3 条符合	6 条中 3 条或
（2）非侵蚀性炎性多关节炎		6 条中 1 条 + 组织病理阳性或
（3）鼻软骨炎临床分类特征		符合 6 条中 2 条 + 皮质类固醇激素或
（4）眼结构炎症：结膜炎 / 角膜炎 / 巩膜炎 / 葡萄膜炎		氨苯砜治疗有效
（5）呼吸道软骨炎：喉 / 气管软骨炎		
（6）耳蜗和 / 或前庭损伤：神经感觉性听力丧失 / 耳鸣 / 眩晕		

果存在 6 个临床特征中的 3 个或 3 个以上（耳软骨炎、非侵蚀性多关节炎、鼻软骨炎、眼部炎症、呼吸道软骨炎、听前庭损伤），则可以诊断 RP，而不需要组织学活检。这些诊断标准后来被 Damiani 和 Levine 修改，他们扩展了诊断标准的范围，增加了至少 1 个 McAdam 标准和阳性组织学检查结果，或者 2 个 McAdam 标准和对皮质类固醇或氨苯砜治疗有效。MiHet 等人提出了 McAdam 标准的另一个版本，他们提出 RP 的诊断需要耳、鼻或喉气管软骨中至少有 2 个确诊的炎症，或者有 1 处存在软骨炎以及听力损失、眼部炎症、前庭功能障碍、血清阴性关节炎中的 2 个次要标准。

（五）鉴别诊断

耳软骨炎不累及耳垂是 RP 特有的表现。外伤或温度过高或过低损伤可引起整耳（含耳垂）的红肿，需要和 RP 相鉴别。绿脓假单胞菌和金黄色葡萄球菌可以引起单侧外耳道炎症，尤其是用免疫抑制剂的患者。其他和软骨有关的感染包括麻风和梅毒。引起鼻软骨损伤的疾病包括外伤、局部感染或肉芽肿性病变，如抗中性粒细胞胞质抗体（antineutrophi cytoplasmicantibody，ANCA）相关性肉芽肿性血管炎或致死性中线肉芽肿（lethal midline granuloma）。还需考虑是否有可卡因吸入史。此外，多种炎症、风湿病、感染性疾病均可出现类似 RP 的表现，尤其是多系统受累时。柯根综合征（Cogan's syndrome）是以角膜炎和听觉、前庭症状为主要表现的自身免疫炎性疾病，可以出现

血管炎，但有无软骨炎，还需与系统性血管炎如 ANCA 相关性血管炎（ANCA-associated vasculitis）、结节性多动脉炎（polyarteritis nodosa）、白塞综合征（Behcet's syndrome）、类风湿关节炎（rheumatoid arthritis）或其他结缔组织病相关血管炎进行鉴别，尤其是临床表现不典型时。心脏瓣膜受累尤其是主动脉瓣关闭不全和主动脉根扩张，可见于马方综合征、梅毒、特发性囊性中层坏死及强直性脊柱炎。

（六）辅助检查

1. 常规实验室检查　实验室检查可能提示炎症和器官损伤，但是没有特异性的实验室检查来诊断 RP。C 反应蛋白（CRP）水平和红细胞沉降率（ESR）在炎症危象期间通常升高，但在疾病缓解期正常值也不能排除诊断。血液学检查可提示贫血、白细胞增多、血小板增多、多克隆高丙种球蛋白血症；血清肌酐和尿分析有助于检测肾功能的情况。其他实验室检查，如类风湿因子（RF）、抗核抗体（ANA）、抗磷脂抗体和补体水平，可用于诊断伴随疾病的存在。在 RP 中观察到的 ANA 的阳性率很低，若发现显著高滴度的 ANA 则强烈表明存在相关疾病。ANCA 可以存在于 25% 的 RP 患者和伴随 ANCA 相关性血管炎的患者中，但它们可能是 RP 中的单独存在或在血管炎发病之前出现。

2. 组织活检 / 病理　临床表现典型的 RP 无需活检来确诊。然而，当诊断不明确时软骨活检可见软骨基质嗜碱性染色、软骨膜粒细胞浸润或软骨破坏纤维化。皮疹活检可能出现白细胞破碎性血管

炎，其他常见表现包括脂膜炎、噬中性粒细胞皮肤病或皮肤血管闭塞。

3. 呼吸系统检查 早期识别气道受累情况对于及时诊断和积极治疗是必要的，这可以预防潜在的致命结果。X线片检查有助于发现慢性RP中耳、鼻、气管和关节软骨的钙化。常规胸部摄影的灵敏度不足以准确显示RP。RP患者的CT表现主要为气道壁增厚、气道狭窄、气道软化、气道壁钙化和气道阻塞。CT检查显示大多数RP患者存在呼气性异常，然而只有一半的患者在常规吸气性CT检查中显示异常。如果临床怀疑气道受累，动态呼气CT应被视为常规诊断部分。

然而，在炎症抑制后气道狭窄可能不会改善，使得一些病例治疗后的CT评估变得困难。MRI检查在RP的诊断中起着重要作用，它显示了一种独特的炎症和增强模式，它优先涉及软骨膜和软骨骺，甚至在疾病的早期阶段也能显示。近来，PET/CT的检查结果令人鼓舞，这有望成为诊断和评估疾病活性的有用工具。有报道用^{99m}Tc–亚甲基二磷酸盐和枸橼酸镓–67进行骨显像以显示炎性软骨和关节，并可用于评估RP患者的炎性活动和监测治疗反应。

支气管镜检查伴随气道炎症恶化的风险增加，并可能诱发潜在的致命呼吸窘迫，因此其应用仅限于选定的病例。

4. 心血管检查 心脏超声是检查心脏瓣膜和主动脉根部的必要检查。许多系统性炎性疾病都与动脉粥样硬化相关。虽然病例报道不多，RP患者同样也可以出现。因此，RP患者需要心血管危险因素的筛查。

5. 眼部检查 应常规进行眼底检查。若有异常和（或）症状进展，建议专科就诊。

6. 肌肉骨骼检查 受累关节X线检查可见关节间隙变窄或关节周围骨量减少。除非合并其他风湿病，骨侵蚀很少见。双能X线检查可发现骨量减少，这主要是与潜在的炎症或一般情况较差有关。

7. 其他检查 目前，基因检查对诊断意义不大。软骨自身免疫标志物如针对Ⅱ、Ⅹ或Ⅺ型胶原或matrilyin-1的自身抗体并不常见，且在疾病活动监测方面的意义也不明确。近期有报道发现一例伴发边缘性脑炎（limbic encephalitis）患者的血清和脑脊液中存在抗谷氨酸受体抗体GluRε2。其他生物标志物如尿Ⅱ型胶原分解产物也有潜在应用价值。此外，近期一项研究提示，在RP活动期血清软骨寡聚基质蛋白水平升高。

（七）治疗

RP的治疗取决于疾病的严重程度和器官的累及情况，活动性大气道、心脏和主动脉受累提示需要更为积极的治疗。由于缺乏评价疗效的大量数据，目前药物仅能控制临床症状，不能改变疾病的自然进程。

非甾体抗炎药（NSAID）可用于控制轻症RP的疼痛和炎症，其特点是仅累及鼻子、外耳或关节。轻微症状也可以用氨苯砜（50～100 mg，1次/d；最大剂量200 mg，1次/d）或秋水仙碱（0.6 mg，2～4次/d）。当NSAIDs药物抵抗或重症如眼、喉气管或心脏受累、系统性血管炎和严重多软骨炎发生时，应首选糖皮质激素治疗。口服泼尼松通常以每天0.25～1 mg/kg的剂量开始，如果可能的话，在疾病过程中减少剂量。如果需要快速起效，需要静脉注射甲泼尼龙（500～1 000 mg/d）。在长期随访中，为了预防复发，经常建议继续使用糖皮质激素治疗，但是这并不能阻止疾病的进展。为此，需单独或联合使用其他几种药物作为重症RP中治疗的二线药，如环磷酰胺、霉酚酸酯、硫唑嘌呤、环孢素和氨甲蝶呤。在糖皮质激素不能耐受或依赖的患者或缺乏反应或需要糖皮质激素治疗的反复发作的患者中，也可以使用这些药物。

近年来，生物制剂的应用为经典免疫抑制治疗抵抗的患者开辟了新的前景。肿瘤因子坏死（TNF）抑制剂（英夫利昔单抗、依那西普和阿达木单抗）、利妥昔单抗（针对B淋巴细胞CD20抗原的单克隆抗体）、anakinra（IL-1受体拮抗剂）、

tocilizumab（人源化抗人 IL-6 受体单克隆抗体）和 abatacept（可溶性融合蛋白，通过结合 CD80 和 CD86 抑制 T 细胞活化）都有治疗成功的病例报道。

（八）预后

RP 是一种发作性、进展性疾病，可导致靶器官损伤。病情轻者仅表现为反复发作的软骨炎，重者可危及生命。最常见的死因为肺部感染，可能由于疾病本身或免疫抑制剂治疗。年轻患者预后不良因素包括贫血、血尿、上气道受累、关节炎和鞍鼻畸形。年长患者（超过 51 岁）仅有贫血提示病死率增加。

（范　维）

数字课程学习

📥 教学PPT　　　📝 自测题　　　▶️ 视频　　　🖥 典型病例

第八章

儿童风湿病

关键词

幼年特发性关节炎　　附着点炎　　皮疹　　类风湿因子

HLA-B27　　　　　　风湿热　　A 组乙型溶血性链球菌

血清抗体链球菌溶血素 O（ASO）　　风湿性心脏炎

第一节　幼年特发性关节炎

诊疗路径：

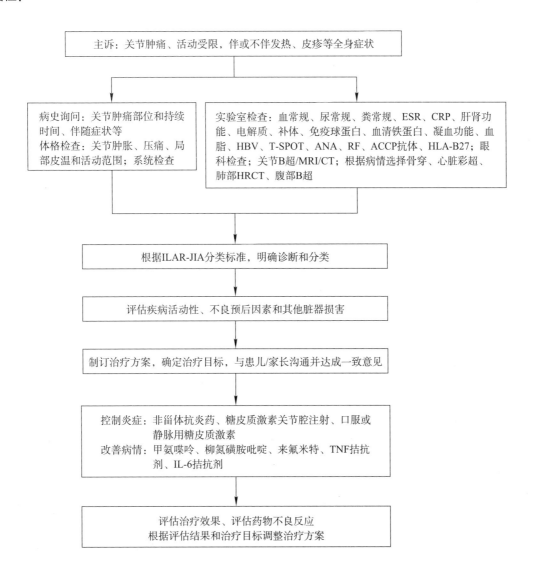

主诉：关节肿痛、活动受限，伴或不伴发热、皮疹等全身症状

病史询问：关节肿痛部位和持续时间、伴随症状等
体格检查：关节肿胀、压痛、局部皮温和活动范围；系统检查

实验室检查：血常规、尿常规、粪常规、ESR、CRP、肝肾功能、电解质、补体、免疫球蛋白、血清铁蛋白、凝血功能、血脂、HBV、T-SPOT、ANA、RF、ACCP抗体、HLA-B27；眼科检查；关节B超/MRI/CT；根据病情选择骨穿、心脏彩超、肺部HRCT、腹部B超

根据ILAR-JIA分类标准，明确诊断和分类

评估疾病活动性、不良预后因素和其他脏器损害

制订治疗方案，确定治疗目标，与患儿/家长沟通并达成一致意见

控制炎症：非甾体抗炎药、糖皮质激素关节腔注射、口服或静脉用糖皮质激素
改善病情：甲氨喋呤、柳氮磺胺吡啶、来氟米特、TNF拮抗剂、IL-6拮抗剂

评估治疗效果、评估药物不良反应
根据评估结果和治疗目标调整治疗方案

幼年特发性关节炎（juvenile idiopathic arthritis，JIA）是儿童时期常见的风湿性疾病，也是造成儿童残疾和失明的重要原因，发病率约为8.7/10万。JIA以慢性关节炎为特征，典型的表现是关节疼痛、肿胀和活动受限，可伴有全身多系统受累。JIA与成人慢性关节炎不完全相同。

JIA的定义是：16岁以前起病，持续6周或6周以上的单关节炎或多关节炎。关节炎定义为：关节肿胀/积液，或存在下列体征中的2项或2项以上：①活动受限；②关节触痛；③关节活动时疼痛；④关节表面皮肤温度增高，并除外其他疾病所致。既往美国风湿病协会称此类疾病为幼年类风湿关节炎（JRA）、欧洲抗风湿病联盟称为幼年慢性关节炎（JCA）。

国际风湿病学联盟（International League of Associations for Rheumatology，ILAR）JIA分类标准

（ILAR-JIA）现已得到了普遍认同，为大多数儿童风湿科医生所应用。根据不同临床特点分为：全身型 JIA、少关节型 JIA、多关节型 JIA（RF 阴性）、多关节型 JIA（RF 阳性）、银屑病性关节炎、与附着点炎相关关节炎和未分化型 JIA 7 种亚型。

2018 年国际儿童风湿病试验组织（PRINTO）运用临床数据和世界范围内可用的常规实验室指标，以循证医学方法将现行的 ILAR-JIA 分类标准修订为：全身型 JIA、RF 阳性 JIA、附着点炎 / 脊柱炎相关 JIA、早发型抗核抗体（ANA）阳性 JIA、其他亚型 JIA 和不能分类的 JIA。目的是将儿童期典型的慢性关节炎与儿童期类似于成人常见慢性关节炎区分开来，使儿童慢性关节炎诊疗更好地与成人对接。此分类标准尚未临床运用，还需进一步验证。

（一）病因

JIA 的病因和发病机制尚未完全明了，一般认为免疫遗传易感性和外界因素是触发疾病发生的主要原因。

JIA 有复杂的基因学特性，其中多个基因可能与疾病易感性相关。主要组织相容复合物（MHC）Ⅰ类和Ⅱ类区域的变异与不同的 JIA 亚型有关。非 HLA 候选位点也与 JIA 相关，包括编码蛋白酪氨酸磷酸酶非受体型 22（PTPN22）、肿瘤坏死因子（TNF）-α、巨噬细胞抑制因子（MIF）、白细胞介素（IL）-6 和 IL-1α 基因的多态性。

外界触发因素可能包括细菌感染及病毒感染、机体对细菌或分枝杆菌热休克蛋白过度的免疫反应和关节创伤等。

（二）发病机制

JIA 是与体液免疫和细胞免疫改变相关的自身免疫性疾病。T 细胞起核心作用，释放促进辅助性 T 细胞（Th）1 型免疫应答的炎性细胞因子。T 细胞受体研究发现有针对滑膜的非自身抗原性 T 细胞存在。B 细胞活化、免疫复合物形成和补体激活等也参与关节炎症的发生。

全身型 JIA 主要特征为固有免疫调节异常而无自身抗体，因此将其归类为自身炎症相关疾病

可能更准确。与其他亚型 JIA 相比，全身型 JIA 更类似家族性地中海热，两者的吞噬细胞 S100A12 蛋白有类似的表达模式且对 IL-1 抑制剂均有显著应答。

所有这些免疫异常可导致炎症性滑膜炎，表现为滑膜组织绒毛样肥厚、增生伴充血和水肿。血管内皮增生伴单核细胞及浆细胞浸润，其中主要为 T 细胞浸润。晚期和未得到有效控制的滑膜病变最终导致血管翳形成，引起关节软骨及毗邻骨质的侵蚀。

（三）临床表现

1. **全身型 JIA（systemic JIA，SJIA）** 可以发生于任何年龄的儿童，约占 JIA 的 10%。除关节炎外，伴有明显的全身症状。

（1）发热：弛张热是此型的特点，每日体温波动于 36～41℃，骤升骤降，一天内出现 1～2 次。患儿高热时可伴寒战及全身中毒症状如乏力、食欲减退等，热退后活动如常，无明显痛苦。发热可持续数周至数月，缓解后常复发。

（2）皮疹：为 SJIA 的典型症状，具有诊断意义。皮疹常为直径 2～5 mm 的淡红色斑疹，疹间皮肤正常，皮疹随体温的升降而出现和隐退，可见于身体任何部位，以胸部和四肢近端多见。

（3）关节炎：常累及多个关节炎，可以与发热同时出现，亦可在发热数周、数月后出现。以膝关节受累最常见，手指关节和腕关节、肘关节、肩关节和踝关节也可受累。

（4）肝、脾大及淋巴结肿大：约半数病例有肝、脾大，多数患儿可有全身淋巴结肿大，肠系膜淋巴结肿大时可出现腹痛。淋巴结活检为反应性增生或慢性非特异性炎症。

（5）浆膜炎：约 1/3 的患儿出现胸膜炎或心包炎，常无明显症状。

（6）其他症状：部分患儿出现脑膜刺激征及脑病的表现，如头痛、呕吐、抽搐、脑脊液压力增高及脑电图改变。心肌也可受累，心内膜炎罕见。少数患儿可有间质性肺炎。

2. 少关节型 JIA　是常见亚型，多发生于女童，发病高峰在 6 岁之前。少关节型 JIA 在发病最初 6 个月内有 1~4 个关节受累。如果病程大于 6 个月、关节受累数大于 4 个，定义为扩展型少关节型 JIA；病程中受累关节始终少于或等于 4 个，定义为持续型少关节型 JIA。

（1）关节炎：多数患儿表现为关节疼痛和晨僵，约 25% 的病例可无关节疼痛而仅有关节肿胀。膝、踝或肘等大关节为好发部位，常为非对称性分布。单侧膝关节反复慢性关节炎可造成患侧肢体较对侧延长数厘米。颞颌关节受累常见，由于其症状不典型，通常在疾病的后期才被发现。病初很少累及腕关节，若累及则预示疾病进展为扩展型或多关节型 JIA。手的小关节受累少见，如发生预示可能为多关节型 JIA 或银屑病关节炎。颈椎受累可表现为斜颈，肩关节受累罕见。

（2）关节外病变：最常见的关节外表现为虹膜睫状体炎，又名慢性葡萄膜炎，常见于 ANA 阳性患儿。20%~30% 的少关节型 JIA 患儿因慢性葡萄膜炎而造成视力障碍甚至失明。部分患者并无眼睛疼痛、畏光等不适表现，仅在常规裂隙灯检查中发现。

3. 多关节型 JIA　在疾病开始 6 个月内，受累关节 ≥5 个，表现为渐进性、对称性关节受累，常累及手部的小关节，如近端指间关节、掌指关节和腕关节（图 8-1）。发病初期可能伴有低热，此类发热与 SJIA 明显不同。

根据血清中是否存在类风湿因子（RF），将多关节炎型 JIA 分为多关节型 JIA（RF 阴性）和多关节型 JIA（RF 阳性）。多关节炎型 JIA（RF 阴性）占所有 JIA 患者的 15%~20%，可起病于任何年龄，关节症状较轻，预后较好。多关节炎型 JIA（RF 阳性）占所有 JIA 患者的 5%~10%，与成人的 RF 阳性类风湿性关节炎相似，多见于年长儿，女孩多于男孩，约 10% 的患儿可出现类风湿结节，常见于肘关节周围，本型关节症状较重，最终约半数以上发生关节强直变形而影响关节功能。

4. 银屑病性关节炎　是指同时有关节炎和银屑病，或关节炎伴下列症状 2 项以上：①指（趾）炎；②指甲异常；③一级亲属有银屑病史。本型有明显的遗传倾向，多见于白种人。女童较男童更易发病，典型的起病年龄为 7~10 岁。银屑病皮肤改变可晚于关节炎发生，但大多在关节炎起病 2 年内出现。关节炎多为非对称性分布，大小关节均可受累，大关节受累常见于膝关节和踝关节。典型关节病变为指趾炎，手、足近端或远端指（趾）间关节均可受累。15% 的银屑病性关节炎患儿可发生葡萄膜炎。

5. 与附着点炎相关关节炎（enthesitis related arthritis，ERA）　多见于男孩，6 岁以上起病，特点为关节炎、附着点炎和与 HLA-B27 高度关联。ERA 已取代幼年强直性脊柱炎和血清阴性附着点

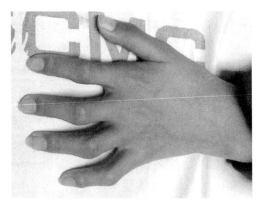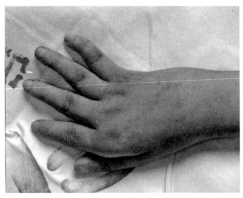

图 8-1　幼年特发性关节炎的关节病变
（图片采自上海交通大学医学院附属上海儿童医学中心）

炎关节炎综合征。

（1）关节病变：常为下肢大关节不对称受累，与成人脊柱关节炎相比，ERA患儿病初很少有中轴关节（脊柱和骶髂关节）受累，中轴关节病变通常在发病数年后出现。骶髂关节受累时有下腰部及臀部疼痛或僵硬，"4"字试验阳性。腰椎受累时可致腰部活动受限，检查腰部前屈活动可用Schober试验，方法为在髂后上棘连线中点垂直向上10 cm处及向下5 cm处各做一标志点，测定腰部前屈时两点间的距离，正常距离≥20 cm。胸椎受累时胸廓扩展受限，严重者病变可波及颈椎，使整个脊柱呈强直状态。

（2）附着点炎：附着点炎是肌腱或韧带与骨骼连接处炎症，为ERA的一个显著特点。附着点炎发生率为60%～80%，髌骨下韧带、跟骨肌腱和插入跟骨的跖腱膜是最常受累部位。与成人患者相比，ERA患儿附着点炎发生率高、发生的部位更多。

（3）关节外表现：眼受累是ERA最常见的关节外表现，与其他亚型JIA的无症状性前葡萄膜炎不同，ERA患者葡萄膜炎症状明显。胃肠道受累可表现为炎症性肠道疾病的典型症状或亚临床胃肠道炎症，生长落后或体重增加缓慢提示可能有胃肠道病变。

6. 未分化型JIA　是指不完全符合任何一型关节炎的诊断标准或剔除标准，或同时符合一型以上关节炎诊断标准。由于JIA分类标准中包括剔除标准，可致部分JIA患儿无法分类。尽管未分化型JIA诊断标准有很多争论，但其可使其他亚型JIA具有更多的共性。就治疗而言，未分化型JIA的治疗方法与上文提到的其他亚型JIA治疗方法相似。

（四）诊断与鉴别诊断

1. 实验室检查

（1）常规检查：白细胞升高，ESR和CRP增高，提示疾病活动期，无诊断特异性，可有轻、中度贫血。HLA-B27检测有助于ERA诊断。如果

SJIA患儿的白细胞、血小板及ESR突然下降，血清铁蛋白增高、肝酶异常、凝血功能异常，血脂异常提示有发生巨噬细胞活化综合征（MAS）的可能。

（2）免疫学检查：IgG、IgA、IgM均可增高，C3可增高。RF阳性率低，不足15%，仅见于多关节型JIA（RF阳性）患儿，RF阳性提示预后不良。抗环瓜氨酸肽抗体（ACCP）阳性率在2%～15%，但在多关节JIA（RF阳性）患儿中，ACCP阳性率达57%，并与关节破坏相关。ANA阳性在年幼发病的女孩特别是少关节型JIA最常见，是发生虹膜睫状体炎的高危因素。

2. 影像学检查

（1）X线片检查：JIA早期X线片多显示关节旁软组织肿胀和骨质疏松等，晚期才能见到关节软骨破坏、关节腔变窄、畸形和骨质破坏等征象。

（2）增强MRI检查：能全面评估骨关节病变，包括滑膜炎、关节积液、韧带、肌腱、腱鞘及骨髓水肿等病变，是诊断早期JIA的敏感手段。

（3）超声检查：能够安全、准确地显示关节渗出液、滑膜增厚、滑膜炎症、软骨浸润变薄和关节周围组织病变，有助于JIA诊断。

3. 关节病理检查　关节内滑膜首先受累，早期充血、水肿及淋巴细胞浸润，继而增厚呈绒毛状，逐渐形成肉芽组织。炎症继续发展，关节囊外层的纤维组织及附近的肌腱、腱鞘均可受累。关节软骨边缘滑膜形成血管翳，炎性肉芽组织向软骨浸润，逐渐覆盖整个软骨面，致软骨表面破坏。同时，软骨下近骨端的骨髓内亦有淋巴细胞浸润和肉芽组织形成，附着于骨干端的关节软骨剥离，造成关节软骨破坏、关节腔变窄，最后软骨面的肉芽组织纤维化甚至骨化，将上下关节面融合而形成纤维化或骨强直，关节囊和韧带也可被肉芽组织侵袭。

4. 诊断　主要依据临床表现。持续6周或6周以上的单关节炎或多关节炎，并排除其他疾病所致，可考虑本病。ILAR-JIA分类标准，具体内容见表8-1。

表 8-1　ILAR-JIA 分类标准

分类	定义	需要排除的情况
全身型 JIA	关节炎，≥1 个关节，发热至少 2 周，呈弛张高热①，至少持续 3 天，伴有下列一项或以上症状： （1）间断出现的（非固定性的）红斑样皮疹② （2）全身淋巴结肿大 （3）肝和（或）脾大 （4）浆膜炎③	A. 银屑病或患者或一级亲属有银屑病病史 B. ＞6 岁、HLA-B27 阳性的男性关节炎患者 C. 患强直性脊柱炎、附着点炎症相关的关节炎、伴炎症性肠病的骶髂关节炎、瑞特综合征或急性前葡萄膜炎，或一级亲属中有上述疾病之一 D. 至少 2 次类风湿因子（RF）IgM 阳性，2 次间隔至少 3 个月
少关节型 JIA	发病最初 6 月内 1~4 个关节受累，分为 2 个亚型： （1）持续性少关节型——整个疾病过程中受累关节数≤4 个 （2）扩展性少关节型——病程 6 个月后受累关节数＞4 个	上述 A、B、C、D、+E E. 有全身型 JIA 的表现
多关节型 JIA（RF 阴性）	发病最初 6 个月，受累关节≥5 个，RF 阴性	上述 A、B、C、D、E
多关节型 JIA（RF 阳性）	发病最初 6 个月受累关节≥5 个；在疾病的前 6 个月 RF 阳性≥2 次，2 次间隔至少 3 个月	上述 A、B、C、E
银屑病性关节炎	关节炎合并银屑病，或关节炎合并以下至少 2 项： （1）指（趾）炎④ （2）指甲凹陷或指甲脱离⑤ （3）一级亲属患银屑病	上述 B、C、D、E
与附着点炎相关关节炎	关节炎和附着点炎症⑥，或关节炎或附着点炎症伴以下至少两项： （1）骶髂关节压痛或炎症性腰骶部疼痛⑦或既往有上述疾病 （2）HLA-B27 阳性 （3）6 岁以后发病的男性关节炎患者 （4）急性（症状性）前葡萄膜炎 （5）一级亲属中有强直性脊柱炎、与附着点炎症相关的关节炎、伴炎症性肠病的骶髂关节炎、瑞特综合征或急性前葡萄膜炎病史	上述 A、D、E
未分化型 JIA	不符合上述任何一项或符合上述两类以上的关节炎	

①　弛张热定义为一天中体温峰值可达 39℃，2 个峰值之间体温可下降至 37℃；②　皮疹特点为热出疹出，热退疹退；③　浆膜炎包括心包炎、胸膜炎、腹膜炎或同时具备三者；④　指（趾）炎指至少 1 个指趾肿胀，常呈非对称性分布，并可延伸至指趾端；⑤　任何时候出现 1 个或 1 个以上指甲至少 2 处凹陷；⑥　附着点炎症指肌腱、韧带、关节囊或骨筋膜附着处压痛；⑦　炎症性腰骶部疼痛指腰骶部疼痛伴有晨僵，活动后减轻

5. 鉴别诊断

（1）SJIA 需要与以下疾病鉴别：① 感染性疾病如细菌性心内膜炎、链球菌感染、支原体感染等；② 恶性肿瘤如白血病、淋巴瘤、神经母细胞瘤等；③其他结缔组织疾病如川崎病、结节性多动脉炎等；④自身炎症性疾病如家族性地中海热、高

IgD 综合征、NLRP3 相关自身炎症性疾病等。

（2）以关节受累为主的 JIA 需要与以下疾病鉴别：化脓性关节炎、反应性关节炎、色素沉着绒毛结节性滑膜炎、其他风湿性疾病合并关节炎、出血障碍如血友病、低丙种球蛋白血症致关节炎、莱姆病和骨科疾病等。

（五）治疗

1. JIA 治疗原则　目前 JIA 尚无特效治疗方法，但建议尽早综合治疗。经过早期积极治疗，至少 75% 的患儿可免于致残。JIA 治疗原则是控制临床症状，维持关节功能和预防关节畸形。关注关节外病变如虹膜睫状体炎，对有患虹膜睫状体炎风险的患儿，应每 3 个月行一次裂隙灯检查。关注患儿生长发育、社会适应和康复训练。

药物治疗方案的制订和调整应依据病程长短、疾病亚型、病情严重程度、疾病活动轻重（同亚型 JIA 受累关节数越多、ESR 和 CRP 越高、医生 / 患儿 / 家长总体评价分值越高，提示疾病活动度越高）、有无不良预后因素（髋关节或颈椎关节受累；长期炎性指标升高；多关节型 JIA RF 或 ACCP 抗体阳性；SJIA 发热及炎性指标增高持续超过 6 月、需用糖皮质激素治疗；X 线片检查显示骨破坏或关节间隙变窄均为不良预后因素）、疾病特殊表现和家庭经济情况等因素而确立，尽可能避免或最小化药物毒性。康复训练可改善患儿的关节活动，避免肌肉挛缩和改善肌力。

2. JIA 常用治疗药物

（1）非甾体抗炎药（NSAID）：不能延缓或阻止关节破坏，但能减轻关节疼痛和肿胀，一般用药数天内起效。避免 2 种 NSAIDs 同时应用，以免增加其不良反应。常用药物有：萘普生 10 ~ 15 mg/（kg·d），2 次 /d；布洛芬 20 ~ 30 mg/（kg·d），3 次 /d；双氯芬酸 1 ~ 3 mg/（kg·d），3 次 /d。和成人相比，儿童的胃肠道不良反应相对较轻。

（2）改善病情的抗风湿药（DMARD）：可改善炎性滑膜炎，防止或延缓关节结构破坏，起效慢，通常用药时间大于 1 年。长期服用 DMARDs，会产生药物蓄积而出现相应的不良反应如肝、肾毒性和骨髓抑制，需予以关注。某些药物如来氟米特等缺乏儿童用药安全性证据，在儿童应用有限制，需做好告知。最常选用的 DMARDs 为氨甲蝶呤。强调早期应用，一般为单药治疗，如果病情严重可以选择联合用药。

1）氨甲蝶呤（MTX）：对多关节型、少关节型和 SJIA 都有效，是最常用的 DMARDs。MTX 7.5 ~ 10 mg/m², 每周 1 次，次日给予叶酸 2.5 ~ 5.0 mg 口服以减轻 MTX 不良反应。主要不良反应为白细胞下降和血清丙氨酸氨基转移酶升高。

2）柳氮磺胺吡啶（SSZ）：在 MTX 有禁忌或不耐受时，可用作替代 MTX 治疗药物。SSZ 对多关节型 JIA、少关节型 JIA 和 ERA 外周关节炎均有效。SSZ 30 ~ 50 mg/（kg·d），2 次 /d，< 2 000 mg/d。不良反应包括胃肠道反应、白细胞降低等。

3）来氟米特：在 MTX 有禁忌或不耐受时，也可用作替代 MTX 的治疗药物。年长儿建议剂量：体重 20 ~ 40 kg 者，10 mg/d，1 次 /d；体重 >40 kg 者，10 ~ 20 mg/d，1 次 /d。同时密切监测感染、胃肠道反应及肝损害等不良反应。

4）羟氯喹：用于疾病早期及轻症 JIA，常与其他 DMARDs 联用。儿童常用剂量：4 ~ 6 mg/（kg·d），2 次 /d，<200 mg/d。应注意药物所致的视网膜病变，建议每 6 ~ 12 个月进行 1 次眼科随访。6 岁以下儿童禁用。

（3）免疫抑制剂：严重、难治的 JIA 或对 DMARDs 有禁忌的，可选用硫唑嘌呤或环磷酰胺等治疗。环孢素 A 主要用于 SJIA 合并巨噬细胞活化综合征的治疗，常用剂量 4 ~ 6 mg/（kg·d），2 次 /d 口服或静脉用药。

（4）糖皮质激素（glucocorticoid，GC）：初始治疗时 GC 与 DMARDs 短期联合应用，利于疾病的快速缓解。SJIA 用足量 NSAIDs 不能控制发热和关节炎，或有药物不良反应、肝功能异常、心包积液，或其他脏器损害时应及时应用 GC 治疗。常用药物为泼尼松，每日 1 ~ 2 mg/kg（≤60 mg/d），一次或分次服用，待症状消失及实验室指标正常后缓慢减少泼尼松剂量，以最小有效剂量维持治疗，总疗程 3 ~ 6 个月。重症 SJIA 患者可以应用甲泼尼龙静脉冲击治疗，剂量为 10 ~ 30 mg/kg（≤1 000 mg/d），1 次 /d，连续 3 天，或隔日 1 次，共 3 次，随后给予常规剂量泼尼松口服。多关节型 JIA 在使用 NSAIDs 及 DMARDs 后如疾病仍活动，可短期小剂量应用 GC［泼尼松 0.2 ~ 0.3 mg/（kg·d）］，症状缓解后尽快减停。少关节型 JIA、银屑病关节炎和 ERA 一般不全身使用 GC，可关节腔注射激素治疗，1 年内同一关节腔注射不宜超过 3 次。合并葡萄膜炎时应局部或全身应用糖皮质激素。应注意长期使用 GC 带来的感染及骨质疏松等不良反应。

（5）生物制剂：是治疗 JIA 的有效药物，在缓解关节炎症与阻止骨侵蚀方面均有作用。应用原则：关节受累 ≤4 个，有明显的关节炎，对 MTX 耐药，建议 TNF 拮抗剂。关节受累 ≥5 个，MTX 治疗 3 个月疾病仍然中高度活动或 6 个月仍低度活动，加 TNF 拮抗剂，效果仍不佳者建议用阿巴昔普。活动性骶髂关节炎建议尽早应用 TNF 拮抗剂。SJIA 伴活动性全身症状严重者，建议选用阿纳白滞素或托珠单抗；SJIA 伴活动性关节炎使用 MTX 3 个月无效，建议用 TNF 拮抗剂或阿纳白滞素或托珠单抗。

1）依那西普（etanercept）：为重组人可溶性 TNF 受体融合蛋白，能与 TNF-α 可逆性结合，竞争抑制 TNF-α。国外已批准其用于 2 岁以上的 JIA 患儿。推荐剂量：0.4 mg/kg，2 次 / 周皮下注射，最大剂量为 50 mg/ 周。对非 SJIA 者疗效好于 SJIA 者。

2）阿达木单抗（adalimumab）：为全人源化的 TNF-α 单克隆抗体。应用于 4 岁以上的 JIA 患儿。剂量：每次 24 mg/m²，隔周 1 次，最大量为 40 mg，皮下注射。

3）阿巴昔普（abatacept）：CTLA-4 与人 IgFc 段的融合蛋白，抑制 T 淋巴细胞异常活化。对使用 DMARDs 及 TNF 抑制剂无效或不耐受的 JIA 患者有疗效。治疗 6 岁以上多关节型 JIA 患者，剂量：

10 mg/kg，最大量为 500 mg，每月静脉注射。

4）阿纳白滞素（anakinra）：IL-1 受体拮抗剂，主要用于 SJIA 的顽固发热。儿童剂量为 1 ~ 2 mg/（kg·d），皮下注射。

5）托珠单抗（tocilizumab）：可溶性 IL-6 受体的人源单克隆抗体，可用于治疗 SJIA，体重 ≤30 kg 者，剂量为 12 mg/kg；体重 >30 kg 者，剂量为 8 mg/kg，最大量为 400 mg，每 2 周 1 次静脉滴注。

3. 各亚型 JIA 的治疗药物选择　见表 8-2。

（六）目标治疗和疗效评价

慢性病的治疗策略已经从症状治疗演变为达标治疗，已有证据表明达标治疗可以带来更好的治疗效果。

JIA 目标治疗原则为：①治疗目标由家属 / 患儿和儿童风湿病医疗团队共同决定。②JIA 是一组异质性疾病，需要不同的治疗策略。③JIA 的治疗目标是控制症状、体征，防止结构破坏，避免共患病及药物毒性，优化关节功能，促进生长 / 发育，改善生活质量和社会参与。④炎症的控制是达到这些目标的必要条件。⑤应当避免为了维持目标治疗而长期系统性 GC 的应用。⑥通过定期疾病活动度评估并相应调整治疗而达到治疗目标。

JIA 目标治疗建议：①初始治疗目标为临床缓解。②轻微 / 低疾病活动度或许是可行的替代性治疗目标。③首先设定目标，选择工具来定义治疗目标，治疗决策应当依据患儿的特征并获得家属的同意。④应使用验证过的评估工具定期评估、记录疾病活动度。⑤疾病评估的频率应基于 JIA 亚型、疾病活动水平、关节外表现来决定。⑥在所有的 JIA 患儿中，50% 疾病活动度的改善应在 3 月内达成，治疗目标应在 6 月内达成；SJIA 患儿的发热应在 1 周内解除。⑦应当调整治疗直到治疗目标达成。⑧一旦达成治疗目标，应维持此状态并继续监测以确认。

JIA 常用疗效评价方法有：

表 8-2　各亚型 JIA 治疗药物选择

	NSAIDs	GC	DMARDs	生物制剂
全身型 JIA	轻症者首选	NSAIDs 治疗无效发热；葡萄膜炎/心包炎等全身症状；MAS 时冲击	确诊时即用；首选 MTX	托珠单抗可改善全身症状和关节症状；TNF 抑制剂抑制关节破坏
少关节型 JIA	首选	不主张全身用；关节注射；虹膜睫状体炎	关节腔注射激素疗效不佳者；扩展型的进展期	传统治疗疗效不佳者选用 TNF 抑制剂
多关节型（RF 阴性）	足量应用 ≥4 周	小剂量 [0.2~0.3 mg/(kg·d)]	确诊时即用；首选 MTX	传统治疗疗效不佳者选用 TNF 抑制剂
多关节型（RF 阳性）	足量应用 ≥4 周	小剂量 [0.2~0.3 mg/(kg·d)]	确诊时即用；首选 MTX	传统治疗效果不佳者选用 TNF 抑制剂，TNF 抑制剂无效时可用阿巴昔普
银屑病性关节炎	可以用	通常不用；前色素膜炎时使用	MTX 对银屑病皮损和关节炎有效	传统治疗疗效不佳者可选 TNF 抑制剂
与附着点炎相关关节炎	需加用	通常不用	首选 SSZ，MTX 可能有效	TNF 抑制剂对中轴关节、外周关节炎和附着点炎均有效
未分化型 JIA	治疗方法与上述方法相同			

1. ACR Pediatric30（50/70/90/100）反应评判

（1）ACR Pediatric30（50/70/90/100）反应评判内容：①医生对疾病活动度的整体评价；②家长/患儿对健康状况的整体评价；③（关节）功能评价 CHAQ；④活动性关节炎的关节个数；⑤活动受限的关节个数；⑥炎症指标（ESR 或 CRP）。

（2）ACR Pediatric30（（50/70/90/100）反应评判内容说明：①②均采取直观类比量表（visual analog scale，VAS）判定，0 代表非常好，10 为非常差。③主要由患儿家属填写儿童健康问卷调查表（Childhood Health Questionnaire，CHQ）的方式完成，常用 CHQ Parent form50，内容包括 9 个方面共 50 个项目，每个项目 0~4 分或 0~5 分评分。具体为：整体健康状况、体育活动、日常活动、疼痛、行为、情绪、生活满意度、家长对健康状况的评价和对家人生活的影响。④活动性关节炎定义为：关节肿胀（活动性滑膜炎引起关节肿胀包括滑膜增厚和/或关节积液）、关节压痛（由关节边缘压力引起的疼痛）或活动时疼痛（关节被动活动引起的疼痛）和关节活动受限，三者之一即可。⑤关节活动受限定义为：被动活动时关节活动范围受到限制。⑥ESR 或 CRP。

（3）ACR Pediatric30（50/70/90/100）反应评判标准：①改善：在 6 条核心纲要中应满足：至少有 3 条改善 ≥30%（或 50%、70%、90%、100%），并且没有任何一条 ≥30%（或 50%、70%、90%、100%）的恶化，SJIA 无发热，即称为 ACR Pediatrics30（或 50%、70%、90%、100%）改善。②复发：在 6 条核心纲要中应满足：至少有 3 条恶化 ≥30%，并且没有任何一条 ≥30% 的改善，或 SJIA 出现发热，即称为复发。

（4）ACR Pediatric30（50/70/90/100）反应评判运用：ACR Pediatric 反应评价已广泛应用于药物临床试验（clinical trial）及临床研究，针对个体在不同阶段对药物治疗前后疗效进行评价。美国食品药品监督管理局（FDA）和欧洲药品管理局（EMA）认可 ACR Pediatric30（（50/70/90/100）反应评判方法。

2. 儿童关节炎疾病活动评分（Juvenile Arthritis Disease Activity Score，JADAS）

（1）JADAS 评判内容：①医生对疾病活动度的整体评价；②家长/患儿对健康状况的整体评价；③有活动性关节炎的关节个数（根据观察关节数不同，分为 JADAS 10、JADAS 27、JADAS 71）；④急性反应物（ESR）。

（2）评判内容说明：常用 JADAS 27 评价标准，纳入的 27 个关节分别为颈椎（算 1 个关节）、肘、腕、第 1~3 掌指、第 1~5 近端指间、髋、膝和踝关节，均采取 VAS 判定，0 代表非常好，10 为非常差。活动性关节炎定义：关节肿胀或关节活动范围受限加关节压痛和（或）疼痛（如果一个关节同时满足上述 2 个条件，则只算作一个活动性关节）。ESR 计算方法：［ESR（mm/h）−20］/10，ESR<20 取 0，ESR > 120 取 120。

（3）JADAS 27 评判标准：① JIA（少关节型）采用 JADAS 27 评价标准：无活动≤1；低活动≤2；中活动 2.1~4.2；高活动 > 4.2。② JIA（多关节型）采用 JADAS 27 评价标准：无活动≤1；低活动≤3.8；中活动 3.9~8.5；高活动 > 8.5。

3. JIA 临床缓解（clinical remission，CR）标准　包括 JIA 临床疾病不活动标准（inactive disease ID）及 JIA 临床缓解（服药/未服药）标准（CR on medication CRM/CR），该缓解标准目前已被国外儿童风湿病学界广泛运用。

（1）JIA 疾病临床缓解（ID）标准：符合下列所有条件：①无活动性关节炎如关节肿胀或关节活动受限、活动时疼痛；②无发热（< 37.5℃）、皮疹、浆膜炎、脾大，或 JIA 的淋巴结病；③无活动性眼葡萄膜炎；④ ESR 和 CRP 正常；⑤晨僵持续时间 < 15 min；⑥医师整体评价为使用的评判标准的最低值。

（2）JIA 临床缓解 CRM/CR 标准：① CRM JIA 患儿在药物治疗中达到 ID 标准至少连续 6 个月；② CR JIA 患儿停用所有关节炎或眼科药物达到 ID 标准至少连续 12 个月。

（七）预后

SJIA 患者预后较差，多数患儿有关节功能障碍，容易并发 MAS，可危及生命；SJIA 患者的病死率仍高于其他亚型 JIA。少关节型 JIA 患儿多数预后良好，但部分患儿病情易反复；少关节型 JIA 早期就有严重眼部受累者，有视力丧失可能。多关节型 JIA（RF 阴性）患儿如有对称性关节炎及早期手部关节受累易致残。多关节型（RF 阳性）患儿病程较迁延，预后明显差于其他亚型。银屑病性关节炎患儿葡萄膜炎病情隐匿、症状不明显，未经治疗可致盲。ERA 患儿较少累及整个脊柱，诊断及时、治疗得当可明显缓解疾病进展，减少关节功能受限程度及致残率。

附：巨噬细胞活化综合征

巨噬细胞活化综合征（macrophage activation syndrome，MAS）是一种严重的有潜在生命危险的风湿病并发症，可并发于各种风湿病，但最常并发于 SJIA。MAS 确切发病机制不完全清楚，T 细胞和分化后的巨噬细胞增生和过度活化是 MAS 发病的基础，细胞因子如 IL-1、IL-6 和 TNF-α 等短期内的瀑布样释放，导致 MAS 的临床特征和实验室改变。

（一）临床表现

MAS 的临床症状严重程度不一，轻度患者仅表现为持续发热，血常规指标相对降低，轻微的凝血功能障碍，不伴有明显的脏器功能异常。严重者可出现脑功能、心脏功能、呼吸功能和肾衰竭。

1. 发热　不可缓解的高热，有的表现为 SJIA 时的弛张热，但更多为稽留热，持续高热常常是 MAS 的首发症状。

2. 肝、脾和淋巴结肿大　肝、脾和淋巴结不同程度增大，肝功能急剧恶化，可以表现为恶心、呕吐、黄疸，肝酶在短期内迅速急剧增高，并可以出现肝其他代谢功能紊乱。

3. 出血现象　可以表现为皮肤紫癜、黏膜出血、消化道出血，也可能出现弥散性血管内凝血。

4. 中枢神经系统功能障碍　可以有嗜睡、烦躁、定向力障碍、头痛、抽搐、昏迷。

5. 肾、肺及心脏受累。

（二）实验室检查

1. 血常规和 ESR　外周血细胞减少，可以是二系以上减少，血小板减少出现更早。ESR 降低是合并 MAS 的特征之一，往往可以降为正常。

2. 血生化指标改变　血清 AST、ALT、GGT 等增高，可伴血胆红素增高，甘油三酯、LDH、肌酶增高，钠离子、白蛋白减低。

3. 凝血功能异常　可有 PT、APTT 延长，纤维蛋白原降低，FDP 增加，D- 二聚体增高。

4. 血清铁蛋白增高　是本病的特点之一，增高程度往往达数千甚至上万，可作为预测 MAS 发生及监测 MAS 病情变化的指标。

5. 组织病理学特征　骨髓中有巨噬细胞吞噬现象和骨髓 CD163 染色增强，但并不是所有患者可发现，尤其在疾病早期。但如果发现吞噬细胞，则对诊断有非常重要的意义。

（三）诊断要点

MAS 并没有确定的和普遍接受的诊断标准，可以参考 2016 年 EULAR/ACR/PRINTO 关于 SJIA 合并 MAS 的分类标准，具体内容如下：

确诊或疑诊 SJIA 的发热患者若铁蛋白 > 684 ng/mL，且符合以下任意 2 项：①血小板计数 ≤ 181×10^9/L；②天冬氨酸转氨酶 > 48 IU/L；③甘油三酯 > 156 mg/dL；④纤维蛋白原 ≤ 360 mg/dL，则可诊断为 MAS。

但应注意，实验室检查结果异常需排除其他疾病因素，包括伴随免疫相关的血小板减少症、传染性肝炎、内脏型利什曼病或家族性高脂血症。

该标准诊断 MAS 的敏感度为 72%～76%，特异度为 97%～99%。

需要强调的是，对符合上述 MAS 分类标准的 SJIA 患儿，特别是疑诊 SJIA 患儿，在临床诊疗时仍然需要密切观察、评估病情变化，当出现与 MAS 标准不符的情况如外周血白细胞增高等时，需重新思考原发病的诊断，避免误诊。对小于 2 岁的幼儿，需与原发性噬血性淋巴组织细胞增生症（hemophagocytic lymphohistiocytosis，HLH）相鉴别。

（四）治疗

MAS 为继发性 HLH 的一个亚型，虽然病情凶险，但经过以 GC 抗炎为主的强化治疗，远期预后较原发性 HLH 和其他继发性 HLH 好，仅少数患儿需要依托泊苷（etoposide，VP16）治疗。因此，成功救治 MAS 患儿的关键是早期识别（SJIA 及 MAS）和强化治疗。迄今为止，针对 MAS 的治疗方案仍然来自临床经验，缺乏有效的临床对照试验研究。

目前常用的治疗方法如下：

1. GC　静脉应用 GC 是治疗 MAS 的首选治疗方法，常需要大剂量甲泼尼龙冲击治疗。剂量为 15～30 mg/（kg·d），最大剂量 ≤ 1 g/d，连用 3～5 天后改为口服。如果病情需要，可以重复应用。

2. 环孢素 A　通过抑制巨噬细胞和 T 细胞而达到治疗 MAS 的目的，其为治疗 MAS 的一线药物，可与激素合用。环孢素 A 剂量为 2～8 mg/（kg·d），急性期以静脉用药为佳，病情控制后改为口服治疗，使用时需监测血药浓度。

3. 生物制剂　推荐使用 IL-1 拮抗剂，不宜使用阿巴西普和 TNF 抑制剂。

4. 其他治疗　静脉注射免疫球蛋白（intravenous infusion of immunoglobulin，IVIG），应用 VP16 及血浆置换，但报道较少，作用尚不确定。

（周　纬）

第二节　风　湿　热

诊疗路径：

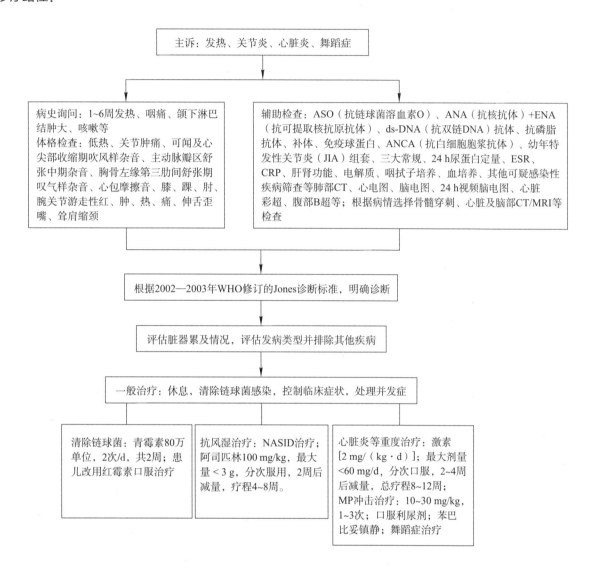

主诉：发热、关节炎、心脏炎、舞蹈症

病史询问：1~6周发热、咽痛、颌下淋巴结肿大、咳嗽等
体格检查：低热、关节肿痛、可闻及心尖部收缩期吹风样杂音、主动脉瓣区舒张中期杂音、胸骨左缘第三肋间舒张期叹气样杂音、心包摩擦音、膝、踝、肘、腕关节游走性红、肿、热、痛、伸舌歪嘴、耸肩缩颈

辅助检查：ASO（抗链球菌溶血素O）、ANA（抗核抗体）+ENA（抗可提取核抗原抗体）、ds-DNA（抗双链DNA）抗体、抗磷脂抗体、补体、免疫球蛋白、ANCA（抗白细胞胞浆抗体）、幼年特发性关节炎（JIA）组套、三大常规、24 h尿蛋白定量、ESR、CRP、肝肾功能、电解质、咽拭子培养、血培养、其他可疑感染性疾病筛查等肺部CT、心电图、脑电图、24 h视频脑电图、心脏彩超、腹部B超等；根据病情选择骨髓穿刺、心脏及脑部CT/MRI等检查

根据2002—2003年WHO修订的Jones诊断标准，明确诊断

评估脏器累及情况，评估发病类型并排除其他疾病

一般治疗：休息，清除链球菌感染，控制临床症状，处理并发症

清除链球菌：青霉素80万单位，2次/d，共2周；患儿改用红霉素口服治疗

抗风湿治疗：NASID治疗：阿司匹林100 mg/kg，最大量<3 g，分次服用，2周后减量，疗程4~8周。

心脏炎等重度治疗：激素[2 mg/（kg·d）]；最大剂量<60 mg/d，分次口服，2~4周后减量，总疗程8~12周；MP冲击治疗：10~30 mg/kg，1~3次；口服利尿剂；苯巴比妥镇静；舞蹈症治疗

风湿热（rheumatic fever，RF）是一种咽喉部感染 A 组乙型溶血性链球菌后的急性或慢性的风湿性疾病，可反复发作。病变主要累及关节、心脏、皮肤和皮下组织，偶可累及中枢神经系统、血管、浆膜、肺、肾等内脏器官。临床表现以关节炎和心脏炎为主，可伴有发热、皮疹、皮下结节、舞蹈症等。本病发作呈自限性，急性发作时通常以关节炎表现明显，急性发作后常遗留轻重不一的心脏损害，尤其以瓣膜病变最为显著，形成慢性风湿性心脏病或风湿性心瓣膜病。我国风湿热发病率约22/10 万，3 岁以内婴幼儿极为少见，好发于 5 ~ 15岁儿童，无明显性别差异，冬春季发病多见。我国患儿发病率虽低于其他发展中国家，但仍明显高于发达国家。我国农村和边远地区发病率仍然

很高，近年来风湿热发病率有回升趋势，值得引起高度重视。

（一）病因

风湿热是 A 组乙型溶血性链球菌咽峡炎后的晚期并发症，0.3%～3% 的患儿于 1～4 周后发生风湿热。然而，皮肤以及其他部位的 A 组乙型溶血性链球菌不会引起风湿热。影响风湿热的发病因素：链球菌（图 8-2）在咽峡部的存在时间与发病呈正相关；M 血清型（甲组 1-48 型）和黏液样菌株为致病菌；明显的易感遗传学背景。

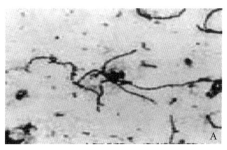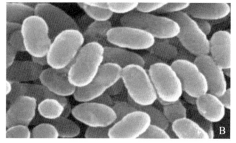

图 8-2　A 组乙型溶血性链球菌

A. 光镜下　B. 电镜下

（二）发病机制

1. 分子模拟　A 组乙型溶血性链球菌的抗原性复杂，各种抗原分子结构与机体器官抗原存在同源性，机体的抗链球菌免疫反应可与人体组织产生免疫交叉反应，从而导致器官损害。这些交叉抗原包括：①细菌荚膜由透明质酸组成，并与人体关节、滑膜存在共同抗原；②细胞壁外层蛋白质中 M 蛋白和 M 相关蛋白、中层多糖中的 N- 乙酰葡萄糖胺和鼠李糖均与人体心肌和心瓣膜存在共同抗原；③细胞膜的脂蛋白与人体心肌肌膜和丘脑下核、尾状核之间存在共同抗原。

2. 自身免疫反应　人体组织与链球菌的分子模拟导致的自身免疫反应包括：①免疫复合物病与链球菌抗原模拟的自身抗原与抗链球菌抗体可形成免疫复合物沉积于人体关节滑膜、心肌、心瓣膜，激活补体成分产生炎性病变。②细胞免疫反应异常：外周血淋巴细胞对链球菌抗原的增殖反应增强，患儿 T 细胞具有针对心肌细胞的细胞毒作用；患儿外周血对链球菌抗原诱导的白细胞移动抑制试验增强，淋巴细胞母细胞化，增殖反应降低，自然杀伤细胞功能增加；单核细胞对链球菌抗原的免疫反应异常。

3. 遗传背景　患儿及其近亲可测出 HLA-B35、HLA-DR2、HLA-DR4 和淋巴细胞表面标记 D8/17+ 等与发病有关；本病是否为多基因病以及是否存在相关的致病基因，尚待进一步大规模研究证实。

4. 毒素学说　A 组链球菌还可产生多种外毒素和酶类，可能对人体心肌和关节产生毒性作用，有待进一步确认。

（三）病理

病变过程分急性渗出期、增生期、硬化期，三期可交错存在，持续 5～6 个月。

1. 急性渗出期　心脏、关节、皮肤淋巴细胞和浆细胞浸润，心包膜纤维素性渗出，关节腔内浆液性渗出，本期持续约 1 个月。病理特征：组织水肿、变性或坏死，炎性细胞浸润，纤维素及浆液渗出。

2. 增生期　病变累及心肌和心内膜（包括心瓣膜），特点为形成阿绍夫小体（Aschoff body），小体中央为胶原纤维素样坏死物质，外周有淋巴细胞、浆细胞和巨大的多核细胞（风湿细胞）。风湿细胞呈圆形或椭圆形，含有丰富的嗜碱性物质，胞核有明显的核仁。此外，阿绍夫小体还可分布于肌肉及结缔组织，好发部位为关节处皮下组织和腱鞘，形成皮下小结。阿绍夫小体为诊断风湿热的病理依据，提示风湿活动，本期持续3~4个月。

3. 硬化期 阿绍夫小体中央变性和坏死物质被吸收、炎症细胞减少、纤维组织增生和瘢痕形成。心瓣膜边缘可有嗜伊红性疣状物，瓣膜增厚并形成瘢痕。二尖瓣最常受累，其次主动脉瓣，很少累及三尖瓣。本期可持续2~3个月。

（四）临床表现

在发病前1~6周可有链球菌感染后咽峡炎的病史。如发热、咽痛、颌下淋巴结肿大及咳嗽症状。风湿性关节炎常为急性起病，而心脏炎可呈隐匿性经过。

1. 一般症状 患儿精神不振、疲倦、食欲减退，面色苍白、多汗、鼻出血。有时可有腹痛，其甚者可误诊为急性阑尾炎。发热一般都不太高且热型多不规则，少数可见短期高热，大多数为长期持续低热，持续3~4周。

2. 心脏症状 根据病理显示，几乎所有病例的心脏均有不同程度的受累。而小儿风湿热则心脏病变尤为突出。心肌、心肌膜及心包均可受到损害，称为风湿性心脏炎或全心炎，为小儿风湿热的最重要表现。严重心脏炎可后遗风湿性心瓣膜病。

（1）急性风湿性心脏炎

1）心肌炎：在所有小儿风湿热的心肌均有不同程度的病变。临床上有心肌炎表现的也甚多见。轻者症状不多，如仅出现心率轻度加速或心电图有短暂的轻微变化。重者呈弥漫性心肌炎，临床症状明显，常可并发心力衰竭、心肌受累等征候。

2）心内膜炎：以二尖瓣最常受累，主动脉瓣次之。心尖部出现Ⅱ~Ⅲ级吹风样全收缩期杂音，杂音向肋下及左背传导，呼吸与体位对杂音无影响。此杂音提示二尖瓣关闭不全。

3）心包炎：重症患儿可出现心包炎症状，多与心肌炎及心内膜炎同时存在，表现为心前区疼痛、端坐呼吸及明显呼吸困难。发生急性风湿性心脏病变时，往往心肌、心内膜及心包同时受累。临床上很难区分哪些症状及体征是单由心肌炎、心内膜炎或心包炎所引起，故统称为风湿性心脏炎或全心炎。严重心脏炎时心脏扩大，尤其伴有心力衰竭者多遗留慢性心脏瓣膜病。

（2）慢性心脏瓣膜病：小儿风湿热反复发作且病程较久者，可发展为非活动性慢性风湿性心瓣膜病阶段，即风湿性心脏病，其中以二尖瓣受损机会最多，主动脉瓣次之。此外，在小儿时期，风湿性心脏病发生心力衰竭时往往有风湿活动存在。在急性期有二尖瓣受累的少部分患者可恢复正常，30%~60%的病例最后遗留有永久性瓣膜损害，而主动脉瓣一旦受损则恢复正常的机会很少。

3. 关节炎 特点为游走性及多发性，以膝、踝、腕、肘等大关节为主，小关节偶可受累，局部出现红、肿、热、痛，一般数日或数周消失，不遗留畸形。

4. 舞蹈症 起病缓慢，其特征为全身或部分肌肉非随意、不协调和无目的痉挛运动，以四肢动作最多。

5. 皮肤症状

（1）皮下小结：是小儿风湿热的一种症状，一般表现为豌豆大小的圆形小结，可隆起于皮肤，与皮肤无粘连，能自由活动，多无压痛（图8-3A）。常见于肘、腕、膝、踝等关节伸侧腱鞘附着处，亦好发于头皮或脊椎旁侧。有时呈对称性分布，时消时现，一般经2~4周自然消失。皮下小结节常与心脏炎并存，在起病后数周出现，为风湿活动的显著标志。

（2）环形红斑：皮肤渗出性病变可引起荨麻疹、紫癜、斑丘疹、多形性红斑、结节性红斑及环形红斑等，其中以环形红斑（图8-3B）的诊断意义最大，对小儿风湿热有特征性。见于躯干部及四肢屈侧。此种红斑常于摩擦后表现明显，1天之内可时隐时现，不遗留脱屑及色素沉着。环形红斑可间歇出现，为风湿热的主征，但并非风湿热特有表现。

6. 肺炎与胸膜炎 比较少见，多为非特异性

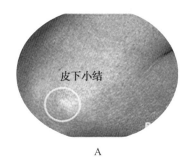

A

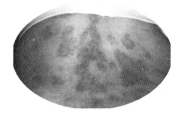

B

图 8-3 风湿热患者的皮肤症状

A. 皮下小结；B. 环形红斑

表 8-3 Jones 诊断标准

主要表现	次要表现	链球菌感染证据
（1）心脏炎	（1）既往风湿热病史	（1）近期链球菌感染
a 心脏杂音	（2）关节痛	（2）咽拭子 A 组 β 溶血性链球菌培养阳性
b 心脏增大	（3）发热	（3）ASO 或风湿热关联其他抗体阳性
c 心包炎	（4）CRP 升高	
（2）多发性关节炎	（5）外周血白细胞增多、贫血	
（3）舞蹈症	（6）心电图异常：Q-T 间期延长	
（4）环形红斑	（7）心电图异常：P-R 间期延长	
（5）皮下小结		

说明：1992 年修改的 Jones 标准包括：①主要指标；②次要指标；③链球菌感染证据，即具有链球菌感染证据后有 2 项主要指标或 1 项主要指标加 2 项次要指标即可作出诊断；2002—2003 修订后的 Jones 诊断对伴有心脏炎的复发性风湿热、隐匿性心脏炎和舞蹈症诊断放宽，只需要 2 项次要表现以及前驱链球菌感染证据即可诊断。对多关节炎、多关节痛或单关节炎可能发展风湿热给予重视，以避免误诊和漏诊。对以往有风湿热病史的患儿，应明确是否有风湿热活动。

渗出性改变，往往同时有严重心脏炎。

（五）辅助检查

1. 链球菌感染的证据

（1）咽拭子培养：部分可培养出 A 组 β 溶血性链球菌，但有些风湿热患者，特别在抗生素药物治疗后，咽培养可呈阴性。

（2）免疫学异常指标：风湿热下列检查中之一项常呈阳性：①血清抗链球菌溶血素 O（ASO）滴定度增加，1∶400 以上为异常；②血清抗链球菌激酶滴度增加，1∶40 以上为异常；③血清抗透明质酸酶增加，1∶2 048 以上为阳性。

2. 风湿热活动指标 轻度贫血，白细胞计数增加及核左移现象，ESR 升高，CRP 呈阳性反应，血清蛋白电泳分析示白蛋白降低，α 及 γ 球蛋白增加，黏蛋白也可增加。在急性期免疫球蛋白 IgA 增高。患儿的心肌炎酶学、血清谷草转氨酶、肌酸磷酸激酶及乳酸脱氢酶可升高。

（六）诊断

1. Jones 诊断标准 见表 8-3。

2. 鉴别诊断

（1）幼年特发性关节炎：指趾小关节受累多见，无游走性，多关节破坏以及关节畸形。

（2）急性化脓性关节炎：脓毒血症伴随大关节炎症、金黄色葡萄球菌感染引起见。

（3）急性白血病：多数伴随贫血、出血及肝脾大；警惕首诊主诉骨痛和软组织肿胀。

（4）生长痛：夜间多见，下肢为主，疼痛软组织的外观正常。

（5）感染性心内膜炎：心脏瓣膜内膜赘生物、血培养阳性、皮肤瘀斑或其他栓塞表现。

（6）病毒性心肌炎：心律失常多见，无瓣膜受累，症状 + 心肌酶学异常为主要特征。

（七）治疗

1. 治疗目标　清除链球菌感染，去除诱发风湿热的诱因；控制临床症状，迅速缓解心脏炎、关节炎、舞蹈症及风湿热症状，减轻患儿躯体症状和疾病引起的心理焦虑；预防以及积极治疗并发症，目标是提高患儿身体素质和全生命周期生活质量，改善患儿成人期社会适应和职业对健康的基本需求。

2. 休息　无心脏炎者卧床2周；合并心脏炎者卧床4周；伴随充血性心力衰竭者卧床8周，2~3个月后逐渐增加活动量。

3. 清除链球菌　青霉素80万单位，2次/d，持续2周；过敏者改用红霉素口服治疗。

4. 抗风湿治疗　心脏炎者足量激素2 mg/（kg·d）口服，2~4周后减量，疗程8~12周；无心脏炎者口服阿司匹林，最大剂量为100 mg/（kg·d），最大日剂量低于3 g，分次服用2周后减量，疗程4~8周。

5. 其他治疗　合并充血性心力衰竭者应用甲泼尼龙冲击治疗，10~30 mg/（kg·d），氧气吸入及口服利尿剂治疗。舞蹈症患儿可应用苯巴比妥和地西泮治疗。建议关节肿痛患儿应减少剧烈活动。

（八）预后

依据心脏炎严重程度、首次发作正规治疗及规范抗链球菌治疗是预后结局的考量指标。苄星青霉素（benzathine penicillin）120万单位，每月1次预防治疗，至少持续5年；对伴随风湿性心脏病的患儿终身预防；对青霉素过敏者改用红霉素口服，每月6~7天。风湿热或风湿性心脏病患儿，当拔牙或行其他手术时，术前及术后应用抗生素预防感染性心内膜炎的发生。

（周利军）

数字课程学习

⬇ 教学PPT　　📝 自测题　　▣ 视频　　🖥 典型病例

第九章

风湿病的中医治疗

关键词

痹证　　中医治疗　　辨证

思维导图：

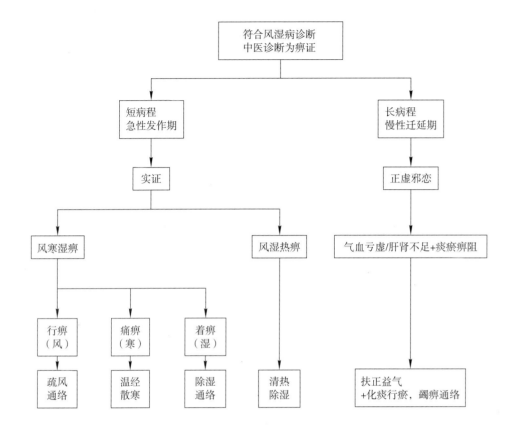

中医风湿病有痹证、痹病等不同称谓，首见于《素问·痹论》，是指人体营卫失调，感受风寒湿热之邪，合而为痹；或日久正虚，内生痰浊、瘀血、毒热，使正邪相搏，使经络、肌肤、血脉、筋骨乃至脏腑的气血痹阻，失于濡养，而出现的关节肌肉疼痛、肿胀、酸楚、麻木等症状为特征，甚至累及脏腑的一类疾病的总称。

一、病因病机

中医认为风湿病发病病因需从内外两方面考虑，风、寒、湿等外邪侵袭是本病发生的外因；而正气亏虚、卫外不固是本病发生的内在因素。

（一）外因：外感六淫邪气

六淫邪气是指风、寒、暑、湿、燥、火六种风湿病发病的外因。感受风寒湿邪，外邪流注于肌腠经络，滞留于关节，导致气血痹阻而发为风寒湿痹。正如《素问·痹论》中述"风寒湿三气杂至，合而为痹也。"又有外感风湿热邪袭于肌肤腠理，壅于经络，痹阻气血经络，滞于关节筋骨，发为风湿热痹。叶天士在《临证指南医案》指出："从来痹证，每以风寒湿三气杂感主治，召恙之不同，由暑暍外加之湿热，水谷内蕴之湿热……"

（二）内因：正气亏虚

早在《灵枢·五变篇》就有"粗理而肉不坚者，善病痹。"正气亏虚，气血不足，腠理空疏，故外邪易于入侵，即病之后又无力驱邪外出，以致风寒湿热之邪深入，流连于筋骨血脉而为痹证。气虚或阳虚者以其卫外不固，易为风寒湿邪所伤，故感之者多为风寒湿痹。阴虚者以其内热偏胜，感邪易于热化，多为热痹。

（三）不内外因：痰瘀交结，痹阻经络

痰浊、瘀血都是机体在致病因素作用下所产生的病理产物，但其本身又是一种致病因素。《类证治裁·痹证》论述痹久不愈时认为"必有湿痰败血瘀滞经络。"痰浊、瘀血既是风湿病发生的病因，又是其关键的病理产物，它决定了本病的病理转机，也是导致风湿病反复发作、缠绵不愈的根本原因。

总之，痹证病机根本为邪气痹阻经脉，即风寒湿热痰瘀等邪气滞留于肢体筋脉、关节、肌肉、经络，气血痹阻不通，不通则痛。痹证日久，可由经络累及脏腑，出现相应的脏腑病变；也可因痰瘀交阻经络、关节，使疾病迁延难愈，或因气血耗伤而致正虚邪恋、虚实夹杂，而成顽疾。

二、辨病与辨证论治

（一）辨病论治

辨病是通过四诊所得到的临床资料进行综合分析，以中医风湿病的分类与命名为原则，运用中医理论的辨证方法，辨明属何证。一般按以下思路进行：①是否属于中医风湿病范畴；②从病因、病性、病位、证候四个角度将其分为何种风湿病；③每类中又包含有具体的病种，每种风湿病又有各自的特征，依据特征可判断。

（二）辨证论治

1. 辨病邪特点　痹证的证候多因感受邪气性质不同而表现各异。风性轻扬，善行数变，故其疼痛呈游走性，无固定部位，发病多在上肢肩背；寒性凝滞，则疼痛剧烈如刀割，因寒而剧，得温则痛减，痛处固定，舌苔白，脉紧；湿性黏滞，肢体酸痛重着，其发病多在下肢腰膝，湿留关节则濡肿，苔白腻，脉濡；热性急迫，最易熏灼津液，使关节红肿疼痛剧烈，筋脉拘急，可出现高热、口渴等全身症状，舌红，苔黄干，脉滑数。

2. 辨虚实　痹证新病多实，久病多虚。风湿病初起时，邪痹经络，以"不通"为主，故多属实证，表现为肢体关节部位疼痛、重着、麻木、屈伸不利，虚象不明显。风湿病日久不愈，经络长期为邪气壅滞、营卫失和、气血亏耗、脏腑虚损，则表现以"不荣"为主，多属虚证，或本虚标实证。还可因久病缠绵，寒湿久羁或湿热留驻，而见虚实夹杂。

3. 辨体质　素体阳盛或阴虚有热者，感受外邪易从热化，多属热痹；素体阳虚者，感受外邪易从寒化，多属寒痹。

4. 辨痰瘀 久病多瘀，湿聚为痰。痹证日久，由于经络气血为外邪壅滞，运行不利而变生瘀血痰浊，停留于关节骨骺，痼结根深，难以剔除，因痰瘀胶结，痹阻加重，故刺痛、疼痛剧烈。若兼见关节红肿发热、口渴、尿赤，关节周围紫暗，舌有瘀斑，脉细涩，为湿热留著经络未去，与瘀相合；若兼冷痛，遇冷加剧，得热暂安，苔白脉迟，为风寒湿邪深入筋骨，挟痰挟瘀。

（三）"病证结合"临床模式

病证结合模式的现代临床运用有以下几种。①病证结合，双重诊断：可弥补中医辨病辨证直观化、表面化缺陷，从宏观和微观多角度把握疾病；②辨病为主，辨证为辅：针对关键病理环节处方用药，辅以针对证候的药物；③辨证为主，辨病为辅：在对证治疗基础上考虑对病治疗，这是一种病机结合病理，药性结合药理的研究模式；④无证可辨，据西医理化检查辨别：仅有检查结果异常，此时虽无证可辨，但需结合患者的个体因素、病史等分析邪正消长，正确辨证；⑤舍病从证，舍证从病：舍证从病就是选择能针对病理机制的方药，而舍病从证则是选择能针对证候的方药；⑥双重治疗，中西药合用：双重治疗模式可以增效减毒，优势互补。

病证结合具有以下优势与意义。①诊断清晰化：人类的认知水平已经由笼统走向精确，由模糊走向清晰，传统中医病名不可避免地会带有模糊宽泛特征。因此，中医学完全有必要吸收、借鉴现代医学的相关成果以明确诊断。②治疗靶向化：传统治疗多以证候作为治疗靶向，而病证结合的模式更加注重对疾病的疗效评价，进而保证靶点明确，疗效稳定。③预后精确化：中医学对预后的判断多来自大量临床现象的归纳、总结，但限于历史环境而存在预后不清晰的问题，该模式在一定程度上可以深化。④经典深入化：经典条文高度凝练，叙症简略，此时可以结合现代医学对疾病的病理、诊断、药理的认识，从"症征—病机—病理—药理"角度衷中参西，全面了解、深刻把握病证特征。

三、治疗要点

1. 祛邪活络、缓急止痛 是痹证的治疗原则。

2. 早期逐邪，晚期补虚 本病初期邪盛正亦盛，故以逐邪为主，并根据风寒湿热的偏盛辨证施治，风者散之，寒者温之，湿者祛之，热者清之，瘀者通之。晚期正虚邪恋，病邪缠绵，肝肾受损，气血耗伤，故宜益气养血，补益肝肾，强筋健骨，顾护正气。

3. 稍佐引经药物 由于痹证的病变部位各异，根据病变部位及所属经络选用适当引经药物能够充分发挥药物的疗效。

4. 用药宜忌 痹证多由风寒湿三气杂合而为之，初期治疗多以祛风、散寒、除湿为主，忌用攻下、收敛、酸寒及苦寒之品，但若感湿热之邪，或风寒湿邪郁久化热，则不能拘泥。

四、基本辨证分型及治则

根据病程长短、起病急缓，重在辨清虚实。病程短，急性发作期多为实证；若病程久，慢性期，迁延不愈，反复发作，多为正虚邪恋之证。实证又根据其寒热属性，分为风寒湿痹及风湿热痹。临床患者证候变化多端，可能多种病证并存，此种辨证分型方法较为简便，适合初学者学习。

（一）实证

1. 风寒湿痹

（1）行痹：又名风痹，风气胜者为行痹。

证候特点：肢体关节酸痛，游走不定，苔薄白，脉浮。

治法：祛风通络，散寒除湿。

主方：防风汤加减。

药物组成：防风、秦艽、麻黄、杏仁、葛根、茯苓、当归、生姜、甘草、大枣。

（2）痛痹：又名寒痹，寒气胜者为痛痹。

证候特点：肢体关节紧痛，痛有定处，疼痛剧烈，遇寒痛增，得温痛减，舌苔薄白，脉弦紧或沉迟而弦。

治法：温经散寒，祛风除湿。

主方：乌头汤加减。

药物组成：制川乌、麻黄、芍药、甘草、生黄芪。

（3）着痹：又名湿痹，湿气胜者为着痹。

证候特点：肢体关节酸痛，重着，或见患处肿胀，痛有定处，手足沉重，活动不利，肌肤麻木不仁，苔白腻。

治法：除湿通络，祛风散寒。

主方：薏苡仁汤加减。

药物组成：薏苡仁、羌活、独活、防风、苍术、当归、川芎、生姜、甘草。

2. 风湿热痹

证候特点：肢体关节疼痛，痛处焮红灼热、肿胀、疼痛剧烈，得冷稍舒，痛不可触，舌红，苔黄，脉滑数。

治法：清热除湿，宣痹通络。

主方：白虎加桂枝汤或宣痹汤加减。

药物组成（白虎加桂枝汤）：知母、石膏、桂枝、炙甘草、粳米。

宣痹汤：防己、杏仁、滑石、连翘、山栀、薏苡仁、半夏、蚕沙、赤小豆。

（二）正虚邪恋证（正气亏虚，痰瘀痹阻证）

证候特点：痹证日久，肌肉关节刺痛，关节肌肤紫暗、肿胀，强直畸形，甚至肌肉萎缩，筋脉拘急，伴有神疲乏力，气短自汗，盗汗，舌淡或紫暗，脉细或细涩。

治法：扶正益气，化痰行瘀，蠲痹通络。

主方：黄芪桂枝五物汤/独活寄生汤合桃红饮加减。

药物组成（黄芪桂枝五物汤）：人参、生黄芪、麦冬、五味子、当归、白芍、桂枝、生姜、大枣、甘草。

独活寄生汤：独活、桑寄生、杜仲、牛膝、细辛、秦艽、茯苓、肉桂、防风、川芎、人参、甘草、当归、白芍、生地。

桃红饮：桃仁、红花、当归尾、川芎、威灵仙。

五、综合治疗

（一）常用中药介绍

1. 祛风湿药　主要有祛风散寒除湿或祛风清热除湿的作用，适用于风寒湿邪或风湿热邪所致的肌肉、筋骨、关节等处疼痛、重着、麻木等症状。根据祛风湿药的药性、功能特点分为风湿散寒药、祛风湿清热药、祛风湿强筋骨三类药。

（1）祛风寒湿药

1）独活

性味：辛、微苦，温；归肝、肾、膀胱经。

功效：祛除风湿，散寒解表。

临床应用：①用于风湿痹痛；②用于风寒表症，兼有湿邪者。独活辛散苦燥而温，功能祛风散寒而除湿，入肝肾二经，善治腰膝以下之痹痛，又能祛风寒而解表，可用于兼有湿邪之表证。《本草正义》："气味雄烈，芳香四溢，故能宣通百脉，调和经络，通筋骨而利机关，凡寒湿之痹于肌肉，着于关节者，非利用此气雄味烈之味，不能直达于经脉骨节之间，故为风痹痿软诸大证必不可少之药。"

药理研究：独活中的主要成分为蛇床子素，可抑制 COX-2、NOS 和 ASIC3 的表达，通过其抗凝作用减少毛细血管内栓形成及增加 DRG 血供等多个途径产生协同效应起到抗炎止痛的作用。蛇床子素能使血清 IGF-1 浓度升高，使股骨骨小梁面积明显增加，矿化沉积率增高，从而治疗骨质疏松症；通过改善骨骼微体系结构、组织形态及生物力学性质，促进成骨细胞活性；通过刺激 β-catenin-BMP 信号通路激活 Win/bet-catenin 信号通路，上调 Bmp2 的表达，并促进了成骨细胞分化及骨的形成，使骨形成大于骨吸收，缓解骨质疏松症症状。

2）威灵仙

性味：辛、咸，温；归膀胱经。

功效：祛除风湿，治骨鲠。

临床应用：用于风湿痹痛。威灵仙辛散善走，性温通利，功能祛除风湿，有较好的通络止痛作用，是治疗风湿痹痛的常用药物。用于风湿所致的肢体疼痛及脚气病疼痛等症，常与羌活、独活、牛膝、秦艽等配伍同用。《本草经疏》："主诸风，而为风药之宣导善走者也。"

药理研究：威灵仙中的三萜皂苷clematochinenosidesA、C-G对环氧合酶-1（COX-1）和COX-2表现出抑制作用。威灵仙中5-O-isoferuloyl-2-deoxy-D-ribono-γ-lacton能通过抑制NF-κB激活和刺激红系衍生的核因子相关因子2与血红素加氧酶-1（Nrf2 /HO-1）信号通路，抑制促炎性介质如一氧化氮（NO）、前列腺素E2（PGE2）的产生。

3）青风藤

性味：苦、辛，平；归肝、脾经。

功效：祛风通络，除湿止痛。

临床应用：治风湿痹痛，关节肿胀，或风湿麻木，单用即效。

药理研究：其有效成分青藤碱，能有效减少滑膜炎性因子TNF-α的表达，同时能显著抑制与CD147、MMP-2、MMP-9相关的细胞迁移和侵袭能力；呈剂量依赖性，抑制TNF-α、IL-1β、IL-6等炎症因子的释放，降低COX-2、NF-κB的表达，上调HT活性而达到镇痛作用；此外，青藤碱可抑制RA患者环瓜氨酸肽抗原特异性T细胞的体外活化、增殖；通过抑制泛素-蛋白酶体的功能、降低NF-κB途径的磷酸化，作用于树突状细胞，而阻断IL-6的产生，终止Th17细胞的发育。

（2）祛风湿热药

1）雷公藤

性味：苦、辛，大毒；归心、肝经。

功效：祛风除湿，活血通络，消肿止痛，杀虫解毒。

临床应用：用于风湿顽痹。本品有较强的祛风湿、活血通络之功，为治风湿顽痹要药，苦寒清热力强，消肿止痛功效显著，尤宜于关节红肿热痛、肿胀难消、晨僵、功能受限，甚至关节变形者。

药理研究：其可抑制NF-κB的活化，减少下游促炎介质，从而限制巨噬细胞浸润，起到免疫抑制作用，调节T细胞和树突状细胞活性。通过抑制RANKL/RANK信号通路来抑制关节炎引起的骨质吸收。

2）昆明山海棠

性味：苦、辛，温，大毒；归肝、脾、肾经。

功效：祛风湿，祛瘀通络，续筋接骨。

临床应用：本品辛散苦燥温通，能"行十二经络"，善祛风湿，通经络而止痛，为治风寒湿痹日久关节肿痛麻痹良药。单用酒浸、煎服或与鸡血藤等配伍。

（3）祛风湿强筋骨药

1）桑寄生

性味：苦、甘，平；归肝、肾经。

功效：祛风湿，补肝肾，强筋骨。

临床应用：风湿痹证。本品苦能燥，甘能补，祛风湿又长于补肝肾、强筋骨，对痹证日久，伤及肝肾，腰膝酸软，筋骨无力者尤宜。

药理研究：桑寄生兼具抗炎和镇痛作用，可抑制IL-1、IL-6分泌，有较好的抗膝骨关节炎作用。

2. 活血化瘀止痛药

（1）延胡索

性味：辛、苦，温；归心、肝、脾经。

功效：活血，行气，止痛。

临床应用：用于气血瘀滞之痛证。本品辛散温通，能专治一身上下诸痛。为常用的止痛药，无论何种痛证，均可配伍应用。

药理研究：生物碱类成分是延胡索中起镇痛作用的主要成分。延胡索提取物可有效地减弱急性炎症和神经性疼痛；对急性伤害性疼痛、神经性疼痛的镇痛作用表现出显著的多巴胺受体拮抗剂性质。

（2）川芎

性味：辛，温；归肝、胆、心包经。

功效：活血行气，祛风止痛。

临床应用：本品辛散温通，能祛风通络止痛，又可治风湿痹痛，常配独活、秦艽、防风、桂枝等药同用。

药理研究：川芎中阿魏酸对各种促炎因子所引

起的毛细血管通透性的急性升高、慢性炎症和组织水肿具有显著的抑制作用，可增强前列腺素活性，镇痛并缓解血管痉挛。洋川芎内酯 A 可通过抑制 TNF-α 及抑制由 TNF-α 诱导的 NF-κB 的活化而产生抗炎作用。多糖中包含的 LCP-I-I 具有强大的补体结合活性，提示其也具有免疫调节的功能。

3. 化痰消肿药

（1）温化寒痰药

1）天南星

性味：苦、辛，温，有毒；归肺、肝、脾经。

功效：燥湿化痰，祛风解痉。

临床应用：湿痰，寒痰证。本品性温而燥，专走经络，有较强的燥湿化痰之功。

2）白芥子

性味：辛，温；归肺、胃经。

功效：温肺化痰，利气，散结消肿。

临床应用：用于肢体麻木，关节肿痛。本品温通经络，善散"皮里膜外之痰"，又能消肿散结止痛。

（2）清热化痰药

象贝

性味：苦，寒；归肺、心经。

功效：清热化痰，散结消痈。

临床应用：用于风湿病夹有痰热痹阻证。

4. 补益药

黄芪

性味：甘，微温；归脾、肺经。

功效：健脾补中，益卫固表，利尿。

临床应用：痹证气虚而致血滞，筋脉失养，症见肌肤麻木或半身不遂者，常用本品补气以行血。治疗风寒湿痹，宜与川乌、独活等祛风湿药和川芎、牛膝等活血药配伍。研究发现，静脉使用大剂量黄芪注射液可使狼疮性肾炎患者 $CD4^+CD25^+$ Treg 细胞比率提高，降低 IL-17 水平，从而调整其免疫状态。

（二）外治

1. 针法 对风湿病有确切疗效。用于治疗风湿病的针法有毫针疗法、刺络疗法等。毫针为古代九针之一，历代文献中提到刺法，多指毫针，是各种针法的基础。风湿病在临床上也常用毫针选穴原则进行治疗。选穴原则如下。①局部取穴：根据腧穴的近治作用在病变局部及其邻近部位取穴。②远端取穴：基于腧穴的远治作用在病变远隔部位选取腧穴，并根据病证异同，分为本经取穴和异经取穴。本经取穴：即胫脉循行部位之病变，可取该经部位的远隔腧穴来治疗。异经取穴：即根据病变部位及经络系统的互相络属关系，选取有关经络的腧穴进行治疗。③随证取穴：针对某些症状或病因选择临床有特效的腧穴进行治疗。这是基于某些腧穴的特殊治疗作用及医者的个人经验。④结合西医解剖学知识取穴：在保持中医特色的基础上，结合西医解剖学知识，有目的地选择穴位，能够提高临床疗效。如按神经节段取穴，根据病变所处部位，在其相应神经节段的神经根部选取穴位；按神经干的走向和分布取穴。经络不能与神经等同看待，但经络与神经之间确有一定的关系，因此结合神经干刺激法对部分疾病有很好的治疗效果。

2. 灸法 是利用某些易燃材料或某些药物点燃后产生的温热等刺激，通过经络腧穴的作用，达到防治疾病目的的一种外治法。灸法具有温经散寒、祛风活血、通痹止痛等作用，主要适用于寒湿型和正虚型风湿病患者。

3. 拔罐疗法 是一种以杯罐作工具，借用某种方法产生负压而使杯罐吸着于皮肤，造成局部刺激以治疗疾病的方法。本法适用于风、寒、湿型的风湿病。

4. 推拿疗法 是用不同的手法作用于体表某部分经络、腧穴、肌肉、关节、血管、神经等，并在上面进行刺激的物理疗法。痹证的推拿疗法多从祛邪通络、活血止痛着手。对痹证患者应用推拿疗法，可以促进全身血液循环，提高全身各器官的功能；同时，还可预防关节的粘连、挛缩和僵硬，使关节活动有不同程度的恢复。

5. 敷贴、熏洗疗法

（1）敷贴疗法：是将经过制作的药物直接敷贴

在人体体表特定部位以治疗疾病的一种外治方法。古今有很多治疗风湿病的敷贴疗法，如《医学从众录》以九汁膏治鹤膝风（类风湿关节炎），《痹证治验》以痹证膏治风寒湿痹，《中国膏药学》以羌白膏治疗风湿热痹。

（2）熏洗疗法：是利用药物煎汤，趁热在患处进行熏蒸、沐洗的治疗方法。它是借助药力和热力，通过皮肤作用于肌体，促使腠理疏通、脉络调和、气血流畅，从而达到治疗风湿病的目的。

6. 其他　另有外搽疗法、热蜡疗法、药棒疗法、牵引疗法、吸引疗法等，在此不做一一介绍。

外治法以中医基本理论为指导，其种类可达100余种，有简、便、廉、效、作用迅速、易学易用、使用安全、不良反应少等优势，与内治法有异曲同工之妙。

六、类证鉴别

1. 痹证　是由于风寒湿热之邪痹阻经络，气血运行受阻，甚则脏腑功能失调。临床表现多为肢体关节肌肉疼痛、重着、屈伸不利、关节畸形，一般无肢体痿弱及肌肉萎缩。

2. 痿证　病机为五脏精血亏虚，无以灌溉流注，经脉失养，临床以手足软弱无力、患肢枯萎消瘦为特征，但无肢体关节疼痛症状。

七、预后与演变

痹证预后与患者体质、感受邪气轻重以及疾病调摄有着密切的关系，初起多为实证，正气未虚，邪气未盛，如积极治疗，病情可明显好转。初起失治或误治，病情迁延不愈，耗气伤血，损及肝肾致正虚邪恋，本虚标实。病邪深入，由经络肌腠而渐至于血脉、筋脉、脉络甚则损及内脏，则病情缠绵难愈，预后较差。

（曲环汝　朱竹菁）

数字课程学习

📥教学PPT　　　📝自测题

参考文献

［1］Firestein G S，Budd R C，Gabriel S E，et al. Kelley & Firestein's textbook of rheumatology［M］. 11th ed. Philadelphia：Elsevier，2021.

［2］栗占国，张奉春，鲍春德. 类风湿关节炎［M］. 北京：人民卫生出版社，2008.

［3］Greco A，Rizzo M I，De Virgilio A，et al. Churg-Strauss syndrome［J］. Autoimmun Rev，2015，14（4）：341-348.

［4］Yates M，Watts R A，Bajema I M，et al. EULAR/ERA-EDTA recommendations for the management of ANCA-associated vasculitis［J］. Ann Rheum Dis，2016，75（9）：1583-1594.

［5］Firestein G S，Budd R C，Gabriel S E，et al. Kelley & Firestein's textbook of rheumatology［M］. 10th ed. Philadelphia：Elsevier，2017.

［6］Longo D，Fauci A，Kasper D，et al. Harrison's principles of internal medicine［M］. 18th ed. New York：McGraw-Hill Professional，2016.

［7］Garcia D，Erkan D. Diagnosis and management of the antiphospholipid syndrome［J］. N Engl J Med，2018，378（21）：2010-2021.

［8］低分子肝素防治自然流产中国专家共识编写组. 低分子肝素防治自然流产中国专家共识［J］. 中华生殖与避孕杂志，2018，38（9）：701-708.

［9］Kowal-Bielecka O，Fransen J，Avouac J，et al. Update of EULAR recommendations for the treatment of systemic sclerosis［J］. Ann Rheum Dis，2017，76（8）：1327-1339.

［10］Gunnarsson R，Hetlevik S G，Lille by V，et al. Mixed connective tissue disease［J］. Best Pract Res Clin Rheumatol，2016，30（1）：95-111.

［11］Khosroshahi A，Wallace Z S，Crowe J L，et al. International consensus guidance statement on the management and treatment of IgG4-related disease［J］. Arthritis Rheumatol，2015，67（7）：1688-1699.

［12］徐沪济，贝政平. 风湿免疫性疾病诊疗标准［M］. 上海：上海科学普及出版社，2015.

［13］Coates L C，Kavanaugh A，Mease P J，et al. Group for research and assessment of psoriasis and psoriatic arthritis 2015 treatment recommendations for psoriatic arthritis［J］. Arthritis Rheumatol，2016，68（5）：1060-1071.

［14］Van den Bosch F，Coates L. Clinical management of psoriatic arthritis［J］. Lancet，2018，391（10136）：2285-2294.

［15］中华医学会风湿病学分会. 反应性关节炎诊断和治疗指南［J］. 中华风湿病学杂志，2010，14（10）：702-704.

［16］高尿酸血症相关疾病诊疗多学科共识专家组. 中国高尿酸血症相关疾病诊疗多学科专家共识［J］. 中华内科杂志，2017，56（3）：235-248.

［17］Hochberg M C，Silman A J，Smolen J S，et al. Rheumatology［M］. 6th ed. Philadelphia：Elsevier，2015：1073-1139.

［18］中华医学会风湿病学会. 风湿热诊断和治疗指南［J］. 中华风湿病杂志，2011，15（7）：483-486.

［19］中华医学会骨质疏松和骨矿盐疾病分会. 原发性骨质疏松症诊疗指南（2017）［J］. 中国全科医学，2017，20（32）：3963-3982.

［20］中华医学会儿科学分会免疫学组. 幼年特发性关节炎（多／少关节型）诊疗建议［J］. 中华儿科杂志，2012，50（1）：20-26.

专业术语中英文对照